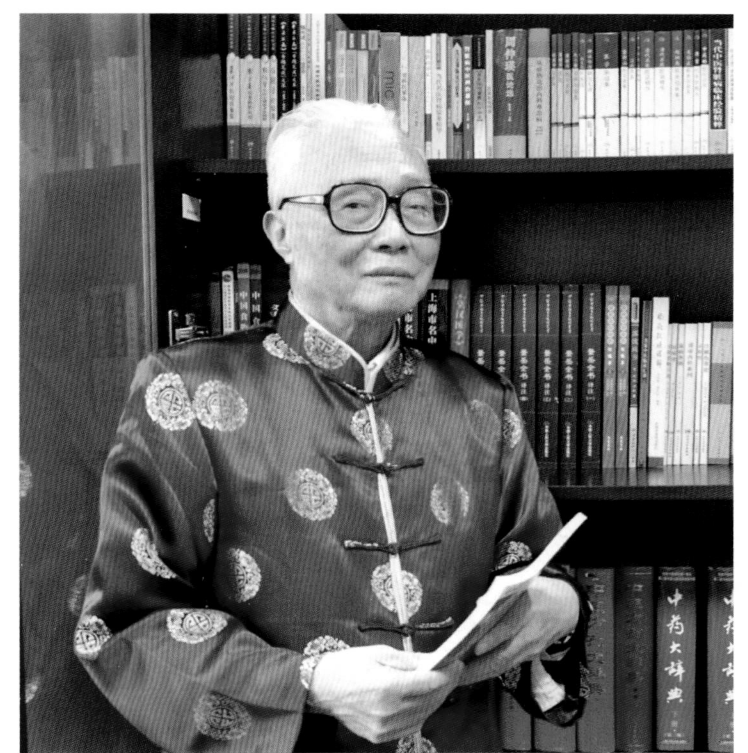

张志坚教授

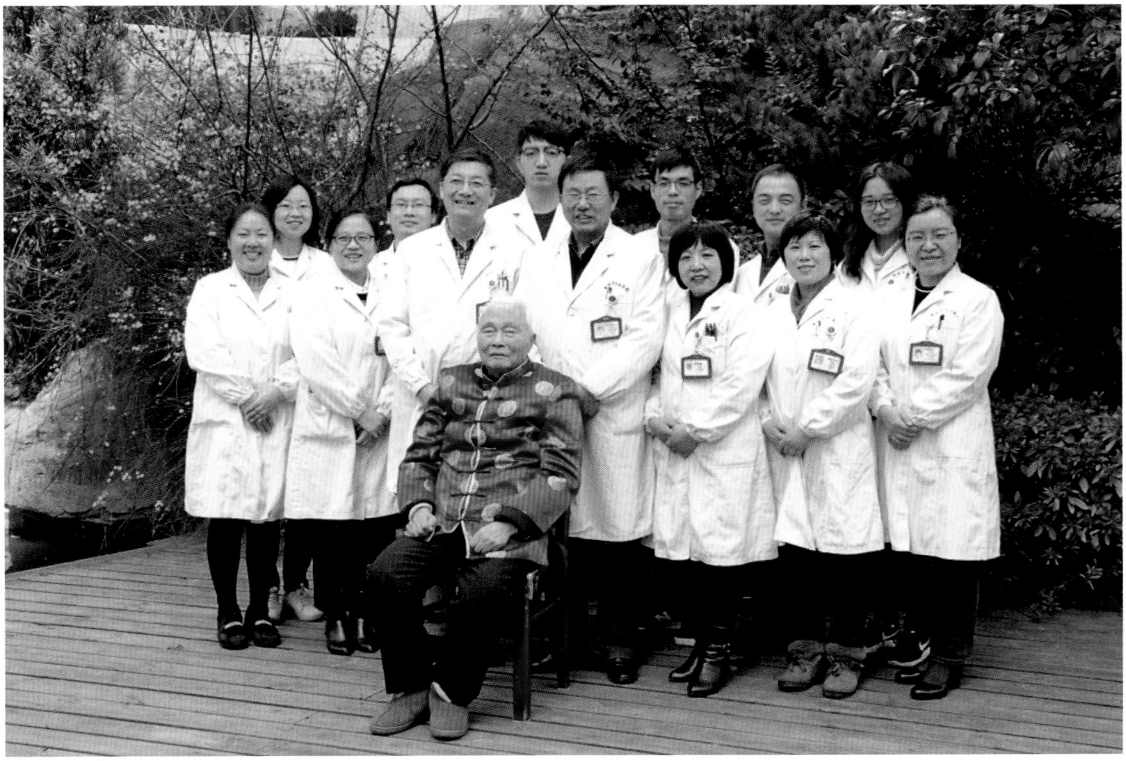

张志坚教授九十华诞与常州市中医医院肾病科全体成员合影

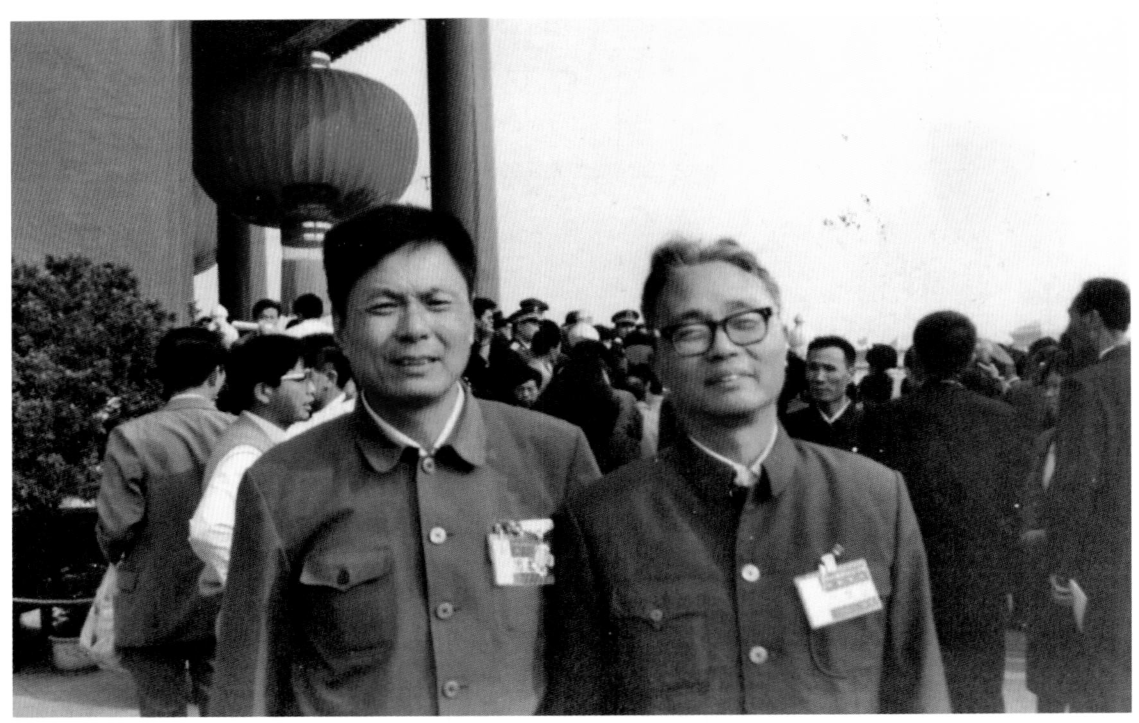

1986年张志坚教授获“全国优秀医务工作者”称号和“五一”劳动奖章，赴京接受表彰，在天安门城楼与同道合影

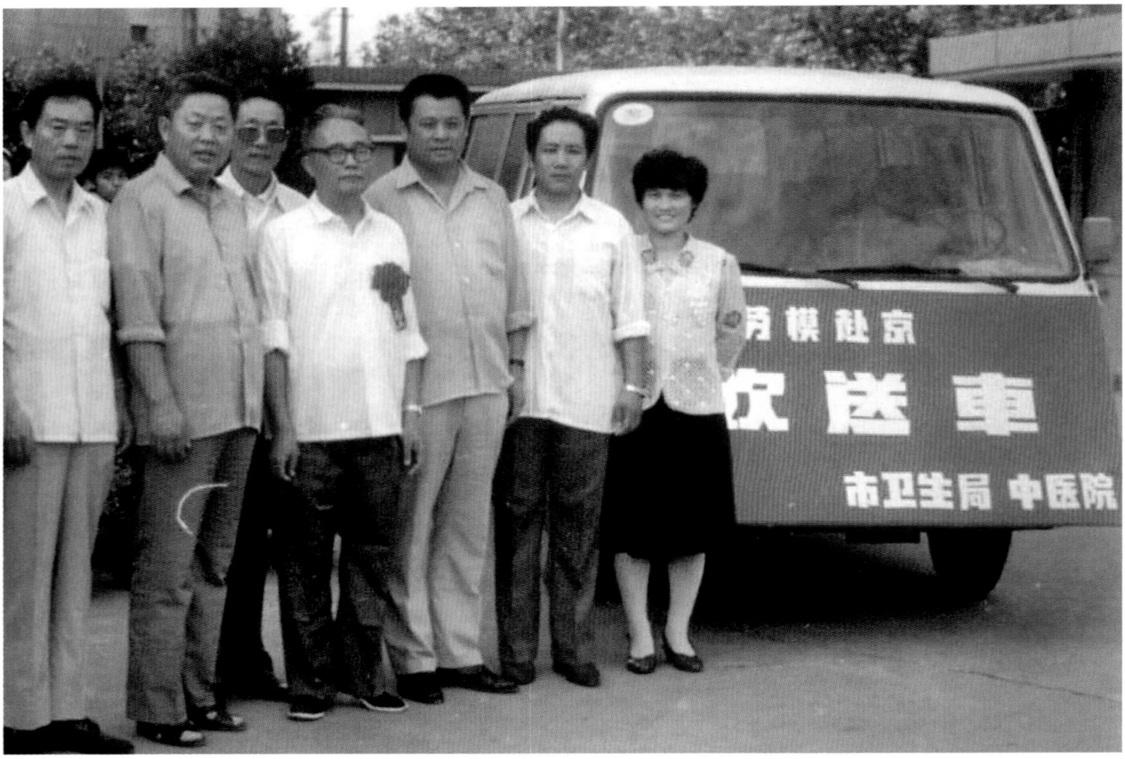

1986年张志坚教授获“全国先进工作者”称号，赴京接受表彰

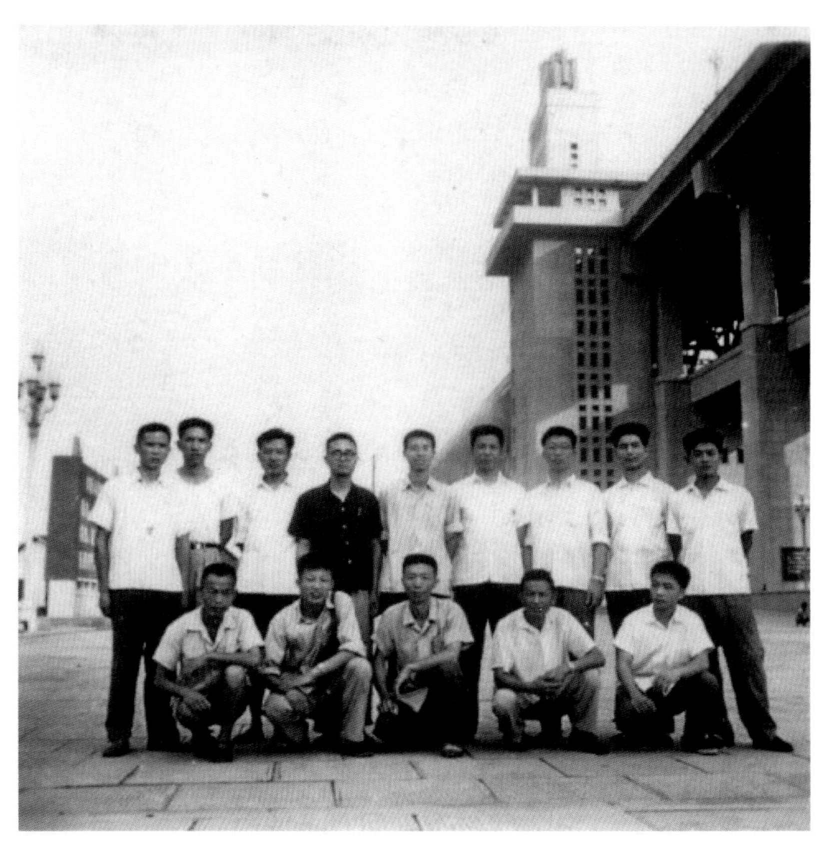

1978年张志坚教授获“江苏省先进工作者”，赴南京接受表彰，在南京长江大桥合影留念

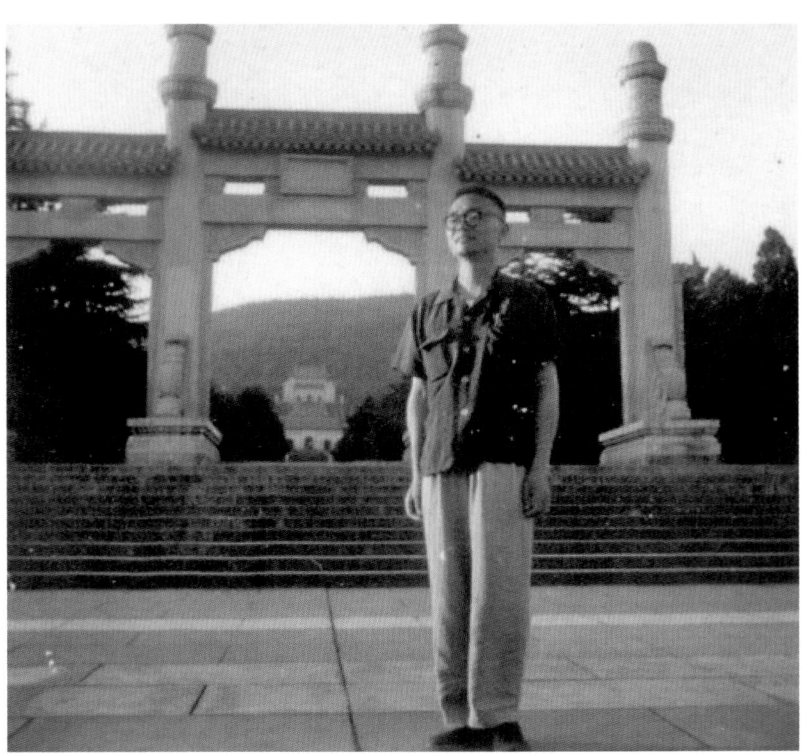

张志坚教授赴南京进修期间参观中山陵留影

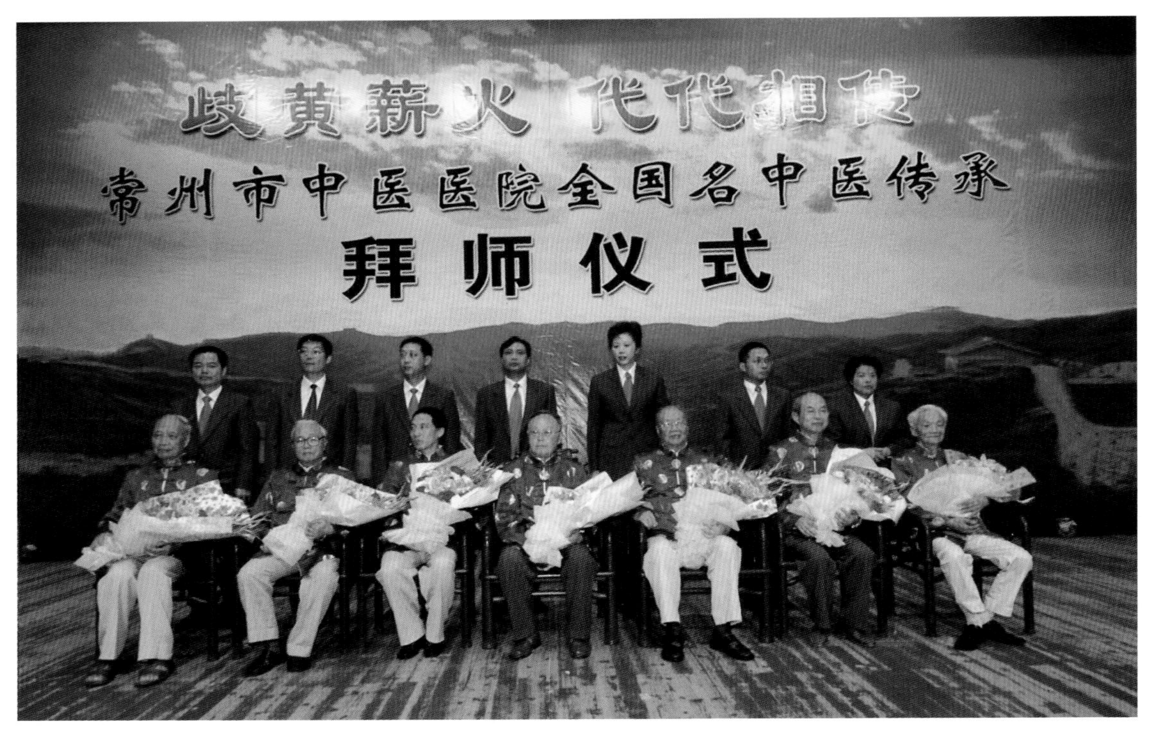

张志坚教授与其传承人陈岱主任在拜师仪式上合影

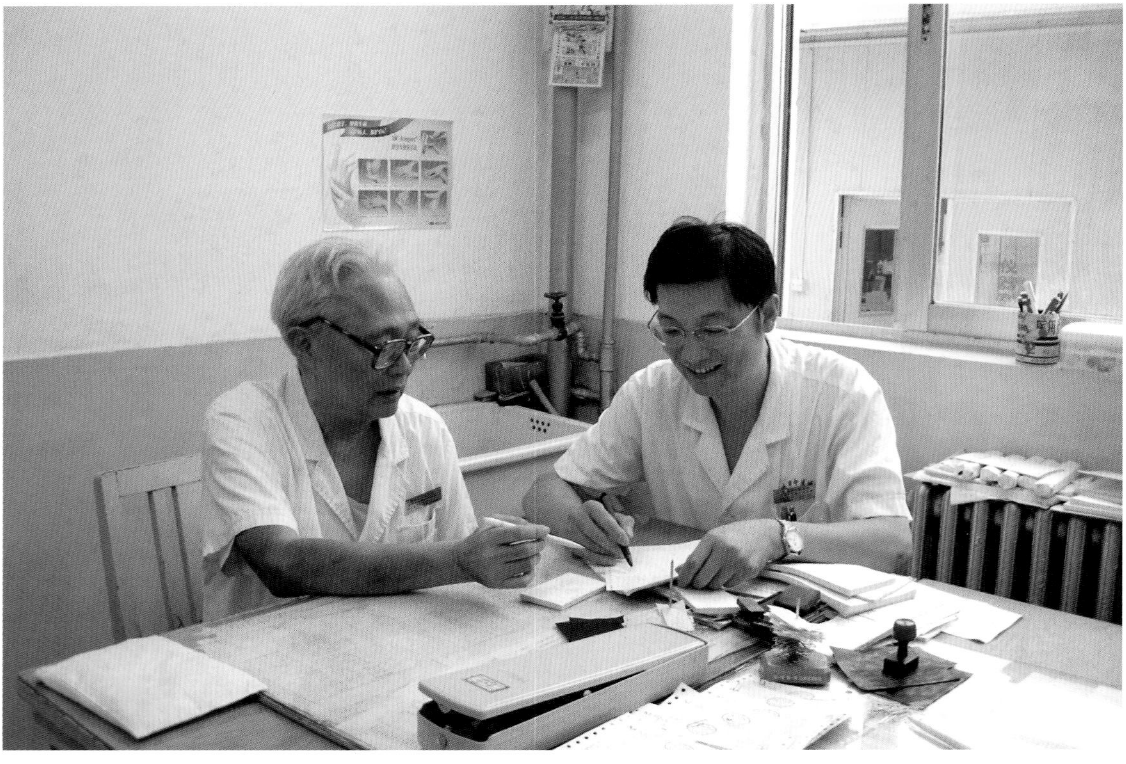

陈岱主任在门诊跟随张志坚教授抄方学习

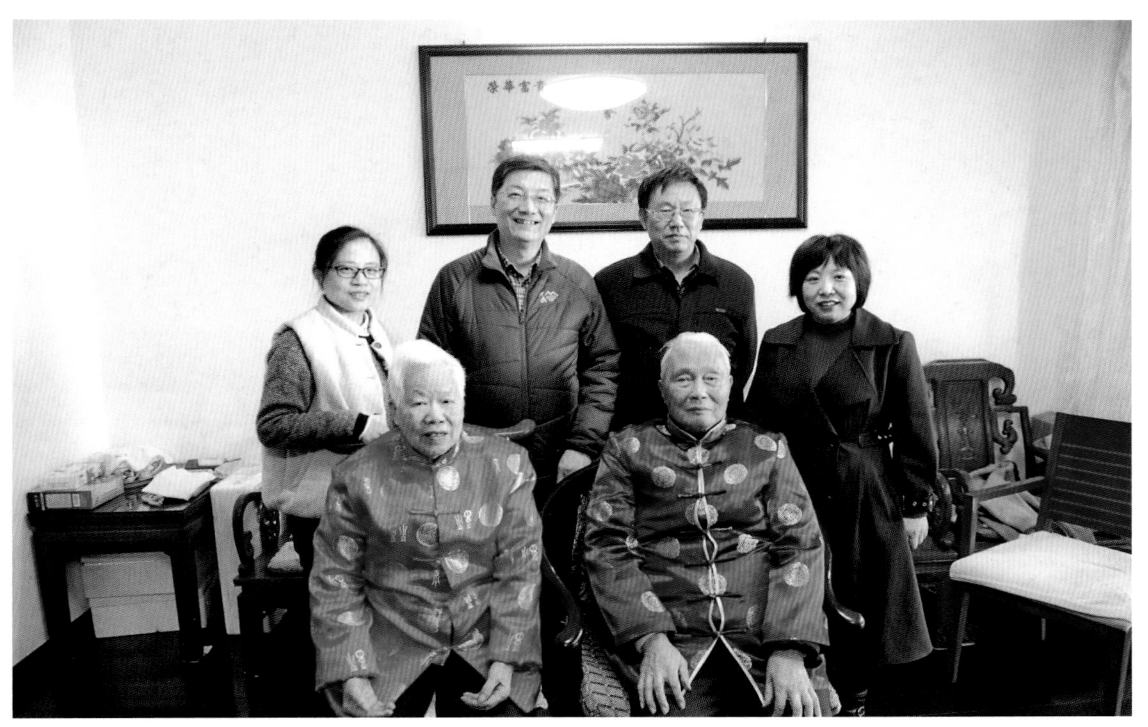

张志坚夫妇与其传承人合影（后排左起赵敏、陈岱、张福产、王身菊）

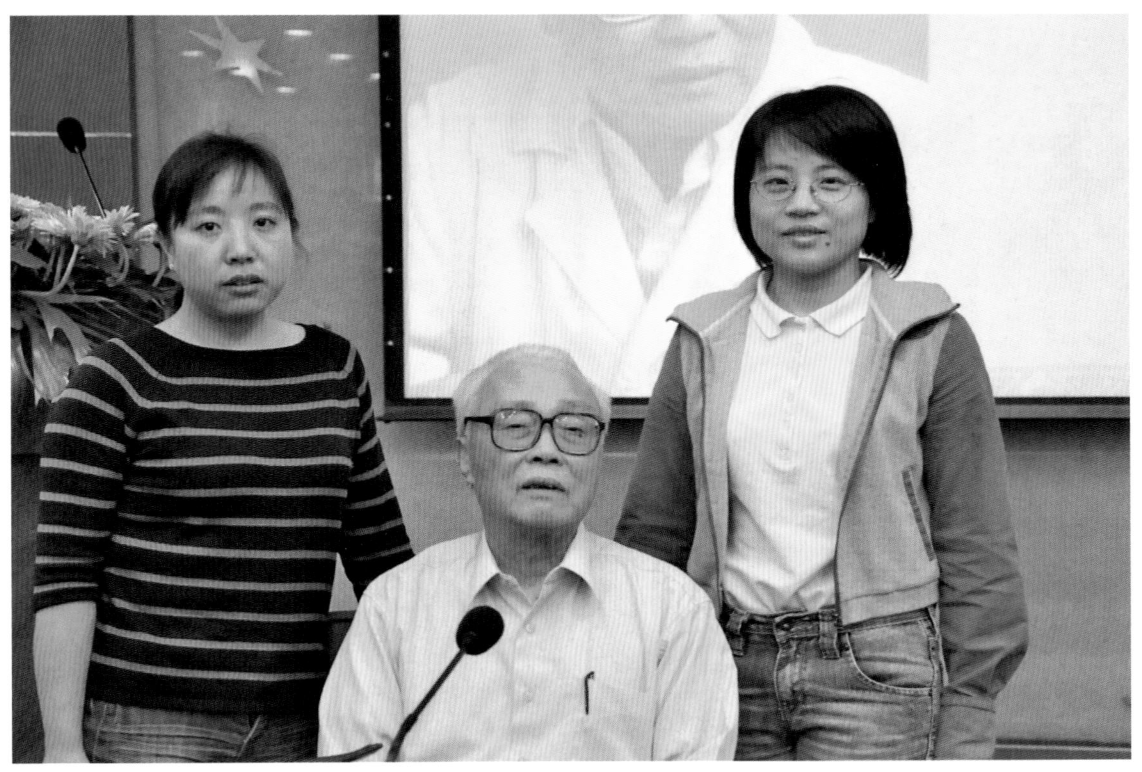

张志坚教授与第四批全国老中医药专家学术经验继承工作继承人王身菊、赵敏在答辩会上合影

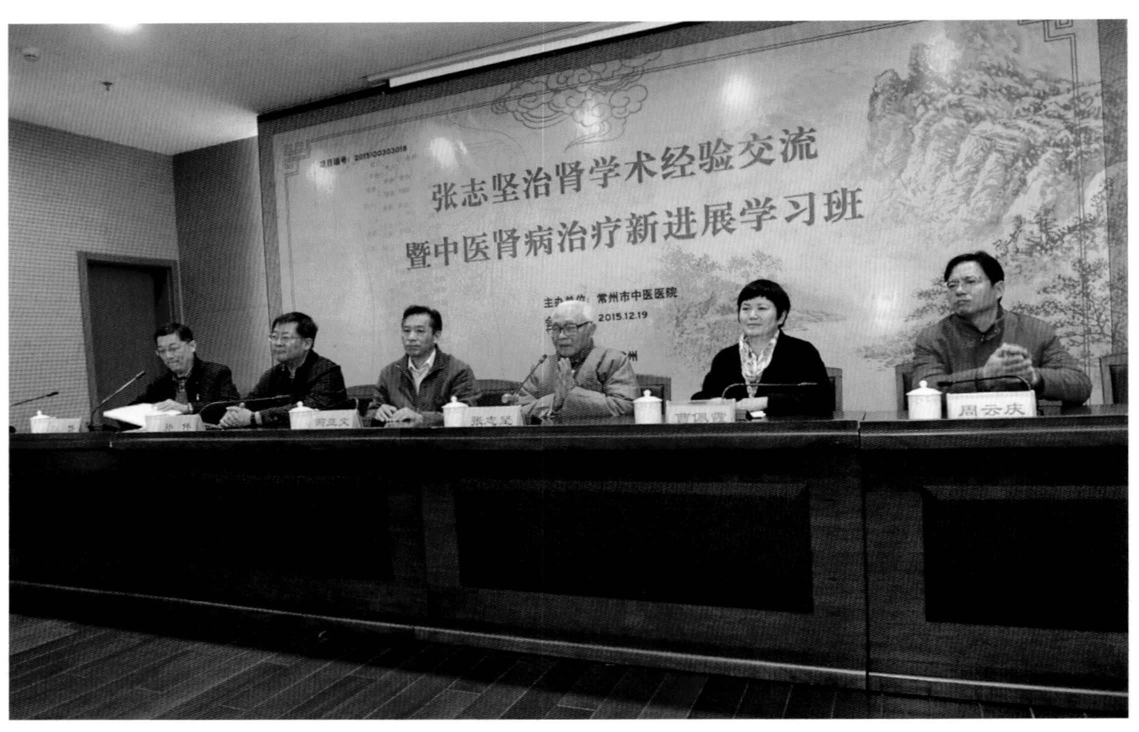

张志坚教授在2015年国家级继续教育“张志坚治肾学术经验交流暨中医肾病治疗新进展学习班”上讲话

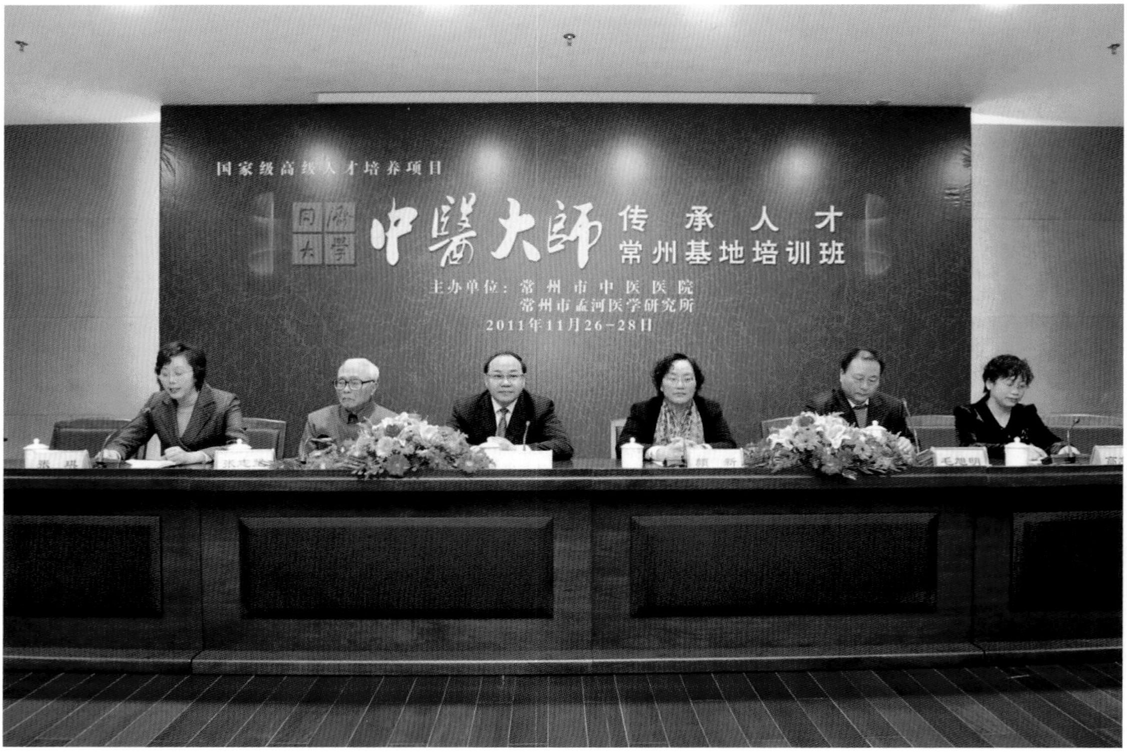

张志坚教授在中医大师传承人才常州基地培训班发言

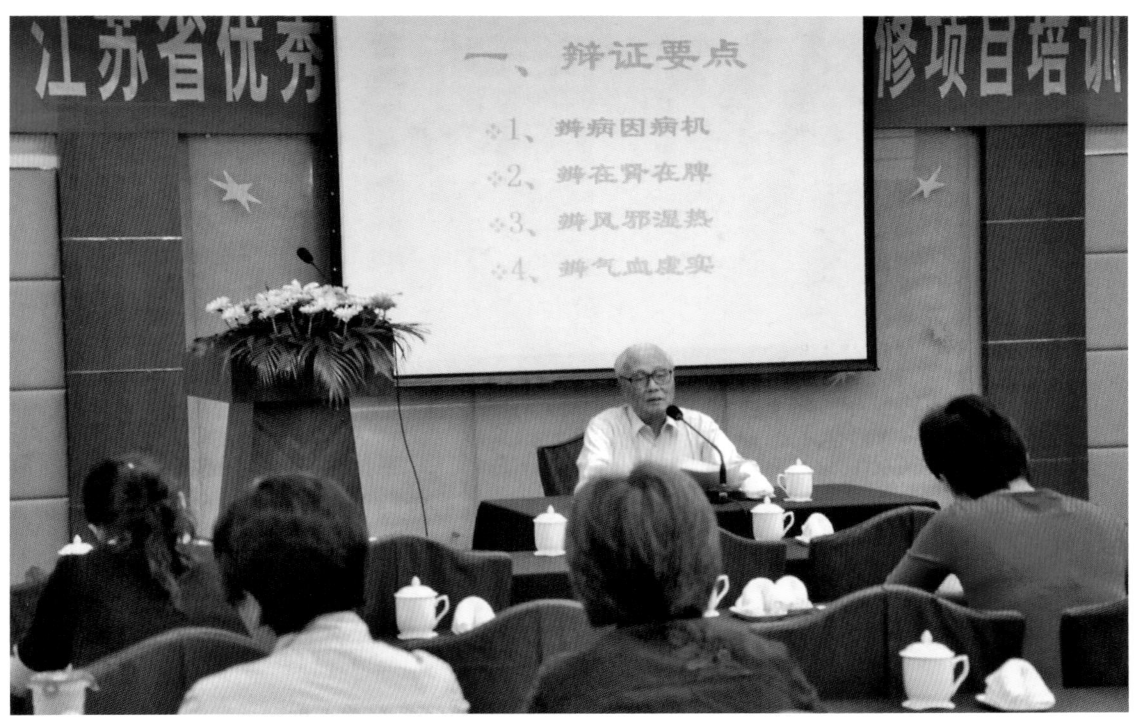

江苏省优秀
修项目培训
一、辩证要点
1、辨病因病机
2、辨在肾在脾
3、辨风邪湿热
4、辨气血虚实

张志坚教授在江苏省优秀中医人才研修项目培训班授课

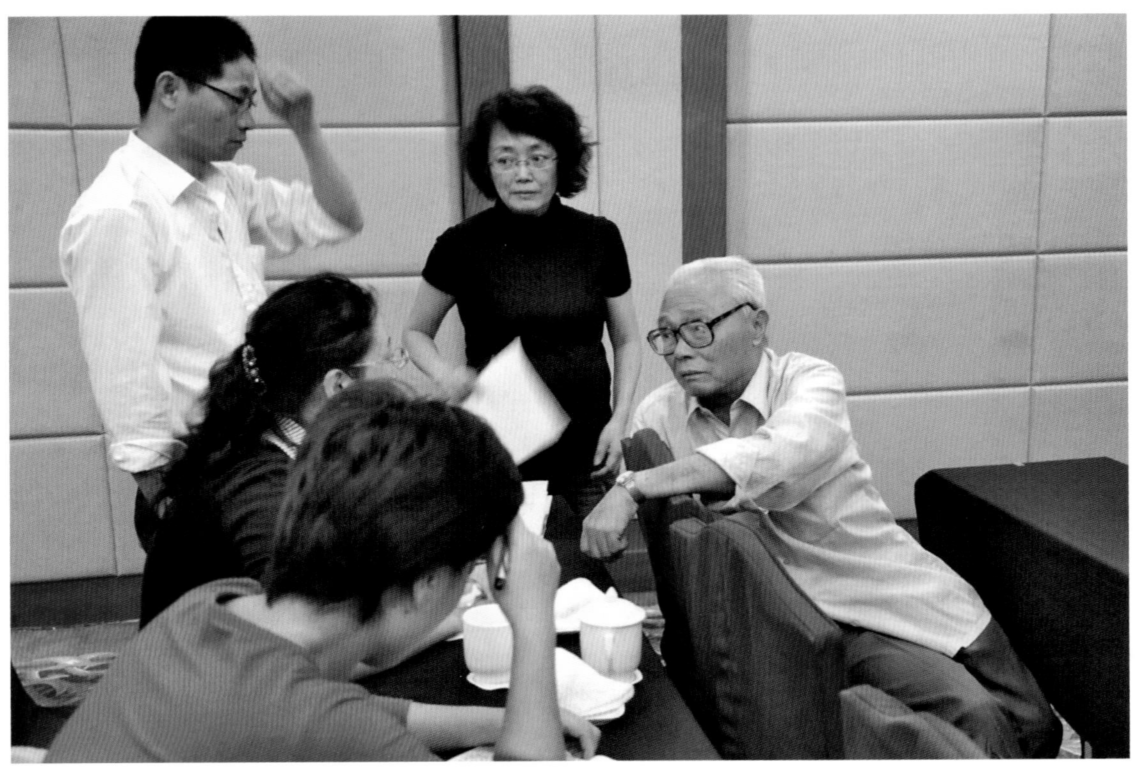

张志坚教授在江苏省优秀中医人才研修项目培训班与江苏省名中医瞿伟等交流

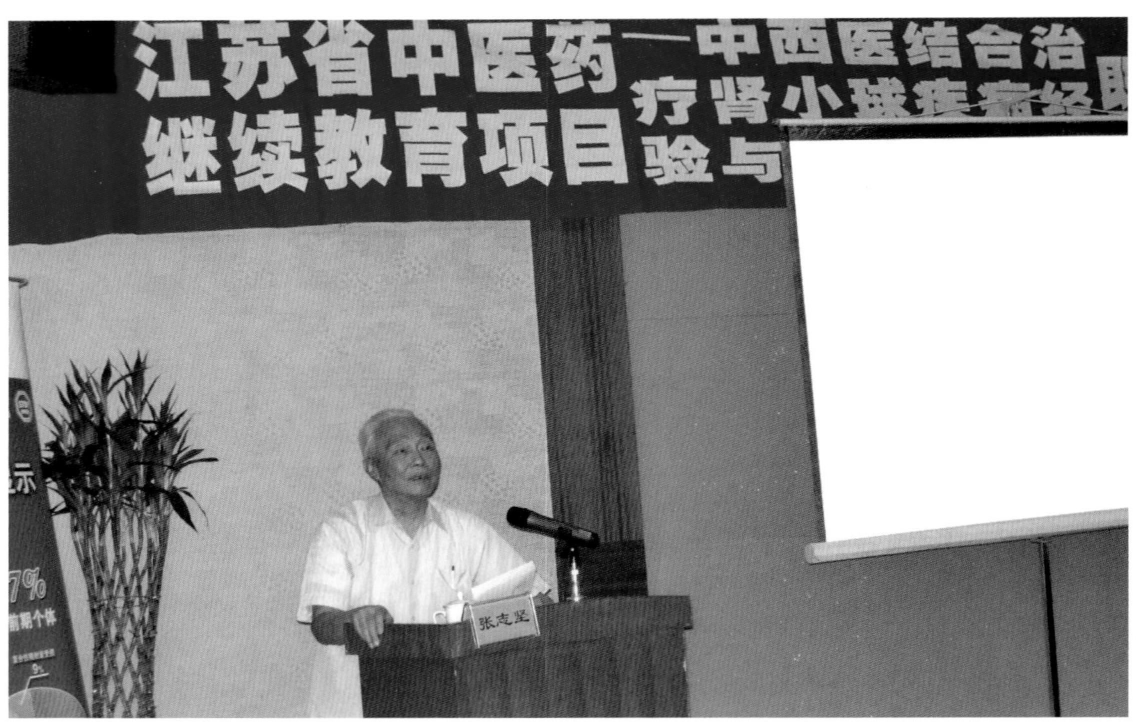

张志坚教授在2008年省级继续教育项目“中西医结合治疗肾小球疾病经验与进展暨学术交流大会”上授课

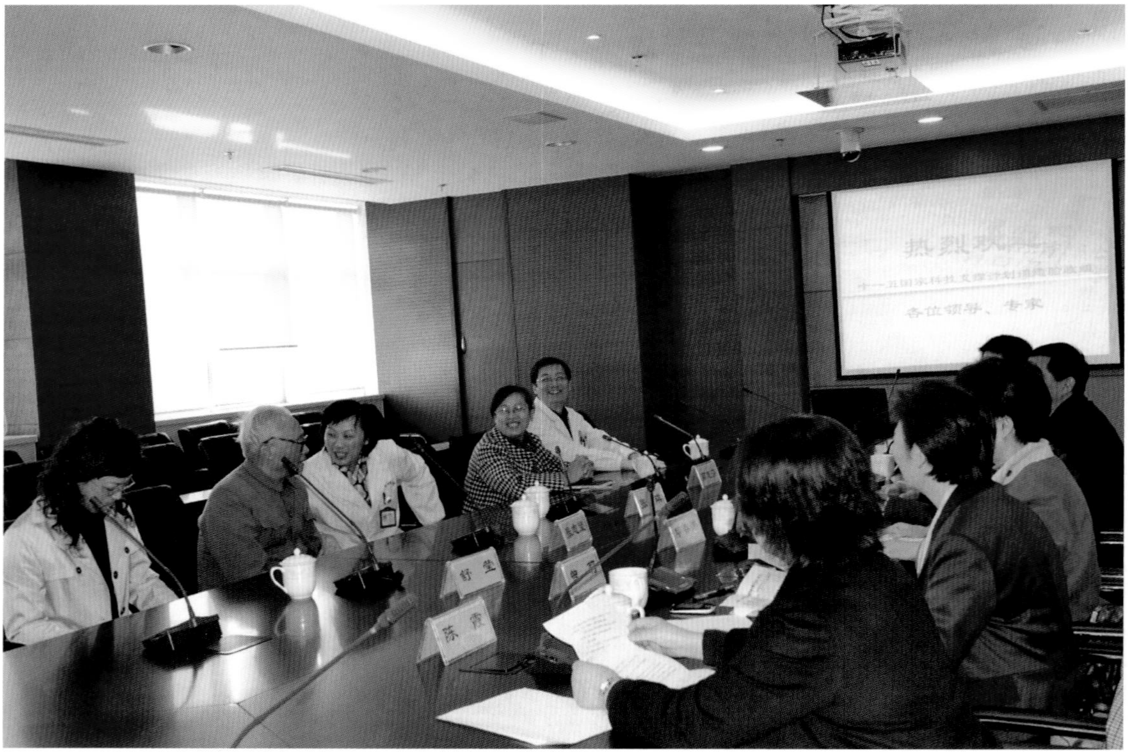

2010年张志坚教授与原常州市中医医院院长张琪在“十一五”国家科技支撑计划课题“张志坚教授肾脏疾病临床经验及学术思想研究”验收会上亲切交流

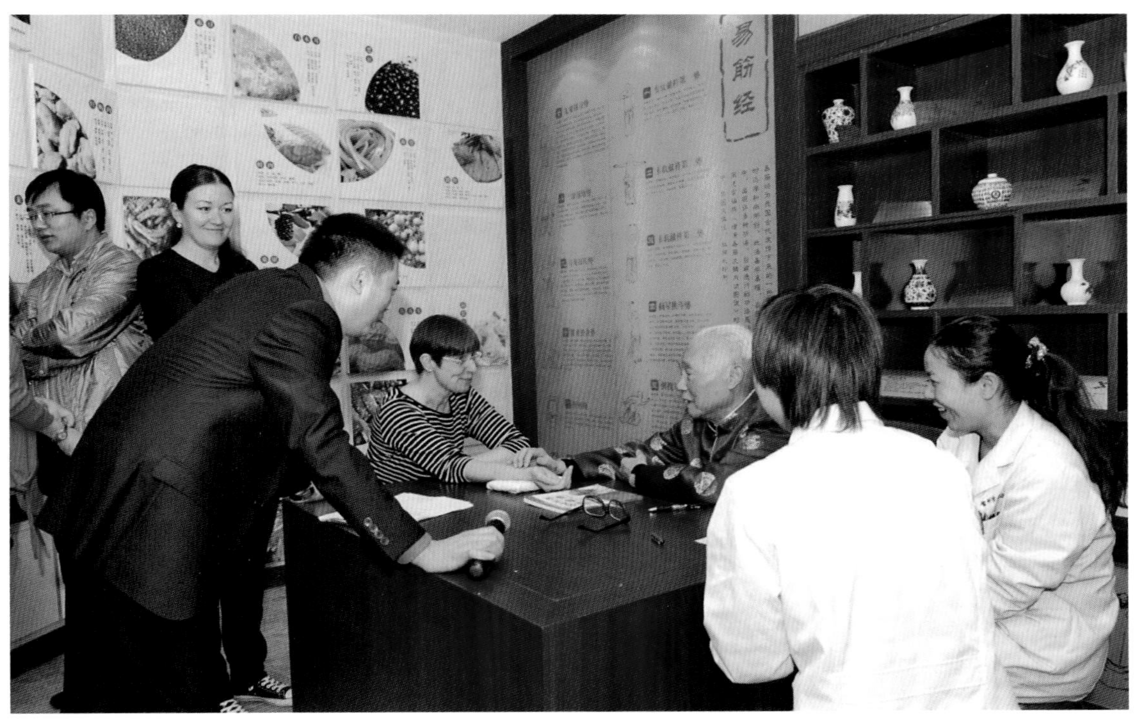

张志坚教授在“中医沙龙”中与外国友人交流

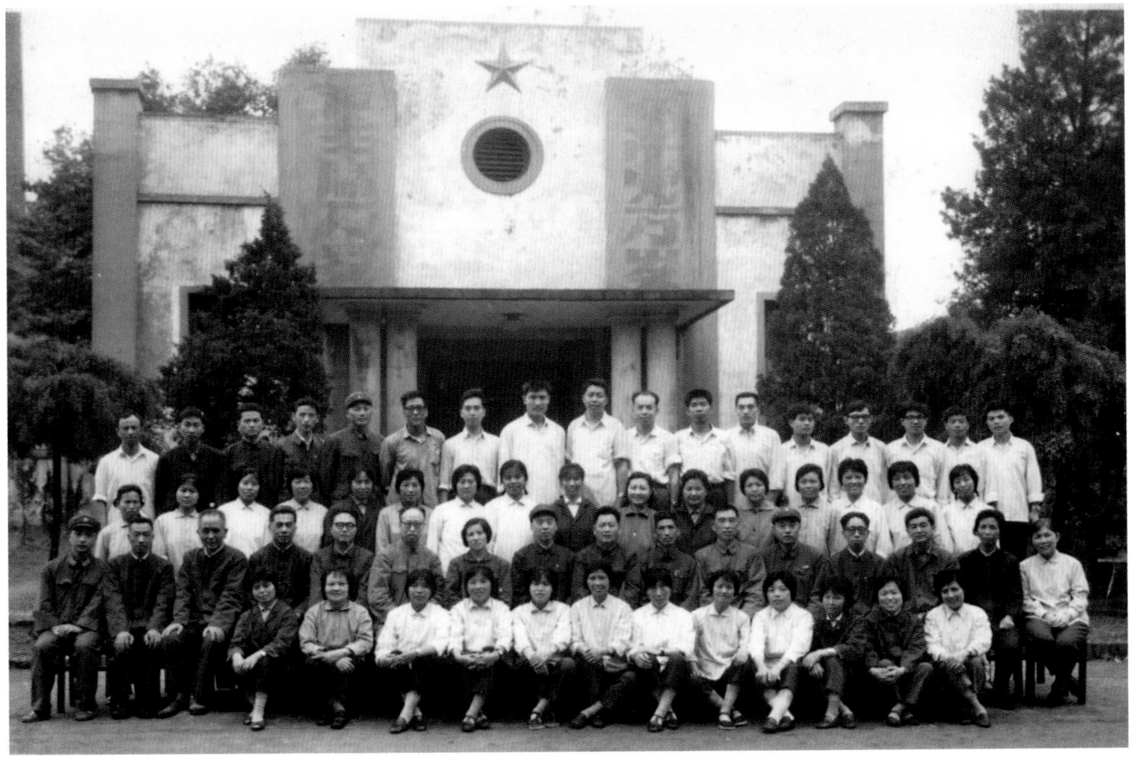

张志坚教授（第二排左五）与常州钱氏中医传人钱育寿（第二排右四）在中医研讨会上合影

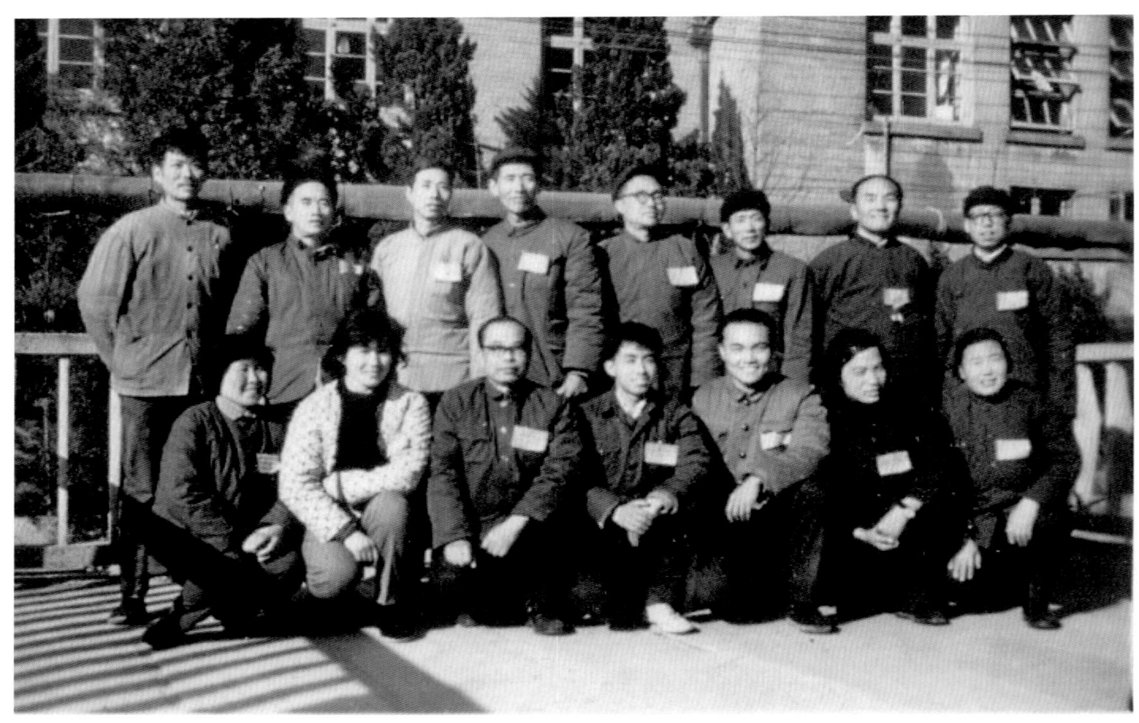

张志坚教授（后排右四）与原常州市中医医院院长屠揆先（后排右二）在中医座谈会上合影

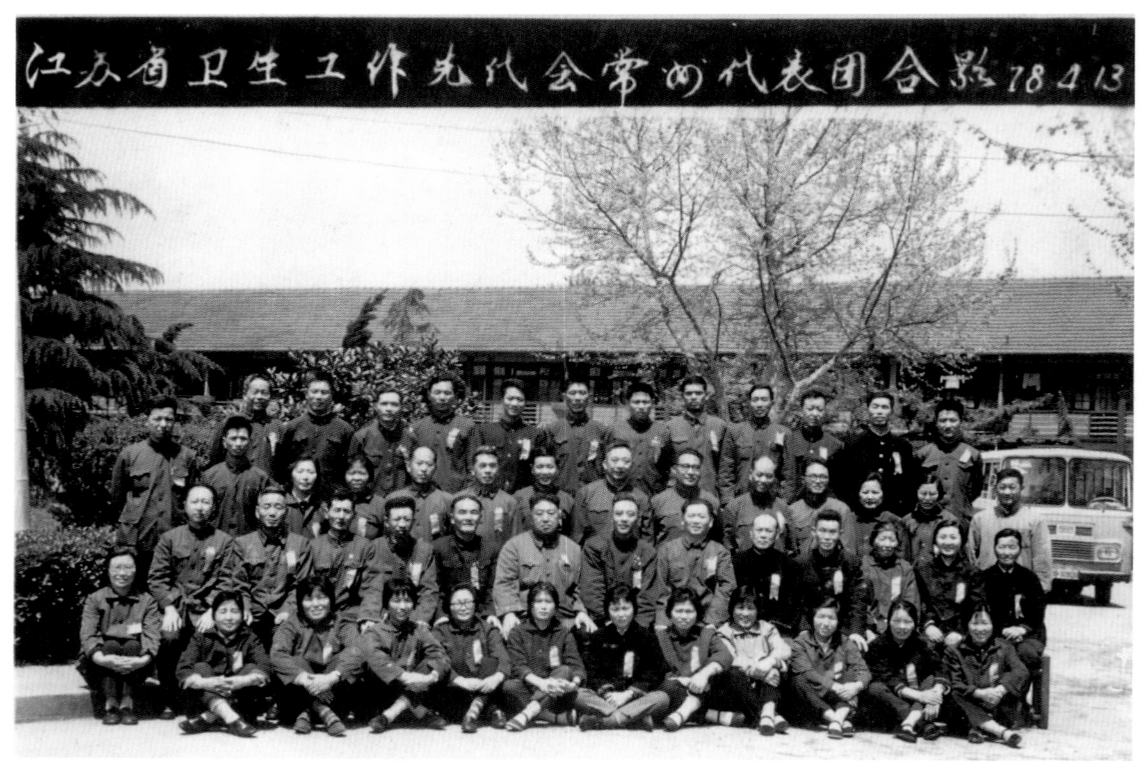

江苏省卫生工作先代会常州代表团合影（第三排右起第四为张志坚教授）

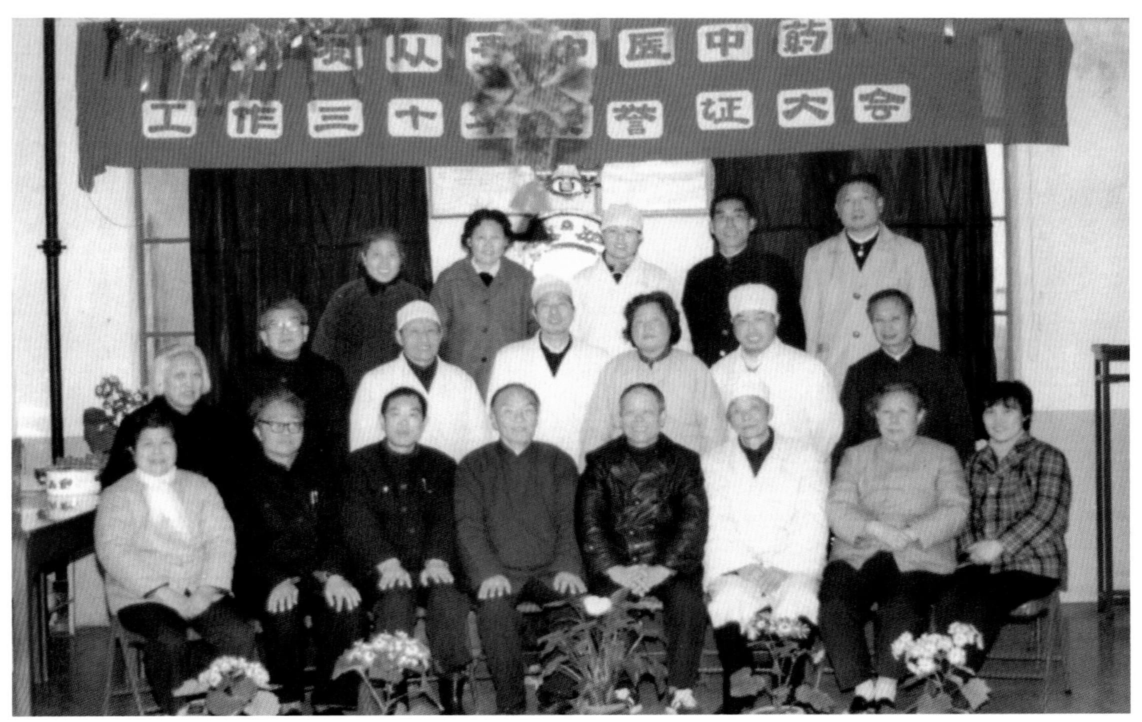

张志坚教授（第一排左起第二）工作三十周年与同道合影

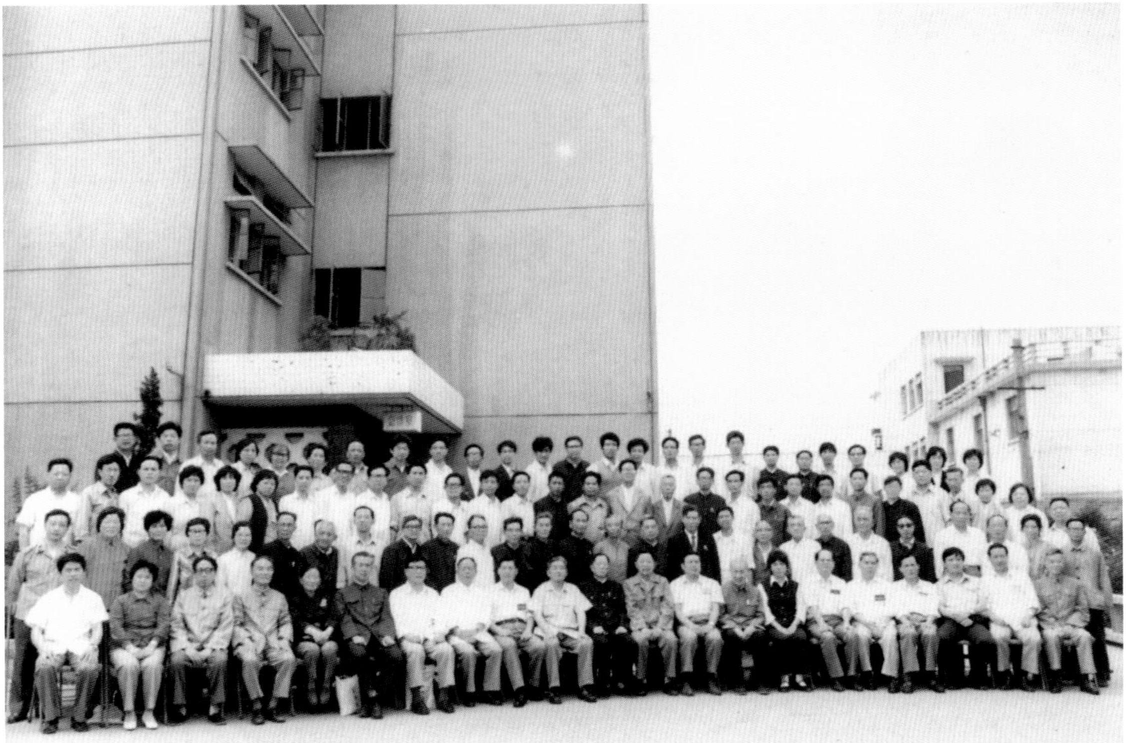

常州市中医医院职工合影（第二排左起第十一为张志坚教授）

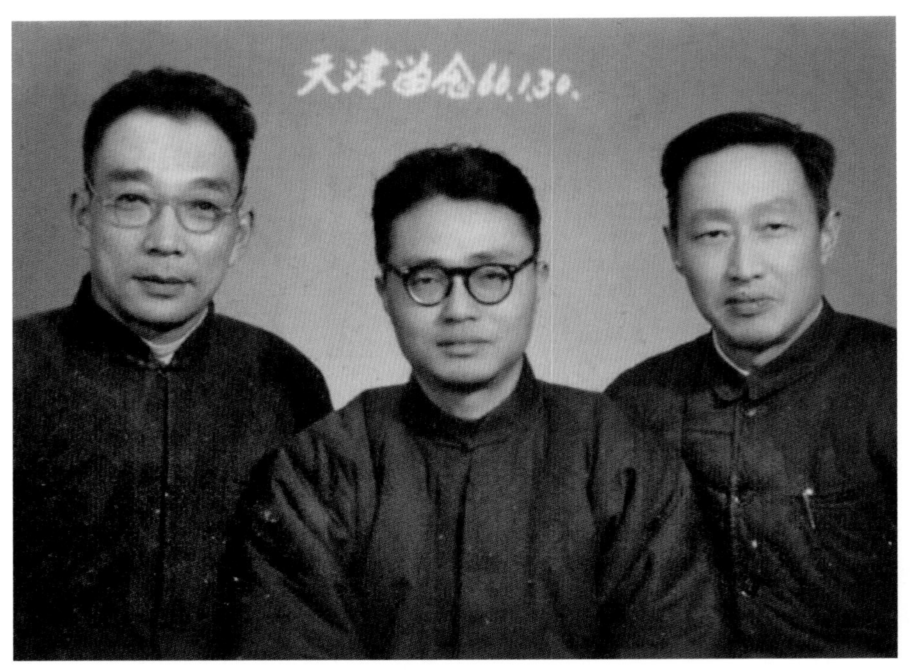

张志坚教授1966年调入常州市中医医院前与天津中医学院同事合影

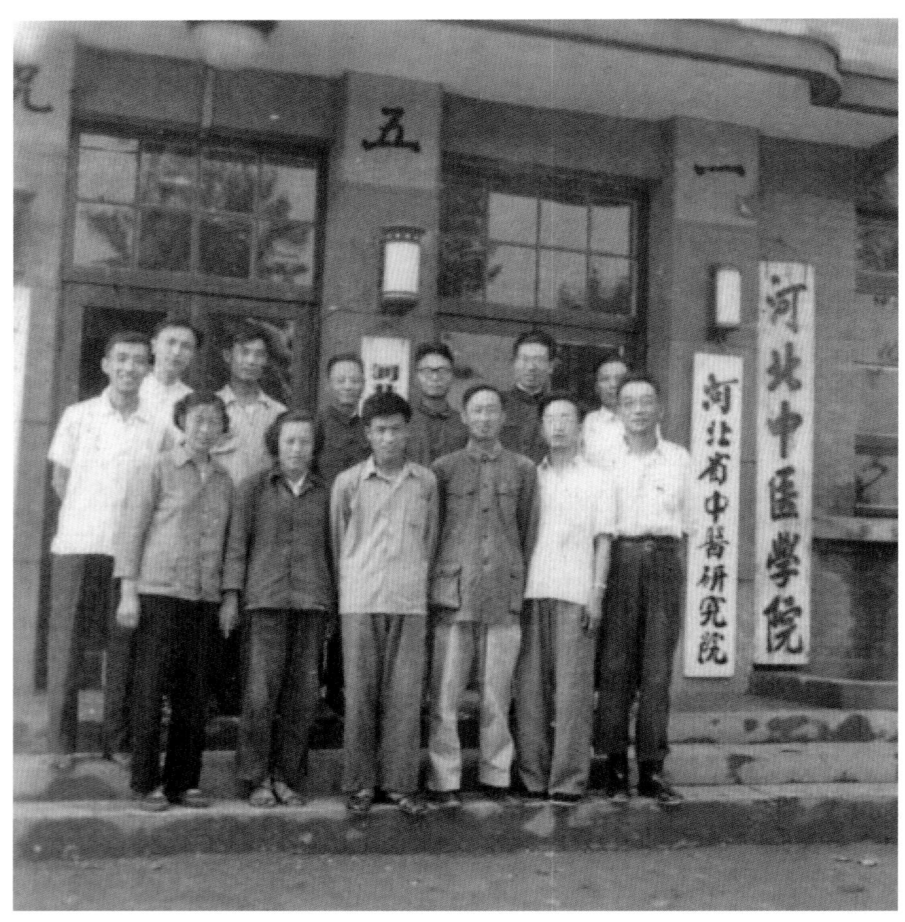

张志坚教授（第二排右起第三）与河北中医学院同事合影

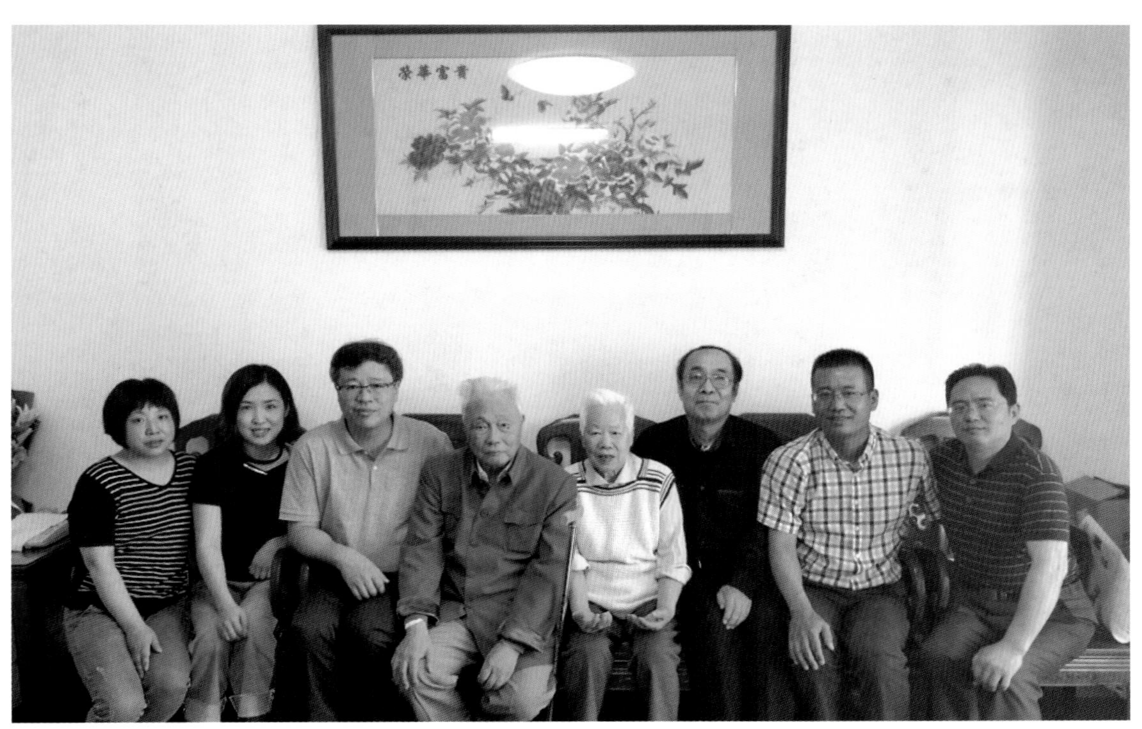

河北中医学院领导赴常州探望张志坚教授

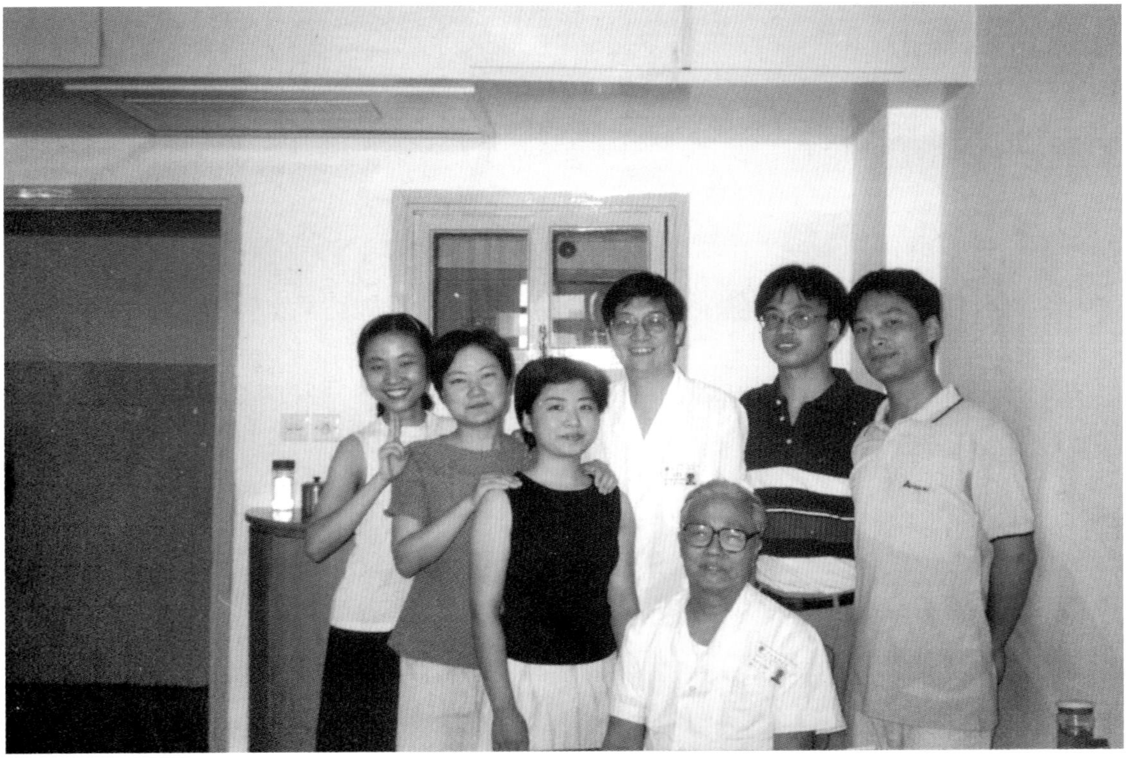

张志坚教授查房后与带教学生合影（后排左一为傅如海）

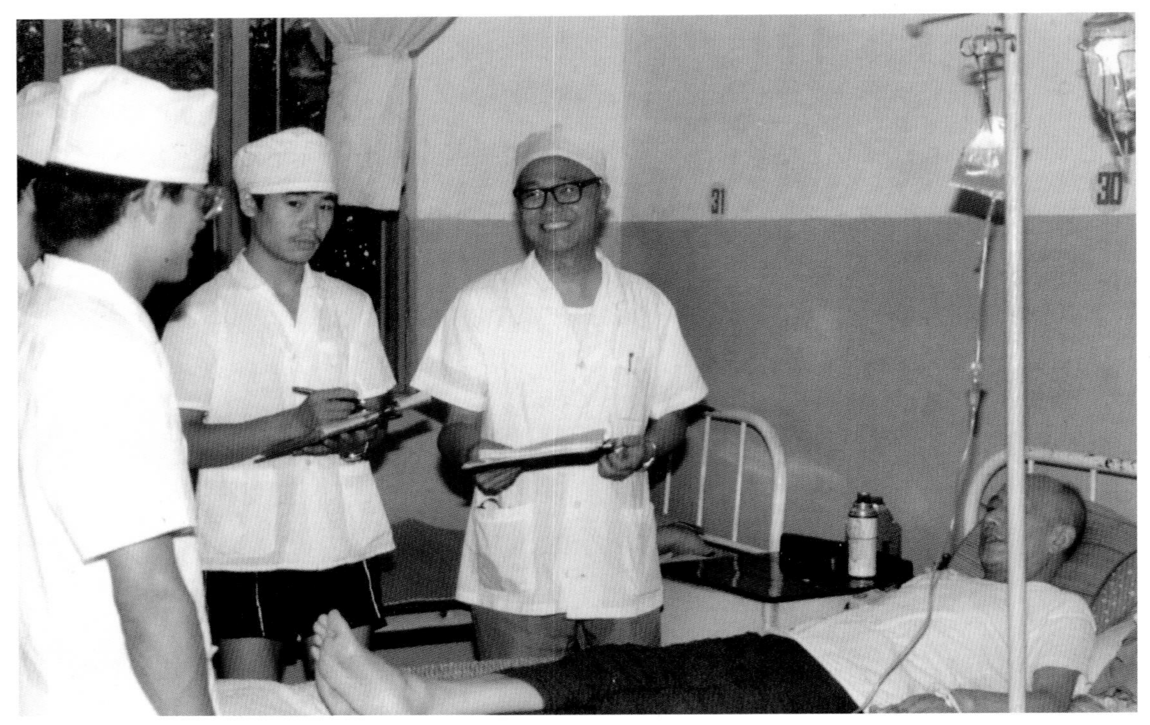

张志坚教授在病房查房（一）

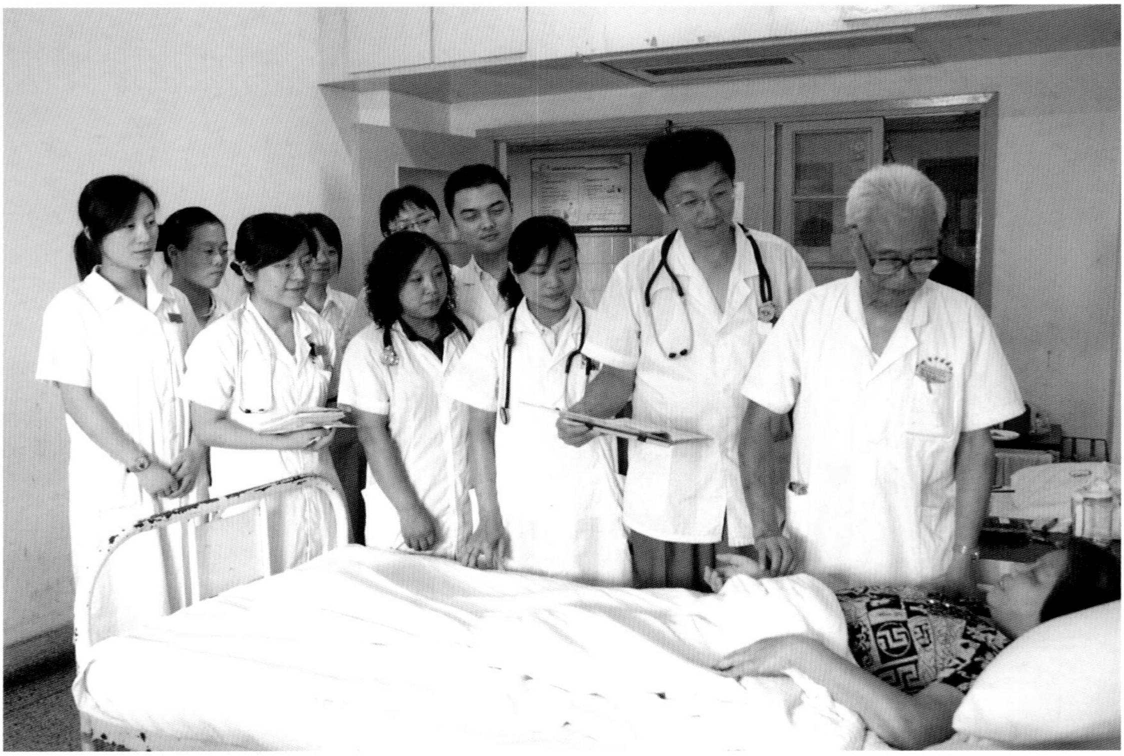

张志坚教授在病房查房（二）

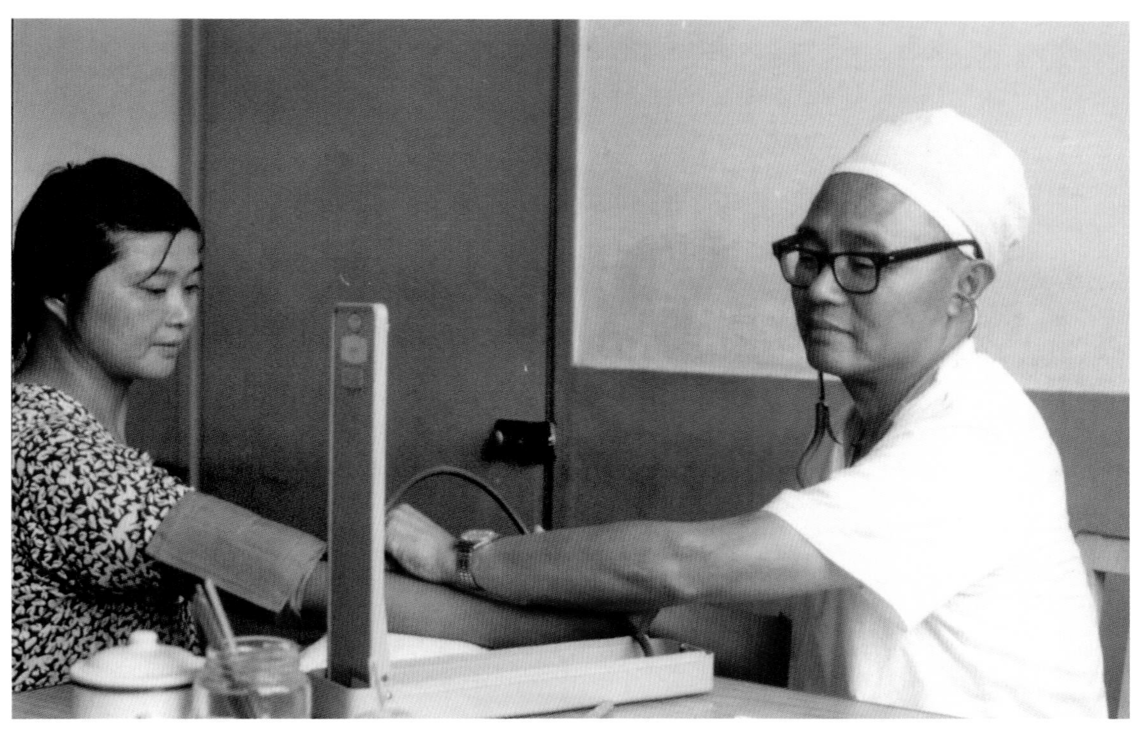

张志坚教授在门诊为患者诊治

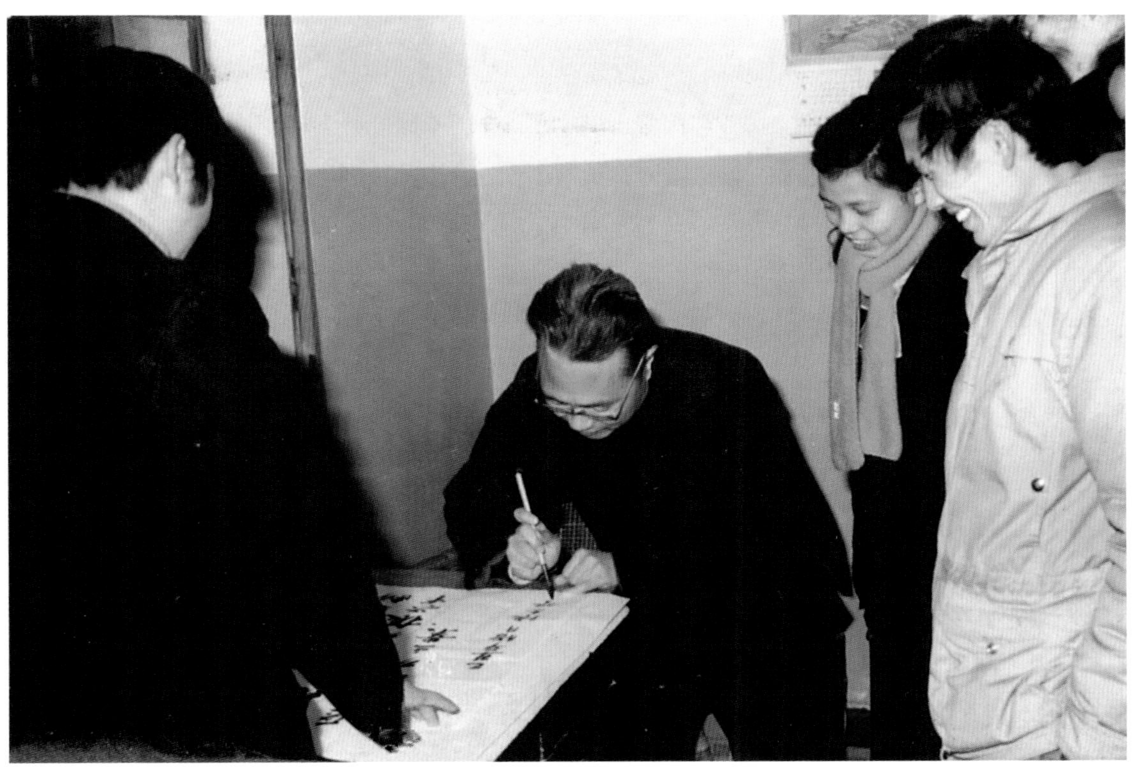

张志坚教授应邀为常州市中医医院题字

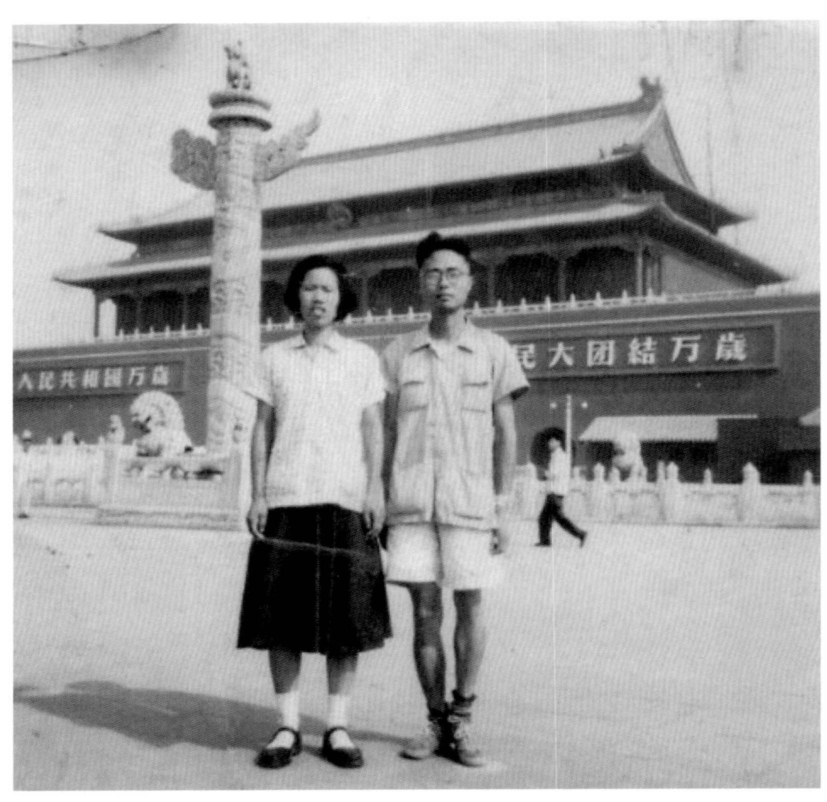

张志坚教授与夫人在天安门合影（1961年）

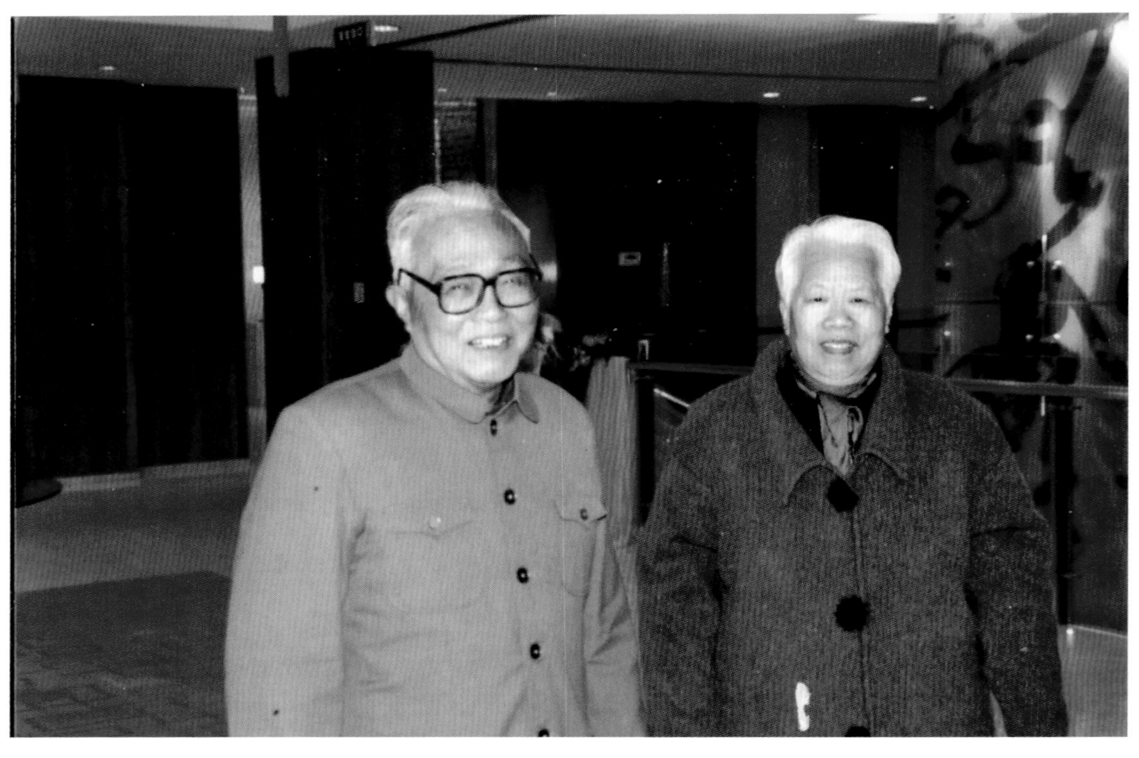

张志坚教授八十大寿与夫人合影（2010年）

国家"十一五"科技支撑计划
名老中医临证经验、学术思想传承研究项目
张志坚临床经验、学术思想研究课题(2007BA110B01-032)

国家级名中医张志坚临证经验集萃

主　编　张志坚　陈　岱　张福产
副主编　王身菊　赵　敏　张　玲
朱美凤　殷晓坷

上海科学技术出版社

图书在版编目（CIP）数据

国家级名中医张志坚临证经验集萃 / 张志坚，陈岱，张福产主编. -- 上海 : 上海科学技术出版社，2021.4
ISBN 978-7-5478-5285-9

Ⅰ. ①国… Ⅱ. ①张… ②陈… ③张… Ⅲ. ①中医临床－经验－中国－现代 Ⅳ. ①R249.7

中国版本图书馆CIP数据核字(2021)第052005号

国家级名中医张志坚临证经验集萃
主 编 张志坚 陈 岱 张福产

上海世纪出版（集团）有限公司
上 海 科 学 技 术 出 版 社 出版、发行
（上海钦州南路 71 号 邮政编码 200235 www.sstp.cn）
上海雅昌艺术印刷有限公司印刷
开本 787×1092 1/16 印张 23 插页 8
字数 460 千字
2021 年 4 月第 1 版 2021 年 4 月第 1 次印刷
ISBN 978-7-5478-5285-9/R·2276
定价：88.00 元

内容提要

张志坚，全国名中医，第四批全国老中医药专家学术经验继承指导老师，享受国务院政府特殊津贴，擅长中医内科疑难杂病及妇科病的诊治，尤其对中医肾脏病的诊治深有研究。本书对张志坚的临床经验进行了系统整理和总结，内容包括张志坚的成才之路、学术思想、肾脏病诊疗学术经验、临证治验、用药特色、常用药对、常用经验方、验案精粹、养生感悟、常见疾病的生活调理等内容。“学术思想”概括总结了张志坚多年临床诊疗的辨治思路，包括“期平治和”思想，“三因致病”学说，“从风论治慢性肾病”理论等；“肾脏病诊疗学术经验”“临证治验”“验案精粹”等各有侧重，从辨证论治、用方用药、医案举例等角度分类总结，对张志坚的辨治思维、学术经验、人才培养等做了充分的囊括，希望能够给临床学习、临证治疗等带来一定的启迪。

本书可供中医临床工作者、中医院校师生及中医爱好者参考阅读。

编委会名单

主　编

张志坚　陈　岱　张福产

副主编

王身菊　赵　敏　张　玲
朱美凤　殷晓坷

编　委

唐丽君　郑宏香　邓祥军
万冰莹　高银龙　李　峰
袁艳婷

走过的路程
（自序）

从童年患病到学医行医，成家立业，一路走来，悠悠数十载，已经步入了耄耋之年，整理记忆的音符，犹如一曲跌宕起伏的交响曲。

一、因病立志学医

我 9 岁上小学四年级时，卒然左腿疼痛，经多处诊治，得知患了骨痨病（左髋关节结核）。家里条件差，因病更致贫，不得已放弃治疗，辍学在家，落得个终身残疾。由于饱受病痛的折磨，我童年就做起了中医梦，想着医生既可为人治病，又能保健养生。后来腿痛渐止，继续上学，初中毕业后，我报考了武进国医专科学校，好心的老师们开课就讲授《内经》《诸病源候论》等经典医籍，说的是阴阳五行、经络脏腑之类中医术语，我脑子里原本装的是数理化等知识，一下子塞进了这些艰涩难懂的中医理论，实在接受不了。无奈，只能姑妄听之，姑妄学之。待到中华人民共和国成立前夕，战事紧张，人心惶惶，老师经常缺课，学生涣散不齐，我怀着失落的心情，肄业回乡开诊。自知学历不高，底子薄，一边看病，一边学习，向人借了一套陈修园著的《医学实在易》从头学起，正式开始编织中医梦。梦想就是信念，从信念中攫取快乐，从追求中获得力量。农村的病种是多样的，书到用时方恨少，除了发奋学习，没有退路。

1956 年，我考取了江苏省中医学校（后为南京中医药大学）医科师资班。人生难得几回搏，付出了比常人双倍的努力，在老师们启发式的教导下，终于感悟到中医理论是一脉相承、环环相扣的。翌年，学业结束，被派往河北中医学院，从事中医理论教学工作。8 年后调常州市中医医院，在中医学道路上经历着理论与实践的学习、感悟及提升。

二、治学贵在坚持

做一个中医人很苦，但苦中有乐。

要坚定信念不动摇。行到水穷处，坐看云起时，相信努力前行的人，坚持梦想不放弃，是会实现更好的自己的。我的身体条件差，只能认准一条道走下去，编织中医梦，做一个苦行僧，不管路多远，相信有终点。

要耐得住寂寞。中医学说，文字深奥，用语艰涩，初学时往往格格不入，过好这一关，需得有一定语文基础，前贤裘沛然说得好："医学是小道，文化是大道，大道通，小道易通。"《聊斋》是一部经典的文言小说，说理清晰，文词简练，我把古文当小说看，把小说当古文看，闲来无事，经常浏览，无形中提高了自己的阅读能力，回过来再看中医书籍，觉得亲近了些。

要用心学习一辈子。中医著作浩如烟海，我天资鲁钝，只能老实地从头学起。我有重点地学习《内经》，因为它是中医理论的总汇；读好《伤寒论》，它是阐发辨证论治规律的经典著作；背诵《汤头歌诀》，记住《药性赋》，临床处方可以信手拈来；平时经常翻阅《临证指南医案》，尤其是每篇后附的结论，颇有临床指导意义。此外，还不时关注《脾胃论》等医书，学海无涯苦作舟，不敢稍有怠慢。

千万不要自满。行医 60 多年，看过不少疑难杂症，治不好的不少，但大多有一定效验，却对我唯一孙女所患的"重症狼疮"束手无策，虽经中西药抢救，仍未能挽回，眼睁睁地看着她英年早逝。自责之外，只有愧疚，愧的是学验浅薄，疚的是未能尽责。为此，告诫后来人，医无止境，不要自满，自满就是落后。

要不断汲取新知以充实自己。医学知识不断更新，既要衍求《经》旨，也要学习新知。我主张西医诊病，中医辨证，临床一直坚持能中勿西，先中后西，有些诊断不清的疾病，可径直辨证治疗，不会有误。

近年拜读了刘长林、陈其广二位学者的研究著作，茅塞顿开。刘氏认为："中国传统科学以时间为本位，讲求天人合一、道法自然、主客和谐的观念。传统的西方科学，以空间为本位，讲求主体和客体的对立，强调主体对客体的占有和控制，所以西方近现代科学不能解释中医。"陈氏介绍了世界卫生组织关于 21 世纪医学发展的八个方向，并指出中医学最为符合上述要求。不学不知道，学了才明了，深切领悟，中医学之所以能绵延不息，有其丰富的科学内涵。

要学做蜜蜂，采百花以酿蜜。做一个蜜蜂，辛勤酿蜜，《经》旨古训要学习，近贤的治病经验更要采撷，以开拓视野，与时俱进。可不定时设题，搜集报刊、书籍等有关资料，结合实践中的体会，提出看法，撰写成文。书写的过程即是自我升华，不必介意文章的发表与否。写作是辛苦的，可一旦成文，你就会有丰收的喜悦。

三、业医私欲宜少

编织中医梦私欲宜少，欲念太多梦难圆。要求：

坚持以平等心看病。来的都是患者，要一视同仁，干群一样，贫富一样，亲疏一样，用平等心对待所有患者。上门诊时应该换位思考，假如我是患者会如何？

坚持以淡定心生活。日常生活简单，以素为主，以荤为佐，粗茶淡饭，早晨三片生姜，闲时一杯清茶，衣着普通，不嗜烟酒，生活淡定，不孜孜名利，谢绝了亲友们助我开设诊所的多次建议，乐于守住心中的一份宁静。

坚持以平常心处世，人生不如意事常八九，多一点宽容，会使生活洒脱自在。"文化大革命”期间，一份敌特档案塞进了我档案，虽然没有挨斗，却承受监控，后来虽经政审还我清白，但儿辈因受牵连，被剥夺了上学的权利、时间而遗憾终生。趁患者稀少之际，我通读了《中医内科学讲义》，将教材中所用治法，按笔画汇写成册，以供后学查看，始终以积极的态度去承受，而非消极地逃避。

坚持以关爱待人。患者找我看病，表明患者的信任，一定要用心对待，千万不可“相对斯须，便处汤药”。还应关心其饮食起居、心理压力等，给予相应的嘱咐和情绪上的开导。因为患者的满意，就是对医生的肯定。对待学员，要求他们勤业、精业，不可懒散、荒废大好时光；经常检点自己的言行，以免影响后学。授业解惑，认真准备，无私交代，因为带教的过程，也提高了自己的认识，所谓教学相长。

助人养生是医生的职责，《内经》里有“治未病”的教导，生了病吃药打针，劳民伤财很是苦恼，平时保养非常必要，因为“一分预防，胜过十分治疗”。为此，我花了十多年功夫，搜集资料，撰写了《这样生活更健康》一书，以此宣传中医学的保健知识，希望对提高人们的养生认识有所帮助。

四、圆梦有赖妻子

遵照父母之命，我结伴了一生的情感归宿叶金秀。她生性爽朗，说话直来直去，有时真让人受不了。相处久了，才知其并无恶意。婚后 3 年，我的腿病又发，午后潮热，疮口溃脓，诊务不多，收入减少，加上孩子们的先后出生，使原本不宽裕的家庭更加捉襟见肘。为了这个家，她上奉年迈的公婆，下护幼小的儿辈，还要照顾身患重病的我，里里外外一个人，忙完日常家务，还要帮着耕耘地里的庄稼，从不叫苦叫累。为了这个家，为了助我圆梦中医，她义无反顾地撑起了这个家，尝为人母而持家，曾赶集卖袜以营生。还经常安慰全家：“我有两只手，不会让大家饿着。”我知道她心里很苦，有泪不外流，只向暗处洒。挨过最艰苦的一年后，妻子进城当了工人，我也病情缓解，有了工作。

为了这个家，每逢周六下班，别人可以回去休息，她却拖着沉重的脚步，要赶九千米的夜路，不论风雪交加，还是酷热难耐，都得往回赶，因为还有一大堆家务等待她去料理，为的是尽量不让家人操心。

为了这个家，她自己常以杂粮、咸菜充饥，让全家吃细粮，吃得饱，遇上好吃的就带回家和大家分享。妻子对孩子管教较严格，从小教导他们要低调做人、踏实做事。

我用忍耐和拼搏勾画着中医梦想，她在背后默默地支持我前行，几十年不离不弃，患难与共，使我虽处逆境而能顺利度过。她付出了太多太多，成全了我一生的梦想！

张志坚

2020 年 8 月

前言

张志坚，生于1930年，男，汉族，主任中医师，教授，博士生导师，全国名中医，第四批全国老中医药专家学术经验继承指导老师，全国劳动模范，享受国务院政府特殊津贴。先生治学严谨，医术精湛，从事中医工作60余年，擅长中医内科疑难杂病及妇科病的诊治，尤其对中医肾脏病的诊治深有研究。

张志坚认为，中医学从形成到发展的数千年历史中，经过长期医疗、生活实践，积累总结，不断完善，已经形成了一个具有丰富学术内容和诊疗经验、独特理论风格的完整的学科体系，成为中华民族传统文化的瑰宝。进入新千年后，中医学与世界文化和医学的相互碰撞日益加剧，中医学面临着前所未有的挑战。中医学数千年丰富临床经验的积淀以及无可替代的临床疗效，使中医证治体系显示出巨大的活力。随着“生理—心理—社会”医学模式的逐渐确立，单纯的治疗疾病已发展成为预防、保健、治疗及康复相结合，“回归自然”“崇尚天然药物”正成为一种世界性潮流，中医药现代化和国际化是医学发展的必然趋势。随着社会的不断发展，各种急性危重病、疑难病层出不穷，西医治疗虽然在很多方面可以立竿见影，但是也存在不少问题，需要运用中医的优势加以解决，比如治疗各种慢性疑难杂症、慢性肾功能不全、糖尿病肾病、难治性泌尿系感染等，再比如对各种免疫性疾病、功能性疾病的诊断和治疗，中医学都有着独特的优势。

张志坚平素勤奋好学，熟谙中医经典，博采众家所长，基础理论扎实，临床经验丰富，尊古而不泥古，思路开阔，知常而达变，善治疑难杂症，屡起痼疾沉疴；在临证过程中形成一套独特的肾病辨治思路——新“三因学说”；同时首创宣肺祛风法，立“宣肺靖水饮”名方；研制“保元排毒”系列等肾内科专科制剂，广泛应用于临床，收到满意的疗效；另外，张志坚还特别重视后辈中医人才的培养和扶持。

在繁忙的临床、教学工作之外，张志坚还笔耕不辍，先后在国内杂志上发表论文30余篇，参编了《新编中医临证备要》；从“治未病”的角度出发，撰写了《这样生活更健康》

一书，来宣传中医保健、养生等。本书从张志坚的成才之路、学术思想、肾脏病诊疗学术经验、临证治验、用药特色、常用药对、常用经验方、验案精粹、养生感悟、常见疾病的生活调理多方面进行了论述，对张志坚的辨治思维、学术经验、人才培养等做了充分的总结，希望能够给临床学习、临证治疗等带来一定的启迪。在本书最后我们对书中涉及的中药方剂编制了索引，以方便读者查阅。

本书编写由常州市中医医院肾病科全体同仁通力合作，书此志念。

陈岱谨志

2020 年 2 月 8 日

目　录

第一章 成才之路

——宣肺靖水疗先天，三因学说传青囊

张志坚，1930年生，男，汉族，主任中医师，教授，博士生导师，全国名中医，第四批全国老中医药专家学术经验继承指导老师，全国劳动模范，享受国务院政府特殊津贴。张志坚治学严谨，医术精湛，从事中医工作60余年，擅长中医内科疑难杂病及妇科病的诊治，尤其对中医肾脏病的诊治深有研究。

一、医事传记

(一) 学医过程

1. *身患顽疾，发奋学医* 张志坚1930年出生于江苏江阴一户普通的农民家庭。张志坚幼年时勤奋好学，聪慧异常。然而天有不测风云，在他11岁的时候，突然出现髋关节的疼痛，疼痛让他难以忍受，经医生诊断发现他患上了髋关节结核。当时也去过很多医院治疗，但最终也只能起到改善的作用，并不能完全治愈，他因此留下了终身残疾，髋关节几乎处于全脱位状态，仅靠关节韧带牵拉支撑而站立。这场突如其来的疾病就像恶魔一样，彻底改变了他的命运。张志坚没有向困难屈服，他毅然发奋学医，他说："残疾对我来说，不是不幸，而是不便。"他坦然地面对这一切，在当时的武进国医专科学校刻苦学习中医理论与诊治知识。他精研古籍，汲取多流派之长，悉心钻研，开阔思路，勇于实践，总结经验。他研读的医学典籍有《内经》《景岳全书》《伤寒论》《金匮要略》《本草纲目》等，均圈点数次。

2. *初露锋芒，术有侧重* 1947年从武进国医专科学校肄业以后，张志坚即在常州潘墅镇悬壶济世。因其医德高尚、学验俱丰，很快就名噪常武，享誉省内。1957年张志坚结业于现南京中医药大学的前身江苏省中医学校医科师资班，又先后在河北中医学院、天津中医学院任教。1965年调入常州市中医医院从事临床工作，担任大内科主任、肾内科主任。

张志坚平素勤奋好学，熟谙中医经典，博采众家所长，基础理论扎实，临床经验丰富，尊古而不泥古，思路开阔，知常而达变，善治疑难杂症，屡起痼疾沉疴，对肾病、肝病的诊疗尤有专长。如：一王姓女患者，患迁延性乙型病毒性肝炎，病休两年了，到张志坚处求治，张志坚经望、闻、问、切，决定采用中药养肝调气、健脾宁心、清化湿热的方法为她治疗，8

个月后，患者肝功能恢复正常，继续巩固治疗2个月，症状明显改善，患者可以正常上班工作了。一蒋姓患者，肾病综合征，面色灰白，粒米不进，病势危急，经其诊治，投药2剂，即能进食；再调理月余，便显康复。又一屠姓尿毒症患者，膀胱造瘘术后，呕吐频频，颜面四肢水肿，尿极少，危在旦夕，张志坚诊为久病气阴虚损、湿浊犯胃，遂以调养气阴、和胃降逆、清化湿浊之剂进治，予药5剂，服后，尿量增多，呕止食进；续服15剂，肿退病消，随访2年未见复发。再一陈姓患者，肝硬化腹水，形消色黯，脘腹胀鼓，下肢亦肿，已成痼疾，经其悉心辨治，认为此病系肝郁瘀血停蓄、脾虚水湿泛滥，用疏肝祛瘀生新、健脾益气行水法，治疗数月即基本获愈。

3. *完善理论，形成肾病独特辨治思路*　多年来张志坚不断总结经验，形成了一套成熟而有效的具有中医特色的肾病辨治思路。对肾病的认识引入了“风、浊、瘀、毒”的概念，进而提出祛风清利、健脾化湿、益肾通络、保肾排毒的肾衰治疗思想，治法上灵活运用益气扶正、祛风通络、活血祛瘀、清热解毒等大法，形成了辨证辨病、固定成药、外敷灌肠、穴位注射一体化的中医特色治疗肾病的方法。他首创宣肺祛风法，立“宣肺靖水饮”名方，研制了“保元排毒”系列如保元排毒丸、三黄肾乐冲剂、龙风清合剂、排毒止痒泡足剂、肠泰和肠泰清等专科制剂，广泛应用于肾病临床，收到了满意的疗效。

4. *提掖后学，诲人不倦*　张志坚不仅在临床诊治上有着丰富的经验，还特别重视后辈中医人才的培养和扶持。长期以来，张志坚为中医界培养了大量人才，他们分别在各自的岗位上起着骨干作用，有的已成为学科带头人。他始终默默地履行着自己的人生格言：“习业不停，办事公道，服务精致。”张志坚的带教经验为发扬光大中医药学，为新形势下发挥中医药特色和优势做出了贡献。

（二）学术特长与成就

1. *创“宣肺靖水饮”*　张志坚认为慢性肾病的病因以风邪为主，贯穿于疾病的始终，若风邪蕴伏不解，则病情反复无常，病程迁延。《素问·水热穴论》云：“勇而劳甚，则肾汗出，肾汗出逢于风，内不得入于脏腑，外不得越于皮肤，客于玄府，行于皮里，传为胕肿，本之于肾，名曰风水。”又《灵枢·百病始生》云：“若醉入房，汗出当风，则伤脾……若入房过度，汗出浴水，则伤肾。”

风邪外袭，蕴伏于肺，肺气失宣。肺因风窒，水由风起，风激水浊，源不清而流不洁，脏度违度，精微下漏。治疗着眼于宣肺以洁水源，祛风以孤水势，辛以散邪，凉以泄热，因势利导。常用金银花、连翘、荆芥、牛蒡子、僵蚕、净蝉蜕、桔梗、鸡苏散、佛手片、紫背浮萍等，宣肺祛风，澄源洁流。

2. *三因学说，理论创新*　宋代陈言在《三因极一病证方论》中提出“医事之要，无出三因”，此“三因”指的是“内因、外因、不内外因”；而张志坚深研慢性肾脏病的病因学，提出新的“三因致病”学说，即素因、主因及诱因学说。肺、脾、肾虚损常为慢性肾脏病的素因，尤以肾虚最为常见；风、湿、浊、瘀、毒为发病之主因；外邪、饮食、劳累、情志为发病之诱因。

张志坚提出宏观辨证与微观辨证相结合，整体辨证论治的观点。诊断方面，既要辨病，又要辨证；既重视宏观，又重视微观。治疗方面，既要治病，也要治证；既要注意局部，又要重视整体；既要注意主因，更要重视素因。指出审证求因，辨证论治，病证结合，是中医学的特点和精华，也是中医学今后发展不可忽视的研究方向。

肾病治疗上张志坚提出以护肾为中心，以燮理阴阳为要点，以和为期为原则；保证睡眠食欲，以调养心脾为基础；关注精神情绪，以疏肝解郁为手段；观察感染情况，以宣肺散邪为理论；视病程长短，以通络祛瘀为变通。

3. *完善肾病独特辨治思路* 张志坚对肾病的认识引入了“风、浊、瘀、毒”的概念，认为湿毒、瘀浊等毒邪是致病的主因，肺肾两虚、脾肾不足、浊瘀内蕴、气机升降失调是致病的素因，风邪为致病的诱因，进而提出祛风清利、健脾化湿、益肾通络、保肾排毒的肾衰治疗思想，治法上灵活运用益气扶正、祛风通络、活血祛瘀、清热解毒等大法，形成了辨证辨病、固定成药、外敷灌肠、穴位注射一体化的中医特色治疗肾病的方法。其治疗肾脏病的学术思想如下。

(1) 先天之本，生命之根：肾在人体是一个极其重要而且具有多种功能的脏器，是先天之本，生命之根，至阴之脏，属水，为水火之宅，内藏元阴、元阳。其主要生理功能有：藏五脏六腑之精气与生殖功能的津液；主骨生髓，养脑益智；主司开阖而蒸化水液；为气之根而主纳气；肾通于耳，主闻声辨声；是胃之关；与膀胱相合；其充在骨，其华在发；开窍于二阴。从其生理功能看，肾涉及范围甚广，包括了现代医学的泌尿生殖系统的功能及内分泌系统、骨骼系统、血液系统、中枢神经系统的部分功能。张志坚常说肾在人体中的作用最为重要，认为肾是全身脏腑功能的化源，对人的生长发育、健康延年等方面都是非常重要的，肾脏之元阴、元阳是人体最宝贵的物质与最重要的功能，保护好肾的功能，可促进生长发育，减少疾病与提高疗效，从而却病延年。因此张志坚不仅对肾脏病治疗中注意维护肾的功能，而且在老年人为保健、延缓衰老的辨证治疗中，都很注意保护肾的气化功能。从病理上常提及“冬不藏精，春必病温”“五脏之伤，穷必及肾”等论述，治疗上保肾摄身，张志坚每至冬季开膏滋药中，加味地黄汤、杞菊地黄汤、知柏地黄汤的应用都体现其从肾论治，培补先天肾气阴阳而延年益寿。

(2) 肾气不足，发病之因：张志坚对肾病，特别是肾炎发病的原因，认为虽有先天不足、后天失养、六淫侵袭、药物损害、七情所伤、劳倦过度、房事不节以及素体肾虚或年老肾气自衰等方面，但不越乎内、外因两方面。内因主要指人的肾气，外因是外感六淫、疮毒之邪以及肾毒药物。张志坚列举临床上患扁桃体炎、咽喉炎、丹毒或皮肤化脓性疾病的患者，不是所有的患者都会发生肾炎的。有的原发疾病很重而不发肾炎，有的原发疾病很轻而发生肾炎，这与病灶感染即六淫致病因素等外因有关外，还有一个个体差异的内在因素起着主要作用。张志坚认为这个内因是肾气，肾气充足的人，即使存在外感六淫或疮毒之邪入侵，肾毒药物常规剂量的使用，也不会发生肾炎，这种认识也符合《素问·刺法论》中所描述“正气存内，邪不可干”以及《灵枢·百病始生》中所说“风雨寒热，不得虚，邪不能独伤人”等论述。而肾气不足之体，在外感六淫与疮毒等侵袭下，病邪可乘虚而入导致肾炎的发生，这也符合《素问·评热病论》所说“邪之所凑，其气必虚”之理。张志坚所述之“肾气”，我们理解为指人的体质，泛指肾的气化功能、人体的正气，也包括调节免疫、抵抗肾炎发生等功能。

(3) 维护肾气，治病求本：基于对以上肾病发病原因主要是内因——肾气不足为主的认识，因此张志坚在治疗上，以维护肾气、加强肾的气化功能为治疗肾病的根本原则，维护肾气的措施，主要是一方面在用药上常在辨证中伍以益肾之品，如川断、桑寄生、杜仲、枸杞子、地黄、玄参、山茱萸之类，而又根据患者某些体虚正亏的具体表现而注意扶正。如容易感冒的注意补气固卫，玉屏风散治疗等；另一方面主张忌用伤害肾气的药物及防止克伐肾气的方剂，也避免过用苦寒辛凉之品。必要用时，时间宜短，剂量要小，同时要适当地配伍，如基本不用肉桂，而取之于桂枝，川连伍以吴茱萸，木通、通草经证实有肾毒性药物，也是短期、小剂量使用，西药中伤肾的抗生素等药物慎用、少用，或尽量不用。

(4) 活血和络，运行血气：张志坚很早就运用此法治疗肾病，在辨证施治中注意活血化瘀法的运用。使用范围很广，急慢性肾炎、肾性高血压、多囊肾、肾功能不全等疾病都较注意运用此法。通过活血和络，运行血气，达增强肾气的治疗目的。张志坚认为，人体的经络，是上下内外运行血气的通路。脉之直者为经，支向横者属络，络之别者为孙络，经即大地之江河，络犹原野之百川，经络相贯，如环无端，经络血气运行通畅，则百病不生。一有怫郁，诸病皆生，而肾病皆有血气瘀滞、运行不畅的原理，运用活血和络法常能提高疗效，对慢性肾病久病入络，从血分求治，治疗更为显著，常用药物有当归、赤芍、参三七、丹参、益母草、何首乌等。

(5) 原发疾病，及早处理：急性肾炎大多有上呼吸道感染、丹毒或皮肤化脓性疾患病史。肾气不足者，患以上疾病后，易于发生肾炎，如能在辨证治疗中注意病因，重视原发疾病的控制与预防，则肾炎的治疗就较顺利。如不注意对原发疾病的控制，则对肾炎治疗效果就差。张志坚对急性肾炎的辨证与治疗，就体现了这一治疗思想。如有急性扁桃体炎引起急性肾炎者，张志坚辨以风热蕴积咽喉，治以疏风清热，利咽解毒，以玄麦甘桔汤和银翘散加减治疗。若由皮肤疮疡引起者，则诊断为疮毒内敛，治以清宣解毒，祛风利湿，拟五味消毒饮加减治疗，皆能获较好疗效。

(6) 调理脾胃，补养先天：张志坚一向重视脾胃功能的保护，常说病者有胃气则生，无胃气则死，在临床上药物作用需借胃气敷布，所以非常强调调理脾胃的功能。以强后天而养先天，凡见脾胃虚弱者，都以健脾和胃入手，喜用和络之品。用药配伍必须注意调味，以适合患者并被接受为好，慎用苦寒伤败胃气之方药，如张志坚经常用甘草调味。虚实夹杂者也应扶正祛邪。

临床治疗，当需辨证施治。脾胃气虚者常选参苓白术散；中虚气滞者需补气理气，常用香砂六君丸加减；中虚胃寒者需用温中祛寒法，黄芪建中汤加味；胃中蕴热者口臭、嘈杂，或牙龈肿痛、渴喜冷饮，当以左金丸加蒲公英、黄芩；胃气上逆者呕恶之征明显，和胃降逆治之，常用连苏饮、旋覆代赭汤加减治疗；胃中饮食停滞，嗳腐吞酸，以消积导滞，以保和丸加减治疗；肝胃不和，脘胁胀痛，嗳气嘈杂，宜疏肝和胃，用左金丸加制延胡索、白芍、甘草、广郁金；肝脾失调，腹痛肠鸣，便溏泄泻者，用痛泻要方加茯苓、山药、木香、甘草等进治。

(7) 辨证施治，整体调摄：肾与其他脏器有着极为密切的内在联系，认为“肾脏有病，非特肾脏有损伤，即内脏大部分都不健全，抵抗力薄弱才发肾脏病”。所以肾病症状涉及多个脏腑。治疗中不能拘泥于肾而应注意整体疗法，辨证施治。而且根据患者具体情况，注意多脏器同治调摄之法，每获良效。

(8) 三分用药，七分调理：慢性肾脏病，病情复杂，疗程较长，常缠绵反复，若调理得当，如避免过劳，包括劳神、劳心、劳力，预防外感六淫，调达情志，节制饮食。张志坚认为在目前的物质条件下，不存在营养不良，只存在营养过量，配合不当。宜清淡饮食，亦符合最新肾脏病饮食标准：进低蛋白质饮食，食物多样，进食适量。张志坚常说，米饭应该是无毒，对人体无损，但多食亦可导致消化不良、食积，更何况其他食品。适宜运动，宜选用轻松舒适的运动，如太极拳、太极剑等，而不宜选用跑步等剧烈运动。

4. 勤于探索，术有兼顾　张志坚除在肾脏病领域有自己的特色之外，在其他中医内科疑难杂病方面也往往有自己独到的见解，如治疗肝胆病及咳嗽等。

在治疗肝胆病方面，张志坚提出了以下几点：① 湿热内盛，辨上、中、下三焦而治，常取茵陈藿香汤加减。② 肝郁气滞易致气逆化火，可用柴胡疏肝散加减。③ 肝肾阴虚易化火、伤络、致瘀，方用一贯煎出入。④ 脾肾阳虚易夹湿、伤阴、致瘀，宜选附子理中汤或右归饮加减。然以上四型，可以相兼，也可互相转化，各型症状可以交替出现，临床应灵活掌握、随证而治，切不可孤立地看待这四个证型。

在治疗咳嗽方面，张志坚也提出了几点：① 肺主咳，外感咳嗽，应顺应肺之生理，宣肺解表，使邪气顺势外出。② 咳嗽者治痰为先，治痰者下气为上。③ 肺为娇脏，宜用清法。④ 燥邪伤肺，宜用润法。⑤ 补泻散收，圆机活法。针对咳嗽的治疗，虽然有宣降清润之法，但根据患者的具体情况、证候特点，因人制宜；特别是对虚人久咳者，应补泻散收，圆机活法。以上对咳嗽治法要因人而异，按照辨证施治的原则，灵活运用，不可乱用。如果当宣反润，可致咳嗽久久不愈，痰黏难咳，并伤脾胃，出现胸闷纳差少食。如果当收反宣，可致咽喉干燥、伤津、咳甚或咳血失音，如一味降而不顾及宣发功能，将压抑肺气，使肺之宣肃功能失调，则咳嗽难以治愈，如此等等。因此选择治法及处方时一定要辨证明确，选方用药准确，才能药到病除。另外我们可以对以上各法，根据病情，联合使用，如宣降合用，以宣为主或以降为主；润收合用，三分润七分收；或宣降加清润；或一清一补一敛等，使诸法互相配合，以应病情的变化。

5. 深入科研，疗效显著　张志坚于1976—1983年先后6次被评为市级劳动模范，两度被评为中共优秀党员。1979年当选为常州市中医学会第五届理事会理事，1985年荣获中华全国总工会“五一”劳动勋章，1989年再获全国卫生系统先进工作者称号，先后在国内杂志上发表论文30余篇，参编《新编中医临证备要》。

张志坚在繁忙的临床工作之余，还积极进行科研工作。1987年，科室开展了以大黄为主中药保留灌肠和中药辨证治疗慢性肾功能不全的研究，对张志坚的“保元口服液”和“保元注射液”进行了临床和动物实验，均取得了良好的疗效。2005年又观察了43例服用“保元排毒丸”的维持性血液透析患者，能明显地提高维持性血液透析患者的生活质量。

另外，张志坚还研发了三黄肾乐冲剂、龙凤清合剂、排毒止痒泡足剂、肠泰和肠泰清灌肠剂等专科制剂，广泛应用于肾脏病临床，收到了满意的疗效。

（三）大医精诚，修心养性

张志坚在治病的同时，还不忘对患者进行心理疏导。他常说肾病的治疗和调养是一个漫长的过程，作为肾内科医生，要有耐心、细心，必须针对患者的不同阶段综合调治，不仅要指导患者合理用药，更要在日常生活中，从饮食、运动、心理等各方面，帮助患者打赢征服肾病这一持久战。一位张姓的女患者，患肾病综合征5年了，大量蛋白尿、低蛋白血症、水肿，患者自觉得了肾病就是得了“不治之症”，心情一直十分抑郁，多次产生自杀念头。张志坚在诊治过程中，采取中西医结合治疗的同时，对她进行心理疏导，仅两年的时间，患者尿蛋白转阴，后多次复查均为正常，患者就恢复了健康。患者为感谢张志坚医术高明、医德高尚，特制“医者仁心”的横匾送至张志坚诊室。

张志坚的名气大，但他始终保持谦逊的品性，在患者面前没有一点架子。张志坚考虑到很多患者因为工作或者学习的原因，在日常时间无法到医院就诊，从20世纪80年代初开始，张志坚就主动放弃休息时间，坚持周日门诊，为很多患者解决了就医的困难。从医50多年来，他坚守着“生命无价，患者利益高于一切”的原则，看病只看病情，不看背景。他常说：“作为一个医生，首先要讲医德，医生的天职就是为人民服务，因此对待患者要不论其地位高低、权力大小、贫富贵贱、关系亲疏，都一视同仁。亲友前来，一样挂号就诊，一样按序排队，不搞特殊化。作为我个人，更应严格地自我约束，保证做到：不利用工作之便谋私利，不收受患者的礼物，不开人情方、人情假……”他对待患者是那样的慈爱而富于人情，可在各种关系面前，却又显得那么铁面无情。

张志坚秉性耿直，坦率真诚，敦厚处世，淡泊名利。多年来，张志坚给不计其数的患者带来了健康和新生，给许许多多家庭以欢乐，患者痊愈后总想向他们敬重的张医生表示一下感激之情，有的送红包，有的送烟酒或营养品，他总是婉言谢绝。张志坚工作六十余载，从没收过一个红包，从没拿过一次药品回扣。面对名与利的诱惑，他以一身正气、一腔热忱、一份执着，书写着自己完美的人生。

张志坚从医执教，一贯重视培育人才，毫无保留地传授自己的学术经验。他治学严谨、为人师表、言传身教，坚持每周4次门诊，1次查房，先后培养了不同层次的进修、实习医生1000余人，常年进行师带徒工作，亲自执教张福产和陈岱成为其学术继承人，培养后继人才。他把自己几十年来积累的成方和土、单、验方，整理成数十万字的中医学讲稿，毫无保留地传给后人，为中医药事业的继往开来和常州市中医医院的发展发挥了很大的作用。

张志坚虽然诊务繁忙，犹不放松学术理论上的总结提高，刻苦钻研、不断探索。据统计，自1958年以来，张志坚共撰写并刊登于全国各中医药杂志的论文和经验报道约30篇，还参编数部著作。工作之余，张志坚还研读医书，捧读古籍，勤学不倦。

张志坚虽然年事已高，行动不便，但仍以顽强的毅力、对患者极端负责的态度、对中医事业不懈追求的精神，活跃在临床第一线，为专科发展出谋划策，为科研项目提出方向。仅他个人每年的门诊量达 1 万余人次，充分发挥了名老中医的优势和不可替代的作用。

张志坚数十年如一日，把救死扶伤看作自己生活的第一需要，为中医事业、为人民百姓做出了卓越的贡献。但张志坚对自己要求却非常苛刻，门诊一日他都不喝一口水，有人问他为什么，张志坚说："喝了水老上厕所，会耽误患者的时间。"有一次，张志坚因为劳累过度，出现肉眼血尿，他丝毫不顾及自己的病情，只是在下班之后让同事帮他静脉滴注西药，服了几剂中药，还一直坚持上门诊。医院领导知道之后，几次要求他注意身体、多多休息，张志坚却说："我一个人生病不要紧，如果我休息了，会给患者带来很多不方便……"张志坚医技精湛，医德高尚，用自己无私的奉献与牺牲，让患者收获了满意和健康。"扬岐黄医术、解人民疾苦"正是张志坚的真实写照。

二、读书心要

在《素问・上古天真论》中谈到："上古之人，其知道者，法于阴阳，和于术数。"这里的知道者，也就是得道者；得道者，当然必须是明理者。而明理，则需要读书、学习。张志坚总是用这样一段话来告诫我们要多读书，读好书；同时他又用了《论语・学而篇》来告诉我们该怎么读书、治学。

（一）学而时习之，不亦说乎

张志坚虽然诊务繁忙，犹不放松学术理论上的总结提高，他常说："学医离不开读书，医学著作汗牛充栋，而一个人的时间精力有限，欲有所成，就得摘要而攻，对主要经典著作要扎扎实实地下功夫，熟读，背诵，掌握。"他从不外出应酬，每有宴请均婉言谢绝。他读每本书都要咬文嚼字，反复推敲，深刻理解字面下的精髓，能将文字转化为自己的知识，从而很好地指导临床。张志坚身体力行，勤于读书，善于摘要，做读书笔记。或摘录原文，或写提纲，或写心得体会，或写疑难问题。很多重要资料，张志坚都一笔一字地做成读书卡片，随身携带，反复学习，认真思考，用于临床。

学习经典，初学的过程非常苦，几乎没有什么乐趣可言，全靠信念维持；而一旦过了这个阶段，学以致用，在用中有了乐趣，就会有"学乐"之感了。当然，学习经典不是守旧。张仲景在《伤寒杂病论》的序言中谈到："观今之医，不念思求《经》旨，以演其所知，各承家技，始终顺旧。"张仲景谈到了守旧的问题，反之，就是能够"思求《经》旨，演其所知"，即为创新。我们学习经典是为了服务于现代临床，就要求有创新的过程。这正好印证了"学而时习之"这一点。

（二）有朋自远方来，不亦乐乎

张志坚在这一点上强调与志同道合的朋友互相交流。"学而不思则罔，思而不学则殆”，而学习中和朋友交流也是必不可少的，可以互相探讨、解惑。张志坚与兴化市名老中医王少华多年来一直保持联系，互相交流学术经验，毫不留私，相互促进、提高。

另一方面，张志坚指出“朋”也可指“西医知识”。张志坚强调为医者必须打下扎实的基础，要探源穷本，接受历代医学精华；而对西医诊断、内科方面的书籍也要了解，掌握现代医学知识，才能够更好地做好临床工作。他常告诫学生：“西为中用，是为了光大传统医学的特色和优势，不可本末倒置。”他认为中医和西医是两个不同的诊疗体系，不是从属关系。中西医思维方式不同，中医不能迎合西医，目前中医药疗效看似不好的很大一部分因素是中药西用，没有真正用中医理论指导用药。

（三）人不知而不愠，不亦君子乎

其本意是指对于不了解自己的人，能做到不生气，是为君子。而张志坚则强调，读书、做学问，要耐得住寂寞，别人不了解随他去，自己心中需要有一个信念、一把度量衡。学习中医需要能够沉淀下来，好好钻研，反复推敲，深刻理解字面下的精髓，转化为自己的知识，从而更好地指导临床。借用王国维之人生三境界：“独上高楼，望尽天涯路。”“衣带渐宽终不悔，为伊消得人憔悴。”然后才能“众里寻他千百度，蓦然回首，那人却在，灯火阑珊处”。

（四）深研《内经》《伤寒论》

张志坚指出《内经》是中医基础理论；《伤寒论》是临床应用的典范，是中医辨证论治理论体系的奠基之作，它不是一部医学理论专著，而是一部临床经验结晶的著作。

1. 如何学习《内经》

（1）忠实《内经》原文：以《内经》原文为主，在学习《内经》原文过程中要注意，相同文字不同实质；每句特定含义；每段总的精神；文句的规律性、系统性；重点选择主要内容精读。

参阅历代医家对《内经》的注释，有助于对《内经》原文的迅速理解，提高学习效率。初学者可选用：王冰《重广补注黄帝内经素问》、张介宾《类经》、张志聪《黄帝内经素问集注》《黄帝内经灵枢集注》、高士宗《素问直解》等。

运用训诂学知识。利用与《内经》同一时期或者在其前后相距不远时期的文献加以研究，依据训诂学文字的考证，来更好地理解《内经》文字的本义。

利用校勘方法，如形误、声误、笔误、坏文、简错、衍文、妄改、注语误入等，对《内经》中的某些内容，通过原文的精心咀嚼和注释的深入钻研之后仍不能读通者，必须利用校勘方法，利用其他文献加以校勘。

（2）理论联系实际：学习《内经》的目的，是为了“学以致用”。

（3）取其精华，弃其糟粕。

2. 如何学习《伤寒论》 ① 切勿拘泥外感专书之说，应当作为“辨证论治”的基础学来学。② 着重学习具体分析的辨证方法。③ 着重学习方剂的配伍规律。④ 学习必须独立思考。⑤ 学习必须紧密联系实际。⑥ 学习必须前后对勘，纵横比较。⑦ 在理解的基础上背诵一些条文，“熟能生巧”；但切记死背教条，庶免死于句下。⑧ 辨证看待，古为今用。

三、传承经验

张志坚不仅在临床诊治上有着丰富的经验，还特别重视后辈中医人才的培养和扶持，针对目前中医院校培养的医学生特点，他总结出自己一套带教经验，解决了院校学生短时间内难以掌握中医经验的难题。

1. *先辨病重辨证，经典理论为根基* 现代医学诊断技术的飞速发展，给传统医学带来了前所未有的变革，特别在疾病的诊断上突现优势，对于医学生来说易于接受和掌握，张志坚在临床带教中发现，医学院校毕业的医生学医初始对中医理论感到枯燥、茫然，难以领悟医理奥义。如果仍然按传统的中医先辨证方法进行临床带教，其很难短时间内掌握和运用中医经典理论以及名医经验指导临床实践。他在临床带教中，对就诊的患者参照现代诊疗手段先定西医病名再结合中医辨证进行讲解，学生易于接受和理解，但最终辨证高于辨病，主导辨病。即带教中先辨病再辨证，最终回到辨证—辨病—辨证的轨道上。如 2007 年病区收治一例急性胰腺炎的女性患者，怀孕数月，因担心用药会影响胎儿健康，单纯应用大量抗生素静脉滴注，连续 3 日后，高热不退、便秘、腹痛加剧，血、尿淀粉酶值和血白细胞数上升。张志坚查房后力主清热攻下、釜底抽薪，遂投生大黄 10 g，开水泡服，当晚大便畅下，腹痛显减。翌日又进复方大柴胡汤，服 2 日而热退痛止，知饥欲纳，所有检验指标全部正常，遂停药观察，以稀粥养胃善后。10 日后康复出院，足月顺产正常男婴。事后学生问张志坚，在怀孕初期使用清泻之品会否伤及胎儿，张志坚指出：这就是中医理论“有故无殒，亦无殒也”的实际应用。由于药证相符，故收效迅捷，母胎俱安。足证中医经典理论的精辟可信，值得我们认真学习、择要把握。

2. *读书以明理，勤于汇众而致用* 张志坚喜欢读书摘抄剪辑，勤于笔耕。他将收集的资料分类成册，然后去粗存精，结合个人的临床体会，提炼成文，既有理论又有经验，以传教后学，比书本介绍的要具体深刻，使我辈少走不少错路弯路，有效地提高了诊疗水平。他劝导我们：要像蜜蜂那样“采百花以炼蜜”，个人的智慧是有限的，勤劳的采集各家之长，才能充实自己。

我们曾随张志坚会诊一个 9 岁的肝炎儿童，高热不退 1 周，其母业医，用了大量抗生素、退热药，引起菌群失调、霉菌感染。症见咳嗽气促、颧红鼻扇、便溏足冷，舌红苔黄舌边有白腐，脉象洪数而软，辨证属寒遏热状，脾肾虚衰，治以开上清里、温下，方用白虎汤加净麻黄、制附子。药进 1 剂，体温下降，连服 3 日，疾病痊愈。

“有是病用是药”，是中医理论与经验结合最有力的实例，也是对目前认为中医只讲经验而没有理论误解最好的诠释，使后学受益匪浅，但非学验丰富，胸有成竹者不办。

3. *传道解惑重在“存心”，医乃仁术我为先* 带教虽然无尺度，存心尽在细微中。他的存心体现在一切为了患者。张志坚对待患者不论其地位高低、权力大小、贫富贵贱、关系亲疏，都一视同仁，不论初诊复诊、重病轻病，都一样认真。在诊病过程中，不仅提出自己的看法，还虚心听取后学的意见，只要有利于患者，任何人都可以直抒已见，采纳有益的主张，从不倚老卖老。

“存心”也体现在培养后继人才。年轻时张志坚在学院教学，用心上课不含糊；中年时用心看病不马虎，热情带教学生，批改学生的试诊本，有错必纠，一丝不苟；年老后对抄方的青年医生随时交代体会，用心指点关键处，从不保守，还将自己长年积累的经验、效方，整理成数十万的文稿，毫无保留地传给了年轻的一代。

“存心”体现在严格要求自己。医生只有治病的义务，没有索取的权力。张志坚对自己约法三章：不手痒——拒收患者的礼物；不眼红——拒收患者的红包；不嘴馋——拒绝患者的请吃。说到做到，身体力行，为我们树立了医乃仁术我为先的榜样。所以有位记者在报道张志坚的业绩时，曾经这样评价：“英雄不独疆场出，闪光尽在微细中。”

4. 医贵知常达变，在继承中注意创新 张志坚在临床带教中非常重视对中医传统理论的传承，针对目前医学院毕业的学生多数存在传统理论功底差的现象，在讲授过程中注意结合学生的既往知识，举一些学生能明白的实例加以说明，在实例中阐述中医理论的精髓，做到生动形象，通俗易懂。要求学生善于继承，勇于创新。他主张读古人书用其方，既要不失原方原意，又不要被其束缚。他常说，随着社会的变迁，生存环境的改变，疾病也在不断地变化，中医传统理论能否继续用于指导临床，贵在创新，贵在达变。古方新用，师古创新是张志坚的学术特点之一，在临床教学中常常体现，如用“升降散”治疗肾炎，“益气聪明汤”治疗颈椎病等。他在处方用药上指导我们要注意整体性，选药上注意多用性，加减上要有针对性，组合上要照顾双向性。

长期以来，张志坚为中医界培养了大量人才，分别在各自的岗位上起着骨干作用，有的已成为学科带头人。他始终默默地履行着自己的人生格言：“习业不停，办事公道，服务精致。”张志坚的带教经验为发扬光大中医药学，为新形势下发挥中医药特色和优势做出了贡献。

（殷晓坷）

第二章　学术思想

第一节　期平致和

——中医学防治疾病的核心思维

中华传统文化博大精深，“和”是传统文化里的一个重要的哲学观念，代表了中华文化的精髓，老子主张自然界的和谐，佛教倡导人类的和谐，儒家宣扬社会的和谐。中华民族五千年之所以不断发展壮大，繁荣昌盛，靠的就是和谐。中医学文化源于中华文化，是中华灿烂文化的有机组成部分，“和”贯穿于中医学思想的始终。中医学防治疾病的核心思维就是期平致和，主要体现在以下几个方面。

一、顺应自然以和为先

顺天时则和。《素问·宝命全形论》曰：“人以天地之气生，四时之法成。”指出自然界为生命的形成创造了条件，人类也是天地演化的产物。人作为自然界万物之一，必然遵循着天地间共同的活动规律。如《灵枢·岁露》所说：“人与天地相参也，与日月相应也。”这一天人相应的观点，有些科学家过去是一直嗤之以鼻的。可是，近几十年来，学者们经过不断研究探索才发现并承认，天地日月密切影响着人体。如太阳活动可使大气层电离程度和地球上的光线、温度、磁场、微波辐射、电子通信等发生短暂的突变，会影响到人体和地球上其他生物体，人类的流行病、多发病无不与太阳活动有关。太阳黑子活动处于高峰时会引起流行性感冒（简称“流感”）大流行，太阳耀斑出现时，冠状动脉粥样硬化性心脏病（简称“冠心病”）患者的心肌梗死和猝死发生率成倍增加等。科学家还指出，月亮盈亏不仅影响海洋潮汐，还影响人类健康和行为，在新月到满月期间，痛风和哮喘处于高发期。在月圆日车祸发生率最低，但月圆前 2 日是高发时段。月圆和新月期间相比较，人们的饮食会增加 8%，饮酒减少 26%，说明人们的饮食也会受到月亮盈亏的影响。此外，月亮的引力牵引还影响类固醇等激素的释放。

一年之中有春温、夏热、秋凉、冬寒的四时气候变化，自然界有春生、夏长、秋收、冬藏的生化规律。人体的生理活动随着自然界的运动而发生相应的变化。《素问·四气调神大论》说:“四时阴阳者,万物之根本也。所以圣人春夏养阳,秋冬养阴,以从其根。”意思是说,春夏是自然界阳气升发之时,万物生机盎然,人们应该养护体内的阳气,使之不断充沛、旺盛起来;秋冬是自然界阴精收敛之时,万物生机敛藏,人们应该顺时聚藏体内阴精,使之保存、内聚,润养五脏。

顺应自然,适于寒暑,不违反天时,以自然之道,养自然之身,以“天人合一”观念进行调和养生,就会健康长寿,违背了它就要多病早衰。

适地理则康。我国地域广阔,因地区气候的差异,地理环境和生活习惯的不同,在一定程度上影响着人体的生理活动,因而人的疾病也有着地域性的差别。如江南一带气候多潮湿,北边地方气候多干燥。寒冷地区人的毛孔腠理较紧密,多内伤疾病;热带地区人的皮肤腠理较疏松,容易上火,或多发皮肤疾病。海滨地区湿度大,常引发湿证(便溏、消化不良等)、风湿痹痛;在一些地区多发地方性甲状腺肿、克山病等疾病。人类受自然地理环境的制约,必须顺应自然规律的变化,东南沿海地区潮湿温暖,饮食宜进清淡、长于除湿的食物;西北高原地区寒冷干燥,饮食宜进温热、长于散寒的食物,通过调整饮食结构,提高食物效用,以顺应生态环境,使之与外界保持协调。可见顺天时,适地理,以适应自然,内外和谐,健康生存。

二、人际相处以和为贵

在中华文明的历史进程中,和谐思想对于维护社会稳定,增强民族凝聚力,至关重要。《中庸》曰:“中也者,天下之大本也,和也者,天下之达道也。”达到最高层次的道理就是“和”,只有“和”才能达道,“和”就是顺乎规律。社会需要安定,安定才能建设发展,国家才会富强。“和”既富有效法天道,“损有余、补不足”的道家理念——主张实施公正、知足、平等的普世价值。又具有儒家的传统文化道德——宣扬仁、义、礼、智、信等做人义务。没有“和”这个核心理念,只有对财富的崇拜,享乐的追求,社会不可能健康发展。国家和则千业兴,人民才能安居乐业,齐心协力搞建设;失和则社会动荡,民不聊生,必然落后挨打。

孔子曰:“礼之用,和为贵。”在对待人生和生活态度,交友处事,和为人的方法、学习、自我修养和对待家庭社会的责任等方向,都有“和”的理念支撑并闪耀着。儒家文化所谓:“君子敬而无失,与人恭而有礼,四海之内,皆兄弟也。”通过修身而达到博爱思想,“天时不如地利,地利不如人和”的敬业乐观思想等,“和”已成为中国道德文化的重要基础和要素。国宜和,家也宜和,家庭和则万事顺,夫妇长幼和睦相处,其乐融融,生活美满,精神愉快。老子意识到“和”乃亲情之本,“六亲不和,安有孝慈”,持和高过亲情,提法寓意颇深,值得我们玩味。

医患之间关系更宜和,和则两利。医生要主动关心患者,医生和患者的共同敌人是疾病,不应有矛盾。医生要仔细地问检、诊查了解病情,热情地关爱、鼓励对方,并告诉患者饮食起居的宜忌,及养生保健知识。正如《灵枢·师传》所说:“人之情,莫不恶死而乐生,告知以其败，语之以其善，导之以其所便，开之以其所苦，虽有无道之人，恶有不听者乎。”患者也要理解医生，积极配合治疗，遵守医嘱，双方都要换位思考，沟通医患和谐关系，联手预防和抵御疾病。

三、健康身心和谐为要

身和是健康的基础。人体是一个大系统，各系统都有各自特有的功能，系统之间和谐协调，以完成正常的整体生理活动。其运动形式表现为：阴平阳秘，“平”就是和谐，就不会出现病态，脏气通畅，《金匮要略》指出：“若五脏元真通畅，人即安和。”说明人体元气充沛，内脏气血相互协调，就能维持内环境的安和。升降出入相因，升降出入是物质运动的普遍现象，升与降、出与入，升降与出入之间维持着应答、承制、协调的相因关系，则整体生息安和。

心和是健康的保障。心为君主之官而主神明。五脏六腑必须在心的统一领导下进行活动，才能取得共同协调，以维持正常的生命活动。平和的心境，使机体外无干扰，内无忧患，精气神保持在充旺的水平，抗病能力自然提高。正如《素问・灵兰秘典论》所说：“故主明则下安，以此养生则寿，殁世不殆。”

身心和才能尽终天年。筋骨壮健有力，脏器活动良好，生理健康固然重要，心平气和，情绪稳定，心理健康尤为重要。心理和生理是相互影响的，健康应是身体健康与心理健康的统一。通过积极的养生，形神俱养，身心合一，是能够真正实现健康长寿的，像《素问・上古天真论》说的那样：“故能形与神俱，而尽终其天年，度百岁乃去。”

四、养生防病和于术数

健康无病是人类追求的梦想，中医“治未病”思想，立意精辟，影响深远。“治未病”就是养生防病，未来医学的发展将以养生保健为中心，使人人生活得愉快、健康、舒适、潇洒。

治未病的原则是法于阴阳，和于术数。

1. *法于阴阳*　就是顺应自然，尊重天地变化规律，维护现有的良好生态环境，保持人体自身阴阳的协调和谐。

2. *和于术数*　“术”指养生方法、形式。“数”指数量、时空要求。“和”是平和、和谐、平衡、中和、适中之意。例如饮食上“谨和五味”，荤素搭配，粗细混合，食饮有节；心理上平衡宁静、心胸宽阔、乐观开朗、不发火、不气恼；生活上“起居有节，不妄作劳”，做到劳逸结合、适应四时变化，避免外邪侵袭；人事上要“中知人事”，具有适应社会的能力等。采用多种养生方法，掌握并协调好方法的数量、时间和力度。

人生活在天地之间、时空之内，不可避免地会受到自然和社会环境的影响，人们为了保障健康，延缓衰老，控制和减少疾病，积累并进行着一些与天、地、人、“和”的自我保健方法。众所周知，凡事都要有“度”，要把握分寸，做到恰到好处，而中华养生的特点就是

“度”,“度”就是中和养生、和谐养生,“和”则养生有利,失“和”则有害健康。

五、立法处方期平致和

健康的本质是“和”,太过和不及、失和或不平都会导致疾病的发生,治病手段当然是理不平和为平,调失和为中和,以求得机体活动的相对和谐。

理念源于《内经》期平致和,如《素问·至真要大论》曰:“调其气,使其平也。”“以平为期,此其道也。”“疏其气血,令其调达,而致和平。”突出了期平致和在防治医学上的重要性。《内经》是先秦医学精华与传统文化相结合的产物,“和”的理念在医学上得到了充分发挥。有人对《内经》里的“平”“和”做过统计:其中言“平”,《素问》91 次,《灵枢》40 次;其中言“和”,《素问》中出现 79 次,《灵枢》中出现 74 次。从而确立了期平致和为中医学的思想原则。

内容历代有发展,“和”的理念密切影响、促进着后世医学的发展,在《伤寒杂病论》无论是辨证论治或处方用药都以“和”为主导思想,并作为张仲景学术思想的核心内容。

元代朱丹溪创立“阴常不足,阳常有余”之说,认为“补养阴血,阳自相附,阴阳比和,何升之有”。通过济阴以涵阳,而使阴阳平和。

明代张介宾独辟治法“八阵”——补、和、攻、散、寒、热、固、因。其中“和”法范围广泛,认为“和方之剂,和其不和也。凡病兼虚者,补而和之;兼滞者,行而和之;兼寒者,温而和之;兼热者,凉而和之……务在调平元气,不失中和贵也”。实际上包括了所有治法。

清代程钟龄《医学心悟》提出“医门八法”——汗、和、下、消、吐、清、温、补,指出“盖一法之中,八法备焉。八法之中,百法备焉”。在和法里特别强调“有清而和者,有温而和者,有消而和者,有补而和者,有燥而和者,有润而和者……和之义则一,而和之法变化无穷焉”。扩大了“和”法的运用,故历代很多临床大家在医疗实践中,始终以“致和”为准则。

六、临床应用举要

燮理阴阳,肾病临证处方用药常多阴阳并补,肾阴不足治以济阴,肾阳虚弱治以温阳,此系常法。因肾中寓有真阴真阳,阴阳互根互生,阳虚可及阴,阴损可及阳,故治真阴不足证以左归丸为主,在熟地、龟甲等济阴药中加入温阳的鹿角胶,以期“阳中求阴”;治真阳虚弱证以右归丸为主,在附、桂、鹿角胶等温阳药中配以填精的熟地、山茱萸,以“阴中求阳”。这是补肾的变法。

调理气血,气虚者补气,血虚者补血,乃不二治法。但在用益气药而气虚症状不见改善时,可同时予以补血,因“血为气之母”,气附于血,补血即是益气,有助于提高疗效,代表方剂如补中益气汤、当归补血汤,但补血药药量当小,味数宜少,总以补气为主,切忌本末倒置。血虚固宜补血,但投补血药而血虚症状不减者,应于当用方中增入黄芪、人参等益气之品，盖“气为血之帅”，益气可以生血。

和解表里，表证和里证可以单独出现，亦可兼见。治表应散，治里当清，表里同病者应表里双解。若邪犯少阳，而致往来寒热诸证，当用小柴胡汤化裁治疗。方中柴胡、黄芩和解枢机不利，一散一清，既能透解少阳表里之邪，又可疏畅气机之郁滞，使半表之邪得以外透，半里之热得以内彻。

寒热并用，寒证和热证，多系脏腑阴阳失调所致的临床表现。或一脏有寒，另一脏有热；或同一脏既有热象又有寒象，临证时必须辨别。以中焦寒热为例，中焦胃热法宜清胃，方如清胃散、白虎汤等；中焦虚寒，治当温中，方如理中汤、建中汤等。若中焦寒热夹杂，应采用辛开苦降法，方如半夏泻心汤、左金丸之类，用芩连苦寒以清中焦之热，姜夏辛温以除中焦之寒，参、草补养脾胃以扶中焦之虚，如此寒热并用，虚实兼顾，可以和阴阳复升降。

补泻兼施，虚证当补，实证当泻。由于人体是一个复杂的有机体，邪正虚实往往错杂相兼，初病未必就实，体虚感冒者，治当扶正解表；久病未必就虚，往往伴有气滞、血瘀、痰湿等，临证施治要求补泻兼施。例如慢性肾炎患者，既有腰酸、膝痛、头昏、乏力等肾气亏虚征象，又有水肿、咽痛等水湿、邪热表现，治疗就应补益肾气、清热利水，并根据虚实的程度，决定补泻的轻重。

治法繁多，不胜枚举，以上述要为了说明百般治法皆为致和，千宗手段旨在期平。而所有治法的应用，均应以洞悉病机，辨证正确，整体考虑为前提，否则就会事与愿违。

七、中西医结合和而不同

中西医结合是时代的要求，随着生活水平的改善，人们对健康的要求也在提高，中医学一定要与时俱进，跟上时代的步伐，在发展过程中不断吸收世界优秀文化和医学成果，以充实、壮大、发展自身。

中西医结合是“和而不同”。中医学从来都是开放的，包容而不孤立，吸收而不排斥；中医、西医都是为人民服务、保护人体健康，这就是“和”，就是“同”。“不同”的是方法各异，我有我的治疗方法，你有你的处理手段，各有千秋，互有长短，和则两利，和则人民受益，这就是“和而不同”“同中存异”。

要始终坚持以“期平致和”理念为主轴，吸收你的长处为我所用，是为了发扬、创新、光大中医学的特色和优势，中西医结合将会持久地绽放光芒！

（张志坚）

第二节 慢性肾脏病“三因致病”学说

张志坚深研慢性肾脏病的病因，提出“三因致病”学说，即素因、主因及诱因学说。

一、素　因

素因是指个体平素的体质，发病的内在基础。张志坚常言患扁桃体炎、丹毒等感染性疾病的患者，不是所有的患者都会发生肾脏病，有的原发疾病很重而不发生肾脏病，有的原发疾病很轻而发生肾脏病，这除了与病灶感染即诱因有关外，还有一个个体差异的内在因素起着关键作用，也就是素因起了关键作用。与《素问·刺法论》中所述“正气存内，邪不可干”，以及《灵枢·百病始生》中所说“风雨寒热，不得虚，邪不能独伤人”等论述相符合。张志坚认为肺、脾、肾虚损为慢性肾炎的素因，尤以肾虚最为常见，肾虚我们理解为指人的体质，肾的气化功能，人体的正气，也包括调节免疫能力等。

二、主因及诱因

张志坚认为风、湿、浊、瘀、毒为肾炎发病之主因；外邪、饮食、劳累、情志为发病之诱因。同时强调诱因必须通过素因而起作用。

（一）风邪既是主因，又是诱因

张志坚认为风邪之所以既是主因又是诱因贯穿肾炎始终，是因为肾炎始于风邪外袭，风邪反复外袭亦可由表及里潜伏肾中，形成肾中之风，干扰肾水与相火，气化不健，封藏失职，精气下泄而形成蛋白尿，使病情缠绵难愈；也与风邪致病具有如下特性和临床特点相关。

风为外邪之先导，常夹他邪致病。《素问·骨空论》：“风者，百病之始也。”风邪致病极为广泛，寒、湿、燥、热、湿毒等邪气皆可依附于风邪侵袭人体，入里伤肾。风邪也是导致原发性肾小球疾病的主要原因，最易夹其他外邪合而致病，常与“热”相合成为“风热”，与“寒”相合成为“风寒”，与“湿”相合成为“风湿”，与“毒”相合成为“风毒”；风邪可以化毒，风热、风湿热、风寒、风寒湿也可以化热生毒，一旦形成“热毒”，则可乘虚而伤及人体组织器官，肾是诸毒排出体外的主要器官，所以最易受风邪热毒的侵袭而受伤。

风性轻扬升散，易袭阳位。《素问·太阴阳明论》：“阳者，天气也，主升。”“故犯贼风虚邪者，阳受之。”“则身热，不时卧，上为喘呼，故喉主天气。”“故伤于风者，上先受之。”风邪具有轻扬、升散、向上、向外的特性，常易侵犯人体的上部、头面、咽喉、阳经、肌表、腰背等阳位而发病，与肾小球肾炎以面目水肿为首发是相符合的。如急性链球菌感染后的肾炎及 IgA 肾病，多在发病前有明确的外感史及咽喉痒痛的症状，就是风邪外袭的特点。

风性开泄，导致蛋白尿、血尿。风性开泄，风邪若侵袭肌表，则可致腠理疏松，津液外泄而汗出；若客于肾，可致肾不藏精，精气下泄而形成蛋白尿。蛋白尿是诊断肾病的最基本的实验室检查指标，其形成的关键脏腑在于脾肾，脾不统摄，清气下陷，肾不藏精，精气下泄是形成蛋白尿的基本病机，而影响脾肾功能的因素很多，风邪就是其一。血尿的出现亦为风邪入里伤肾所致，故《诸病源候论》："风邪入于少阴则尿血。"在肾小球肾炎肾病中，血尿较为多见，甚而是其主要的临床表现。由于风邪内入，穿透肾膜、血络，膜络受损而开泄，则有血液外渗，发为尿血，故名之"肾风"，完全可以解释尿血的形成。

风性善行、数变，为其病变特点。《素问・风论》："风者善行而数变，腠理开则洒然寒，闭则热而闷。"故"风邪，至其变化，乃为他病，无常方，然致有风气也"。"善行"，是指风邪致病具有病位游移、行无定处的特点；"数变"，是指风邪致病具有变幻无常和发病迅速的特性而言。如急性肾炎综合征和紫癜性肾炎发病后病情进展迅速，临床表现复杂，变化迅速，是具有风邪善行数变的特点。

（二）肺、脾、肾不足为发病的内在基础，肾虚为要

慢性肾炎在临床上虽然表现不尽相同，但就其疾病的演变过程，张志坚认为与肺、脾、肾虚损、功能失调，三焦气化失司密切相关。

肺气通过宣发和肃降，实现对体内水液的输布、运行和排泄进行疏通和调节功能。《血证论・肿胀》曰："肺为水之上源，肺气行则水行。"《素问・经脉别论》云："饮入于胃，游溢精气，上输于脾。脾气散精，上归于肺，通调水道，下输膀胱，水精四布，五经并行，合于四时五脏阴阳，揆度以为常也。"若肺主通调水道功能发生障碍，肺失宣降，津液输布异常，则出现水肿、小便不利等症状。

脾位中州，主运化，升清，若脾失健运，水湿内停，泛溢肌肤而为水肿；脾气虚弱，清阳不升，精微下注，酿成湿浊而成蛋白尿，所谓"中气不足，溲便为之变"。《素问・至真要大论》说："诸湿肿满，皆属于脾。"巢元方在《诸病源候论》也说："水肿无不由脾虚所为，脾肾虚则水妄行，盈溢皮肤而周身肿满。"

《景岳全书・杂证谟・肿胀》论述："凡水肿等证，乃肺、脾、肾三脏相干之病，盖水为至阴，故其本在肾；水化于气，故其标在肺；水唯畏土，故其制在脾。今肺虚则气不化精而化水，脾虚则土不制水而反克，肾虚则水无所主而妄行……虽分而言之，而三脏各有其主，然而合言之……而病本皆归于肾。"这一论述高度概括了水液代谢失常的发病特点为关乎肺、脾、肾三脏，权重在肾。可见慢性肾病多为五脏相关，但以肾脏为主。

肾藏有"先天之精"，为脏腑阴阳之本，生命之源，故称肾为"先天之本"。其主要生理功能是藏精、主水和纳气。肾所藏的精气包括"先天之精"和"后天之精"。"先天之精"与生俱来，是构成胚胎发育的原始物质，"后天之精"来源于脾胃运化的水谷精气。两者相辅相成，在肾中密切结合而组成肾中精气。肾藏精，精化气，通过三焦，布散全身。肾中精气，是机体生命活动之本，对机体各方面的生理活动起极其重要的作用。"精气夺则虚"，故肾虚的本质是指肾中精气不足。

张志坚认为肾虚的原因有：① 先天禀赋不足：中医学认为，先天禀赋与人体后天的生长发育及抗病能力有密切的关系，体质之强弱在很大程度上取决于父母。明代医家张介宾在《类经》中指出："夫禀赋为胎元之本，精气之受于父母者是也。"遗传性疾病或先天性致病因素，都能对后代的各种功能造成一定的影响。现代医学认为慢性肾小球疾病的

发生具有一定的免疫遗传背景和遗传易感性，个体的基因多态性决定其具有疾病易感性。这种遗传易感性应该即是中医所讲的先天禀赋不足，素体不足。先天禀赋素体就是一个人所具有的体质特性，体质决定着人体对致病因素的易感性和病机证候的倾向性。在同样的环境因素下患病与否完全取决于体质因素。本病发病或因六淫外感，七情内伤所引，或为饮食失节，劳欲过度所诱，然诸多原因必本于正气虚惫，肾精不足。② 久病穷必及肾：肾中精气分为肾阴和肾阳两个方面，对机体各脏腑组织器官起滋养、濡润作用的称为"肾阴"，对机体脏腑组织器官起温煦作用的称为"肾阳"。两者互制互用维护各脏阴阳的相对平衡。如由于某些原因，这种相对平衡遭到破坏而不能自行恢复时，即形成肾阴虚或肾阳虚。由于肾阴和肾阳是各脏腑阴阳之根本（五脏之阳非此不能发，五脏之阴非此不能滋），在维护整体阴阳平衡方面有重要作用，故肾之阴阳失调会导致其他各脏的阴阳失调。反之，若他脏的阴阳失调，日久必累及于肾，耗损肾中精气，终致肾的阴阳失调，这即是五脏所伤穷必及肾的理论依据。正如《景岳全书·虚损》云："肾水亏，则肝失所滋而血燥生；肾水亏，则水不归源而脾痰起；肾水亏，则心肾不交而神色败；肾水亏，则盗伤肺气而喘嗽频……故曰：虚邪之至，害必归肾；五脏所伤，穷必归肾。"本病起病因肾虚这一内在因素感受六淫所发，或因劳累所诱，皆因虚而致实，随着疾病的发展和演变，因实而更虚，并将阴损及阳，终致阴阳两虚。所以肾虚为本病发病的内在原因，也是本病反复发作、缠绵难愈的根本原因。

肾虚致病之机制有：① 肾虚易感邪：肾虚正气不足，邪气易入侵，使肾"主水""藏精"功能失职，水肿、蛋白尿、血尿反复加重。② 肾虚常致水湿停滞：肾气虚不能化气行水，膀胱气化失常，开阖不利，水液内停为水肿，水湿蓄蕴日久化热，则成湿热，湿热之邪又进一步损伤肾气，加重肾病。③ 肾虚致瘀：肾气虚，不能温煦推动血液运行，可致血瘀。张介宾言："虚无有不滞者。"肺、脾、肾三脏气虚，功能协调紊乱，导致气滞津停，水湿蕴积，三焦运行受阻，形成湿、瘀等病理产物。

（三）风、湿、瘀蕴结于肾是病情缠绵难愈之关键

1. 风邪　风邪既是主因又是及诱因贯穿肾炎始终，风邪与湿、瘀合而为患。风邪既可外受，亦可内生。风为六淫外邪之首，是慢性肾炎的主要诱发因素，此与临床所见慢性肾炎由上呼吸道感染、咽炎、扁桃体炎诱发或加重相符合。肾炎的初、中期以外风为主，后期以内风为主。风邪易夹寒、湿、热、毒等邪合而致病，使病情变化多端、缠绵难愈。

张志坚认为肾炎病程中风邪表现变证多端，早期以风邪袭表、犯卫、犯肺为主，亦可表现为风邪与寒、湿等邪合病；中后期表现为风邪入络、内风扰肾。

（1）外风临床表现：① 反复遇外感而发作，清窍窒塞见鼻塞、喷嚏、咽痒、咽肿、咽痛、耳闭。② 气道壅遏见咳嗽、呼吸不利。③ 表卫不和见恶寒发热、头身胀痛、皮肤瘾疹。④ 通调失职见面肢水肿同时出现，尿中泡沫明显，尿少、腹胀、便难。⑤ 风湿合病见腰膝酸痛，骨节游走性疼痛。⑥ 风邪蕴伏上焦、气机升降失常、血郁于上见肾性高血压。

（2）内风临床表现：① 肝风之状：慢性肾炎发生高血压时，症状可见眩晕、眼花、目

赤、头痛等，张志坚认为系肝风所致。② 血虚生风：肾炎后期尿毒症时见心慌、头昏、神疲乏力，面色少华、皮肤干燥，周身瘙痒，抓痕累累。③ 血热生风：肾炎合并荨麻疹或皮肤过敏等见皮肤瘙痒瘾疹、疹色鲜红，心烦、口渴、舌质红、苔黄、脉细数等。

2. 湿邪　湿可因外受与内生而成。外受如久居湿地，或气候潮湿，即是此类。内生如饮食伤脾、脾虚生湿；或情志所伤，气机怫郁，三焦水道不利而生湿；或热毒之邪郁而不解，脏腑气化功能失常，尤其是肾失气化，不能蒸腾水液，关门开阖不利，则湿邪内蕴。湿为阴邪，易阻遏气机，损伤阳气；湿性重浊，其性类水。湿邪侵及人体，留滞于脏腑经络，最易阻遏气机，从而使气机升降失常。湿性黏滞，湿邪为病多缠绵难愈，病程较长或反复发作。

水湿证的形成涉及多个脏腑。由于肺不能通调水道，脾气不能转输津液，肾不能蒸腾水液，三焦决渎不行，膀胱气化不利，水液的敷布与排泄发生障碍，则导致体内水湿停聚，泛溢肌肤为水肿，停于胸胁为悬饮，聚于腹中为鼓胀。临床可见肢体水肿、胸水、腹水等。

湿郁则生热，热与湿合，便生湿热，如薛生白所云："太阴内伤，湿饮停聚，客邪再至，内外相引，故病湿热……"湿热在慢性肾炎中具有重要意义。湿热既是病理产物，又是致病因素，由于湿邪胶着，黏滞难化，热得湿而愈欢，湿得热愈横，从而决定了病情多缠绵难愈，反复迁延。从现代医学的观点看：尿检红细胞尿、脓尿、管形尿等均可视为湿热的表现。肾活检可以见到肾小球、肾间质的明显变化，间质炎症细胞浸润，严重时可见小管萎缩或坏死，肾小球基底膜变厚及纤维化，免疫复合物沉积、毛细血管襻坏死、新月体形成、核碎裂等病变活动的证据。临床见颜面、肢体水肿，小便短少，胸闷脘痞，肢体沉重，舌红、苔黄腻，均为湿热壅盛的表现。

3. 瘀血　慢性肾炎以瘀血为唯一独立证型者并不多见，一般还是作为兼证出现。肾炎因实致虚常常是血瘀证形成的始因或启动因素，正虚又可加重血瘀，虚实相兼，相互致瘀。

（1）因实致瘀：实邪致瘀大多与热、湿、情志、饮食等密切相关，可见热盛血瘀，水湿血瘀、湿热血瘀。① 热盛血瘀：血热成瘀，热入营血，损伤络脉而成瘀血；或血与热邪互结，或血液受热煎熬而黏滞，运行不畅而致瘀。② 水湿血瘀：肺、脾、肾三脏功能失调，则致水湿内蕴，泛溢肌肤而成水肿，而水湿、瘀血常不可分割，相互为患。《血证论》指出："血与水本不相离。""病血者未尝不病水，病水者未尝不病血。"在中医学理论中水湿与血瘀属于脏腑功能失调的病理产物，这一观点与现代医学理论的认识相同。水湿和血瘀，两者既是病理产物，又是致病因素。不仅如此，水湿和血瘀又常常相互影响，形成恶性循环。血瘀加重了水肿，水肿阻碍了血行，导致病情持续发展。③ 湿热血瘀：湿热致病有内、外因之别，外因乃湿热毒邪直接侵犯人体；或因风寒、风热、风湿外邪伤肾，湿邪化热，或因药源性损伤。内因乃禀赋阳盛及中焦湿热。湿热毒邪壅滞三焦，导致脏腑功能失调，而成血瘀。热性炎上，伤阴损络。迫血外溢，此即古人所谓"离经之血为血瘀"。而湿热相合，更易致气滞血瘀。

（2）因虚致瘀：肾炎的病机特点为本虚标实，虚实夹杂，早期以肾虚为主，病变后期脏腑虚损。① 阴虚致瘀。阴血互存，相互滋生，若阴亏水乏，相火偏亢，煎熬阴液，则血液凝聚，阻而成瘀。② 气虚致瘀。气血是人体生命活动的动力与源泉，是脏腑功能活动的物质基础，同样也是脏腑功能活动的产物。肾通过所藏元气影响其他脏腑，从而作用于气血。《医林改错》说："元气既虚，必不能达于血管，血管无气必停留而为瘀。"慢性肾炎迁延难愈，而中医"久病多瘀""久病多虚"恰恰是对其病理状态的最好概括。肾气亏虚，而气为血帅，气行则血行，气虚则血滞，正如《读医随笔·虚实补泻论》说："叶天士谓久病必治络，其所谓病久气血推行不利，血络之中必有瘀凝，故致病气缠延不去，疏其血络而病气可尽也。"又说："气虚不足以推血，则血必有瘀。"《素问·痹论》："病久入深，营卫之行涩，经络时疏，故不通。"清代王清任《医林改错》："久病入络即瘀血。"

瘀血的临床表现为面色晦暗、腰痛固定或如针刺、肌肤瘀斑、肢体麻木、舌质紫暗或有瘀点、瘀斑等，也可无瘀证可辨。从微观角度看肾炎处于血液高黏滞状态等都与瘀血有关。

4. 毒邪　水湿不去则生湿浊，多因水湿久蕴，排泄不畅，蓄而成毒。湿浊既是肾炎的病理产物，又是导致多种临床症状并决定肾炎病情轻重深浅及发展进程的重要病理因素。浊阴上犯，胃失和降，则表现为恶心、呕吐、口中尿臭、舌苔垢腻等证候。湿浊上蒙清窍，则见神昏谵语。现代医学研究发现临床所谓的湿浊之证，与肾功能衰竭时机体血液中的代谢产物如肌酐、尿素氮以及中分子物质的蓄积程度有关。一旦出现湿浊内阻，则表明病情严重。

"毒"是导致和加重肾脏病的重要因素之一。毒邪表现有浊毒、热毒、溺毒、瘀毒等形式。热毒产生或因于外感，或因于内生，如临床上常见风热毒邪客于咽喉，湿热毒邪侵淫大肠或窜入溺窍，移毒于肾；内毒是由脏腑功能失常所产生的病理物质，如瘀毒、痰毒、溺毒等，或因于药源性毒，毒邪蕴结于肾，常致使病情反复、加重，甚至危及生命。毒具火热之性，对肾脏具有极大的破坏性。如毒邪内扰肾关，肾之封藏失职可引起蛋白尿；毒邪灼伤肾络，迫血妄行则导致血尿；毒邪与痰、瘀相纠结，则可窒塞肾关，障碍气化，从而出现溺毒内聚，乱于二焦，入血窜脑之肾衰病候。从现代医学的角度来看，"毒"的概念包含了炎症细胞浸润，炎症介质、细胞因子的产生，补体活化以及代谢物质的潴留等诸多内容。

张志坚认为风、湿、浊、瘀、毒，可以是导致慢性肾炎独立主要因素，也可合而致病，既是慢性肾炎的主因，也反映了慢性肾炎的进程，可以认为风、湿、浊、瘀、毒是慢性肾炎由浅入深，由轻变重的过程。因此临床上应注意阻断风、湿、瘀；使之不发展为浊、毒之邪。

（陈岱）

第三节　治疗肾脏病倡用宣肺法

张志坚常用宣肺一法，治疗肺气膹郁、宣降失常所致的多种病症。

一、肺气不宣的病机特点

(1)《经》云:“诸气膹郁,皆属于肺。”肺气朝百脉而通诸脏,如肺气壅滞,则周身气机皆阻,故其为病也频繁,风邪外袭,疮毒内侵,可致肺气宣降失调。痹于呼吸出入,可见鼻塞、咳嗽、胸胁闷满,甚则皮肤病、寒热、上气喘、汗出;痹于水液代谢,不能“通调水道,下输膀胱”,水聚风遏,泛溢肌肤,而为尿少、水肿。

(2)“脾气散津,上归于肺。”合空中清气以养周体,若肺气郁滞,必致脾的散津失度,升清输湿障碍,出现腹胀、飧泄、四肢软弱等症。上焦肺气不利,亦影响胃的和降,可见脘痞、不饥少食、嗳气、呕吐诸症。

(3)肾司开阖,主一身之水,藏精以生化,纳气资升降,然其生理亦与肺的宣通有关,如肺气壅遏,影响封藏开阖,病及冲任二脉,也会导致水肿、尿少、溺后余沥、男子遗精、女子月经不调。斯时药用宣肺,可使病已。

(4)肝藏血而致疏泄,养肺体而助宣肃,亦依赖肺气之治疗。一旦肺郁宣降失常,每可影响肝的功能。肺郁金不制木,则肝阳上亢,治疗不当则肝失疏泄,肝升太过,则藏血失职,可致失血之累。

(5)肺气的输布,赖心血以濡养,心血的运行,靠肺气之推动,肺郁宣发失常,气滞脉中,可致心血运行不畅,络脉瘀阻,表现有胸闷、气急、咳嗽、发绀、脉涩等症状。肺郁不仅病及血脉,亦可影响心神而使神气不畅。

(6)六腑“泻而不藏”,以通为顺,其疏泄通畅的功能系乎肺气之宣通,肺气壅塞则六腑“化水谷而行津液”异常,可致多种腑病。如肺郁升降不利,影响肠道的通降,引起便秘或腹泻等症,碍及膀胱的气化,上窍闭则下窍不出,产生小便不利、尿闭等症状。如临床常见用宣肺法治疗泄泻,此乃逆流挽舟之治;用宣肺法治疗瘀闭为提壶揭盖之法。

总之,外感六淫,或内伤诸因,可使肺痹于上,气机先滞,气滞则血瘀而瘀,液聚酿痰,壅郁化热。出现种种病症,气滞、血瘀、痰湿、郁热等病理变化,又可加重肺气郁痹,致陷病机于复杂。

其中风毒之邪在六淫之中,最易犯肺伤肾。风为阳邪,善行数变,首先犯肺,耗伤正气较速。值得注意的是,它往往与其他病邪相兼致病,如风寒、风热等。并且每易随体质不同而变化,若从阳则化热,从阴则化寒。尤其当机体抵抗力低下之时,更易侵袭人体,致病情加重,甚则反复发作,缠绵难愈。如《素问》所说:“肾汗出逢于风,内不得入于脏腑,外不得越于皮肤,客于玄府,行于皮里,传为跗肿,本之于肾,名曰风水。”可见风邪郁肺是肾脏疾病发生,发展和加重的重要因素之一。

毒邪是一类对人体危害甚大的致病物质,毒邪伤人较六淫外邪及内生五邪更为暴戾,且毒邪常与风邪狼狈为奸,一旦风毒之邪为患,它在各型肾脏疾病的发生发展中,具有不容忽视的作用,其侵犯人体,早期出现类似表征的表现,往往来势突然,病情较重,迅猛发展,且变化无常,易于伤肾,病变后期,毒邪之积愈强,则可形成广泛的病变,侵及各个组织器官及脏腑经络。“凡外感风毒，邪留肌腠，则亦能忽然而肿”，此乃《景岳全书》之所见。

二、宣肺法的临床应用

1. 适应证候　宣肺必开气，故习称宣开肺气。宣肺法主要适用于肺郁不宣证候。《内经》云：“肺苦气上逆，急食苦以泄之。”清代叶天士提出：“肺痹……宜开乎太阴为治。”仍为临床所遵循。辨证要点：

(1) 诸窍窒塞：鼻塞流涕，嗅觉迟钝，鼻痒、喷嚏；咽喉痒痛、红肿，吞咽不利，声音嘶哑；感后耳窒，重听、耳鸣。

(2) 气道壅遏：新咳，气急，呼吸不利，胸闷，胸痛。

(3) 表卫不和：恶寒，发热，脉浮，头项胀痛。

(4) 风恋肌腠官窍：瘾疹瘙痒，皮肤眼耳等处发痒，疱疹。

(5) 通调失职：面浮，足肿，尿少，尿闭，腹胀，便艰(以上相当于急性肾炎，慢性肾炎急性发作阶段。但见 1～2 项即可使用，不必悉具)。

(6) 脏气违度，精微下漏，尿中虽有蛋白，临床却无见症。多见于慢性肾炎隐匿型，伍用宣肺法，通畅气机，亦颇合适。

急性肾炎，风水泛滥时，张志坚倡用宣肺祛风利水法，为临床医家所公认。慢性肾炎，当可用宣肺法时，常为同道所忽视。若遇合适病例可以选用。

案 1

何某，男，10 岁。

初诊(1983 年 8 月 18 日)

患儿于 1982 年 11 月骤起面肢水肿，初往当地某医院，尿检：蛋白(＋＋＋＋)，曾正规使用泼尼松治疗 8 周，病无起色，乃于 1983 年 2 月转上海某医院治疗半年，确诊为“难治性肾病综合征”。因病情未控制遂回常州市中医医院门诊。症见：激素面容，踝部微肿，经常鼻塞，近又新感 3 日，恶寒微热少许，咽痛，咳嗽，痰少带黄，尿黄多味，舌嫩红，苔薄黄，脉浮数，体温 37.6℃，血压 110/80 mmHg，尿检蛋白(＋＋＋)，红细胞少许，白细胞少许，颗粒管型(＋)，血清胆固醇 15.6 mmol/L，血浆总蛋白 40 g/L，白蛋白 27.3 g/L，球蛋白12.7 g/L，红细胞沉降率 80 mm/h。此系久病正弱，风热犯肺，水失通调。治法：宣肺祛风，澄源洁流。处方：

金银花 15 g，连翘 15 g，荆芥 10 g，牛蒡子 10 g，僵蚕 10 g，蝉蜕 10 g，桔梗 10 g，鸡苏散 10 g(包煎)，佛手片 10 g，紫背浮萍 15 g。

3 剂。水煎服。

嘱其低盐饮食，忌生冷海腥之品，并逐渐递减泼尼松用量。

药后汗出溱溱，身热罢，咳嗽止，咽痛轻，踝肿减。尿检蛋白(＋＋)，红、白细胞(－)。

守方佐入益气固卫之品，调治3月余，激素已撤，诸症消失。乃嘱停服汤液，予玉屏风散方加味为丸，早晚各服6 g，扶正固卫，以善其后。随访3年，病未复发。

本例病程虽久，但风邪外袭，肺气失宣之病机依然存在。肺因风窒，水由风起，风激水浊，源不清则流不洁。故治疗着眼于宣肺以洁水源，祛风以孤水势，辛以散邪，凉以泄热，乘其势而利导之，终于扭转败局。

2. 常用宣肺药物　宣肺治法具有预防和控制感染，抗变态反应，调节体液代谢，促进病变脏器恢复等多种作用。常用宣肺药物有麻黄、桔梗、蝉蜕、紫菀、前胡、杏仁等(以开肺)，苏子、旋覆花、白前、枳壳等(以降肺)。

张志坚临证经验认为，蝉蜕合僵蚕，桔梗伍枳壳，前者宣肺泄热，祛风胜湿；后者开肺解郁，升降气机。对肾炎蛋白尿、水肿，过敏性紫癜而有肺气不利证时，投之大多有效。但蝉蜕、僵蚕以用于证情偏热、偏动、偏于营卫不谐，有瘾疹瘙痒、皮肤疱疹者为宜；桔梗、枳壳以用于证情偏寒、偏静、偏于气滞窍闭，有胸脘痞闷、二便不利者为合适。另如紫苏、牛蒡子、薄荷、细辛、马勃等亦能开宣肺郁。

张志坚善用升降散化裁治疗各种肾脏疾病。升降散系清代杨栗山所制，载于《伤寒瘟疫条辨》一书中。方由僵蚕、蝉蜕、姜黄、生大黄四味药组成，具有升清降浊，疏风清热，化瘀泻火之功，对急性肾炎、过敏性紫癜性肾炎均有效。

案2

潘某，男，22岁。

主诉：腰痛2年。

平素易感冒，尿蛋白持续在(+)～(+++)。南京军区总医院肾活检诊断为IgA肾病。经雷公藤煎剂合中药治疗，效果不佳。症见：腰酸，肢软，口干咽痛，舌暗红，苔微黄，脉细弦。咽红充血，扁桃体肿大Ⅱ°。尿常规：蛋白(+++)，红细胞0～1，白细胞1～2。恙属风邪湿热留恋，气虚夹瘀，肾亏阴伤。治法：祛风化湿，清咽解毒。处方：

蝉蜕10 g，僵蚕10 g，姜黄10 g，制大黄6 g，蒲公英30 g，紫花地丁30 g，连翘15 g，金银花15 g，玄参10 g，生地15 g，生赤芍10 g，桔梗10 g，石韦30 g，生甘草3 g。

10剂。水煎服。

二诊

服药10剂，咽痛消失，尿蛋白(++)。

上方去玄参、蒲公英、生甘草、紫花地丁、连翘，加生黄芪15 g、益母草30 g、鬼箭羽30 g、碧玉散10 g(包煎)。

再进20剂，腰痛缓解，蛋白尿转阴出院。

3. 宣肺和祛风的关系　外邪袭表，卫阳被遏，则肺气亦必抑郁，治宜解表发汗，畅卫阳则外邪自泄，解表郁而肺郁亦解，故祛风解表，开宣肺气。药如麻黄、紫苏之类，宣肺和祛风俱备。宣肺平喘，发汗解表，首推麻黄。麻黄生用发汗力强，蜜炙使用减弱发汗力。故发汗解表宜生用，平喘止咳多炙用，一般用量为3～10 g，利尿消肿宜生用、重用，剂量可用至 10～15 g(姚正平喜用至 30 g)。

案 3

董某，男，25 岁。

主诉：全身水肿，伴发热半个月。

经某医院诊为急性肾小球肾炎。患者头面部水肿较重，枕后按之凹陷，咳嗽气急，痰稀色白，不嗳，脘腹作胀，微恶寒，身热，体温 37.8～38.2℃，尿少，脉象浮数，舌苔薄黄。尿检：尿蛋白(＋＋＋)，红细胞(＋)，白细胞(＋)，颗粒管型(＋)，血压 140/90 mmHg。此系风热窒肺，邪水交阻。治法：宣肺法以散风热，辛凉而开支河。处方：

净麻黄 15 g，玉泉散 30 g(包煎)，紫背浮萍 30 g，杏仁 10 g，紫菀 15 g，连翘 10 g，陈皮 10 g，防风 10 g，生薏苡仁 15 g，前胡 10 g。

5 剂。水煎服。

药后汗出热退，小便量增多，水肿十减其七，原方续服 5 剂，诸恙消失，随访 3 个月，情况良好。

验之临床，麻黄用大量，石膏也当相应加大用量，麻黄与石膏比例为 1∶2 或 1∶3 为妥。

宣肺和祛风两者同中有异，发汗解表郁，行气利水湿，是两者相同之处。不同点是，祛风重在解表发汗，开鬼门以通出入；宣肺重在化气行水，展脏气并调升降，药如桔梗、紫苏之类，开肺虽有力，祛风却无能。故在实际应用时，宣肺与祛风常常有合有分，分则内外有的，合则主次有序。

4. 宣肺和肃肺的异同

(1) 宣肺和肃肺似雷同，体现在：① 肺气升降，相依互根，宣和肃是肺气活动的两个方面，宣升促进肃降，肃降推动宣升，无宣则无降，反之亦然。无论治法的宣降，旨在宁清虚之体，复升降之用。② 药性宣降，双向并具，有些药物存在着上升和下降的双重性，如杏仁、枇杷叶之类。可见宣化肺气，肃也在其中矣。

(2) 宣肺和肃肺又有区别，因为：① 肺窍清虚，喜宣通而恶壅塞，藏处高位，喜肃静而恶悖逆。郁闭者宜进宣开，壅逆者当投肃降。热主开泄，寒主收引，故上宣伍以温，下肃佐以清，但亦不可过于拘泥。② 气液不足时，益气能助宣发，濡液可资肃降。③ 宣肺重在通络畅卫，开疏腠理，祛散无形之邪；肃降重在化痰和络，排脓泄浊，蠲除有形之邪。

张志坚认为：宣肺和肃肺两者不能分开，当有主次。前者重于升发，轻于肃降；后者主于肃降，次于升发。欲升先降，宜在宣肺中稍佐清肃；欲降先升，可于肃肺时略添开宣。上宣下肃，同用之际，宣药重用则主升，肃药量大则主降。

5. 应用及其配伍　应用宣肺法治疗肾脏疾病，要掌握“三要”“三忌”。一要选轻扬辛凉之品，忌进重浊苦寒气味，否则重浊生沉降，苦寒犯中上，必致上经更闭。二要把握病机，忌因循守制。肾炎病程中一旦出现肺郁证候，应及时治以宣肺，乘势调其气机，常可一举取效。倘囿于久病当补，使气机凝滞，邪无出路，是欲扶反遏，愈补愈郁，则病无愈期矣。

三要查找致郁之因，忌固执宣肺一法。

案 4

朱某，男，55 岁。

初诊(1990 年 5 月 15 日)

主诉：颜面、下肢水肿 1 年余。

平素体弱多病，有隐性脊柱裂及支气管扩张、胆囊炎等病史。患者于 1988 年 11 月因颜面、下肢水肿 20 日，住常州某医院。诊断为肾病综合征。先后用雷公藤、泼尼松正规治疗 2 个月，效果不明显。乃于 1989 年 2 月转上海某医院，经肾脏穿刺，病理确诊为“膜性肾病”。入院初期用肝素、泼尼松等药治疗，效果不佳，后予环孢素 A 合潘生丁连续治疗 3 个月，尿蛋白亦不减少。症见：激素面容，下肢水肿，按之凹陷，腰酸头晕，神疲乏力，经常感冒，鼻塞，咽喉肿痛，咳嗽，大便易秘，面部散在皮疹，且感微痒，舌暗红，边有瘀点，苔微黄，面细弦而涩。尿检：尿蛋白(+++)，白细胞少许，红细胞少许，颗粒管型(+)，24 h 尿蛋白定量 7.5 g/1 500 ml 尿中，尿 β_2-MG 58.3 mg/h，血 β_2-MG 3.9 μg/ml。血脂分析：胆固醇 3.55 mmol/L，三酰甘油 3.85 mmol/L，血压 168/100 mmHg。揆度病机，此属风邪留恋肺系，气滞水瘀交阻。治法：宣肺祛风，调气化瘀。处方：

白僵蚕 10 g，净蝉蜕 10 g，姜黄 10 g，制大黄 5 g，荆芥 10 g，桔梗 10 g，炒枳实 10 g，玄参 10 g，连翘 15 g，白蒺藜 15 g，炒楂曲各 10 g。

15 剂。水煎服。

二诊

大便畅，尿量增，下肢肿退，鼻塞、咽痛、咳嗽亦已。尿检：蛋白(+)，余阴性。效机已获，守方出入。

原方去姜黄、大黄、枳实，加广郁金 10 g、虎杖 30 g、龙葵 30 g、炙黄芪 15 g、全蝎 6 g。

再进 20 剂，诸恙消失，尿蛋白转阴。因虑患者病已数载，肺肾俱亏，乃予玉屏风合六味地黄汤方化裁，益气固表，滋肾扶正，继续调理 3 个月，病未复发。追访 1 年，身体健康。本病例没有拘泥于久病必虚，慢性肾病当补的惯性认识，而是着眼于把握病机，开手即予宣肺祛风，化瘀行水，卒能取效。

张志坚认为，临床治病使用宣肺法，要查找致郁之因，忌固执宣肺一法。苟能审证求因，祛其致郁之由，则可使肺气宣而郁滞开，气机畅而升降和，尿中蛋白已渐消。

应用宣肺法，必须随证配伍。因外邪袭表而致肺郁者，量其寒温，选用荆芥、防风、浮萍、桑叶、菊花、金银花、连翘之类；因湿热内蕴而致肺郁者，佐以重楼、石韦、荠菜花、白花蛇舌草、六月雪之类；因风湿客于肌腠而致肺郁者，复入白鲜皮、地肤子、防风、苍耳子之类；若因风毒内侵致肺郁者，投之苦参、土茯苓合全蝎、蜈蚣之类；他如气滞、血瘀、痰湿均可引致肺郁，当按证用药。但泻实不忘理虚，扶正可以达邪。还应辨气血阴阳所亏，脏腑不足所在，补其不足，调其亏乏。

三、临床感悟

(1) 肾病肇端因肺郁，首当宣肺洁源。治疗肾炎，急性期首推开上，慢性期当合宣肺。难治性肾病综合征，在急性发作的过程中，大多都均可见到肺气膹郁表现。治当宣肺气以洁源流。所投宣肺药物，大多味辛，用辛味以治肾，正符合《经》旨："肾恶燥，急食辛以润之，开腠理，致津液，通气也。"

(2) 肾病始末不离风，祛风勿拘早晚。风气致病的一般表现有：① 首先犯表，始自阳经。② 风激水逆，通调失职。③ 清窍窒塞，气道壅遏。④ 善行多变，忽现忽隐。

风气在外不得解，势必涉及内脏。肾炎的绝大多数(包括难治性肾炎)常可见到上述有关表现。因此，在辨证的基础上，参合祛风一法，不应拘于病程的早晚、发病的急慢。

(3) 肾病久羁由血瘀，毋忘升降气机。肾病久羁，血终瘀滞者，尿蛋白不易消失，应以升降气机为是，可在当用方中加入升降散(或合倒换散、大黄、荆芥研末等分，《宣明方》)化裁。既可疏通肾络，又无动血之虑，小便瘀闭，大黄减；大便秘结，荆芥减半。但强调斡旋气机，仍应顾及化瘀，且升降散本具调气活血之功。临证时，祛瘀勿忘治气，斟酌用药，往往可收事半功倍的效果。

(4) 肾病囿于风毒侵，急投疏风攻毒。风毒侵入肌腠，蕴于局部，则化为疮痍，扰于血脉，损伤脉络，外发斑疹，若失于及时疏风解毒，则风毒经肌腠血脉内侵肾体，灼伤肾络及膀胱，而为尿血，日久不愈，风毒损伤肾气，气化不利，水湿内聚，导致肾病水肿。常见于紫癜性肾炎，急性肾炎，或免疫性疾病诱发的肾病。张志坚常用浙江邓银泉之五虫汤治疗慢性肾炎蛋白尿，方由蝉蜕 5 g，僵蚕 9 g，广地龙 9 g，乌梢蛇 9 g，䗪虫 3 g，生黄芪 15 g，益母草 15 g，白茅根 15 g，鹿衔草 30 g，茯苓 15 g，芡实 15 g 组成。亦常效法南通朱良春，用全蝎、蜈蚣。虫类药善行走攻窜，疏逐搜剔，通达经络，抗变态反应，从而降低肾小球毛细血管通透性，改善肾脏灌流。在治疗肾病过程中，若能正确选用疏风攻毒之品，常可收到意想不到的效果。

总之，张志坚主张使用宣肺法治疗肾病，但必须坚持辨证施治，关注整体，重视气化，不应忽略理虚扶正。

(王身菊)

第四节　肾病始末不离于风

——从风论治慢性肾小球肾炎

一、病因病机：肇端主因为风邪、肾炎始末不离风

张志坚认为：肾炎的病因要考虑素因、主因及诱因三个方面。肺、脾、肾虚损常为本

病的素因;而外感风邪侵袭为本病的主因及诱因。风为"六淫"之首,善行而数变。《素问·水热穴论》提到:"勇而劳甚,则肾汗出,肾汗出逢于风,内不得入于脏腑,外不得越于皮肤,客于玄府,行于皮里,传为胕肿。本之于肾,名曰风水。"《素问·气厥论》提到:"肺移寒于肾为涌水。"《灵枢·邪气脏腑病形》指出:"若醉入房,汗出当风,则伤脾……若入房过度,汗出浴水,则伤肾。"以上说明了外受风寒与汗出水湿相合,可以伤及肺、脾、肾,引起水肿。临床所见急性肾小球肾炎,大多发于上呼吸道感染后,与风邪外袭有关;慢性肾炎急性发作也与风邪密切相关。其急性期为风邪外袭,肺的治节、宣肃失司,风遏水聚,而出现面睑水肿;慢性期由于风邪蕴伏肺系,肺气膹郁,水道通调失司,乃致面肢水肿,或加重;亦可由风邪由表及里潜伏肾中,形成肾中之风,干扰肾水与相火,气化不健,封藏失职,精气下泄而形成蛋白尿。血尿的出现亦为风邪入里伤肾所致,如《诸病源候论》云:"风邪入于少阴则尿血。"肾炎的初、中期以外风为主,后期以内风为主。风邪易夹寒、湿、热、毒等邪合而致病,使病情变化多端、缠绵难愈。

二、临床表现:变证多端

张志坚认为肾炎病程中风邪表现变证多端,早期以风邪袭表、犯卫、犯肺为主,亦可表现为风邪与寒、湿等邪合病;中后期表现为风邪入络、内风扰肾。

1. 外风临床表现　① 反复遇外感而发作,清窍窒塞见鼻塞、喷嚏、咽痒、咽肿、咽痛、耳闭。② 气道壅遏见咳嗽、呼吸不利。③ 表卫不和见恶寒发热、头身胀痛、皮肤瘾疹。④ 通调失职见面肢水肿同时出现,尿中泡沫明显,尿少、腹胀、便难。⑤ 风湿合病见腰膝酸痛,骨节游走性疼痛。⑥ 风邪蕴伏上焦、气机升降失常、血郁于上见肾性高血压。

2. 内风临床表现　① 肝风之状:慢性肾炎发生高血压时,症状可见眩晕、眼花、目赤、头痛等,张志坚认为系肝风所致。② 血虚生风:肾炎后期尿毒症时见心慌、头昏、神疲乏力,面色少华、皮肤干燥,周身瘙痒,抓痕累累。③ 血热生风:肾炎合并荨麻疹或皮肤过敏等见皮肤瘙痒瘾疹、疹色鲜红,心烦、口渴、舌质红、苔黄、脉细数等。

三、治疗:祛风贯始终、祛风需辨证

1. 宣肺祛风　宣肺祛风适用于风水相搏证。见于急性肾炎、慢性肾炎急性发作、难治性肾病综合征反复感染者。症见尿蛋白长期不消失,反复感冒、咽痛、面肢水肿,舌红、苔薄,脉细或浮细。张志坚自拟"宣肺靖水饮"治疗。药用荆芥、连翘、僵蚕、蝉蜕、生黄芪、防风、生白术、石韦、生甘草、生地、炙鸡内金。加减运用:以风寒为主,如鼻塞、头痛、恶寒、发热、无汗、咽痒、咳嗽、脉浮紧者,宜加净麻黄、桂枝之属;因风热而致,症见发热有汗,咽红肿痛、脉浮数,当伍金银花、冬桑叶、菊花之类。

2. 解毒祛风　适用风毒夹杂证。见于脓疱疮等皮肤感染引起的慢性肾炎。临床见皮肤脓疮，面肢水肿，小便量少，色赤如酱油，鼻塞，流清涕，咳嗽气促，痰少色白，恶寒微热无汗，脘痞不思纳食，口不渴，咽红肿痛，大便秘结，舌淡嫩、苔薄白腻，脉浮细微数。治以解毒祛风净水，予麻黄连翘赤小豆汤和五味消毒饮加减。药用生麻黄、连翘、赤小豆、蝉蜕、僵蚕、荆芥、生赤芍、牡丹皮、桔梗、炒枳实、野菊花、地丁草、桑白皮、生甘草等。血热皮疹鲜红加生地、赤芍、牡丹皮；风重痒甚加白蒺藜、徐长卿；湿盛皮肤起泡，渗水糜烂，加地肤子、土茯苓。务使风邪表散，疮毒外透，热清于里，湿渗于下，则气可宣通，精自宁藏。

3. 胜湿祛风　适用于风湿合并扰肾证。症见面肢水肿、纳差、神疲乏力、腰膝酸软、尿中有沫、全身骨节酸痛，或呈游走性，舌质淡红、苔薄白、脉小滑。予薏苡仁汤加减。药用薏苡仁、秦艽、羌活、独活、防风、防己、木瓜、青风藤、雷公藤、桑寄生、徐长卿、苦参等。

4. 扶正祛风　适用于脾虚生风证及肾虚合并风邪者。张志坚一贯主张未病先防，认为扶正有助于祛风，或补脾祛风，或益肾祛风。脾虚生风症见神疲乏力、纳差、腹胀、便溏，易感冒，舌质淡红、苔薄白、脉细软。药用四君子汤和玉屏风散加减。益肾祛风适用于肾虚合并风邪者，常为患病病程较长的患者，症见骨节酸痛、腰膝酸软、神疲乏力、舌质淡红、苔薄白、脉细软。常用独活寄生汤加减，常用药物有独活、防风、巴戟天、仙茅、淫羊藿、桑寄生、杜仲、川断等。

5. 治血祛风　张志坚认为肾炎病程中血虚可生风、血热亦可生风，病程日久多血瘀，故治疗亦有区别。

(1) 养血祛风：适用于血虚生风证。肾炎后期尿毒症时见头昏、心慌、神疲乏力、面色少华、皮肤干燥、周身瘙痒、抓痕累累、舌质淡红、苔薄白、脉细。予当归养血汤加减。药用当归、白芍、川芎、黄芪、生地、白术、防风、地肤子等。

(2) 凉血祛风：适用于热极生风证。见于肾炎合并荨麻疹或皮肤过敏时。症见皮肤瘙痒瘾疹、疹色鲜红、心烦、口渴、舌质红、苔黄、脉细数等。予犀角地黄汤和升降散加减。药用生地、牡丹皮、水牛角、麦冬、丹参、茜草、赤芍、蝉蜕、僵蚕、防风等。

(3) 活血祛风：本法常用于风邪夹瘀证。适用于肾炎病程相对较长者。症见蛋白尿长久不消、舌质暗红、苔薄黄、脉细。予桃红四物汤加减。药用茺蔚子、丹参、刘寄奴、赤芍、当归、川芎、红花、桃仁、益母草、水蛭、红景天等。

6. 祛风活络　本法常用于风邪入络证，临床症见久病不愈，反复水肿，舌质暗红、苔薄黄、脉细。张志坚认为，肾病日久，风邪与痰浊、瘀血交结经脉，蛋白尿难以控制者，常规祛风散邪药物很难取得效果，草木之品难奏疗效，只有用虫类药搜剔逐邪，息风通络，直达病所，才能取效。如全蝎、蜈蚣、蜂房、䗪虫、干地龙、乌梢蛇等。

7. 柔肝息风　本法适用于肝肾阴虚、风阳上扰证。常见于慢性肾炎出现肾性高血压或慢性肾炎运用激素等治疗过程中出现高血压者。症见头晕头痛，目涩，面红目赤，耳鸣目眩，咽干，胁痛隐隐，腰膝酸软，舌红苔薄黄，脉弦。予六味地黄丸及镇肝息风汤加减。常用药物有生地、山茱萸、山药、制何首乌、茯苓、牡丹皮、泽泻、天麻、钩藤、白蒺藜、牛膝、磁石、桑寄生等。

四、病案举例

案1

赵某，女，18岁。

初诊（2009年1月20日）

主诉：双下肢水肿半个月。

患者于2007年1月上呼吸道感染后出现双下肢水肿，尿少有泡沫。查尿常规：尿蛋白（+++），红细胞（+++），24 h尿蛋白定量12.8 g，血白蛋白13.7 g/L，确诊为“肾病综合征”。多次使用激素治疗，激素用量遵嘱10～50 mg，每因感冒、扁桃体炎或因激素撤减至10 mg而蛋白尿反跳。半个月前患者受凉后鼻塞，流涕，双下肢水肿又起，24 h尿蛋白定量2.28 g。现服泼尼松10 mg每日1次。就诊时患者库欣面容，双下肢水肿，按之凹陷，腹胀，尿中多沫，纳食欠佳，夜寐安和，大便调畅。舌质红，苔薄黄，脉细微数。尿常规：尿蛋白（+++），红细胞（+++），24 h尿蛋白定量2.28 g。查体见咽部充血。辨证为风水相搏。治以宣肺祛风，扶正洁源法。药用宣肺靖水饮加减。处方：

金银花15 g，连翘15 g，蝉蜕10 g，僵蚕10 g，白茅根30 g，荆芥10 g，石韦30 g，徐长卿10 g，生黄芪30 g，生白术10 g，防风10 g，猪苓、茯苓各30 g，泽泻15 g，生地10 g，生鸡内金10 g。

7剂。水煎服，每日1剂。

激素未加量，继续按原法服，泼尼松10 mg，每日1次。并嘱咐低盐、低脂、优质低蛋白饮食，忌食海鲜发物。

二诊（2009年1月28日）

双下肢水肿减轻，尿中泡沫减少，纳食增，腹胀减，夜寐安，大便调畅。舌质淡红、苔薄白。24 h尿蛋白定量1.16 g，尿常规：尿蛋白（++），红细胞（+）。服上方后肺气得宣，宣肃渐复。效不更方。

续服上方7剂。

三诊（2009年2月10日）

双下肢水肿不显，尿中泡沫明显减少，纳寐可，二便调畅。24 h尿蛋白定量0.6 g，尿常规：尿蛋白（+），红细胞（+）。效机已获，守制出入。水肿已消。

原方去猪苓、泽泻。

四诊（2009年2月20日）

双下肢无水肿，尿中有少许泡沫，纳食可，稍感乏力，偶觉腰酸尿常规：尿蛋白（+），红细胞（+），24 h尿蛋白定量0.45 g。肺气宣通，宣肃正常，以肺脾肾虚为主，兼有湿热瘀血，治以扶正固本祛风为主，兼以清利活络。四君子汤合六味地黄汤化裁。处方：

党参15 g，生白术10 g，茯苓30 g，碧玉散15 g，生地15 g，炒牡丹皮10 g，河白草30 g，生黄芪 30 g，防风 10 g，红景天 30 g，山药 30 g，山茱萸 10 g，黄芩 10 g，石韦 30 g，胡枝子 30 g。

后长期此方加减，随访半年，激素撤减病情稳定未复发。

【按】 本案慢性肾炎患者久病肺肾气虚，风邪外受，留恋上焦，肺的治节、宣肃失司，风遏水聚，而出现面睑水肿，风邪搏击水源，源不清则流不洁，故尿蛋白持续不消；病久肺卫虚弱，免疫功能失调，所以易反复感冒。本案用荆芥、连翘、僵蚕、蝉蜕宣肺祛风，散结破聚，开上焦而逐恋邪，宣肺气以靖水源；石韦助肺肾之精气，上下相交，使水道行而小便利，方中玉屏风散旨在益气固卫扶正、调整免疫功能，猪苓、泽泻利尿消肿，全方共奏宣肺祛风，扶正洁源之功。肺气宣通，宣肃正常后，以肺脾肾虚为主，予扶正固本祛风，兼以清利活络，从而达到较好疗效。

（张福产）

第三章　肾脏病诊疗学术经验

第一节　总　　论

肾在中医脏腑学说中占有重要的地位，《内经》认为人的生命活动从胚胎孕育到成长壮大的整个过程，肾都起着极为重要的作用。《素问・六节藏象论》指出："肾者主蛰，封藏之本，精之处也。"《灵枢・经脉》说："人始生，先成精。"《素问・金匮真言论》也说"夫精者，身之本也"。足见肾藏精是肾的重要功能之一，精是人体中非常重要的物质。张志坚认为，肾之藏精包括藏五脏六腑之精气与生殖功能的精液，也就是先天之精和后天之精。先天之精来源于父母，它是形成生命的物质基础，与人的生长、发育、生殖、衰老等有关，所以有"肾为先天之本""生命之根"之说，后天之精来源于饮食和空气，饮食中的精微结合空气中的清气可充实脏腑、四肢、五官的需要，是维持人体生命活动的基本物质。但先天之精与后天之精两者的互相作用，不可分割。先天之精为后天之精的摄取和不断补充准备了物质基础，后天之精又不断供养先天之精，并为后代先天之精的充旺奠定基础。由于精的产生、贮藏皆由肾所主宰，故曰"肾主藏精"，为"封藏之本"。所以张志坚常说，肾是人体脏腑功能的原动力，对促进人的生长发育、生殖繁衍、预防疾病、健康延年等方面都是非常重要的。如先天肾精不足，则会出现儿童发育迟缓、成年早衰、易生疾病等情况，在临床上反复发作的肾病都与先天有关。生理功能上中医的肾脏涉及范围广泛，与其他四脏皆相贯通，主骨生髓，养脑益智；主水，司开阖而蒸化水液；为气之根而主纳气；肾气通于耳，主闻音辨声；是胃之关；与膀胱相合；其充在骨，其华在发；开窍于二阴。故有"肾在诸脏为最下，属水藏精。盖天一生水，乃人生身之本，立命之根本也"（《图书编・养肾法言》）之说。

综上所述，肾的精气阴阳既代表了肾的物质基础，又代表了以肾精为物质基础的功能活动，一旦肾的这种物质损伤或功能活动失常，便会产生与其功能相关的各种病证。中医肾脏包括了现代医学的泌尿生殖、内分泌、骨骼、血液、中枢系统的部分功能。所谓肾脏病，多指与中医有关的水肿、淋证、癃闭、尿浊等病证。

历代医家对肾脏与水肿的关系都有论述。首先，肾脏病水肿的临床表现在《灵枢・水胀》就作了形象的描述"水始起也，目窠上微肿，如新卧起之状……足胫瘇，腹乃大，其水已成矣。以手按其腹,随手而起,如裹水之状,此其候也”。至于肾病水肿形成的原因《素问·水热穴论》明确指出:“故其本在肾,其标在肺。”并强调说:“肾者,胃之关也,关门不利,故聚水而从其类也。”张仲景在《金匮要略》“水气病脉证并治”篇所论述的十一类水肿中就有“肾水者,其腹大,脐肿腰痛,不得溺……其脚逆冷”的记载,更有“水之为病,其脉沉小,属少阴”等论述。隋代巢元方《诸病源候论》中列举了水肿病的“十二候”“二十四候”说:“水病,由脾肾俱虚所致。肾虚不能宣通水气,脾虚又不能制水,故水气盈盈,渗溢皮肤,流遍四肢,所以通身肿也。”而张介宾《景岳全书》所述:“凡水肿等证,乃肺、脾、肾三脏相干之病……虽分而言之,三脏各有所主,然合而言之,则总由阴胜之害,而病本皆属于肾。”是对前人所论述水肿与肾脏关系的概括与总结。充分说明了肾脏在水液代谢过程中的主宰和调节作用。

对淋证的论述其病名首见于《内经》,对其症状的描述《金匮要略》说:“淋之为病,小便如粟状,小腹弦急,痛引脐中。”在北周姚僧垣《集验方》中提出“五淋”之名即“五淋者,石淋、气淋、膏淋、劳淋、热淋”。《诸病源候论》则对淋证的病位病机作出了精辟地阐述:“诸淋者,由肾虚而膀胱热故也。”为后世医家所认同。尿浊与肾脏关系也十分密切,《诸病源候论·虚劳小便白浊候》说:“胞冷肾损,故小便白而浊也。”程钟龄《医学心悟》说:“浊之因有二种,一由肾虚败精流注,一由湿热渗入膀胱。”《证治汇补》提出,便浊者“肥人多湿热,瘦人多肾虚”。以上论述颇与临床实际相符。癃闭虽病位在膀胱,但与肾脏关系密不可分,主要因肾虚,肾气不化所致,如李用粹在《证治汇补》中说“肺中伏热,不能生水,而气化不施”所致的癃闭,实际上就是金不生水导致肾虚气化不利引起。

从上不难看出,传统中医经过长期的临床实践积累,经过历代医家的不断探索、总结、补充、创新对肾脏病的临床表现多种多样的描述,病名的确立,病因病机的阐述,充分体现了各种肾脏疾病的特征,同时有着丰富的治疗手段,在解除肾脏病患者的病痛中发挥出了积极有效的作用,所以进一步总结名老中医的学术思想和宝贵的临床经验对中医的发展创新有着重要意义。

(陈岱)

第二节 慢性肾小球肾炎

一、中医病名、病因病机

肾小球肾炎是临床的常见病多发病,虽然现代医学在遗传学、免疫学、病理学、细胞学等领域对肾小球肾炎进行了广泛深入的多学科研究取得了一定的进展,但对其本质尚无清楚的认识,治疗手段也无突破性进展。中医对肾脏病的认识早于《内经》,依据其临床表现古籍文献中多称为“风水”“水肿”“肾风”。张志坚认为肾炎的中医病名多以症状、病因和病位来定,对临床治疗有一定的指导作用,但也有一定的局限性,因为肾炎是多因素导致的疾病，用某一病名难以涵盖其疾病特点，特别是无症状蛋白尿和无症状镜下血尿患者难以命名，所以张志坚认为目前在没有一个恰当的中医病名能涵盖肾小球肾炎意义的情况下，还是以症状命名为主而不失中医文化特色，同时配以现代医学病名而不至于混乱，又可防止中医病名西医化。

对肾小球肾炎的病因，张志坚提出“三因”致病学说，即素因、主因及诱因学说。肾炎在临床上虽然表现不尽相同，但就其疾病的演变过程，张志坚认为与肺、脾、肾功能失调，三焦气化失司密切相关。肺为水之上源，主通调水道，肾为主水之脏，总司气化而升降水液，唯有肺肾协同，才能体内水液输布与排泄正常。张志坚认为如肺肾两虚，肺与肾功能失调而致水液代谢障碍出现水肿，亦可导致肾气不固，肾失封藏和对二便失于固摄，则肾中精气流失，小便清长，表现为蛋白尿，夜尿增多，所以张志坚同时也认为，无症状性蛋白尿、血尿亦应归责于肾。另肺肾之阴，相互资生。肺属金，肾属水，金能生水，水能润金，如肺肾阴虚则滋生内热，耗伤精液。脾位中州，主运化，升清，若脾失健运，水湿内停，泛溢肌肤而为水肿；脾气虚弱，清阳不升，精微下注，酿成湿浊而成蛋白尿，所谓“中气不足，溲便为之变”。脾为后天之本，主四肢，脾虚后天不足，四肢失其充养，则现倦怠乏力等虚劳征象。蛋白质属人体精微物质，大量丢失必损阴精，导致脾之气阴两虚。肾主封藏，受五脏六腑之精而藏之。“肾者，胃之关，关门不利，故聚水而从其类也。”肾虚温煦滋养失职，必脾气匮乏，脾虚而后天之本不充，日久及肾，因此时常相互为患，不可分开。所以张志坚认为肺、脾、肾虚损常为肾炎的素因，尤以肾虚最为常见，肺、脾、肾虚弱在肾炎的发病过程中，以及病机的演变中起着重要的作用，是肾炎发病的素体因素，贯穿肾炎的始终。对肺、脾、肾三脏功能虚弱在肾炎中所起的作用的理解，张志坚认为相当于现代医学所述的基因缺陷、免疫功能紊乱、水电解质失衡等因素。虽然肺、脾、肾三脏虚弱在肾炎的病机演变中起着重要作用，但邪气的留滞对肾炎的影响亦不容忽视，就邪气而言，张志坚认为风、湿、浊、瘀、毒为肾炎发病之主因；风为阳邪，为百病之长，风邪留恋，搏击水源，源不清则流不洁，故见蛋白尿，水道通调失司，则面肢水肿，所以张志坚提出“肾炎始末不离风，祛风当应贯始终”的学术观点，用于指导临床用药则屡收效验。湿邪之证，外在表现可有水肿，也可无水肿，水湿内停，泛溢肌肤则见水肿，头晕沉重，四肢困重，舌体胖嫩有齿痕、苔滑润也系水湿内停之症。水湿之邪可从寒化，可从热化，寒化则为寒湿，热化则为湿热，根据多年的临床观察和思辨，张志坚认为肾炎患者，水湿内停多从热化，湿热更为常见，且以内生湿热为主，所以张志坚主张把湿邪列为肾炎之主因是有临床依据的，湿热之邪在肾炎发展过程中有极其重要的作用，可作为判断治疗肾炎难易的标志。病程、感染、激素都是助湿化热的因素。浊邪则由湿热胶着，如油入面难解而成，浊邪壅塞三焦，清气不升导致气机升降失调，张志坚认为是肾炎病情反复，缠绵难解的主因。瘀血之邪，张志坚认为在肾炎中既是病因，又是病理产物，可因气虚、水湿、久病入络产生，气虚不足以推血，则血必有瘀，水湿停聚，阻遏气机，妨碍血行，血行壅滞则为瘀，久病不愈，反复发作，入络为瘀，所以张志坚认为在肾小球疾病过程中，血瘀的形成有虚有实，可表现在肾病的初期，也可表现在肾病晚期。从现代医学的免疫病理研究中可证实这一点。湿浊水毒之邪由脾肾两虚，升降失司，湿浊内蕴，久酿成毒，多属肾病晚期，张志坚认为，湿毒内蕴之证多出现在慢性肾病末期，是导致脏腑气血紊乱，升降失调，甚至肾虚风动，神识昏迷，抽搐惊厥，心肾俱败的因素，在急性肾功能衰竭也可出现湿浊毒热入侵血分之证，类似慢性肾病晚期之症，临证要多加仔细辨病辨证。风、湿、浊、瘀、毒，可以是导致慢性肾病发生的主要因素，也可合而致病，既是慢性肾病的主因，也反映了慢性肾病的进程，虽然风、湿、浊、瘀、毒贯穿肾小球肾炎全过程，但在不同阶段各邪所占比重不同，张志坚认为须小心辨别，从另一方面理解，张志坚指出可以认为风、湿、浊、瘀、毒是慢性肾病由浅入深，由轻变重的过程。所以依据上述导致肾小球肾炎的素因和主因，张志坚提出宏观辨证与微观辨证相结合，整体辨证论治的观点。诊断方面，既要辨病，又要辨证；既重视宏观，又重视微观，一定要应用现代医学对肾小球肾炎的诊断技术，他认为，尿液分析、肾脏病理、免疫学、超声、CT 等检查都是中医四诊的延伸与扩展，且不能忽视和放弃，有助于对慢性肾脏病的诊治。张志坚认为慢性肾病的发病虽“素因”“主因”起主要作用，但外邪、饮食、劳累、情志常是发病之诱因。肺、脾、肾三脏俱虚，风、湿、浊、瘀、毒未解，往往是导致慢性肾病患者易受外邪、饮食、劳累、情志诱发的原因，所以张志坚认为素因、主因和诱因三因是肾小球肾炎致病的共同因素。

二、常用治法

1. 宣肺开上，祛风靖水法　张志坚认为：肾炎的病因要考虑素因、主因及诱因三个方面。肺、脾、肾虚损常为本病的素因；而外感风邪侵袭为本病的主因及诱因。风为“六淫”之首，善行而数变。《素问·水热穴论》提到：“勇而劳甚则肾汗出，肾汗出，逢于风，内不得入于脏腑，外不得越于皮肤，客于玄府，行于皮里，传为胕肿，本之于肾，名曰风水。”《素问·气厥论》提到：“肺移寒于肾为涌水。”《灵枢·邪气脏腑病形》指出：“若醉入房，汗出当风，则伤脾……若入房过度，汗出浴水则伤肾。”以上说明了外受风寒与汗出水湿相合，可以伤及肺、脾、肾，引起水肿。临床所见急性肾小球肾炎，大多发于上呼吸道感染后，与风邪外袭有关；慢性肾炎急性发作也与风邪密切相关。其急性期为风邪外袭，肺的治节、宣肃失司，风遏水聚，而出现面睑水肿；慢性期由于风邪蕴伏肺系，肺气膹郁，水道通调失司，乃致面肢水肿，或加重；亦可由风邪由表及里潜伏肾中，形成肾中之风，干扰肾水与相火，气化不健，封藏失职，精气下泄而形成蛋白尿。血尿的出现亦为风邪入里伤肾所致，如《诸病源候论》云：“风邪入于少阴则尿血。”肾炎的初、中期以外风为主，后期以内风为主。风邪易夹寒、湿、热、毒等邪合而致病，使病情变化多端、缠绵难愈。所以张志坚认为肾小球肾炎肇端主因为风邪，肾炎始末不离风，创宣肺祛风靖水法，此法用于急慢性肾炎、肾病综合征及难治性肾病综合征反复感染者。症见尿蛋白长期不消失，反复感冒、咽痛、面肢水肿，舌苔薄，脉细或浮细。张志坚自拟“宣肺靖水饮”，药用荆芥、连翘、僵蚕、蝉蜕、生黄芪、防风、生白术、石韦、生甘草、生地、炙鸡内金。临床加减化裁：以风寒为主，如鼻塞、头痛、恶寒、发热、无汗、咽痒、咳嗽、脉浮紧者，宜加净麻黄、桂枝之属；因风热而致，症见发热有汗、咽红肿痛、脉浮数，当伍金银花、冬桑叶、菊花之类；若为湿热蕴毒，如高热、面颊肿胀等，可佐五味消毒饮。神疲乏力较甚，活动后尿蛋白增加，休息后病情好转者，黄芪加至 30 g，或伍补中益气汤。亦可加入冬虫夏草、水陆二仙丹治疗。患者出现血瘀指征，或伴便秘，则可配合倒换散(大黄、荆芥)、升降散(大黄、姜黄、僵蚕、蝉蜕)于一方，加虎杖、龙葵。如腰脊凉痛，畏寒肢冷，阴天尤甚，经常咳嗽，咯吐白痰，可加阳和汤化裁。病获转机后，再进龟甲、鹿角片、紫河车等血肉有情之品，以扶正填督。对于久服激素者，撤减不宜操之过急，切不可刻期定日撤减。当俟病情稳定时，逐渐递减，宜入益肾固本之品，以助少火，可加淫羊藿、仙茅。

2. 健脾益肾，滋阴清化法 《诸病源候论》中说："水肿无不由脾虚所为，脾肾虚则水妄行，盈溢皮肤而周身肿满。"《丹溪心法》阐明更细，曰："夫人之所以得其命者，水与谷而已。水则肾主之，谷则脾主之，唯肾虚不能行水，唯脾虚不能制水，肾与脾合气，胃为水谷之海，又因虚不能传化焉，故肾水泛滥反得以浸渍脾土，于是三焦停滞，经络壅塞，水渗于皮肤，注于肌肉而发水肿矣。"基于对慢性肾病发病原因主要是肺、脾、肾功能失调，三焦气化失司，脏腑阴阳失衡密切相关。张志坚提出强化脾脏之运化，维护肾脏之气化功能是治疗肾脏病的根本原则，同时辨别脾肾及其他脏腑阴阳失衡轻重，或健脾益肾，或滋阴清化，采用脾肾同治，补泻合用，培补阴阳，调和气机而庶不致误。在辨证中多伍以健脾益肾补气之品，如生地、山茱萸、桑寄生、枸杞子、菟丝子、黄芪、白参须、白术、茯苓之类。对于倦怠无力，有时腹部微胀，大便偏溏多用归芍六君子汤加减。对于长期应用激素的患者，张志坚认为激素属助阳生热之品，久用有盛热耗津，亢阳伤阴之弊。但当激素撤减时，又常见食欲减退，身困益甚，寒意渐生，潮红潜消，脉迟细弱等象，从证析因，感热、亢阳都是壮火，壮火食气，其气必衰，肾阴灼伤于先，肾阳渐损于后。故常选用生地(30～60 g)、淫羊藿(10～30 g)为药对，增补阴阳，偏阴伤，重用生地，偏阳衰，随激素量逐渐减少，而逐渐增大淫羊藿用量，若阴伤明显则再加熟黄精，忌用附子、肉桂等大温大辛之品，耗伤精气，防止肾功能损伤。但无论重滋阴，重温阳，张志坚认为均要适可而止，以防"气增而久"反致偏颇。对于阴虚与湿热相因为患的肾病患者，张志坚认为尤应权衡阴虚与湿热的缓急，恪守先后、并行之治，辨析阴精不足的轻重，轻者可滋阴养液，重者宜用厚味填精。提出唯养阴勿碍中，清化勿劫液。另外张志坚通过诊治大量的慢性肾病患者发现，肾病阴虚易生湿，结合《素问·阴阳应象大论》所谓"精化为气""精食气"的理论，提出肾病患者"阴精不足易生湿"的学术思想，指出精气化食互根，精耗阴虚势必导致气化功能障碍，水液、津血输布失常，而水湿壅聚，又会阻遏气机，更陷阴精于匮乏。针对其肾亏精虚，生湿聚水，张志坚提出滋阴清化之大法，以知、柏、地黄为底，再加滋阴清化之黄精、北沙参、坎炁、石韦、白花蛇舌草、玉米须、猫须草等。强调治湿毋忘填精，育阴化气，俾化源得资，则水湿自然消除。

3. 调养心肾，和胃安神法 张志坚在长期的临床实践中发现良好的睡眠与饮食对慢性肾脏病的治疗有着非常重要的意义，张志坚认为，慢性肾脏病患者长期服用各种药物，加之脾肾功能虚弱，极易引起脾胃失和，或脾失健运，或胃失受纳，降逆，继而导致心气不足或心血亏虚，患者出现纳差脘胀，嗳气少食，心慌心悸，夜寐不安。张志坚常说"病家有胃气则生，无胃气则死，寝食不安，进药焉能有效，只会适得其反"。一般张志坚在治疗脾胃虚弱者时常选归芍六君子汤为基本方加减，中虚胃寒增黄芪建中，气滞胃胀合四逆散，嗳气吞酸合左金丸辛开苦降，饮食停滞加保和丸，胃不和卧不安者选半夏秫米汤。张志坚对于反复有脾胃功能异常者，多主张胃镜检查，他认为肾病患者，多服激素、雷公藤以及一些免疫抑制剂，往往会导致胃黏膜损伤而致糜烂性胃炎甚至胃十二指肠溃疡，如不重视恐生变证。对于睡眠不好的患者，张志坚主张当要安神，他认为睡眠对于肾病患者非常重要，它关系到药物的疗效，病情的稳定。人体正常的睡眠，系由心神所主，阳气由动转静时，即为入睡状态；反之，阴气由静转动时，即为清醒状态。心主火，在上，肾主水，在下。常态情况下，心火下降，肾水上升，水火既济，此以维持人体水火、阴阳平衡，睡眠才能正常。张志坚认为，慢性肾脏疾病患者，多由素因、主因和诱因导致肾阴不足，水亏于下，不能上济心阴，火炎于上，或心衰阳弱，心火不能温肾水，火不得下降，心肾无以交通，则出现心烦、不寐症状。所以张志坚指出，心肾关系密切，心肾相交的理论似包涵了大脑皮质通过下丘脑对垂体—肾上腺皮质系统、垂体—性腺系统、垂体—甲状腺系统的控制调节作用，这种作用可称为“心火下交于肾”，其反馈作用可称为“肾水上承于心”。所以张志坚认为调节好睡眠，有利于肾脏病的恢复，临床张志坚常用六味地黄汤合归脾汤加减，以调养心肾、和胃安神为基础，保证睡眠食欲。

4. *疏肝解郁，滋肾清利法*　肾小球肾炎治疗过程长，易反复，缠绵难解，时间一长，患者往往心烦焦虑，情志不畅，可致肝郁，表现为性格内向，精神萎靡，或烦躁易怒，胸胁不适等，肝郁不解，情志失调，亦可损伤脾肾而致肾病复发。张志坚从实际出发，指出肾炎的病理不独在肾，五脏六腑皆可令肾病。肾虚为本，肝郁为标，本虚标实，治疗时应虚实兼顾，滋肾之外当疏肝郁，创立疏肝解郁、滋肾通络法治疗肾小球肾炎，特别提出解郁之法重在心理疏导，晓之以理，动之以情，鼓舞其斗志，振奋其精神，患者如能移情易性，则有助于提高疗效。做到“药逍遥人亦逍遥，终必有功”。肝气郁结横伤脾胃，脾土不生金而生痰湿，痰湿阻络，肺气不行，气机升降失达导致三焦郁滞，《素问・灵兰秘典论》曰：“三焦者，决渎之官，水道出焉。”水湿弥漫三焦，在上肺不能敷布，在中脾不能运化，在下肾不能利水，失去了三焦如雾、如沤、如渎之功能，以致水气稽留肌肤，全身水肿，乏力纳呆，胁肋胀满。在主方中取“逍遥散”之意，少佐疏肝解郁之品，如柴胡、佛手片、陈皮、香附、甘草、绿萼梅等，疏肝药多能燥湿，因为风木不闭则地气升腾，湿气自消。但香燥理气之品易伤肝阴，宜佐白芍以柔养肝木。肝郁易于生火，产生口苦、内热，应加牡丹皮、栀子、夏枯草、蒲公英之属，肝性条达舒畅，升降自然有度，则郁火可解，湿热难留，有利于肾气开阖枢机的恢复。在疏肝解郁同时，张志坚强调清利水湿也至关重要，清利不仅可以祛邪，改善临床症状，更可以使正气恢复，病情易于控制。张志坚认为首先要分清湿邪侵犯的部位，或上犯肺卫，或中阻脾胃，或壅塞下焦，根据部位的不同，而选择相应的清利药物，治以宣上、畅中、渗下，使湿热之邪得以分消。常选用蜀羊泉与鱼腥草，蒲公英与白花蛇舌草，马鞭草与珍珠草，猫须草与猫爪草，肾炎草与河白草为药对灵活运用临床。

(1) 蜀羊泉、鱼腥草：蜀羊泉味苦、微寒，无毒，功能清热解毒疗疮，可用于黄疸、漆疮。鱼腥草味辛、寒，功能清热解毒，利尿消肿。《分类草药性》：“五淋，消水肿，去食积，补虚弱，消鼓胀。"张志坚认为慢性肾病的发病、病情反复，常与呼吸道感染密切相关，呼吸道感染而发者病在上焦，以风热毒邪为主因，是风热、风毒、疮毒等外邪客于咽喉，侵犯于肺，致火热炽盛，燔灼脉络。症见咽喉肿痛，或经常咽痛，或扁桃体肿大，咳嗽，咯吐黄痰，伴恶寒发热，全身酸楚不适，小便灼热，尿色鲜红，舌质红、苔黄腻或舌根黄腻。治以蜀羊泉、鱼腥草疏风清热，利咽解毒，清上治下，澄源洁流。

（2）蒲公英、白花蛇舌草：蒲公英味苦、甘、微寒，入肝、胃二经，功能清热解毒、消痈散结。《医林纂要》中指出："蒲公英，能化热毒，解食毒，消肿核，疗疔毒乳痈，皆泻火安土之功……固齿牙，去阳明热也。"《本草正义》中说："蒲公英，其性清凉，治一切疔疮、痈疡、红肿热毒诸证。"白花蛇舌草味苦、甘、寒，无毒，入胃、大肠、膀胱三经。功能清热，利湿，活血，解毒。《泉州本草》："清热散瘀，消痈解毒。"现代药理研究蛇舌草可以刺激网状内皮系统增生，增强吞噬细胞活力，促进淋巴细胞转化，从而起到抗菌、消炎的作用。张志坚认为慢性肾病过程中，可以表现出系列脾胃症状，可由肝郁所致。湿热之邪阻滞中焦，而见脘腹胀满，纳呆，不欲饮食，下肢水肿，大便溏薄不实，口苦黏腻或口干不思饮，或口臭。"盖水为至阴，故其本在肾；水化于气，故其标在肺；水唯畏土，故其制在脾。"可见，脾土在水液代谢中起到十分重要的作用，脾与胃又相为表里。因此，常用蒲公英、白花蛇舌草以改善慢性肾病病程中的脾胃症状，同时蒲公英有疏肝解郁之功能，常常可以使病情随之减轻，或者配合其他药物达到预期的疗效。

（3）马鞭草、珍珠草：马鞭草味苦、性微寒，归肝、脾、膀胱经，功能清热解毒、活血散瘀、利水消肿。《本草纲目》载："马鞭草，苦微寒，无毒，主下部疮，癥瘕，血瘕，久疟，破血杀虫……"现代药理研究含马鞭草苷、马鞭草醇、鞣质、挥发油等，具抗菌消炎作用。马鞭草活血化瘀，利尿通淋，可以增强输尿管的舒缩，有利于泌尿系统结石的排出。珍珠草味甘苦、性凉，入肺、肾二经。功能清热解毒、补肾涩精、理气消肿。《常用中草药手册》："清肝明目，渗湿利水。"现代药理研究珍珠草对金黄色葡萄球菌、痢疾杆菌、伤寒杆菌均有显著的抑制作用。张志坚认为湿邪下流则发肾病，湿与肾的关系很密切。"湿气入肾，肾主水，水流湿，各从其类，故为腰肾病。"下焦热盛，或湿热蕴结于膀胱，则见尿黄赤、浑浊，或尿灼热，或尿频、急、涩痛不利，腰痛，大便秘结，口干欲饮，舌红苔少，脉数或滑数。湿热之邪留于下焦，气化不畅，尿中隐血增多，蛋白漏出增多，正气日见虚弱。而在运用马鞭草、珍珠草清利湿热后，感染得到控制，邪去则正安，全身症状也随之减轻。

（4）猫须草、猫爪草：猫须草味甘淡、微苦、性凉，功能清热化湿，利尿通淋，排石利水，解毒消炎。其主要活性成分有迷迭香酸、熊果酸、黄酮类及肌醇等，具有抗炎、免疫调节、抗氧化、抗血小板聚集及抗血栓作用。猫爪草味甘、辛、性平，入肺、肾二经，具有解毒、化痰散结等功效。张志坚常用于湿热下注，伤及肾气，肾不固精，而见尿液混浊，泡沫增多，蛋白尿长期不清，用益气健脾固肾药物很难奏效，此时加入猫须草、猫爪草，不但可以使尿蛋白转阴，还可以防止尿蛋白转阴后再反跳，对撤减激素、降低尿蛋白亦有很好作用。

（5）胡枝子、小叶野鸡尾：胡枝子味甘，平，无毒。入心、肝二经。《福建民间草药》："润肺解热，利水通淋。"胡枝子鲜全草可治小便淋沥。《闽东本草》："筋益肾，健脾祛湿。"

小叶野鸡尾味苦、性寒，无毒，功能清热解毒利湿，但又不伤人体正气。张志坚认为湿热是慢性肾病蛋白尿的基本病邪。湿热不仅与病情活动有关，而且也是导致和加重肾功能损害，促进尿蛋白增加的重要因素，湿热的去留关系着蛋白尿治疗的成败。一定要重视湿热这一致病因素，消除湿热这一病理环节，不仅有利于蛋白尿的消失，还可以保护肾功能，有利于肾病病情稳定。“湿热所乘，不便于温补者，此当逐去湿热亦有速效。”常将胡枝子、小叶野鸡尾二药用于湿热之象不明显的慢性肾病患者，对于消除蛋白尿有很好的疗效。

(6) 肾炎草、河白草：肾炎草味微苦、性凉，功能清热解毒、消炎利尿。河白草味苦、性平，功能利水消肿、清热、活血、解毒。《本草纲目拾遗》说它“治鼓胀水肿，痞积……”《上海常用中草药》说它能“治肾炎水肿……”张志坚认为慢性肾病长期运用激素治疗，每易致损真阴、抑真阳之变，使机体阴阳失调，水火失济，阴虚阳亢，气化之机怫郁，升降出入功能紊乱，水湿无以宣行，热与湿合，形成湿热。从肾病的发病机制来看，肾小球免疫反应性炎症，亦归属于湿热。肾炎草、河白草清利而不伤阴。

疏肝、利湿往往易伤及肝肾之阴，张志坚常常说“乙癸同源，精血同源”，在治疗肾病过程中，滋肝肾不可忽略，常选女贞子、桑椹子等配伍运用。

女贞子始载于东汉《神农本草经》列为上品。《本草经疏》载：“女贞子，气味俱阴，正入肾除热补精之要品，肾得补，则五脏自安，精神自足，百病去而身肥健矣。”性味：甘，苦，平，归肝；肾经。有补益肝肾，清虚热，强腰膝，明耳目，乌须发之功效。现代研究：女贞子含齐墩果酸、甘露酸、葡萄酸、棕榈酸、硬脂酸、油酸、亚油酸等。女贞子能提高外周白细胞、增强网状内皮系统吞噬能力，有增强细胞免疫和体液免疫的作用。又有降血脂，抗动脉粥样硬化作用。对因化疗或放疗引起的白细胞减少有升高作用。能抑制动物某些移植性肿瘤的生长。有强心、利尿及保肝作用；并有止咳、缓泻、抗菌等作用。张志坚喜用女贞子主要取其养阴而不滋腻，又有清化之作用。由于肾病患者往往多用免疫抑制剂或细胞毒药物易造成肝脏损害，女贞子有保肝作用。

桑椹子性味甘，性寒。归入心、肝、肾经。具有滋阴补血，明目生津，润肠功能。配合牡丹皮即可补益肝肾，又可泄郁热。现代药理研究显示桑椹子的主要活性物质包括花色苷、白藜芦醇、多糖、蛋白质、胡萝卜素、维生素、挥发油、磷脂、矿物质等有效成分，具有调节免疫、保护神经细胞、抗氧化、抗炎、延缓衰老、保护心脑血管系统、抗癌、促进造血细胞生长等作用。桑椹子在补血药中铁的含量最高，达 5 001 μg/g。张志坚在针对肾炎肾性贫血，血虚阴伤者多重用桑椹子 30～50 g，益肾养血，生津清化。上海肾病大家徐嵩年其肾病“滋肾清利方”中也喜重用桑椹子调补肝肾，可谓大家所见略同。

5. 化瘀通络，利水祛湿法　活血化瘀是中医学的一个重要的治则治法，广泛地运用于治疗各种疾病并取得了良好的疗效，是研究最广最深的最有成果的中医治疗方法。活血化瘀在肾脏病领域里的运用也是非常广泛和深入。如山西报道的活血化瘀著名方剂益肾汤(当归、赤芍、川芎、桃仁、红花、益母草、板蓝根、金银花、白茅根、紫花地丁等)在临床应用中取得了良好的效果。肾小球肾炎，其因肺、脾、肾功能失调，三焦气化失司，导致水液代谢紊乱，宏观上水肿是肾炎的常见征象，《素问·调经论》云：“瘀血不去，其水乃成。”《血证论》指出："血与水本不相离。""病血者未尝不病水，病水者未尝不病血。""瘀血化水，亦发水肿。"那么在肾病中，血与水究竟孰先孰后呢？张志坚认为水湿、血瘀是导致肾病的共同病理产物，又是致病主因。肾病皆有水气，水湿郁滞，运行不畅的病理，由于水湿和血瘀相互影响，胶着难解，结合现代肾病的病理研究，张志坚认为血瘀、水湿也贯穿肾病的始末，"慢性肾病，非湿即瘀"。不仅久病能入络，新病也常入络成为血瘀。在运用化瘀通络、利水祛湿法为主治疗肾炎的同时，张志坚一直强调对血瘀的辨证要分清引起血瘀的因素，虚、寒、热、痰、水、风均是导致血瘀的因素，如痰湿水蓄引起的血瘀，在及早持续地选用通络祛瘀之品同时，应选用利水祛湿之品，张志坚在药物的选择上多用既能活血通络，又能利水之品，如泽兰、马鞭草、桃仁、红花、益母草、丹参等。兼风湿者多引入独活、寄生，同时张志坚也指出，血瘀的形成有虚有实，有虚者多用黄芪、白参须以助气行水行血。慢性肾炎患者的血液流变学检测结果表明，气虚血瘀证患者的全血黏度增高，主要是由于红细胞表面所带的负电荷减少，红细胞间的相互引力增大，使红细胞相聚成串所致。此研究也证实了老中医的临床经验。

以上五法为张志坚在治疗肾小球肾炎中的常用治法，虽然各个治法运用上相对独立，但在临床实际使用过程中，张志坚常常相互交叉，数法同施，数方化裁，糅和成方。在选药上趋于轻灵，用药平淡，强调以平为期，强调治病于治证的关系，强调局部与整体的关系，强调主因于素因、诱因的关系。既要治病，也要治证；既要注意局部，又要重视整体；既要注意主因，更要重视素因、诱因。组方用药，既要辨证又要辨病，切不可"有方无药"，更不能"有药无方"，应做到"有方有药"，才能做到遣方用药，左右逢源，洞中肯綮，方能体现中医中药特色，提高中医中药疗效，才能为中医注入新的活力。

三、病案举例

案1 阴虚阳亢(膜性肾病)

陈某，女性，36岁。

初诊(2010年3月12日)

主诉：发现"膜性肾病"3周。

患者因全身水肿，蛋白尿入院。入院后做肾活检，病理诊断为"膜性肾病"，给予泼尼松50 mg/d口服，3周后尿蛋白转阴，水肿消退，但出现面部潮红，口干，食量大增，夜寐不安，精神亢奋，脉细数，舌红苔薄，属阴虚阳亢之证。治宜协调阴阳，偏重补阴。处方：

生地50 g，淫羊藿10 g，生黄芪10 g，知母10 g，黄柏10 g，牡丹皮10 g，生白芍10 g，鬼箭羽30 g，茯苓15 g，连翘15 g，黄精15 g，佛手10 g，炙甘草3 g。

7剂。水煎服，每日1剂。

二诊(2010年3月20日)

服7剂后，面部潮红渐退，精神亢奋趋平。

原方减生地 30 g，续进 14 剂。

嘱服药 4 周后开始每周递减泼尼松 10 mg，复查尿蛋白阴性后改为每周递减 5 mg 维持。

三诊(2010 年 3 月 29 日)

药后口干，面部潮红，夜寐不安，精神亢奋均缓解，逐渐出现腰酸、肢冷、食欲下降，上方调整剂量，以平补阴阳为主。处方：

生地 10 g，淫羊藿 15 g，生黄芪 20 g，茯苓 10 g，生白术 10 g，防风 10 g，怀山药 15 g，连翘 15 g，鬼箭羽 30 g，石韦 30 g，炙鸡内金 6 g，佛手 10 g。

此方出入，再调治 2 个月，临床症状消失，水肿完全消退，多次复查尿常规正常，随访 2 年未复发。

【按】 本案系慢性肾炎在使用大剂量激素后导致热耗阴伤，肾阴亏损，阳亢于上，故滋阴清热为先，重用生地滋阴泄热，配常规剂量的黄芪、淫羊藿调补脾肾，以防气随热泄，达到平衡阴阳之作用。同时重用鬼箭羽协助激素撤减，此药属卫矛科植物，张志坚发现此药具有雷公藤的作用，而无雷公藤的副作用，用它常可缩短疗程。随着患者激素用量的逐渐减少，加之滋阴清热药的应用，患者阳亢之证逐渐退去，开始减少生地用量，增加淫羊藿、黄芪、山药剂量助阳健脾，燮理阴阳。针对此类阴虚阳亢患者，张志坚常常不同于其他医家使用肉桂引火归元，他认为肉桂、附子之类大辛大热，易耗伤精气难于掌控而恐伤肾气。

案 2　心肾两虚，脾胃不和(慢性肾炎)

王某，女，42 岁。

初诊(2008 年 5 月 5 日)

主诉：发现“慢性肾炎”5 年。

有慢性肾炎病史 5 年，发病初期曾服用泼尼松治疗 1 年，24 h 尿蛋白始终波动在 1～2 g，后又加用雷公藤多苷片 20 mg/次，每日 3 次，服用 2 年。尿蛋白始终未转阴，同时也间断服用各种中药和中成药。偶有轻度眼睑和足踝处水肿。就诊时症见晨起眼睑轻肿，腰酸乏力，纳差嗳气，心慌心悸，头昏健忘，眠少易醒，舌质偏红，边有齿痕，苔薄白微腻，脉细软。尿检：尿蛋白(++)，红细胞(++)，24 h 尿蛋白定量 1.67 g，血白细胞 3.5×10^9/L，肝肾功能正常。证属心肾两虚，脾胃失和。治拟调补心肾，健脾和胃，化湿通络。方选归脾汤合六味地黄加减。处方：

太子参 10 g，生黄芪 10 g，生白术 10 g，当归 10 g，生地 10 g，牡丹皮 10 g，泽泻 10 g，山药 10 g，山茱萸 10 g，茯苓、茯神各 20 g，制远志 10 g，酸枣仁 50 g，炒黄芩 10 g，胡枝子 30 g，石韦 30 g，陈皮 10 g。

7 剂。水煎服，每日 1 剂。

二诊(2008 年 5 月 13 日)

服上药后，心慌心悸减轻，眼睑足踝水肿消失，但胃纳未复，仍感乏力。

上方去生地、牡丹皮、茯神，加焦山楂 10 g、木灵芝 10 g。再进 14 剂。

三诊(2008 年 5 月 28 日)

复查尿蛋白(+)，血白细胞 4.1×10^9/L，纳食转香，每晚睡眠 6～7 h，心慌心悸消失，唯感腰酸，动则乏力，舌淡红苔薄，脉细弱。效不更法，原方化裁。处方：

太子参 10 g，生黄芪 20 g，生白术 10 g，当归 10 g，熟地 10 g，牡丹皮 10 g，泽泻 10 g，山药 15 g，山茱萸 10 g，茯苓 20 g，制远志 10 g，炒黄芩 10 g，胡枝子 30 g，石韦 30 g，陈皮10 g，桑寄生 30 g。

再续 14 剂。

服上药后，诸症皆退，患者精神、睡眠、食欲均恢复正常，24 h 尿蛋白定量维持在 0.5～1 g，按原方药义再续 10 剂以固疗效。

【按】 患者慢性肾炎日久，肾水亏虚，不能济火，加之长期服药，导致脾胃受损，而见心肾两虚，脾胃失和之证。张志坚常说"上下交病治其中"，故选归脾汤健脾胃，安心神，合六味地黄滋肾阴以降心火。方中黄芩、胡枝子、石韦清利消蛋白，酸枣仁镇静安眠，张志坚根据《名医别录》记载酸枣仁有"补中，益肝肾，坚筋骨，助阴气，能令人肥健"的功能，认为酸枣仁不仅是治疗失眠的要药，还具有滋补强壮作用，久服能养心健脑，安五脏，强精神。对于夜寐不安者张志坚常用酸枣仁。二诊加山楂、木灵芝既和胃安神，又有升白细胞作用一箭双雕。在寐纳转安之后，三诊加重补气生血滋肾之品的用量，以冀治病求本，方能中鹄，本案融汇了张志坚标本合治，有的放矢，一药多用精神。

案 3 肾虚肝郁(IgA 肾病)

万某，男，41 岁。

初诊(2011 年 2 月 13 日)

主诉：发现镜下血尿 3 月余。

因镜下血尿明显，经反复治疗 3 月余，效果不理想，肾活检诊断"IgA 肾病"。既往有"高血压病、脑梗死"病史。现诊：腰酸乏力，傍晚加重，夜寐汗出，纳食一般，两胁易胀，烦躁易怒，口干少饮，小便短赤，舌暗红偏瘦，苔根黄腻，脉细弦数。尿常规：蛋白(+)，隐血(+++)，红细胞 128/μL，红细胞 20 个/HP，血压 140/90 mmHg。证属肝郁化火，气阴两伤，湿热下注，灼伤肾络。治以疏肝清化，滋肾利湿，凉血止血。处方：

生地 15 g，生黄芪 15 g，牡丹皮 10 g，黄芩 10 g，柴胡 10 g，广郁金 10 g，荆芥 10 g，炒槐花 10 g，白花蛇舌草 30 g，白毛夏枯草 15 g，桑椹子 30 g，桑寄生 15 g，石韦 30 g，金银花 20 g，失笑散 15 g(包煎)，碧玉散 15 g(包煎)。

14 剂。水煎服。

二诊(2011 年 2 月 28 日)

尿检蛋白转阴，尿红细胞 10 个/HP。自觉腰酸乏力减轻，口干易怒减轻，尿液转清，汗出减少，根苔黄腻化薄。此属肝气渐疏，气阴来复，湿热渐化之兆。仍用前方化裁。

其间出现心前区隐痛，加参三七粉；咽红肿痛，加金银花、玄参、射干；咳嗽咽痒，加僵蚕、生紫菀；皮肤湿疹，加白鲜皮、地肤子。

调治3月余，多次尿检蛋白(一)，隐血(+)，红细胞1～3个/HP。腰酸乏力症状消失。

【按】 本病属中医“尿血”范畴。张志坚指出，唐容川在《血证论》中创立的治出血四大要旨，“止血”“消瘀”“宁络”“补虚”理论，迄今仍有效地指导着临床。患者有高血压、肾病、脑梗死等病史，素体肾液不足，精微下泄，正气虚弱可知，加之病久缠绵不解，出现肝气郁滞从火而化之势，湿热互结灼伤肾络所致。《本草疏注》谓生地“乃补肾之要药，养阴血之上品”，故方用生地合桑寄生、桑椹子滋补肝肾之阴，滋阴而不助湿，加黄芪益气以固本，张志坚在选用补气药治疗肾病时多选黄芪，他认为黄芪之补气作用与人参不同，黄芪走表，利水、托毒、扶中，非常适合肾脏病气虚的治疗，现代药理研究也证实黄芪有调节免疫功能，提高血清白蛋白，消除蛋白尿的作用。柴胡疏肝解郁，配郁金可入血分清郁火凉血止血。对于柴胡的运用张志坚颇有体会，他认为古人所说“柴胡劫肝阴”之观点值得商榷，他的体会是柴胡是一个“和”药，能升、能降，味苦、性微寒而质轻，为足少阳、足厥阴两经的引经药，解郁又可清热，用于阴气不舒、阳气不达最为适当。湿热内蕴，化湿利湿为要，以黄芩、石韦清热化湿，利湿行水，白花蛇舌草、白毛夏枯草、碧玉散解毒消肿、清利下焦湿热；尿血不止，必须止血，乃合荆芥、槐花、金银花、牡丹皮凉血止血，荆芥擅清血分伏热，金银花能“清络中风火湿热”(《重庆堂随笔》)；配郁金、失笑散活血散瘀，行气止血。本案汇凉血止血，调气散瘀，清利湿热，扶正补虚诸法于一方，历时3月余而收功。

案4 肾虚水停瘀血阻络(膜性肾病)

邹某，女，65岁。

初诊(2007年11月1日)

主诉：腰痛，伴双下肢水肿半年余。

患者2007年3月出现腰痛、双下肢水肿，于我科门诊查24 h尿蛋白定量为1.1～4.8 g，予雷公藤多苷片30 mg每日3次及厄贝沙坦150 mg每日1次治疗8周，疗效不显。2007年8月17日赴南京军区总医院肾脏病研究所行肾活检示“肾小球膜性肾病”。2007年10月查24 h尿蛋白定量为4.6～6.5 g，予泼尼松50 mg每日1次，雷公藤多苷片30 mg每日3次，厄贝沙坦150 mg每日1次治疗8周后，蛋白尿常规(+++)，24 h尿蛋白定量3.2 g。有高血压史8年，左侧面神经瘫痪史10年，腰椎间盘突出症、颈椎病史8年。诊时症见：双下肢水肿，午后为重，按之凹陷，尿中有沫，腰酸，肢倦乏力，面色少泽偏暗，左面有蚁行感，纳食可，脉细涩，舌暗红苔白腻。尿检：尿蛋白(+++)，红细胞计数24～36个/HP，24 h尿蛋白定量3.4 g。证属：脾肾亏虚，湿瘀内阻。治法：健脾益肾，化瘀行水。处方：

党参15 g，白术15 g，猪苓、茯苓各30 g，生地15 g，炒牡丹皮10 g，丹参15 g，炒山药30 g，山茱萸10 g，生黄芪30 g，石韦30 g，河白草30 g，泽泻10 g，制莪术10 g，炒白芥子10 g。

14剂。水煎服，每日1剂。

二诊(2007年11月15日)

水肿较前减轻，肢倦乏力略缓解。复查尿蛋白(++)。

原方加白参须 20 g、益母草 30 g。再续 14 剂。

三诊(2007 年 11 月 29 日)

尿量增加，水肿消失，面色有泽，尿泡沫减少，略感口干，大便偏干，效不更法。

上方加生地 30 g、桑寄生 30 g 继服，配合自制制剂“保元排毒丸”每次 3 g，每日 3 次。

守原方进出 3 个月，激素逐渐减量至 10 mg 隔日维持，尿蛋白波动在 0～(+)，24 h 尿蛋白定量 0.2～0.6 g，诸症基本缓解。

【按】 本案明确诊断为膜性肾病，单纯西医治疗疗效不明显，进而转为中医治疗。患者年老脾肾两虚，水肿迁延日久，壅塞气机，气行不畅；或久而气伤无力推血，血行缓慢，久而瘀滞，而致瘀水互结，血瘀络阻。脾肾亏虚为本，湿瘀交阻为标，故以四君子合六味地黄健脾补肾；又取猪苓汤之意，以生地易阿胶，配莪术、白芥子，滋肾活血，利水消肿，除湿散结；石韦、河白草、益母草清利活血。三诊后出现口干，便干阴伤之象故增加生地用量，配桑寄生、保元排毒丸气阴双补，化湿通络，降浊排毒。全方合用，共奏益气活血、健脾益肾、行气利水之功。

以上 4 个病案分别代表张志坚在治疗肾炎中常用 4 种方法的典型医案，但在实际的临床治疗过程中，肾小球肾炎患者所表现的证型往往是各种证型的相互交错，常常表现为你中有我，我中有你。张志坚在临床中常常告诫我们：“病无定形、证无定式、方无定药、药无定量。”诊病遣方用药，既不可被成说所囿，又不可不敢越雷池一步，需结合临床，深入体察，辨证与辨病相结合，古方经方与专方专药相结合，传统理论与现代研究相结合，要求“法随证立，药由法选”，做到“医必有方，医不执方”，在选方、加减、穿合、变通以及创制效方等方面游刃有余。

（陈岱）

第三节 慢性肾功能不全

一、中医病名、病因病机

慢性肾功能不全属于中医“癃闭”“关格”“水肿”“虚劳”“呕吐”等范畴，是一种虚实夹杂的病证。是由各种慢性原发、继发性肾脏疾病，尤其是慢性肾炎久治不愈导致肾单位严重损伤，肾脏排泄分泌、调节功能失常，使人体出现水电解质、酸碱平衡等方面紊乱的临床综合征。尿毒症是慢性肾功能衰竭的终末期，除了水电解质紊乱和酸碱平衡失调外，由于代谢废物在体内大量潴留，可出现人体各系统广泛中毒的症状，如消化系统、心血管、神经、血液系统均可出现中毒的症状。随着糖尿病、高血压等代谢性疾病发病率增加、药物的滥用、环境的污染等多种原因导致其发病率呈逐年持续上升趋势，对人类健康构成严重威胁，目前已经成为全球性的公共卫生事件。因此积极探讨慢性肾功能不全综合防治策略，加强慢性肾功能不全机制的研究，提高对慢性肾功能不全危险因素的认识，及时关注慢性肾功能衰竭全身多系统病变，提高患者的生存质量，降低患者就医成本，延缓肾功能衰竭的进程,是临床面临的重要问题。中医防治慢性肾功能不全的主导思路,是根据整体观念、脏腑相关学说、治未病理论,注意发掘整体代偿潜能。针对肾功能不全病理进程的不可逆性,把保护残余肾单位,提高患者生存质量作为临床治疗的基本目标。

慢性肾功能不全(慢性肾衰)多由素体肾虚,外感风邪湿热,内伤情志,饮食劳倦,酒色无度,误进药毒等因素,致脾肾虚损,脾虚则运化无权,肾虚则开阖失司,日久气损及阳,阳损及阴,最终导致肾气衰惫,分清泌浊失司,浊毒内停壅滞,瘀血阻滞而发诸症。慢性肾衰的病程冗长,病机错综复杂,既有正气耗伤,又有实邪蕴阻。但其内因主要为肺、脾、肾三脏功能失调,三焦气化失司,而尤以脾肾亏虚最为常见。《内经》曰:“诸湿肿满,皆属于脾。”同时,膀胱气化无权,均可导致水液代谢障碍,水湿停聚。另水湿蕴蓄不化,日久化热,湿热相合,而成湿热证;而肾为先天之本,主藏精,内寓真阴真阳,阳虚则分清泌浊功能减退,导致湿浊留滞,湿浊内蕴,日久化生湿毒,浊毒入血,血络瘀阻。《金匮要略》云:“血不利则为水。”《血证论》曰:“瘀血化水,亦发水肿。”最终必将正气虚衰,湿浊瘀血壅滞肾络,肾失气化,湿浊尿毒内留,而引发此病。张志坚指出,本病还涉及五脏六腑多个脏器,病机变化复杂,整个病变过程中以正虚为纲,邪实为目,为本虚标实之重症。且主要是肾阴衰微,脾阴亏损;肾阴耗竭,肝阳上亢,真阳不足,真阴耗竭,并可阳损及阴,累及心、肝等脏;另水毒瘀浊为贯穿始终的病邪,其中血瘀更应注意,因虚可致瘀,因瘀而正愈虚;另因实亦可致瘀,而虚实相兼,则邪更恋,则水毒湿热,瘀浊之邪则会愈加猖狂肆虐。本病临床表现极其多样,既可出现病情相对较轻较缓的症状,表现为面色萎黄、神疲乏力、心悸气短、腰膝酸软、头晕耳鸣、畏寒或五心烦热等正虚表现;又可出现病情相对较急较重的症状,表现为水肿,恶心呕吐,口有尿味,小便不通或二便俱不通,胸闷憋喘,动则尤甚,不能平卧,手足抽搐等邪实表现。既可出现口淡不渴、手足不温或畏寒肢冷、腰膝冷痛、夜尿清长等寒证表现,又可出现咽干口燥、手足心热、大便干结等热证表现。既可出现肾脏[肾阴虚、肾阳虚、气(阳)阴两虚等]的病理表现,又可因肾分清泌浊功能失职,而导致水气凌心射肺,痰热壅肺扰心,甚则热陷心包,湿浊上干脾胃,土败木贼,肝风内动等,出现心、肺、脾胃、肝等脏腑的病理表现。可以看出,慢性肾功能不全病机多样性表现在正虚邪实、寒热错杂和病位广泛等诸方面,病机特点“错综复杂”。以标本关系来分析慢性肾功能不全病因病机:就正邪双方而言,正虚是本,邪实是标;就病因而言,主因是本,诱因是标;就病位而言,原发脏腑是本,继发脏腑是标等。其中,正虚和邪实是慢性肾衰病机的两个关键环节。正虚有气、血、阴、阳虚损之异。患者虚损因人而异,且病机尚处在动态演变之中。邪实有外邪、水停、湿浊、瘀血、风动、痰蕴等诸种,其发生机制与正虚又有密切关系,多为因虚致实。如慢性肾功能不全患者肾气虚惫,卫气必虚,易致外邪侵袭;若肾虚气化无权,二便失司,则致浊邪滞留,水湿泛滥,且湿浊可有热化、寒化之转机;慢性肾功能不全后期患者多面唇发黯,舌暗或有瘀斑,即有瘀血的指征,此乃气虚帅血无权及久病入络所致。因为脏腑病理状况因正邪关系不同而有虚实之异,正虚邪实及其比例不同则可导致病性寒热、症状缓急之异。因此,在这些关系中,正与邪的关系处于核心地位,基本可以统领其余关系本病。总之,脾肾两虚,湿毒内蕴,瘀血阻络为慢性肾衰的病机之要。此亦决定了慢性肾衰必病势缠绵，反复难速愈之特点。

张志坚对肾衰的认识引入了“风”的概念，认为湿浊、邪毒、瘀血等是致病的主因，肺肾两虚、脾肾不足、浊瘀内蕴、气机升降失调是致病的素因，风邪为致病的诱因，导致气血津液生化、流通、降泄的紊乱，最终成为威胁生命的因素。临床多见因外感风邪、外毒致病情加重，进而提出祛风清利、健脾化湿、益肾通络、保肾排毒的肾衰治疗思想，治法上灵活运用益气扶正、祛风通络、活血祛瘀、清热解毒、培补气阴与泄降浊邪等大法，形成了辨证辨病、固定成药、外敷灌肠、穴位注射一体化的中医特色治疗肾病的方法。

二、常用治法

1. 匡扶正气，重补脾肾　张志坚认为，慢性肾功能不全虽临床表现各异，病机错综复杂，但终究与肺、脾、肾功能失调，三焦气化失司有关，而脾肾不足为病机关键，且脾肾两虚论贯穿于病的始终。慢性肾功能不全患者肾气衰惫，而致气化无权，二便失司，遂致湿浊内停，上干脾胃，而影响脾胃之运化功能，故患者会常以恶心呕吐等消化系统功能紊乱症状为首发症状或突出表现。临床上，在肾功能不全代偿期或失代偿期，多无明显的湿浊瘀血留滞证候，而出现倦怠无力，气短懒言，腰膝酸软，头晕，食少纳差等症状为脾肾两虚证。另肾为先天之本，脾为后天之本，脾肾又相互滋生。古人云“肾如薪火，脾为鼎釜”，脾之运化赖肾中之阳气温煦蒸腾，使精微得以输布，五脏得养；而肾之精气必赖脾之运化、水谷之养，否则必致肾精亏损，生化失充。古人有“补脾不如补肾”，张志坚认为脾肾互补关联，在临证中，又明晰脾肾亏虚，湿浊不化，邪壅三焦，会更进一步致脾胃升清泌浊及肾之开阖功能失职，致使湿浊不得外泄，且日久化生浊毒、热瘀，因此临床上峻补脾肾反会“闭门留寇”，以助邪浊，须选用轻补之药，常选用太子参、白术、茯苓、山药等益气健脾，佐佛手、砂仁、木香、陈皮、枳壳以行气助化；选用生地、淫羊藿、肉苁蓉、枸杞子、牛膝等补肾之药阴阳并补，振奋先、后天之气，另酌加泽泻、牡丹皮、茯苓、陈皮等药物避其滋腻之性，无留邪之弊。

2. 化湿解毒，重祛邪气　清代喻昌(嘉言)在《医门法律》中云：“胃气不存，中枢不运，下关上格，岂待言哉。”说明中焦之重要作用，脾气旺则水液得输，加肺之肃降，而下达于肾，在肾之蒸腾、膀胱气化作用下，得以排除。若脾肾亏衰，致湿浊内停，湿浊郁久成毒，终成湿毒，另脾肾受损，二便失司，三焦气化障碍，分清泌浊功能减退，秽浊不得外泄，溺污排之不畅，留于体内，日久酿成浊毒、溺毒。且邪实内蕴，更损脾肾，故病情更进一步加重。特别是在慢性肾功能不全衰竭期及尿毒症期，浊毒中阻脾胃，升降失司，而见厌食、恶心，呕吐，胃脘胀满，口中嗳腐，大便不畅等症状，祛此湿浊毒邪，旨在调畅中州，通畅腑气，故湿浊毒邪得从二便泄出，以扭转或延缓病情。治疗上，张志坚非常重视化解湿热浊毒。善用芳香化湿之藿香、紫苏、白豆蔻、草果仁、佩兰、苍术、半夏等以化浊除湿散满，降逆止呕。湿热是导致慢性肾功能不全最基本的实邪因素之一。因慢性肾功能不全无论哪种类型和哪个阶段，多有尿液的异常。《素问·至真要大论》谓：“水液常浊，皆属于热。”尿液混浊已是湿热为病的显著标志。慢性肾功能不全过程中，患者始终存在着微炎症反应，微炎症状态的存在，使慢性肾功能衰竭患者并发症出现较早，微炎症状态是肾功能恶化的重要因素。这里所指的炎症是一种轻微的慢性炎症状态，临床上往往没有明显症状。因此，抗炎治疗应贯穿于治疗中，张志坚用苦寒泄热解毒，清化湿浊，常用药物有白花蛇舌草、六月雪、土茯苓、大黄、黄连、黄芩、黄柏、知母等。张志坚注意到现代医学研究已表明，其中通腑泄浊法可以再利用灌肠法，直接使中药药物刺激肠黏膜，使肠道充血，增加毛细管的通透性，使肠黏膜有很好的弥散透析作用，既可将药物中的有效成分迅速吸入体内，又可将体内非蛋白氮等毒素吸附而随大便排出体外，达到了促进体内氮质代谢产物随肠道分泌液排出体外。张志坚喜用"肠泰"及"肠泰清"灌洗液或保留灌肠或结肠途径治疗。其中"肠泰"成分：生牡蛎、生大黄、生地榆、熟附子、桂枝、六月雪、炒槐花等。功效：温肾通络，泄浊排毒。主治：慢性肾功能衰竭（脾肾阳虚、湿浊内蕴证）。"肠泰清"成分：生牡蛎、生大黄、生地榆、六月雪、炒槐花、黄精、半枝莲等。功效：益肾通络，泄浊排毒。主治：慢性肾功能衰竭（气阴两虚，湿浊内蕴证）。现代药理研究，大黄中含大黄蒽酮葡萄糖苷，可以通过抑制肾小球和膜细胞 DNA 和蛋白质合成而引起系膜细胞中生长抑制，减缓残存肾小球的硬化。有利尿作用，促进代谢产物的排出，而大量的解毒与其可降低血内中分子含氮化合物作用有关。同时，用制大黄不用生的，张志坚认为防攻下太过而伤及正气。六月雪、槐花可清解热毒，生龙骨、生牡蛎可收涩精微；须注意的是，通腑泄浊亦须辨体、辨证、辨毒而施治，中病即止，切勿致伤伐太过。

3. *化瘀通络，灵活运用*　慢性肾功能不全可由多种疾病迁延日久发展而来，张志坚认为中医学有"久病多瘀""久病入络"的观点，另叶天士云"初则气结在经，久则血伤入络"。《医林改错》"久病入络为血瘀"，更是强调了慢性疾病的血瘀病机。尤其是由糖尿病发展而来的慢性肾衰患者，多数在肾衰竭前就存在广泛的血管病变，并呈高凝状态。而慢性肾功能不全中后期的患者正符合此。其病程日久，缠绵难愈，久病必入络而致瘀。而体健气血互化，气又可行血。慢性肾功能不全衰竭期及尿毒症期时，随着病久，则腑脏之气虚衰，运血无力，血行不畅而为瘀，其阻塞脉络，致病情加重。张志坚指出，凡临证见面色黧黑，唇紫，舌质紫暗，舌边有瘀斑，肌肤甲错，月经不调者均要考虑为有血证。常用当归、桃仁、红花、三七、丹参、葛根、泽兰、川芎等。化瘀还有利于难治性水肿的消除。因水与血生理上皆属阴，相互倚行，互宅互生。病理状态下，水病可致血瘀，瘀血可致水肿。水肿日久，水湿停积，一则久病入络，气机不利，血流不畅，成为瘀血。二则脏腑阳气受损，血失温运而水液滞留。对于此类水肿，单纯采用发汗、利水、行气、温阳之法，往往水肿难除，如化瘀得当，则水肿自消。现代药理研究表明，活血化瘀药物多具有降低血脂，改善血黏度的作用，并可减轻肾小球硬化，从而减缓肾衰竭的进展。另可改善肾实质血液流变学改变，从而改善慢性肾功能衰竭患者的血液高凝状态，从而改善或延缓病情的进展。在临床上，张志坚注意结合实际，分清血瘀因实因虚所致，辨证施药。常用的治法还有：益气活血，行气活血，温阳活血，养阴活血，解毒活血等。

4. *补虚泄浊，顾护气阴*　慢性肾功能不全之机体是正虚与邪实持续相互抗争，而护得一分气阴，即可延长患者的生命，降浊泄邪得力，从而可减轻患者痛苦。培补气阴是针对正虚，气阴不足而立，泄降浊邪则根据邪实内壅不泄所制定，两者缺一不可。因为气阴不足，则清气不生，气虚而闭则浊阴不降，浊邪不降又可使清气不升，两者互为因果，在用药上，张志坚常用人参、黄精、黄芪、大黄、六月雪为主方，大补气阴，滋养脾肾心肺，旨在扶正以升清，辅化瘀降浊之品，以祛瘀泄浊，推陈致新，方中补中有清，升中有降，共奏培补气阴，升清降浊之效。

5. *护养胃气，贯穿始终*　张志坚认为慢性肾功能不全任何阶段，都需以调理脾胃为重心。这是因为：其一，慢性肾功能不全急性加重期，肾病及脾，湿浊内停，上干脾胃，患者常以消化系功能紊乱为突出表现。虽然此时肾之气阴俱耗，但一方面，急性加重期患者脾胃多弱，虚不受补。欲补肾虚，益气之品易壅塞气机，养阴之药则滋腻碍胃。若蛮用补品则使脾胃更为呆钝。另一方面，急性加重期湿浊中阻，呕恶频作，徒进温补滋腻之属，不仅难以受纳，且增湿助热，使病情加重。其二，对于脾胃濒临衰败的患者，其谷药难进，若不迅即调养脾胃，则预后不佳。此时如能顾护胃气，使患者渐进水谷，不仅可以后天补先天，而且脾胃健也能够充分地发挥补益药的作用，于肾脏有所裨益。脾胃气虚，寒湿中阻证：症见神疲乏力，恶心呕吐，食欲不振，口中有尿味，不渴，便溏，手足不温，舌淡胖而润，苔白腻，脉浮大无力或沉迟无力等。治当健脾益气以调理脾胃。主要选用的基本方药为香砂六君子汤。

6. *肝郁气滞，疏肝解郁*　肾病时间一长，患者往往心烦焦虑，情志不畅可致肝郁。表现为性格内向，精神萎靡，或烦躁易怒，胸胁不适等，肝郁无解，常使病情加重。肾虚为本，肝郁为标，本虚标实，治疗时应虚实兼顾。益肾之外当疏肝郁，而解郁的方法，以心理疏导为最好，晓之以理，动之以情，鼓舞其斗志，振奋其精神，患者如能移情易性，有助于提高疗效。

7. *益肾固本，化瘀排毒*　张志坚根据以上治法理念，通过临床反复验证和筛选，逐渐固定成方。保元排毒丸，其药物组成大黄、黄芪、黄精、冬虫夏草、六月雪、接骨木、丹参等。功效：益肾固本、化瘀排毒。主治：慢性肾功能不全。且该方已成为我院应用广泛的自制制剂，除了应用于慢性肾功能不全外，在治疗糖尿病肾病、化疗药物的肾损害等方面都取得了良好的疗效。方中黄芪益气利水，冬虫夏草等培肾元，大黄、六月雪等化浊毒，丹参活血化瘀通络。

因慢性肾功能不全患者表现多种多样，需根据患者临床表现、肾功能肌酐水平将慢性肾功能不全分不同阶段，抓住主要矛盾，针对不同阶段，由保元排毒丸作为基本方临床加减以治疗，以起到精炼药物，避免大方，标本兼顾的目的。临床可分虚损平稳期、急性发作期、急性加重期。分期诊治抓住了慢性肾功能不全的不同阶段的主要矛盾，并且在临床操作过程中也简便易行，易于掌握，有所侧重。在虚损平稳期，以补肾健脾为主治其本，在急性发作期补肾健脾，利湿泄浊排毒标本兼治，而在危重期以利湿泄浊排毒为主，以先治其病，后徐图其本。各期均在保元排毒丸基础上合用他方。

虚损期患者临床表现以一派虚损症状为主，此时患者尿素氮、血肌酐轻度升高，血肌酐大多在 300 μmol/L 以下。如面色萎黄或㿠白或晦滞，神疲乏力，心悸气短，头晕目眩耳鸣，畏寒或五心烦热，腰膝酸软，自汗或盗汗，口干舌燥，或轻度恶心，纳食不香，舌淡边有齿痕，苔腻或舌干少苔，脉浮大无力或细数。其病机特点以正气虚衰为主，即使有邪实的一面，也是处于从属地位。它反映了不同个体正虚证候的规律，或为脾肾气（阳）虚，或为肝肾阴（血）虚，或为脾肾气阴两虚，或为肾阴阳两虚。具体属于何种证候，需进一步辨证病机。以脾肾气虚为主，治疗以补肾健脾为主，兼以利湿泄浊，治疗以保元排毒丸成方，脾肺气虚证：症见神疲乏力，自汗易感冒，语音低微，纳呆便溏，口淡不渴，舌淡胖边有齿痕，苔薄白而润，脉沉弱。治当补益脾肺之气。主要选用的基本方药有：香砂六君子汤。常自汗者，加生龙骨、五味子、瘪桃干。易感冒者，加黄芪、防风、白术。脾肾阳虚证：症见面色㿠白，手足不温或畏寒肢冷，肢体水肿，纳呆便溏，口淡不渴，腰膝冷痛，夜尿多而色清，舌淡胖边有齿痕，苔薄白而水滑，脉沉弱或沉迟无力。治当温补脾肾。主要选用的基本方药有：保元汤。肝肾阴虚证：症见头晕耳鸣，烦躁易怒，目睛干涩，手足心热，咽干口燥，腰膝酸软，便干溲黄，舌淡或偏红，苔少而干或薄黄，脉弦细数。治当滋养肝肾，平肝潜阳。主要选用的基本方药有：杞菊地黄汤、归芍地黄汤。手足拘挛甚或抽搐者，加生龙骨、生牡蛎、白芍、甘草（取芍药甘草汤之义）。气阴两虚证：症见神疲乏力，心悸气短，眩晕耳鸣，腰膝酸软而痛，自汗或盗汗，手足不温或手足心热，咽干，大便溏薄或干结，舌淡边有齿痕，苔腻或苔少而干，脉浮大无力或沉细数而无力等。治当益气养阴。主要选用的基本方药为参芪地黄汤。

急性发作期患者往往因外感而加重病情，表现出咳嗽、咽喉不适、疼痛、恶寒发热等表证，又兼有腰膝酸软，神疲乏力，面色萎黄，面肢水肿，心慌气急，恶心呕吐，唇舌爪甲色淡，头昏目花，肌肤枯糙，小便量少，大便干结，舌淡脉细弱，此时患者血肌酐可在原有基础上急剧上升，病机以虚实夹杂为主，治疗以补泻兼施，祛风散邪与利湿泄浊排毒并重。偏风热者：咽痛发热，咳嗽咯痰色黄者保元排毒丸加银翘散等。咳嗽咯痰明显，加用生紫菀、浙贝母、鱼腥草、桔梗。上焦风热较甚，身热无汗，加用柴胡、黄芩。另加用化痰理气之品，如香橼、苏梗、竹茹等。偏风寒者宜保元排毒丸加荆防败毒散辛温宣散，选用荆芥、防风、紫苏，咳喘较甚者加用麻黄、蝉蜕。

急性加重期病势急骤多变，临床表现如面色萎黄或晦暗，口有尿味，恶心呕吐，纳呆食减，小便不通或二便俱不通；肢体无力，精神萎靡，或伴心悸怔忡，胸憋气喘，动则尤甚，眠不实善惊，甚或神昏惊厥不省人事；舌淡苔腻，脉浮大无力或弦大至极等。此时患者血肌酐多在 700 μmol/L 以上。其病机特点以邪实为主，这里的邪实并非单纯的邪气实，而是因虚致实，虚实错杂。在诸种实邪之中，湿浊内停是为重心。虽然这一期正虚仍然存在，但由于标实势急，故正虚下降为从属地位。病机以湿浊毒瘀壅盛为主，急则治标，治疗以利水泄浊解毒为主，湿浊为重者，水肿明显，气急胸闷，不能平卧，恶心呕吐，纳呆，保元排毒丸加用真武汤、五苓散、葶苈大枣泻肺汤，常加用车前子、老苏梗、姜竹茹、半夏。用药以半夏、陈皮、黄连、大黄、六月雪等化湿泄浊排毒，兼以当归、丹参、桃仁、红花、赤芍等活血化瘀。但由于诸种实邪之中，湿浊内停是为重心。不应将补虚扶正放在首位，而要权衡标本缓急，注意护养胃气，以调理脾胃为重心。这是因为：其一，进展期，肾病及脾，湿浊内停，上干脾胃，患者常以消化系功能紊乱为突出表现。虽然此时肾之气阴俱耗，但一方面，急性加重期患者脾胃多弱，虚不受补。欲补肾虚，益气之品易奎塞气机，养阴之药则滋腻碍胃。若蛮用补品则使脾胃更为呆钝。另一方面，危重期湿浊中阻，呕恶频作，徒进温补滋腻之属，不仅难以受纳，且增湿助热，使病情加重。其二，对于脾胃濒临衰败的患者，其谷药难进，若不迅即调养脾胃，则预后不佳。此时如能顾护胃气，使患者渐进水谷，不仅可以后天补先天，而且脾胃健也能够充分地发挥补益药的作用，于肾脏有所裨益。脾胃气虚，寒湿中阻证：症见神疲乏力，恶心呕吐，食欲不振，口中有尿味，不渴，便溏，手足不温，舌淡胖而润，苔白腻，脉浮大无力或沉迟无力等。治当健脾益气以调理脾胃。主要选用保元排毒丸加香砂六君子汤。湿热中阻证：症见神疲乏力，恶心呕吐，食欲不振，口中尿味重，口苦口渴或口黏，大便秘结或黏腻不爽，舌淡或红，苔黄腻，脉滑数。治当清化湿热以调理脾胃。保元排毒丸加黄连温胆汤，胸闷者，加全瓜蒌。此时药宜浓煎，频频呷服。临床上许多急性加重期患者，经调治脾胃后，呕恶除，纳增神振，苔净，血肌酐稳定或下降，病情能相对地稳定一段时间。

三、病案举例

案

李某，男，56岁。

初诊(2010年6月18日)

主诉：发现肾功能不全3个月。

患者2010年3月无明显诱因下出现恶心呕吐，无发热、头痛。在当地查血肌酐530 μmol/L。超声示：双肾偏小，皮质回声增强，符合慢性肾功能不全。在当地治疗效果差。遂于2010年6月18日求诊，由门诊收入院治疗。入院症见：神疲乏力，头沉，恶心，纳差，口黏，渴而不欲饮，眠可，大便2日未行，小便色黄，每日尿量1 000～1 500 ml，无水肿。舌淡黯苔黄腻，脉沉弦。急查血生化示：血肌酐753.1 μmol/L，尿素氮26.52 mmol/L，K^+ 5.27 mmol/L，Na^+ 133.1 mmol/L，血红细胞计数3.13×10^{12}/L，血红蛋白89 g/L。虽经数次劝告，但患者拒绝透析，要求保守治疗。患者恶心、纳差，口黏，大便不通，应诊为慢性肾衰急性加重期，辨证为湿热中阻。处方以保元排毒丸，黄连温胆汤加减：

川连6 g，姜半夏6 g，茯苓20 g，陈皮10 g，枳壳12 g，竹茹12 g，苏梗20 g，鸡内金12 g，当归10 g。

5剂。水煎服，每日1剂。

并配合纠正酸中毒、纠正肾性贫血和肾性骨病等对症治疗。

二诊(2010年6月23日)

查血肌酐381.4 μmol/L，血红蛋白87 g/L，患者乏力明显，呕恶减轻，便干，每日1次，舌淡苔黄腻，脉沉。

在原方中加生黄芪 15 g 以补气，继续服用保元排毒丸 15 粒，每日 3 次。

三诊(2010 年 7 月 8 日)

患者因受风外感而见咳嗽、咳少量黄黏痰，查血肌酐 453.3 μmol/L，血常规：白细胞计数 4.06×10^9/L，中性粒细胞百分比 63.5%。遂急治其标，更方为银翘散加减治疗，经治 1 周外感消失。

此后将 6 月 23 日药方稍事加味服用至 7 月 22 日，查血肌酐 426.53 μmol/L，血红蛋白 93 g/L，患者乏力不明显，纳食稍差，无恶心、呕吐，大便稍干，每日 1 次，小便调，舌淡苔黄腻，脉滑。患者因病情有所好转，要求出院。

（赵敏）

第四节　尿 路 感 染

一、中医病名、病因病机

尿路感染是指伴有或不伴有临床症状的大量致病微生物在尿中生长繁殖而引起的尿路炎症，有急慢性之分。临床以尿频、尿急、尿痛为主症外，急性期尚可见寒战，高热，腰痛及小便短涩等，属中医"淋证""腰痛"范畴。

尿路感染主要与湿热毒邪蕴结膀胱及脏腑功能失调有关。外阴不洁，秽浊之邪入侵膀胱，酿生湿热；饮食不节，损伤脾胃，蕴湿生热；情志不遂，气郁化火或气滞血瘀；年老体弱、禀赋不足、房事失节及久淋不愈引起脾肾亏虚等，均可导致本病的发生。

二、常 用 治 法

1. *清利湿热法*　尿路感染急性发作期是因为下焦湿热，膀胱气化不利而致，正如《金匮要略》所云："热在下焦。"《丹溪心法・淋篇》云："淋有五，皆属乎热。"张志坚认为初期都为实证，多呈现：小便频急不爽，有灼热刺痛感，色黄赤或浑，或兼小腹坠胀腰痛，或伴发热口苦，舌尖红，苔黄腻，脉数。张志坚认为尿路感染多呈现湿热下注或瘀热蓄于膀胱，阻滞气化，下窍不利，治疗必须清化下焦湿热，随着湿与热的轻重缓急不同，则治疗方法有异：① 湿重于热：在主症外兼见身重乏力，周身酸痛，胸闷，呕恶食少，口干不欲饮，舌红，苔腻，脉滑。宜宣化湿浊，利湿清热，可用三仁汤。加减药物：杏仁、竹叶、白豆蔻、厚朴、法半夏、薏苡仁、通草、滑石、茯苓。② 热重于湿：口渴突出，尿热痛急，尿色深黄，大便干，甚或尿中带血，舌红苔黄腻，脉滑数。治宜清利湿热，解毒通淋，可用龙胆泻肝汤加减，常用药物：龙胆草、栀子、金钱草、白花蛇舌草、瞿麦、萹蓄。③ 湿热并重：治宜清利湿热，通淋缓急。方可用八正散加减。常用药物：木通、瞿麦、萹蓄、赤茯苓、焦栀子、淡竹叶、蒲公英、车前草、六一散、熟大黄、赤芍等。在此基础上，需随证加减，若便秘者加生大黄；恶寒发热，加豆卷、连翘、金银花以解表清热；尿赤加牡丹皮、白茅根清热凉血；湿热不甚将木通易为通草，去其过于苦寒之性。

案 1

患者某，女，40 岁，农民。

初诊(2001 年 5 月)

主诉：尿频、急、痛伴发热 3 日。

患者恶寒发热，小溲频急灼痛，小腹坠痛，腰痛不舒，大便干结；尿检蛋白(+)，红细胞(++)，脓细胞(+++)，体温 39.5℃；舌尖红，苔薄黄。乃因湿热结于下焦，膀胱失清。方用八正散合导赤散。处方：

木通 6 g，瞿麦 12 g，赤茯苓 12 g，连翘 12 g，焦栀子 6 g，六一散 12 g(包)，淡竹叶 6 g，熟大黄 6 g，蒲公英 12 g，车前草 12 g。

服上药 3 剂后，热退，小便爽利，尿道无痛感，大便通。

治守原法 14 剂以清余邪。

2. *疏和清利法* 张志坚指出尿路感染迁延日久，一部分患者，表现寒热往来，口苦欲呕，腰痛，小腹胀痛，尿频灼热。苔多淡黄，脉多濡数。此时患者除了湿热留恋，气机郁滞，膀胱气化不利外，往往存在枢机不和，伏邪不透之象。按六经辨证，当属邪在半表半里，少阳枢机不利。张仲景在《伤寒论》中云："少阳为之病，口苦，咽干，目眩也。""本太阳病，不解，转入少阳者，胁下硬满，干呕不能食，往来寒热。"指出了少阳病的主症：往来寒热，口苦，干呕，默默不欲饮食，胸胁苦满。因邪伏少阳，转枢不利，正邪相争于半表半里，故有寒战高热，往来不休；湿热之邪循经上扰而见口苦欲呕；湿热下注膀胱，以致又伴尿频尿急；湿热阻滞气机不利则小腹胀痛不舒。张志坚认为治疗此证，如用清利，则少阳证不解，且引邪深入；倘解表透达，因病不在表，且少阳禁汗，于病不利。张志坚宗前贤之经典，选疏和清利之法：疏和者，疏理气机，和表解里；清利者，清利下焦湿热，使邪去正安，转枢如常，则寒热可退，湿热得除。方可用小柴胡汤加四逆散化裁，方药：柴胡、甘草、赤芍、枳壳、姜半夏、青皮、陈皮、炒黄芩、泽泻、蒲公英、车前草、焦栀子、熟大黄。四逆散原是治阳证热厥的方剂，用方中柴胡透热解郁，和解少阳；枳实泻热下气，配甘草、芍药缓急舒挛。余取其和解表里，疏利气机之功；不用枳实而用枳壳，减其破气之性；此方既可退热又可治少腹之痛，对淋证之腰腹痛有良好疗效。小柴胡汤乃治少阳病之代表方。因此时邪实为主，正尚不虚，故去人参、姜枣之守补，只取柴胡、黄芩、半夏之清透祛邪；再加青皮、陈皮增疏理气机之力。赤茯苓、泽泻、蒲公英、车前草、焦栀子、熟大黄清利下焦湿热。诸药合用，临床每见效验。

案 2

患者某，女，35 岁，工人。

初诊(2002 年 7 月)

主诉：反复寒战发热 1 年，加重 1 周，伴尿频急痛。

患者寒战高热，口苦欲呕，小腹作胀，尿频而灼痛，苔淡黄，脉濡数。此因邪伏少阳，湿热下注，膀胱失于清利。拟方疏和清利为治。处方：

柴胡 15 g，甘草 5 g，赤芍 10 g，枳壳 6 g，赤茯苓 12 g，青皮、陈皮各 6 g，姜半夏 10 g，炒黄芩 6 g，泽泻 12 g，焦栀子 6 g，蒲公英 12 g，车前草 12 g，熟大黄 6 g。

7 剂。水煎服。

上药服用 7 剂后，寒热得解，即去四逆散加通草 6 g、淡竹叶 6 g、细生地 12 g、牡丹皮 10 g。继服 7 剂寒热未起，小腹胀痛亦轻，诸症渐愈。

3. *滋肾清化法*　张志坚指出，尿路感染日久，湿热留恋不化，伤及肾阴，以致虚实夹杂，既有肾阴不足，又有湿热下注，临床上亦颇多见。治疗应重视扶正，调理阴阳，用药不可囿于肾虚，膀胱湿热及淋病忌补之说。主要见症：腰膝酸软，低热口渴，小溲次频，尿道灼痛，苔黄，舌红，脉细数。此乃肾阴不足，而见腰膝酸软，低热口渴，舌红脉细数；湿热留恋，膀胱不清，故小溲次频，尿道灼痛，伴有黄苔。方药：知母、黄柏、地黄、怀山药、牡丹皮、茯苓、山茱萸、泽泻、蒲公英、甘草梢、白茅根。此系知柏地黄丸加味，乃治肾虚湿热证之首选方剂。方中知母、黄柏清热泻火，尤泻肾火；六味地黄丸三补三泻，滋肾阴而不留邪；加蒲公英、车前草、甘草梢、白茅根清热通淋。若湿热较甚，可去山茱萸，加通草、淡竹叶或六一散；肾虚明显加杜仲、女贞子、桑寄生等。

案 3

患者某，女，42 岁，职员。

主诉：发热伴小溲频急 1 月余。

患者病延月余，发热不退，小溲频急，解时尿道灼痛，腰酸痛且热，手足心热，大便溏解不畅，苔黄腻满布。既往曾有慢性肾盂肾炎病史。尿检：蛋白(＋)，红细胞(＋)，脓细胞(＋)。此系旧病复发，肾阴暗耗，湿热留恋不祛。治拟知柏地黄加味主之。处方：

知母 6 g，黄柏 6 g，地黄 12 g，牡丹皮 6 g，赤茯苓 12 g，怀山药 12 g，泽泻 12 g，山茱萸 6 g，蒲公英 12 g，车前草 12 g，甘草梢 5 g，白茅根 15 g。

5 剂。水煎服。

5 剂药后症情大减，发热亦退。连服 10 剂药后，腰痛、尿频不爽诸症均明显减轻。治疗 1 个月，诸症悉愈而上班工作。

4. *温肾化气法*　该法适用于久病伤及肾阳、肾气，以致膀胱气化不利之证。临床可见腰酸腿软、下肢水肿、畏寒怯冷、四末不温、小溲次频、解而不爽、苔白舌淡、脉虚无力等证。腰酸腿软，下肢水肿，四末欠温，畏寒怯冷，乃肾阳虚不得温煦之故；小溲次频解而不畅为肾虚膀胱气化不利所致；舌苔脉象均表现阳虚气弱之证。方药：熟地、怀山药、茯苓、山茱萸、泽泻、牡丹皮、附片、肉桂、杜仲、牛膝、白术、车前子。此即金匮肾气或济生肾气丸之加味法。金匮肾气为治肾阳虚的主方，加车前子、牛膝为济生肾气丸，增利水消肿之功效；杜仲强腰补肾，白术益气化湿，共奏温肾化气之效。此方主要用于阳虚。若湿热未清，当去肉桂、附片、白术，加蒲公英、通草、车前草，补清并用扶正兼以祛邪。

案 4

患者某，女，80 岁，退休。

耄耋之年，旧病复发，腰酸腿软，下肢微浮，纳呆腹胀，小溲次频不畅，较常人怕冷，苔淡黄底白，脉虚弦。老人久病，脾肾两虚，气化不利，治以益肾健脾为主。方用济生肾气丸加减。处方：

熟地 12 g，怀山药 12 g，茯苓 12 g，泽泻 12 g，山茱萸 10 g，牡丹皮 6 g，牛膝 12 g，车前子 12 g(布包)，附片 6 g，白术 10 g，陈皮 6 g，杜仲 12 g。

7 剂。水煎服。

服药 7 剂后小便次频有减，解时亦畅，精神较振，胃纳转香。原方续服 1 个月，颇感舒适。

肾盂肾炎急性期以膀胱湿热为突出表现，张志坚重在清泄通淋，以祛邪为主，治疗属实属热之证，驱邪以扶正；急性期误治，迁绵不愈者，此期虚实寒热夹杂，张志坚以“和解枢机”领伏邪外出论治；慢性久病尤其是老弱患者，多年反复感染，正虚之象较著者，治疗重在扶持正气，调理阴阳。

（朱美凤）

第五节 系统性红斑狼疮

一、中医病名、病因病机

中医学文献中虽没有红斑狼疮的记载，但就其发热、关节酸痛、皮肤红斑、日光过敏等症状而言，似与“红蝴蝶疮”“日晒疮”“鬼脸疮”等痹证病证相关。

红斑狼疮(以下简称“狼疮”)是一种自身免疫性疾病，病变可累及多系统、多器官，临床症状复杂多变，有的病程缠绵，迁延难愈，有的病势险恶，迅速死亡，有的病情时轻时重，交替发作，是世界公认的难治疾病之一。

众所周知，激素等免疫抑制剂的治疗及血液净化法应用于“狼疮”的治疗起着非常重要的积极作用，而同时，结合中医药医治能促进病理过程的向善逆转，降低病死率，减轻西药的副作用，有助于激素的减量和停药，从而达到稳定病情、恢复健康的目的。

在防治“狼疮”的全程中，治人和治病要同时进行，而治心应该重于治病，否则会使我们的治疗陷入困境。

引发“狼疮”的原因很多主要有以下因素。

1. 体质禀赋因素　先天禀赋异常，因父母先天之遗毒伏藏体内，逾时、遇因而发；或身体素弱，或久病失养等，使正气不足于内，为发病潜伏了条件。

2. 气候环境因素　六淫外感之邪，戾气，杂气和环境等(包括日晒，光毒，化工伤害，空气污染，锅炉维修)外来之毒，均有可能引发本病。

3. 精神心理因素　情绪紧张，焦虑急躁，情伤等情志失调，可致脏腑气机逆乱，如《灵枢·口问》云："故悲哀愁忧则心动，心动则五脏六腑皆摇。"而诱使"狼疮"发作。

4. 饮食不良因素　长期过量饮用烈酒，进食辛辣及膏粱厚味，以及暴饮暴食等不良习惯，会损伤脾胃功能，干扰气血生化之源，《脾胃论》曾云"脾胃之气既伤，而元气亦不能立，诸病所由生也"。

5. 劳逸不当因素　生活没有规律，长期过度劳累和熬夜，必然耗伤气血，过度安逸，气血运行迟缓均会对"狼疮"的发生有促进作用。

此外，治疗不当，药毒伤害也是不容忽视的病因。"狼疮"的病理多样，多变，大致有以下原因。

体质虚弱，正气不足而失调，是"狼疮"疾病发生的主要内因，《内经》所谓："邪之所凑，其气必虚。"

风和毒是常见的两大病理因素，既可从外感受，亦可从内而生。《金匮要略》云："夫人禀五常，因风气而生长。"空气流动便成风，徐缓为气，急疾为风，人之生也，感风气以生，其为病也，因风气为病，是以风为百病之长。风为阳邪，其性善行而数变，其为病发病快，变化多且无定处，举凡六淫之邪、戾气等外来致病因素均与风相关，故风邪是引起许多疾病的始动病因。

常人之气活动徐缓冲和，冲和之气不言风，气失冲和便为邪风，换句话说，正气不和之处便是邪风萌生之所。风自内生，当属内风，所谓脏气乖和内风起，根据脏之偏颇而有虚风、实风之分。

毒有内外之分，外来六淫之邪毒、杂气、环境、药食之毒，总属外毒；内在脏腑功能失调产生的废料毒物及先天遗毒，概为内毒。毒性顽劣，其为病也，凶猛、顽固、复杂、反复。毒有热毒、寒毒之分，但引发"狼疮"之毒以热毒居多。

风毒合邪，上下交病其害尤甚。风毒外袭肌肤经络，侵入营血，热伤血络，血溢肌肤可见红斑；走于经络，发为关节肿痛，游走不定。风毒内攻五脏六腑，攻心灼血，可见心悸、胸闷、脉细数结代等症；侮脾碍运，可见纳差、脘痞等症；犯肺窒上，可见咳嗽、气急等症；伤肝致郁可见两胁胀痛、易怒或情绪低落。"五脏之伤，穷必及肾"，风毒热邪耗伤肾阴，可见五心烦热、颧红低热、腰酸痛、头发稀落等症，阴损及阳，阳虚水泛，可见水肿、尿少等症。

"狼疮"之邪多热毒；内外热毒交炽，故病程会反复出现毒热现象，若再内外邪风交煽，则更陷病情于多变。

命门为受生之窍，为水火之宅，其在人身就是元阴元阳之所。人体的寒热不离阴阳，《景岳全书·阴阳篇》曰"寒热者，阴阳之化也，阴不足则阳乘之，其变为热；阳不足则阴乘之，其变为寒"。"阴胜为寒，阳胜为热"，此阴阳之常变，机体的阴阳不离肾家命门，但有属虚、实之分，不可不辨。

气血不和，经络阻滞，气血周流全身，内外无处不到，正气不足，血必受累，气血异常是疾病发生的根本病理变化。气血失调，经络阻滞，痰瘀孽生，在此基础上又会派生出诸多不良因子，使病情更加趋向复杂。

总之，本病的病因病理为内在正气虚弱是发病主因，风邪热毒蕴结是病理关键，阴阳气血失调是根本病机。

二、常用治法

1. *药物治疗* 审因组方综上可知，"狼疮"病机以阴阳失调，血气不和，正气虚弱为本；风邪热毒，经络瘀阻为标。本虚标实，虚实夹杂，以致临床证象变化多端。治疗原则当以燮理阴阳，调和血气，扶助正气为本；清热解毒，祛风润燥，化瘀通络为标。邪正兼顾，通补并施为合适。

方选秦艽丸(《医宗金鉴》)合交泰丸、丹参饮化裁。常用药物为生黄芪 15 g，白人参 3 g，生地 15 g，丹参 10 g，降香 10 g，黄连 3 g，肉桂 1 g(后下)，秦艽 10 g，乌梢蛇 10 g，土茯苓 15 g，小叶鸡尾草 15 g。方中黄芪补中益气，固表卫并能行水托毒；人参大补元气，生阴血以益五脏而固本。现代药理研究，二味均具有增强巨噬细胞吞噬能力，提高机体的应激能力，调节和促进免疫功能，而人参还能减轻辐射损伤，促进其恢复。干生地乃补肾家之要药，益阴血之上品。张锡纯云："盖阴者阳之守，血者气之配，地黄能滋阴养血，大剂服之，使阴血充足，人身元阳之气，自不至上脱下陷也。"用之以配参、芪，起到滋阴和阳作用。丹参、降香配伍，活血祛瘀，"宣五脏郁气，利三焦血热"(《玉楸药解》)。黄连、肉桂合用，一寒一热，一清一补，交济水火，安神宁心，且寓有导火归元之意。秦艽、乌梢蛇共投，祛风除湿，通络止痛，药理报告二味均具有良好的抗炎镇痛作用，前者兼能疗骨蒸潮热，后者擅治多种慢性皮肤病，且对狼疮性皮疹有殊效。选用土茯苓和小叶鸡尾草旨在清热解毒、祛风除湿，土茯苓可治血分热毒之红斑狼疮、白塞综合征(《中华本草》)，张山雷谓其"能入络搜剔湿热之蕴毒"。

《本草正义》云小叶鸡尾草"解毒消毒……亦解野山薯毒，木薯毒，砷中毒"。江西喻文球认为，本品"最能消除红斑狼疮之瘀毒"。通过扶正兼顾祛邪，补里并擅通结，可致平调阴阳，致和气血，消弭风邪清毒之功。

2. *随证治疗* 以上组方是治疗"狼疮"病的基础方，由于本病多变，临床应根据不同症情而随时化裁。

(1) 热毒炽盛：症见高热，皮疹明显，口腔溃疡，或有出血症状，舌红苔黄，脉数。此系热毒炽盛，气血二燔，治法清热解毒，凉血护阴，多见于狼疮急性发作期。基础方去肉桂。高热加漏芦、大黄，寒热如疟加柴胡、黄芩、青蒿。皮疹明显加紫草、水牛角、大青叶、牡丹皮；皮损严重、起疱、溃疡加金银花、白花蛇舌草、僵蚕、生甘草，外用梅花点舌丹，改用"康复新"(美洲大蠊制剂)外涂效果亦颇佳。

(2) 风湿痹阻：症现关节肌肉疼痛，游走不定，腰腿酸痛，舌红苔黄腻，脉象弦。此属风湿邪热，痹阻经络。治当参用疏风清热，除湿通络之品。基础方减小参、芪用量，去降香加青风藤、徐长卿、鬼箭羽或雷公藤、威灵仙、忍冬藤；湿重于热，苔腻，口干少饮者加生薏苡仁、萆薢、黄柏、苍术、路路通；痹痛偏于上肢加桑枝、羌活，痹痛偏于下肢加牛膝、独活。

(3) 气阴两伤：症见高热虽退，余热未清，低热，五心烦热，乏力，腰腿疼痛，舌红少苔，脉细数。此系热毒渐减，气阴已伤。治宜养阴补气，凉血解毒。审察五脏受损的轻重，就基础方进行化裁。心悸少寐，心电图异常者加麦冬、五味子或酸枣仁、红景天；咳嗽、气急、胸闷、肺部有炎性改变者去黄连、肉桂，加鱼腥草、生紫菀、金荞麦、山海螺；两胁胀痛，肝功能异常者去黄连、肉桂，加田基黄、半枝莲、白芍、广郁金；纳差，脘痞，胃气不和者去土茯苓、丹参，加神曲、山楂、白术、广木香；下肢水肿，尿检异常者加石韦、白花蛇舌草、猫须草、猫爪草；肾功能不全者加六月雪、石见穿。

(4) 脾肾虚损："狼疮"病变，历经活动、僵持、逐渐趋向相对稳定，此时热毒轻消，痹痛渐息，而脾胃之气虚损，理化检验虽未达标，临床症状基本缓解，仍宜使用基础方不变。脾虚证明显者，当合香砂六君子汤；肾虚证突出者，宜配六味地黄汤，阴伤者加女贞子、墨旱莲；阳虚者一般加淫羊藿、巴戟天、菟丝子，甚者可稍加附子，并增重肉桂以助阳，但不宜久用、量大以免壮火食气。

3. 心理干预　注意患者的心理动态，是临床工作者非常重要的一环，可惜被大部分医务工作者给忽略了。已知负性情绪可使患者免疫力下降，正气受损，身体遭殃，如《素问·灵兰秘典论》所说："心者君主之官，神明出焉。故主明则下安，主不明则十二官危。"医者必须紧紧抓住患者的思想活动，耐心地进行疏导，婉转地提出如下建议。

忘掉疾病，放下包袱。生了病应该正确对待，与医生密切配合，积极治疗，对疾病不要太严肃，不要预期今后会更痛苦更难受，实现健康的最佳药物是活得安详，无忧无虑，忘掉疾病，放下我执。

增强信心，战胜疾病。现代医学认为恐惧、发怒、焦虑时，体内会释放肾上腺素、去甲肾上腺素等不良因子的大量分泌，可导致神经循环、内分泌等多系统的功能异常，是疾病加重的催化剂。《素问·阴阳应象大论》有云："怒伤肝，悲胜怒；喜伤心，恐胜喜；思伤脾，怒胜思；忧伤脾，喜胜忧，恐伤肾，思胜恐。"忧、思、悲、恐、惊等激烈情绪会导致内脏功能紊乱，而利用另一种精神活动可以调整另一种不正常的情绪活动，使其恢复正常。这就是精神治疗，心理疏导的内容之一。所以，医者、患者、家属三方应该协同起来，愉悦情绪，医患之间要和谐地交流信息，给以支持理解；家属和患者要无缝的沟通，给人以鼓舞、安慰。而最重要的是患者必须积极响应建立信心，愉快地接受治疗，鼓起勇气，接受疾病的挑战，健康的正能量会加速疾病的痊愈，战胜心魔，才能战胜病魔！

三、病案举例

案

黄某，女，27岁。

初诊(2012年12月6日)

主诉：反复咳嗽近2个月。

现病史：因咳嗽、胸闷住某医院，检查示：抗核抗体(ANA)(+)，抗 dsDNA 抗体 56.4，抗 Sm 抗体(+)，抗 nRNP 抗体(+)；24 h 尿蛋白定量 1.22 g；胸片示：肺部炎性改变。诊断为：系统性红斑狼疮。口服尤金(甲泼尼龙)24 mg/d，治疗至今。

症见：咽痒，咳嗽，喉间有痰，自觉气短，口干，或有低热，舌红苔薄黄，脉细数。询问病由旅游劳累，外感风邪引发。恙系正虚于内，风毒上受，肺失宣降。治宜宣肺祛风，扶正清散。处方：

蝉蜕 10 g，僵蚕 10 g，鸡苏散 15 g(包煎)，金荞麦 30 g，鱼腥草 30 g，白花蛇舌草 30 g，北沙参 10 g，土茯苓 30 g，生黄芪 15 g，生地 10 g，佛手片 10 g。

14 剂。水煎服。

因其情绪低落，乃婉言开导，病不可怕，勇者胜。

二诊(2012 年 12 月 21 日)

咳嗽已平，咽痒亦减，纳尚可，寐稍安，怕冷、便溏日两行，舌淡红，苔薄白，脉细。复查：尿检蛋白(+)，24 h 尿蛋白定量 0.8 g。治宜益肾健脾，交济心肾，祛风清络。处方：

生黄芪 30 g，白参 5 g，生地 10 g，炒山药 30 g，秦艽 10 g，乌梢蛇 10 g，黄连 3 g，肉桂 3 g，小叶鸡尾草 30 g，鬼箭羽 30 g，桑寄生 15 g，蝉蜕 10 g，僵蚕 10 g，炙甘草 3 g。

14 剂。水煎服。

三诊(2013 年 1 月 6 日)

纳食香，寐转宁，不咳嗽，大便调，偶或髋部不适，舌淡红，苔薄白，脉细。治应补气益肾，扶正达邪。运用狼疮基础方加味。处方：

生黄芪 15 g，白参 3 g，生地 15 g，丹参 10 g，降香 10 g，黄连 3 g，肉桂 1 g，秦艽 10 g，乌梢蛇 10 g，土茯苓 15 g，小叶鸡尾草 15 g，僵蚕 10 g，白花蛇舌草 15 g，炙甘草 3 g。

患者坚持服药 5 月余，症状基本缓解，病情已趋稳定。复查 ANA(－)，抗 dsDNA 抗体 4.5；尿检蛋白(－)，24 h 尿蛋白定量 0.14 g。至今已减为日服 4 mg，继续随访中。

【按】 治疗“狼疮”病患，治病和治人同等重要，若侧重药物治疗，忽视心理疏导，往往会影响疗效，配合默契可以奏功。在治疗过程中要注意三个不良信号。

(1) 头发大把脱落。应警惕“狼疮”病的发生。肾藏精，精化为血，其华在发，脱发出现在未病前为“狼疮”病将要发作的信息，出现在已病后是肾精亏损的征兆。

(2) 白细胞极度低下。表示正气严重匮虚，病情危笃。急当大补元气，扶正固脱，当加大黄芪剂量(50～100 g)合人参 5 g，西洋参 5 g，以补气益血，增长白细胞。

(3) 寒热如疟，一日数作，说明恙势凶险。盖少阳寒热休作有时，阳明发热高热不寒。“狼疮”病程中一旦出现恶寒高热，无序止作，轻者为阴阳错乱，甚者为阴阳离决之象，亟当大补元气，扶助阴阳，万不可着眼于清热解毒，否则必致偾事。

张介宾有云：“其有或昼或夜，时作时止，不时而动者，以正气不能主持，则阴阳胜负，交相错乱，当以培养正气为主，则阴阳将自和矣。”(《景岳全书·阴阳篇》)，确是阅历之谈。

“狼疮”病以正虚为本，邪实为标；正虚以和阴阳调气血；邪实以清热解毒，祛风通络。

风由内发，皆缘于气，盖脏气偏颇之所，即是内风掀起之处，作者认为治疗“狼疮”万不能忽视治风。外风当辛散，内风宜疏养。因风药大多有耗气伤液之弊，故方中选用秦艽和乌梢蛇，秦艽不仅能祛风清热，且有养血舒筋作用，《冯氏锦囊·药性》谓：“秦艽风药中之润剂，散药中之补剂，故养血有功。”乌梢蛇无毒，祛风湿，通经络，善治热毒风，皮肌生疮，眉须脱落，疥等，《药性论》并可作为药膳，二味联用，疗风无论新久。所立基础方，旨在期平致和，但不同阶段，邪正所占比重不同，须仔细分辨并应对，方不致误。

中西医结合治疗“狼疮”疾病可以起到增效减毒，相得益彰功用，但当病临寒热如疟，起伏无序，阴阳错乱，正气溃败之际，只宜增大激素和扶正药剂量，不可再投环磷酰胺之类免疫抑制药品，以免更伤惫败的元气，而犯虚虚之诫。

（王身菊）

第六节 肾病血尿

一、中医病名、病因病机

肾病血尿在中医学属“尿血”“溲血”“腰痛”等范畴，病因病机相当复杂。盖由风邪侵袭，入里化热；饮食不慎，或感外湿，聚湿生热；先天禀赋不足，久病劳倦或房事不节，可致肾阴受伤，虚火动扰，或致脾气虚弱，统摄乏权；或肾气不足，固摄失职。张志坚认为，凡此湿热虚火，一旦灼伤肾与膀胱之脉络，所谓络伤则血下溢，均可引起血尿，且在发病过程中，会间接引起血瘀、气滞等病理。他如情志抑郁、跌仆损伤能直接产生气机阻滞，瘀血内停。内外合因，虚实交叉，遂使病机错杂，症情缠绵。但病位总在肾与膀胱，主因不离热灼络脉，迫血妄行。张志坚就60余年的实践体会，提出治疗血尿的常用七法和治血四要，以供参考。

二、常用治法

1. 清热凉血法　张志坚认为，肾病血尿，或肉眼血尿，尿色鲜红；或镜下血尿，尿色黄赤，纳食尚可，体质一般，舌质红，脉象数，一般病程不长。此系热结下焦，灼伤肾与膀胱脉络，血溢脉外，随尿而出所致。治法：凉血止血，清热解毒。药用：生地15 g，牡丹皮10 g，野葡萄藤30 g，小蓟30 g，白花蛇舌草15 g，白茅根30 g，郁金10 g，生甘草5 g。方中生地、牡丹皮善于滋阴清热，野葡萄藤、小蓟、白花蛇舌草、白茅根功专凉血止血，以寒凉之品祛其炽盛之火，使血静而止；并在大队清凉寒凝药物中，加入郁金、甘草调气散瘀，甘缓和中，俾静中寓动，清而护胃。倘系兼有心火而现口舌生疮，心烦胸闷，排尿有热感，舌质红，脉细数者，可加连翘、竹叶、黄连、水牛角片，以清心火；若兼肝火而现头胀痛，目赤，胁痛，口苦，情绪急躁易怒，苔薄黄，脉弦数者，应加栀子、龙胆草、夏枯草、山羊角以清肝火；如兼肺火而现咳嗽痰稠难咯，苔黄脉数者，宜增黄芩、桑白皮、鱼腥草、地骨皮，以清肺热，随证选药，有助于提高疗效。

2. *滋肾清热法* 张志坚认为，此证肾病血尿，镜下血尿，小便红赤或带血丝，腰膝酸软，五心烦热，咽燥便结，舌红苔薄，脉细或稍数。素体阴虚或病有时日，证属肾亏阴虚，虚火伤络。治法：滋肾养阴，止血清络。药用：生地 15 g，玄参 10 g，麦冬 10 g，牡丹皮 10 g，茯苓 10 g，泽泻 10 g，生山药 15 g，熟女贞子 10 g，墨旱莲 10 g，黄柏 10 g，知母 10 g，小蓟 30 g，野葡萄藤 30 g，生甘草 5 g。方以六味地黄丸壮水以制火，去山茱萸性温兴阳，用黄柏、知母清肾火而保真阴，墨旱莲、女贞子补肾阴而止血，以野葡萄藤、小蓟凉血止血兼能祛瘀。倘见舌红少苔或无苔，咽干舌燥，脉象沉数者，表示阴液亏损较重，当加炙龟甲 20 g，白芍15 g滋液敛阴；若舌质淡、苔薄白，脉小数或沉细者，说明阴血不足，宜加阿胶 15 g，熟地15 g滋阴补血。此证源起肾亏阴伤，阴不足则火炎动血，滋肾养阴才是正治，徒事清凉无益病情。

3. *益气养阴法* 肾病镜下血尿持续不消，腰酸腿软或痛，神疲气短，体倦乏力，手足心热，口干少饮，舌质红苔薄白，脉细略数。张志坚认为，此系病久气阴两虚，邪热伤络，血失固摄而外溢所致。治法：益气养阴，清热止血。药用：黄芪 30 g，党参 20 g，生地 15 g，牡丹皮 10 g，生山药 15 g，山茱萸 10 g，茯苓 10 g，泽泻 10 g，麦冬 10 g，生甘草 5 g，野葡萄藤 30 g，白花蛇舌草 30 g，白毛夏枯草 15 g，失笑散 10 g(包)，佛手片 10 g。方中六味地黄是滋肾补阴，开合并举的要药，重用黄芪、党参以补气固摄；添麦冬更增养阴清络之功；以野葡萄藤、白花蛇舌草、白毛夏枯草凉血止血，清利湿热；合失笑散(蒲黄、五灵脂)散血祛瘀，兼能止血；佛手片、甘草调气和中。全方共奏补气养阴，清热止血，调气祛瘀功效。适用于气阴两亏，邪热伤络，正虚夹瘀的肾病血尿。

4. *补气摄血法* 张志坚指出，肾病日久，镜下血尿或尿血色淡，经常感冒，或晨起鼻塞打喷嚏，流清涕，疲倦乏力，气短懒言，容易汗出恶风，舌质淡、苔薄白，脉细。证属肺卫不固，气不摄血。治法：益肺固卫，补气摄血。方选玉屏风加味，药用：黄芪 30 g，白术 10 g，防风 10 g，党参 15 g，黄精 10 g，甘草 5 g，仙鹤草 15 g，鹿衔草 15 g，糯稻根须 30 g，炒荆芥 10 g。方中黄芪、党参大补肺脾元气，配白术、甘草着力健脾以旺生气之源；加黄精益气养阴，自汗而气阴两伤者，功胜黄芪；防风善于祛风散结，炒荆芥重在理血止血；以仙鹤草健胃补血，鹿衔草益肾通痹，糯稻根须敛汗生津，此三味还能理虚、止血和络。诸药相辅相成，用于气虚不摄的血尿颇有效。

气虚较重，用药后效果不显时，可加大黄芪剂量，或再添生晒参以增药效；兼有食欲不振，大便溏软者，宜加山药、茯苓、芡实、薏苡仁、神曲，以健运中焦，肺脾俱补。

5. *健脾益肾法* 张志坚指出，久患肾病，血尿不止，镜下血尿反复出现，尿色淡红，腰膝酸软，神疲乏力，面色少华，腹胀纳差，大便溏软，下肢轻肿，舌质淡，苔白腻，脉象沉细。此系脾肾气虚，统摄无力，血溢脉外所致。治法：健脾益肾，统摄止血。方取补中益气丸，脾肾双补丸加减。药用：党参 15 g，黄芪 30 g，白术 10 g，陈皮 10 g，山药 30 g，茯苓 30 g，山茱萸 10 g，熟地 10 g，菟丝子 10 g，炙甘草 5 g，金樱子 15 g，芡实 30 g，茜草 15 g，仙鹤草

30 g。方中党参、黄芪补中益气，加白术、山药、茯苓、炙甘草健脾利水，脾运健则化源得以充旺，中气足则血行固于脉中。合熟地、山茱萸滋肾补血，金樱子、芡实、菟丝子补肾敛精，协同固摄下元。辅以仙鹤草、茜草止血行血，前者兼有理虚补血作用，后者兼备蠲痹通络功能。适用于脾肾两亏，气不摄血之血尿，倘若腹冷喜暖，大便溏薄者，加炮姜炭、艾叶炭以增温脾止血之功；如脾虚较重者，加服参苓白术丸着意健脾；肾亏明显者加服五子衍宗丸侧重益肾。

6. *清利湿热法*　肾病反复，镜下血尿持续不消，尿频不爽，尿色淡红或黄赤，头身困重，胸闷纳食不香，口干不欲饮，舌苔白腻，脉象濡数。此系湿热浸布，损伤阴络所致。张志坚认为，治当宣化畅中，清利湿热。方选三仁汤加减，药用：杏仁 10 g，荆芥 10 g，僵蚕10 g，白豆蔻 10 g，厚朴 10 g，制半夏 15 g，通草 6 g，淡竹叶 10 g，生薏苡仁 30 g，滑石 20 g，白花蛇舌草 30 g，生藕节 15 g。方中杏仁、荆芥、僵蚕宣通肺气，合白豆蔻、厚朴、制半夏行气化湿，加通草、淡竹叶、薏苡仁、滑石清利湿热，添白花蛇舌草、藕节清毒止血。全方旨在流畅气机，不着力于清热止血，盖气化则湿化，湿化热易清，热清络易靖，不止血而血自止。

倘下焦湿热明显，症见尿血鲜红，小便灼热，或尿频不急，涩痛不利，腰痛，口干口苦，舌红苔黄腻，脉滑数者，张志坚立法清利下焦湿热为重，上方去开上、减化湿之品，加马鞭草、珍珠草、小蓟、生地、六一散。如肠道湿热为主，症见腹痛、腹泻、大便溏薄或里急后重者，法当清利肠道湿热，上方去开上之品，减利湿药物，增入葛根、黄芩、黄连、马齿苋、白头翁等品，其中白头翁擅治热痢下血，兼能清肾脏之热。若肝胆湿热较盛，症见胁肋胀痛，口苦，小便淋涩作痛，舌红苔黄腻，脉象弦数，治法重在清利肝胆湿热，上方去宣气芳化之品，加茵陈、栀子、黄芩以清热解毒燥湿，配合生地、白芍之柔肝养阴，以防过燥伤液。

张志坚谆谆告诫，针对此证尿血，总要根据湿热的盛衰、权衡清燥的轻重；湿热已去，标急缓解，就不可过于芳化、燥湿、利湿，宜改投和络扶正药物以为善后。

7. *祛风清热法*　张志坚认为：血尿不久，镜下血尿，尿色鲜红或如浓茶，咽红疼痛，扁桃体肿大，咳嗽或有发热，舌边尖红，苔薄黄，脉浮数。此系风邪外袭，肺失宣肃，邪热下迫，灼伤肾及膀胱血络所致。治法：辛凉疏风，清热凉血。方选银翘散、升降散加减。药用：金银花 30 g，连翘 15 g，牛蒡子 10 g，荆芥 10 g，生甘草 5 g，桔梗 10 g，蝉蜕 6 g，僵蚕 6 g，广郁金 10 g，熟大黄 3 g，白茅根 30 g，白花蛇舌草 30 g，白毛夏枯草 30 g。方中金银花、连翘辛凉透表，清热解毒，牛蒡、桔梗清利咽喉；薄荷、荆芥疏散风热，加升降散（蝉蜕、僵蚕、姜黄、大黄）轻散宣透，升清降浊；增白花蛇舌草、白毛夏枯草凉血止血，协助金银花、连翘合力清除风热邪薮。

全方清宣上焦，无关门留瘀之弊，有靖源洁流之能，寓“治上焦如羽”之意，应用于风热外感引致的肾病血尿颇有效验。即使久病血尿，只要病程中出现风邪上扰，便应当机立断，改投祛风清热法，因其势而利导之，常可收意外之效，甚至会就此而扭转败局，倘因循于原有治法，是属错失良机。

三、肾病血尿，谨守病机为前提，坚持四要是常法

1. 要应急塞流止血　肉眼血尿明显时，塞流止血当是不二治法。正如唐容川《血证论》所说“存得一分血，便保得一分命”，并列“止血为第一要法”。盖一见出血往往神动心慌，此人之常情，神动气驰出血更多，及时控制并减少出血，既可以留得一分血，又能稳定情绪，气平血易宁，所以有“见血应止血”之说。常用药有棕榈皮、苎麻根、海螵蛸、野葡萄藤、小蓟等；成药如断血流、云南白药、大红袍胶囊、裸花紫珠胶囊及十灰丸之类，均可选为塞流止血应急之品。

2. 要着眼先伏原委

(1) 澄源必先辨证。治疗血尿应辨清其病因病机证候，解决其主要矛盾，始终遵循《素问・至真要大论》“必伏其所主而先其所因”的教导。尿血病位在肾与膀胱，肾为先天之根，藏真阴而寓元阳；脾为后天之本，运水谷而化生气血。生活中的内因素时刻影响人体。情动乎中，必摇其精，损伤气阴，累及脾肾，而临床辨证亦以脾肾不足、气阴两虚、虚火伤络为多见。以益气阴、扶脾肾、清虚火为首选治法。

(2) 祛邪才能安正。在疾病发生发展过程中，经常夹有风热、邪火、湿热、气滞、瘀血等病理变化，皆有害机体康复，都是伤人之邪，需要采取相应措施，或清，或疏，或渗湿，或理气，或祛瘀等治法，积极祛除诸邪，俾邪去正可安。

(3) 行血为了靖血。尿血停止或明显减轻之后，要及时配合行血一法，因为离经之血为瘀血，明缪仲醇有止血三诀，其中一诀为“宜行血不宜止血”。倘执着于见血须止血，会使瘀血留滞脉络，必致血尿淋沥不断，反而迁延病程。行血化瘀药物可选丹参、赤芍、当归、川芎、红花、桃仁、益母草、参三七、失笑散，甚者可选水蛭、大黄炭之类，瘀轻可投红景天、鸡血藤等。盖行血则瘀血难以形成，或瘀血不再凝寒，瘀去则血靖，血活可生新，不止血而血自止，但应注意药味不要太多，剂量不可过重，以免耗血伤正而发生意外。

(4) 调气可以和络，气血互根，荣损相应。气病血必愆，故一般活血祛瘀方中，大都佐以理气药，常用药物如郁金、玫瑰花、佛手片、枳壳、香附之类，每选1～3味便可，以调理气机而畅血行。倘气逆而致胸闷、呃逆、呕吐，或伴有情绪紧张者，宜用生石决明、生代赭石、白芍、降香、通天草等，以平肝降逆，兼能镇静。调气类药多辛香温燥，有损害气阴之嫌，可暂用而不宜久服。

血虽随气行，但气必附于血，血亏则气无所附，易致气逆、气滞、气虚，活血养血，可安气之宅，使血有所归而络宁。气固由血载，然血乃生于气，气虚则血难自生，会引起血溢、血瘀、血少。活血补气，俾阳生阴长，营血自然循脉而行。

以上健脾、滋肾、清热、凉血、止血、祛瘀、理气、补益种种治法，皆为宁血和络，旨在澄本清源，清除不安定因素，总要随证施用，不可印定眼目，固执于一法一方，才能获得预期疗效。

3. 要把握标本缓急　在疾病过程中，如因风邪外袭，或肠道湿热干扰时，应根据“急则

治其标"的原则,先治新邪,以标急救表,里急救里为准。前者宜投宣肺祛风,开腠理以通出入,展肺气而调升降,后者当用清利湿热法,清化肠道湿热,畅气机而复中运。及时解除标急,不仅是消减当前急迫的症状,而且可借以逆转病机,增强疗效,甚至有缓解血尿的可能。倘遇痹痛、脘痞等其他标急症状,同样宜作出相应的辨治。标急已经解除,病情尚未稳定,则采用"缓则治其本",仍以常法对证治疗为好。若患者体质较为虚弱,理当标本兼顾,扶正祛邪同用。

4. *要重视理虚善后* 肾病血尿,阴血无有不伤,血为气之母,血虚累气气变弱,故血尿停止后,应补虚扶正以固本。诸如肾阴不足者用六味地黄汤加二至、白茅根,滋肾养阴佐以清络。气阴两伤者,用六味地黄汤加党参、黄芪、野葡萄藤,滋阴补气佐以凉血。气血两亏者,用归脾汤加仙鹤草,益气补血佐以和血。脾肾俱虚者,用左归饮合四君子汤加鹿衔草,补肾健脾佐以宁络。阳虚者宜温肾,虚寒该温补……总需谨守病机,随证变通,方可奏效,补虚善后以资巩固。

四、病案举例

案

万某,男,41岁。

初诊(2011年2月13日)

主诉:发现镜下血尿3月余。

因镜下血尿明显,经反复治疗3月余,效果不理想,遂来我院门诊。既往有高血压病、脑梗死、慢性肾炎病史。现诊:腰酸乏力,傍晚加重,寐纳一般,口干少饮,小便短赤,舌暗红,苔根黄腻,脉细弦数。尿常规:蛋白(+),隐血(+++),红细胞128/μL,红细胞20个/HP,血压128/80 mmHg。证属气阴两伤,湿热下注,灼伤肾络。治法:滋阴补气,凉血止血,清化和络。处方:

生地15 g,生黄芪15 g,牡丹皮10 g,黄芩10 g,佩兰10 g,荆芥10 g,炒槐花10 g,白花蛇舌草30 g,白毛夏枯草15 g,野葡萄藤15 g,桑寄生15 g,金银花10 g,失笑散15 g(包煎),广郁金10 g,碧玉散15 g(包煎)。

14剂。水煎服。

二诊(2011年2月27日)

尿检蛋白转阴,尿红细胞10/HP。自觉腰酸乏力减轻,根苔黄腻化薄。此属气阴来复,湿热渐化之兆。仍用前方化裁。

其间出现心前区隐痛,加参三七粉;咽红肿痛,加玄参、射干;咳嗽咽痒,加僵蚕、生紫菀;皮肤湿疹,加白鲜皮、地肤子。调治3月余,多次尿检蛋白(−),隐血(+),红细胞1～3个/HP。腰酸乏力症状消失。

【按】 *本病属中医"尿血"范畴。唐容川在《血证论》中创立的治出血四大要旨,"止*

血”“消瘀”“宁络”“补虚”理论,迄今仍有效地指导着临床。患者有高血压、肾病、脑梗死等病史,素体肾液不足,精微下泄,正气虚弱可知,故方用生地、黄芪、桑寄生养阴益气补肾以固本;湿热内蕴,化湿为要,以佩兰、黄芩芳香苦燥,清热化湿;白花蛇舌草、白毛夏枯草、野葡萄藤、碧玉散解毒消肿、清利下焦湿热;尿血不止,必须止血,乃合荆芥、槐花、金银花、牡丹皮凉血止血,荆芥擅清血分伏热,金银花能“清络中风火湿热”(《重庆堂随笔》);配郁金、失笑散活血散瘀,行气止血。本案汇凉血止血,调气散瘀,清利湿热,扶正补虚诸法于一方,历时3月余而收功。

(张福产)

第七节 过敏性紫癜性肾炎

一、中医病名、病因病机

过敏性紫癜是一种常见的变态反应性出血性疾病。由过敏性紫癜所引起的肾脏损害称为过敏性紫癜性肾炎,简称紫癜性肾炎,临床表现为血尿及蛋白尿。一般在数周内恢复,部分患者可转为慢性肾炎、肾病综合征,甚至出现慢性肾衰竭。本病轻型患者自然病程经过良好,重症患者缺乏特异性治疗,预后较差。根据过敏性紫癜性肾炎的临床表现,类似于中医学的“紫癜”“葡萄疫”“肌衄”“发斑”“斑疹”“尿血”“水肿”“虚损”等范畴。

张志坚认为过敏性紫癜性肾炎主要是由于先天禀赋不足,复感外邪而发病。其先天阴虚,血热,复受风热、温热或药毒之邪,从而两热相搏,血热炽燔,灼伤肤络,血溢肌表则发为紫癜。正如《证治汇补》中所云:“热则伤血,血热不散,里实表虚,出于肌肤而为斑。”若热毒内扰胃肠,阻遏气机,损伤肠络,则腹痛、便血;热毒深入下焦,灼伤肾(膀胱)络,血渗尿中而出现尿血;热扰肾关,肾失封藏,精微外泄则发生蛋白尿。若热毒内蕴,久留不去,以致津伤液损不能生气;或尿血反复不已,蛋白久漏不止,则血虚精亏无以化气;或病久七情内变,忧思气结伤脾,则脾虚运乏无以生气,均可进一步导致气虚。临床上常因气虚摄血无权,血液不循常道,溢于肌肤而成斑,渗于水道而为尿血。若疾病失治、误治,迁延不愈,则可出现气伤及阳,脾肾阳虚之病理机转,脾阳虚则不能运化水湿,肾阳虚则不能化气行水,皆可导致水湿停聚,泛溢肌肤而引发水肿;甚至可导致脾肾阳气衰微,则中焦升降反作,下焦开阖失度,溺毒内聚,浊阴上犯,以致出现尿少、尿闭、水肿、呕恶等重证,甚则浊毒入血犯脑,而现神昏谵语等之危笃证。正如《证治汇补》中所谓:“既关且格,必小便不通,旦夕之间陡增呕吐,此因浊邪壅塞三焦,正气不得升降,所以关应下而小便闭,格应上而呕吐,阴阳闭绝,一日即死,最为危候。”此外,病程中热毒壅盛,烧炼其血,则血黏而浓,滞于脉中;或热伤血络;迫血妄行,则血溢脉外。从而形成中医“瘀血”之征。病情久延,即使是热毒渐逝,以虚为要的患者,也可因阴虚血少脉涩;或气虚失血、摄血无权,以致血滞脉中或溢于脉外，从而产生瘀血征。故瘀血是紫癜性肾炎贯穿始终的病机之一。

二、常用治法

1. 风热夹瘀：疏风清热，清营活血　症见突然发病，发热咽痛，皮肤紫癜，或关节疼痛，腹痛，尿赤，舌质红，苔薄黄，脉浮滑有力等。药用升降散加减：荆芥炭、防风、生地、黄芩、牡丹皮、金银花、连翘、赤芍、小蓟、白僵蚕、蝉蜕、茯苓。

2. 血热夹瘀：清热解毒，凉血止血　症见紫癜反复不愈，色泽鲜明，分布稠密，此起彼伏，尿色深红或暗红，高热烦躁，甚则神昏谵语，舌红或有瘀斑，苔黄，脉滑数。药用清营汤合犀角地黄汤加减：犀牛角、生地、牡丹皮、赤芍、金银花、连翘、车前子、地榆、小蓟、白茅根。

3. 气不摄血：健脾养血，益气摄血　症见紫癜散在，斑色暗淡，时起时伏，劳则加重，反复发作，头昏，心悸气短，倦怠乏力，纳呆，尿赤尿血，面浮肢肿，舌淡白胖嫩，脉弱。药用归脾汤加减：红参、生黄芪、白术、当归、茯神、远志、酸枣仁、桂枝、地榆、大枣、炙甘草。

4. 阴虚火旺：滋阴补肾，清热凉血　症见皮肤紫癜色红或紫红，头晕耳鸣，腰膝酸软，五心烦热，或潮热盗汗，舌红少苔或光剥少津，脉细数。药用知柏六味地黄丸加减：生地、山茱萸、怀山药、牡丹皮、茯苓、泽泻、茜草、墨旱莲、知母、黄柏。

5. 脾肾阳虚：温肾健脾，化气行水　症见紫癜消退，面色㿠白，神疲乏力，腰膝酸软，四肢欠温，纳呆便溏，遍身水肿，甚至胸水、腹水，舌淡胖，苔白滑，脉沉迟无力。药用真武汤加减：制附子、白术、茯苓、生白芍、泽泻、桂枝、山药、生姜。

6. 脾肾阳衰，浊阴上逆：温阳降逆，通腑泄浊　症见紫癜已退，面色晦暗，精神萎靡，嗜睡，脘腹胀闷，恶心呕吐，水肿，尿少或尿闭，舌淡胖嫩，苔白滑，脉沉细弱。药用温脾汤加减：附子、大黄、芒硝、当归、干姜、人参、甘草。

（赵敏）

第八节　泌尿系结石

一、中医病名、病因病机

泌尿系结石，中医称为石淋，张志坚认为石淋的病理变化以肾虚为主，湿热为标，立法用药应顾护肾气。《内经》所谓“膀胱者州都之官……气化则能出矣”。膀胱之动力，主要责之肾脏。因为肾与膀胱相表里，肾又司职全身气化，主持水液代谢。《诸病源候论》有“诸淋者，由肾虚膀胱热也”。张志坚认为石淋治法，一般不外把握虚实两端，或分而治之，或兼而治之，据证取舍，既要抓住淋为下焦湿热蕴结，气滞血瘀。又要注重湿热久留，每致耗伤肾阴或肾阳。

二、常用治法

1. *初期清热,化湿通淋* 张志坚喜用“四金汤”以清利为主,药用鸡内金、金钱草、广郁金、海金砂,一以化石,一以排石,张锡纯谓“鸡内金鸡之脾胃也,中有瓷、石、铜、铁皆能化之,其善化瘀积可知”,临床证实重用鸡内金,确有化石之殊功。金钱草清热利尿、消肿排石、破积止血,张志坚大剂量使用,对泌尿系结石的排出尤有殊效。海金砂甘、淡、寒,淡能利窍,甘能补脾,寒能清热,故治尿路结石有殊效,生鸡内金攻坚化石,亦助金钱草通淋排石。石韦、冬葵子,一为利水通淋止血,泄水而消瘀,一为甘寒滑利,通淋而排石,乃取《古今录验》石韦散之意。又伍以六一散、王不留行、冬葵子、熟大黄,六一散利六腑之涩结,亦有通淋利水排石之显效,尿路结石用熟大黄,有通后者通前之妙,病在前,而病之机窍在后,当取反治,乃有《局方》八正散用大黄之意。以上10味基本方之加减法:血尿加琥珀末、小蓟,以增加利水通淋散瘀止血之功。重者加苎麻根60 g,白茅根100 g,先煎代水。发热加柴胡、黄芩,尿检有脓细胞者加珍珠草、土茯苓。剧痛者加延胡索20 g、地龙12 g为宜。

案

张某,男,53岁。

初诊

主诉:腰痛4年。

患者腰痛4年,迭经中西医治疗未效,面部虚浮,失眠乏力,多次尿血。经医院造影摄片:两侧肾盂并输尿管积水(结石引起)。红细胞(+++),白细胞少许,蛋白(+),苔薄白,脉弦细。张志坚诊为石淋导致血尿,治以清利湿热通淋化石,投“通淋化石汤”。处方:

金钱草60 g,鸡内金15 g,海金砂12 g,广郁金10 g,石韦15 g,冬葵子12 g,熟大黄6 g,六一散10 g。加琥珀末3 g(吞),小蓟草18 g。

二诊

服药7剂,排出3枚结石(0.7 cm×0.5 cm两枚,0.35 cm×0.2 cm一枚),面浮腰痛随之好转。

原方再加黄芪15 g、楮实子15 g。守服月余,诸症消失,嘱以六味地黄丸善后。

2. *长者增液益气,排石通淋* 张志坚指出:“气阴两虚型泌尿系结石多久病或久服清利药伤阴所致,临床多见腰痛,血尿,手心热,尿短频,头眩,颧红,口干,盗汗,失眠,舌红少苔,脉细数等症状,宜调补扶正。”盖扶正者,治肾也,治肾者增液补气也。感染急发时祛邪为主,祛邪者治膀胱清湿热也。又因气化原由阴以育,故调气排石当育阴以化气,增液为主,益气为辅,尤其是那些久治不愈,久服清利中药伤及阴津者,必须增液益气排石并用,夫欲通之,必先充之,气足则推动结石之力强,津液盈满则水深舟自浮,实践证明增液药能清，能润，能通，又能缓解绞痛，控制感染，使尿路炎症速得减轻甚至消失。张志坚拟益气增液，排石通淋。药用生地、生黄芪，一以增液生津、滋肾，润夭枯涸，涤荡干着，一以补中益气，实脾升陷，益胃生津，此乃甘寒补气之法。伍以玄参、麦冬，意清金补水，养阴增液，实践证明玄参有软坚散瘀，溶石化石作用。升麻、牛膝为对，一升一降，取其升降相因，调整气机以助气化，生白芍、生甘草，取其滋阴和阳，调和气血，且生甘草有温煦暖营，兴奋体阳之妙。再辅以大剂量鸡内金、金钱草、广郁金，以化石排石。石韦、冬葵子为对，通淋止血，泄水，消瘀，排石，有血尿者加琥珀、小蓟或白茅根、墨旱莲。张志坚以此方治愈病例较多，疗效确切，久服无耗气伤阴之弊，经多年临床验证，大可增强体质，缩短疗程。

3. *久病滋肾活血，温阳和络*　张志坚治疗泌尿系结石久治不愈，症见怯冷，腰腿酸软，便溏溲长，自汗，脉沉迟，舌胖而润，显属肾阳虚衰者，均投“济生肾气丸”加鸡内金、金钱草、海金沙、广郁金亦收到理想的疗效，并发肾积水者，合用“五苓散”。其处方常用生地、山药，生地凉润多液，功能养血填精，益髓补肾；山药滑而兼涩，淡而微咸，咸则归肾，涩则固肾。《本经》言补中，乃言其体，《别录》谓强阴，乃显其用。山茱萸、牡丹皮，一以滋肝，一以清心，以上壮水润夭之品以补肾之体，附子以化气宣阳，乃益肾之用。合为滋而不腻，温而不烈。膀胱之津，由气化而出，气者，阳也。阳旺则气化，温补即所以化气，乃塞因塞用之妙矣。泽泻、茯苓，一以下引下泄，使有形之水质去，斯无形之真阴生，一以导附子归根，不使飞扬上燔，且苓能起阴气，泽能运津液，阴升则阳降，水升则火降。车前子、牛膝为对，车前子泄而能补，牛膝降而滑利，加鸡内金、金钱草、海金砂化石、排石，乃集温阳、补肾、滋填、引导、化石、排石于一炉，面面俱到。此法治阳气虚衰，气化无力，结石久滞，关键在于附子的鼓荡作用，增进体温，鼓荡细胞，兴奋神经，唤起全身一切功能，气不外达者，用之可以发散，气不内敛者，用之可以统摄，气不融和者，用之可以通下，张志坚深谙古方之精炼，而又师古不泥古，临证处方，常融古方、经验方、单方、草药于一炉，探本求源，因势利导，实属可法可师。张志坚还在治疗泌尿系结石并发肾绞痛的急发时，每借用补中益气汤合金铃子散，伍以大剂量鹿角霜，用炒小茴引经，屡收止痛之速效，堪为法外之法，方外之方哉。

（张玲）

第九节　慢性肾炎中医药全程参与治疗的经验

当前，激素、细胞毒素药物和雷公藤多苷等仍被视为治疗慢性肾炎的常用药物，而这些药物都具有一定的毒性和副作用，倘结合中医药可以减轻西药的毒副作用，提高治疗效果，特别是远期疗效。由于加服中药的患者其生活质量明显好于单纯使用西药的患者，所以治疗慢性肾炎中医药应全程参与，不容置疑。

一、中医药与激素结合使用

激素禀性阳热，阳胜必然耗阴，容易导致阴虚内热，出现咽干少饮，腰酸，腿软，心烦不寐，舌红苔薄，脉细弦，或伴有血糖、血压升高等症状。治当滋肾养阴，凉血清热。常用药物如生地、知母、牡丹皮、山茱萸、生山药、女贞子、墨旱莲之类。此时切不可恣投苦寒、甘补，因苦寒不制其热，甘补无济其虚。

阴虚阳易亢，血压多上升，欲阳之降必滋其阴，倘着眼于清降潜阳，对病情好处不大，当在滋阴的基础上配伍少量镇摄降压之品，如夏枯草、罗布麻、石决明、生牡蛎等，才有益于改善症状。

热淫津涸，口渴易饥，血糖升高者，加玄参、麦冬、天冬、天花粉、玉竹、黄精、瓜蒌皮、苦瓜、红景天、鬼箭羽之类。阴伤血多黏稠，往往瘀滞络道，故加红景天、鬼箭羽活血化瘀，前者能改善微循环，活血而不伤正；后者破血通经，亦有降血糖作用，且对减少尿蛋白排出也有一定帮助。

激素阳热，消灼肾经，精亏不能益肾养骨，而使骨质受损，引致激素性股骨头坏死，症见腿膝酸痛，行走不利，痛甚夜不能寝。治宜补肾蠲痹，活血通络，药如生地、白芍、秦艽、怀牛膝，黄芪、枸杞子、制何首乌、炙龟甲、鹿角霜、骨碎补、炙乳香、炙没药、广郁金、青风藤、参三七、炙蜂房之类。剧烈疼痛时可加全蝎、蜈蚣、䗪虫类之搜剔，祛顽风而通络，用止剧痛颇有效，但有小毒，故量不可大，用不可久。所投青风藤是治痹要药，李时珍《本草纲目》中载有："能行筋活血，正骨利髓……""治风湿流注，历节鹤膝，麻痹瘙痒，损伤疮肿。"现代研究表明该药有镇痛、抗炎、镇静功效以及免疫抑制作用。用于缓解痹痛很有效果，且对消减肾炎蛋白尿也有作用。

治骨痹重在固肾，温养方能通痹，活血莫忘行气，通络当从风治，处方时千万不要本末倒置，忽略了固肾根本，一旦疼痛稍有缓解，就要按常法辨治，总不可过用风药温燥，以免再伤气阴。

激素助阳，阳亢身热，都属壮火，壮火食气，其气必衰，宜在当用方中酌加黄芪、人参之属以补益元气，并根据气衰的轻重来增减用量。

二、雷公藤使用

雷公藤味苦辛寒，有大毒。研究报道，其毒副作用在交秋阳热时间最长，认为雷公藤寒、热之性并存。

雷公藤有较强的非特异性抗炎作用及免疫抑制作用，在减少肾炎患者的蛋白尿方面有肯定的效果。不过它的毒副作用也值得注意。

药毒侵犯脾胃，影响消化纳运，引起胃脘痞胀不适，食欲减退，嗳气泛恶，或有腹痛、便溏等症状。方选六君子汤出入，药如党参、白术、炙甘草、茯苓、陈皮、制半夏、炒莱菔子、广木香、小叶野鸡尾之类，以健脾和胃，解毒清利。小叶野鸡尾亦称小叶金花草，有清热解毒、利湿止血功效，广西地区亦用于“解野山薯毒、木薯毒”。《中药大辞典》认为其用于雷公藤引起的消化道副作用，大多应手有效。

药毒损害肝脏，出现肝区不适，右胁胀痛，纳食不香，小便短赤，肝功能异常，或有心烦口苦，方选一贯煎、二至丸、四逆散化裁，药如北沙参、麦冬、炒当归、白芍、枸杞子、生地、熟女贞子、墨旱莲、白花蛇舌草、半枝莲、柴胡、广郁金之类，以柔肝养营，解毒清利。所用白花蛇舌草有扶正祛邪双向作用，据报道白花蛇舌草能增强白细胞及吞噬细胞功能，降低肝损伤及谷丙转氨酶（ALT）增高，有保肝利胆和促进肾组织结构的修复和再生等功效。对治疗肾炎蛋白尿很有好处。白细胞减少宜加太子参、鸡血藤、甘草；口干且苦者加黑栀子、牡丹皮。

为减少雷公藤的毒副作用，在治疗的同时就使用滋肾养肝、扶正清利法，药如生地、牡丹皮、山茱萸、生山药、泽泻、鸡血藤、生甘草之类，作为预防性医疗，先保护未受邪之地，有助于减少药毒反应。

三、中药与细胞毒类药物结合使用

对肾病综合征顽固的慢性肾炎，环磷酰胺是细胞毒类药物的首选，一般多采用静脉滴注冲击治疗。

环磷酰胺是慢性肾病常用的药物之一，使肾病的治疗效果有了提高，但是在减少尿蛋白排出的同时，也不同程度地损伤机体的正常细胞，引起全身症状，造成某种伤害。

药毒伤气耗阴，损伤脾胃，累及肝肾，亏及气血，治疗宜脾肾双补为主，以四君子、六味地黄汤为基本方，药如党参、白术、茯苓、甘草、生地、牡丹皮、山茱萸、山药、泽泻、何首乌、陈皮、神曲之类。健脾和胃以养后天，补肾固精以益先天，有助于改善免疫功能和骨髓造血。

白细胞减少时，大多以气虚症状为主，表现有神疲乏力、音低气短等，上方去党参，加太子参、黄芪、黄精、鸡血藤、菟丝子、淫羊藿之类，严重的可添人参以大补元气。据实验报道：党参有减少白细胞倾向，对松节油引起的白细胞增多症，有预防及治疗功效。故组方时用太子参替代。

红细胞减少时，大多以血虚症状为主，表现有面色苍白无华、头昏目眩、乏力等。基础方加人参、黄芪、当归、枸杞子、红枣、龙眼肉之类，严重的加阿胶、紫河车等。轻的通过补气生血，可使肾气充沛，病情得以改善；重者必须配合血肉有情之品填精补督才有效，如再执着于健脾补气养血则收效甚微，此时，正如前贤许叔微所说“补脾不若补肾”。

血小板减少时，表现气阴两虚症状，常见气短乏力，口干色红，血小板值低下等，上方去党参，加太子参、西洋参、女贞子、墨旱莲、仙鹤草、花生衣、灵芝、五味子、炙鳖甲、鹿角胶之类。但王道无近功，多用才有益。添加鳖甲、鹿角胶旨在栽培生气，填精充养。久病入络气血阻滞，虽辨证用药合拍，而血象不见改善，血小板、白细胞仍不上升时，在扶正的前提下，当稍加活血理气药物，以祛瘀疏滞，促进气血新生，常能意外收效，但总以少量为度，以免削伐过度，反伤正气。

四、密切关注心脾反应

不少肾病患者存在着一定心理障碍，表现为精神紧张、焦虑、恐惧等。所以我们在治病的同时，要注意其心态活动，予以必要的心理干预，及时进行谈话交流，沟通心灵，帮助他们缓解紧张心理，减轻恐惧思想，以积极的心态配合治疗战胜疾病。清代名医叶天士在《临证指南医案》里多处提出："若过用心作劳，不能复元。""都因操持劳思所伤，若不山林静养，日药不能却病。"认为平静下心来修养，单靠药物治疗是不能取效的。值得我们借鉴参考。

胃气宜固护，摄食不可偏。脾胃是后天之本，为气血生化之源。肾病治疗的全程中始终要顾护中焦，防止太过和不及。恣进膏粱厚味，营养摄入过多，过则为灾，易致痰湿，湿热中阻，有碍气机运化，当晓之以理，劝导其饮食以清淡为主，少食肥腻、蛋白。纳食减少，营养摄取不足者，建议食物要荤素搭配。摄入太过的在方中宜稍加祛痰、化湿、清泄之品，摄入不足的在方中应增加健脾和胃之品。若脾胃虚弱而又情态失调时，一面开导劝慰，一面在方中加培土泻木之品。总之，要固护胃气，因为胃口消惫，生气日夺，仅用治肾药物是不会取得理想疗效的。李东垣所谓："补肾不若补脾。"确有一定道理。

五、病案举例

案

王某，男，24 岁。

初诊(2010 年 2 月 18 日)

主诉：发现慢性肾炎半年余。

患者于 2009 年 7 月初因水肿就医，尿检蛋白(+++)，红细胞 3～5 个/HP，白细胞(+)。诊断为慢性肾炎急性发作，遂住某医院治疗。用激素、雷公藤多苷片、钙剂等治疗 2 月余，效果不佳。某日下蹲时感到左侧大腿根部疼痛，痛势与日俱增，摄片显示左侧股骨头骨质损伤，激素副作用已经明显，随即出院并停服激素，在门诊改投中药治疗 2 月余，因症状未改善遂来常医治。

诊察：痛苦面容，走路跛行，步履艰难，不能下蹲，夜间疼痛较重无法自由翻身，踝部轻肿，口不渴，纳欠香，大便干，近日鼻塞，咽痒，轻咳，舌淡红苔薄白腻，脉细带浮。

尿检蛋白(+++)，红细胞、颗粒管型少许。血常规、肝肾功能均正常，血压 130/80 mmHg。辨证：正虚于内，风邪外袭，经脉痹阻。治法：急则治其标，祛风散邪为主，扶正蠲痹为佐。处方：

蝉蜕 10 g，僵蚕 10 g，冬桑叶 10 g，荆芥 10 g，防风 10 g，连翘 10 g，桔梗 10 g，广郁金 10 g，熟大黄 3 g，鸡苏散 15 g（包煎），生黄芪 15 g，生白术 10 g。

7 剂。水煎服。

雷公藤维持原量，嘱戒酒，低盐饮食，忌海腥发物。

二诊（2010 年 2 月 26 日）

服上方 1 周后，咳嗽鼻塞俱已，水肿消退，但疼痛不减，换法补虚祛风，养血通络。处方：

生地 15 g，炒当归 10 g，独活 10 g，桑寄生 15 g，续断 15 g，生黄芪 15 g，秦艽 10 g，防风 10 g，怀牛膝 10 g，青风藤 30 g，蒴藋 30 g，制川乌 10 g（先煎），炙蜂房 10 g，炙甘草 3 g。

15 剂。水煎服。

三诊（2010 年 3 月 15 日）

上方服 15 剂后疼痛减轻，夜睡能够任意翻身。

守原方出入，去制川乌、蒴藋，加炒楂曲各 10 g、骨碎补 30 g、生白术 10 g，参三七粉 3 g（分两次调服），以保护胃气。

四诊（2010 年 4 月 16 日）

按法连服 1 个月，夜间疼痛缓解，纳食香睡眠宁，效机已获，不拟更章。

上方去蜂房、三七、炒楂曲，加白花蛇舌草 30 g、金刚刺 30 g 以清舒经脉，减小雷公藤剂量。

五诊（2010 年 5 月 15 日）

守方服药 1 个月，面色红润，痹痛未发，可以下蹲活动，尿蛋白（＋＋）～（＋），红细胞少。改法滋肾补气，养血活血，祛风清络。处方：

生地 15 g，牡丹皮 10 g，生山药 15 g，山茱萸 10 g，茯苓 15 g，炒白芍 10 g，生黄芪 30 g，党参 15 g，白花蛇舌草 30 g，青风藤 30 g，猫须草 30 g，猫爪草 30 g，红景天 15 g，广郁金 10 g，炙甘草 3 g。

接服 3 个月时，其间遗精加金樱子 15 g、净芡实 30 g，尿红细胞多，加生藕节 30 g、炒蒲黄 15 g。痹痛完全停止，走路虽还跛行，活动已经自如，迫于经济，早已恢复驾驶工作，从事短途运输，复查血常规、肝肾功能均无异常，尿蛋白（＋）～（－），以后巩固治疗，始终守方化裁，逐步递减雷公藤。

【按】 本例左髋关节疼痛，系激素损害骨质，股骨头坏死所致，相当于中医学的“骨痹”。盖激素灼伤肾精，以致气机升降紊乱，初在气分，久病及血，阴血伤而内风动，肾气弱则络脉瘀，治法重在滋肾补气，养血祛风，舒筋清络。

初诊着意于开肺宣气，《素问·五常政大论》：“升降出入，四者之有，而贵常守，反常则灾害至矣。”故用蝉蜕、僵蚕、熟大黄、郁金合荆翘薄荷之属，以冀升降气机，拨乱反正。

二诊旨在扶正通痹，方选独活寄生汤，益气血以祛风湿，养肝肾而强筋骨，加川乌、蜂房、青风藤搜风通络，缓急止痛，去细辛、肉桂嫌其温燥。

三诊兼顾健脾和胃，原议不更，酌加白术、山楂、神曲以振奋中气。

四诊寐纳两可，痹痛已止。原法原方，稍加增减。

五诊力主固肾补气，以六味地黄汤滋肾养阴，重培其下，复肾阴而充精髓，合黄芪、党参补益元气，《本草求真》称黄芪为“补气诸药之最”，与血分药相配可行血止血，与补阴药相合可化阴益阳，故治疗始末不离该药，加青风藤、白花蛇舌草、猫须草、猫爪草以清络祛风，利湿散瘀，且有助于消减蛋白尿，佐红景天、白芍、郁金以活血养营，理气消滞，幸用药尚合法度，故病情才能基本稳定。

（张福产）

第四章 临 证 治 验

第一节 张志坚治疗慢性肾炎的经验

一、辨 证 要 点

1. *辨病因病机* 张志坚认为慢性肾炎的病因，要考虑内因、外因、内外合因三个方面。风为六淫外邪之首，故风邪犯肺是慢性肾炎的主要诱发因素。内因多为长期的不良生活方式，如饮食失慎，劳累过度，精神紧张，纵欲酗酒，久病失养或素体不足等。而内外合因更是常见的发病原因。

由于病因的干扰，影响了肾的正常生理，肾虚水湿气化不利则水液潴留，溢于肌肤而为水肿；藏精失司则精微下泄而遗精、尿浊、尿多泡沫、蛋白流失多；肾亏则助胃腐谷、助脾运化功能减弱，影响食欲。脾虚不能运化水湿，发为水肿、腹胀、纳差、便溏；升清统摄无力、精微下注而现蛋白尿，血不循环而为血尿；脾弱生化失职，则面少华色，倦怠无力。肺气虚弱，表卫不固，易受外邪侵袭，肺气郁滞，而发水肿、蛋白尿。

2. *辨在肾在脾* 慢性肾炎病程多长，凡面少华色，自觉全身倦怠、神疲乏力、纳食欠香、食后腹胀、大便溏薄，或有轻度水肿、舌质淡、苔薄白、脉象濡小者，多应归之于脾经病变，而素体不足，久病失养，症状以腰膝酸软为主，且头昏耳鸣、遗精、倦怠、脉象细弱者，可认为是肾经病变。

同样，情志失调，肝郁不适，亦可损伤脾肾而致肾病复发。张志坚指出慢性肾炎的病理不独在肾，五脏六腑皆可令肾病，因肾为先天之根，脾为后天之本，故脾肾虚弱是慢性肾炎的病理基础。在肾以维护肾气为主，在脾必须健脾助运，倘系脾肾同病，则应两者兼治，但需分清轻重主次。

3. *辨风邪湿热* 慢性肾炎常因风邪外袭，肺气膹郁而发作，而风邪蕴于肺系，或风邪侵入肾络，常使病情反复，病程延长。风邪犯肺可出现鼻塞、喷嚏、咽痒、咽痛、咳嗽或皮疹瘙痒等症状；肺窒水道不利则为水肿，尿少；肺虚表卫不固则常遇风感冒；倘见感后恶风，腰脊疼痛，眼睑虚浮，颧颊偏黑，小便短少者，多系风邪入于肾络之征，凡此皆使肺肾气机失度而发病。

肾病不能化气行水，助脾散湿；脾弱无力输布水精，升清降浊，则水液停潴，湿自内生；倘再感寒邪外湿，更伤脏气。内湿、外湿合邪为患，往往使病情迁延不愈，随着脏气的阴阳偏颇，而有寒化热化的倾向，寒化则为寒湿，热化则为湿热。湿从寒化可见口黏不渴，泛恶纳呆，腹胀便溏，舌苔白腻；湿从热化则现口苦少饮，脘痞少纳，小便短赤，舌苔黄腻。但临床上以湿热内蕴为多见。

张志坚认为，风邪和湿热是慢性肾炎常见的病理因素，上袭犯肺，中侵碍脾，下注伤肾，风邪和湿热既可相互贯穿于肾病的始终，也会偏重变化于某一病程。

4. *辨气血虚实* 张志坚认为久病肾炎，脾虚生化无权，肾弱不能藏精，可致贫血，出现面黄无华，头晕目眩，脾肾亏损，先后天俱病。常见明显的气虚症状，如神疲倦怠，少气乏力，饮食不香等。

气行则血行，血不足者气亦不足，气虚运行无力则血易瘀滞，而瘀血之形成与肝失疏泄亦有关系。有病总想速愈，时间一长想法就多，常致肝郁气滞，表现为情绪抑郁，脘胁胀痛，长吁短叹等。

以水肿为例，气虚水肿者水肿以下肢为重，且多有乏力、便溏等症状；血虚水肿者，面色㿠白，眼睑常浮，食量不甚减而全身疲倦；气滞水肿者，全身肿胀，按之不凹陷，多有情绪不畅、胸胁胀痛等症状；血瘀水肿者，面色暗苍，上部水肿不明显，且舌色紫暗有瘀点。

总之，慢性肾炎症状错综复杂，病理变化不一，务要谨慎审察，理清主次轻重，然后制订相对合理的治法。

二、治疗体会

1. *医患合力最重要* 张志坚常常告诫后辈中医治疗慢性肾炎，不能一法、一方、一药。邪有轻重浅薄，病有轻重表里，治有缓急，方有大小，立法遣药，寒热温凉，各随病情而异，抓主要矛盾或矛盾的主要方面，给以恰当治疗，待整体改善后，再集中解除某些主要症状。临床应做到以下几点。

(1) 要有耐心，守法守方治疗：一般应有2～3个月的时间，不要随意更改，自乱章法。发现病情变化，或按期治疗疗效不佳，应及时修改方案，以提高疗效。经常注意医患沟通，多倾听患者的诉说，尽量避免使用刺激性语言，可以将治疗方案告诉患者，以便取得合作。

(2) 交代生活调理：嘱咐患者注意气候变化，冷暖适宜，劳逸结合。水肿严重者应卧床休息；注意个人卫生，防止感染，保证睡眠充足，节欲保精。精神上乐观愉悦，要爱护自己，爱护肾脏。乐观的情绪，可以提高自身的康复能力。

(3) 要求患者配合：晓以慢性肾炎的长期性、复杂性、反复性。许多治疗往往要很长时间才起效，不要埋怨医生处方用药老一套，期望短时间就取得疗效是不切实际的，不要跟着广告走，否则只会劳神伤财，于病无益。有信心、有耐心地配合治疗才是奏效的上策。

2. *益肾健脾是大法* 张志坚临证常用的益肾药物有生地、山茱萸、桑寄生、杜仲、枸杞子、冬虫夏草等，冬虫夏草虽为补肾佳品，但物少价贵，可以人造虫草制剂代用，同样有效。健脾药一般选用党参、白术、山药、茯苓、薏苡仁、甘草、红枣之类。益肾健脾是治疗慢性肾炎的大法，需要长期反复运用，不是短期所能奏效的。

肺虚卫弱，容易感冒，应加黄芪、白术、防风补气固卫，若伴有咽喉不利时加玄参、麦冬、桔梗以凉润之。脾虚湿阻、身重便溏、轻度水肿、舌苔白腻时，重在燥湿健脾，酌加藿香、陈皮、制半夏、车前子、苍术、白术。脾阳不运而见腹胀、脘冷喜暖、大便稀薄者，加肉豆蔻、补骨脂、巴戟天温补肾气而上暖脾阳，甚者径投干姜、附子以温运。慢性肾炎出现面色淡白，肢冷畏寒，腰腿酸软，性欲减退，舌淡胖、苔白润，脉细软等肾阳虚症状，当侧重温补肾阳，宜于大法中酌加附子、肉桂、鹿角片、淫羊藿、仙茅、巴戟天、菟丝子之类。病延时日，肾阴受损，可见腰膝酸软、口干尿黄、舌红、脉数等症状，应增入养阴之品，如制何首乌、白芍、女贞子、炙龟甲、阿胶之类，同时要减少补气之属。阴虚阳热易动，不宜遽投清凉，养其阴则热自解。倘若阴阳两虚，自当阴阳并补，选用炙龟甲、鹿角、阿胶、紫河车等血肉有情之品。

3. *清热利湿常相伍*　水湿与热毒蕴结则为湿热，湿热内蕴为慢性肾炎治疗过程中的重要干扰因素，湿热不除，蛋白尿难消，祛邪方可以安正。张志坚认为根据湿热侵扰的部位，在方中加入清利药物，对改善病情非常必要。

（1）湿热上犯伤肺：多见上呼吸道感染，咽喉经常疼痛，病情反复，可选用玄参、桔梗、金银花、连翘、黄芩、牛蒡子、射干、板蓝根、僵蚕、鱼腥草、荆芥之属，在清利的基础上加入宣透之品。

（2）湿热中侵伤脾：多见脘腹胀闷，纳差便溏，可应用苍术、厚朴、制半夏、川连、茵陈、蒲公英、栀子、佩兰、麝香、白豆蔻等品，在清利的同时结合运脾。

（3）湿热下注伤肾：有尿路刺激症状，尿频、尿急、尿痛，尿检白细胞增多，当加用炒黄柏、车前草、珍珠草、凤尾草、金钱草、土茯苓、石韦、滑石、生薏苡仁、猫须草、白茅根之类，于清利下焦的同时重在淡渗。

应用清热利湿法，张志坚指出必须注意以下问题：① 分清湿热之邪侵扰的部位。② 权衡湿与热的轻重，予以不同对待，热象明显重在清热，水湿侵布重在利湿。③ 清热不忘养阴，一旦发现患者舌红、苔黄腻而干燥少津，或苔有裂纹或苔有剥落，要伍用养阴药物，汇养阴清利于一方。④ 即使没有口苦、舌苔黄腻的湿热之证，也宜在处方中酌加 1～2 味清化之品，有助于提高疗效。⑤ 三焦湿热严重时，暂停原来的补益大法，待湿热解除或减轻后，再予治本或标本兼治。

4. *活血化瘀须兼施*　张志坚认为“久病必瘀”，使用活血化瘀药的主要依据是：具有血瘀症状，病程较长，气病滞血，常规治疗不能奏效。符合一项即可，不必悉备。常用药物有丹参、赤芍、当归、川芎、红花、桃仁、益母草、水蛭、红景天之类。

由于慢性肾炎的病理涉及多脏器、多系统，即便瘀血存在于肾病的全过程，也应结合辨证，据证加入益气、滋阴、温阳、清热、利水之品。倘若强调一法而忽视其他，一味予以活血化瘀，只会越通越塞，徒伤正气，更致邪恋。掌握好祛邪扶正、标本缓急的先后分寸，方能有效地改善病情。

5. *宣肺祛风应重视* 慢性肾炎，一旦外感风邪出现清窍窒塞（鼻塞、喷嚏、咽痒、咽肿、咽痛、耳闭），气道壅遏（咳嗽、呼吸不利），表卫不和（恶寒发热、头身胀痛、皮肤瘾疹），通调失职（面浮足肿、尿少、腹胀、便难）。但见1～2项，即应采用宣肺祛风法。根据风寒、风热的不同分别予以温散风寒药物，如麻黄、紫苏、羌活、防风、葱白之类；或投以凉宣风热药，如荆芥、牛蒡子、桑叶、蝉蜕、金银花、连翘之类。倘因外邪侵袭肾络者，宜进五苓散加细辛化气行水，以撤少阴之风寒，佐用肾气丸以培补肾脏之本。

防治外感是提高慢性肾炎疗效的重要环节，而宣肺祛风药物具有预防和控制感染，调节体液代谢，抗变态反应，促进病变脏器恢复等作用。所以，慢性肾炎病程中见到肺郁症状时，要及时正确地运用宣肺祛风法，抓住战机，因其势而利导之，可以改善病情，减少尿蛋白的排出，往往能扭转败局，疾病就此向愈。张志坚临证独创“宣肺靖水饮”，治疗外感肾病或肾病而兼外感症状者，取得了非常满意的疗效。

6. *疏肝解郁宜随证* 肾病时间一长，患者往往心烦焦虑，情志不畅，可致肝郁，表现为性格内向，精神萎靡，或烦躁易怒，胸胁不适等，肝郁不解，常使病情加重。

张志坚从疾病出发，结合患者的实际情况，指出肾虚为本，肝郁为标，本虚标实，治疗时应虚实兼顾。益肾之外当疏肝郁，而解郁之法，以心理疏导为最好，晓之以理，动之以情，鼓舞其斗志，振奋其精神，患者如能移情易性，则有助于提高疗效。

在主方中少佐疏肝解郁之品，如柴胡、佛手片、陈皮、香附、甘草、绿萼梅等。疏肝药多能燥湿，因为风木不闭则地气升腾，湿气自消。但香燥理气之品易伤肝阴，宜佐白芍以柔养肝木。肝郁易于生火，产生口苦、内热，应加牡丹皮、栀子、夏枯草、蒲公英之属，肝性条达舒畅，升降自然有度，则郁火可解，湿热难留，有利于肾气开阖枢机的恢复。

7. *激素撤减莫太急* 久病患者，激素撤减剂量时不宜操之过急，切不可刻期定日撤减，否则容易引起病情反弹，欲速则不达，当俟病情稳定，尿检正常或蛋白尿少量持续1个月以上，方考虑逐渐递减。张志坚常在原用方药的基础上，加入益肾固本之品，以助少火，如淫羊藿、仙茅、巴戟天之属，可帮助机体内源性激素水平的恢复，对防止病情反复非常有益。

（陈岱）

第二节　张志坚治疗慢性肾盂肾炎经验探要

慢性肾盂肾炎反复发作是临床治疗的难点，张志坚认为中医药在提高肾盂肾炎患者的临床治愈率、减少复发率方面具有一定的优势，可有效地缩短疗程，提高疗效，有利于控制泌尿系统感染，保护肾功能，减少药物毒副作用，改善精神状态，提高人体免疫，防止复发。

一、病因病机

张志坚认为，本病病机大多表现为虚实夹杂，急性发作期，以正虚邪实为多，常见湿热毒邪蕴结下焦，膀胱气化失职，水道不利等表现；慢性迁延期，则以正虚邪恋为主，多为脾肾双亏、气阴不足的临床见证。现代医学认为该病是由于细菌直接感染引起的泌尿道炎症。慢性肾盂肾炎反复发作，其原因在于：① 诱发因素存在。② 肾盂、肾盏、肾乳头黏膜有瘢痕变形利于细菌生长。③ 长期使用抗生素产生耐药性。④ 细菌原浆质形式存在。有研究表明，肾盂肾炎与免疫关系密切，如尿路黏膜的防御功能、吞噬细胞的抗微生物和免疫调节作用、补体的趋化和吞噬作用、特异性抗体形成等，均与肾盂肾炎形成有关。

慢性肾盂肾炎(CPN)急性发作期主要是下焦湿热，膀胱气化不利而致。张志坚认为本期多实证，表现多呈现腰痛、尿频、尿急、尿痛等湿热蕴结肾和膀胱之征象，亦可见到寒热往来、胁胀胸痞闷、口干苦的肝胆郁热证。现代医学认为 CPN 感染后，病原微生物主要经尿道口、膀胱、输尿管而侵入肾盂和肾实质，这与湿热之邪蕴蒸密切相关，湿热环境有助于病原菌的入侵和繁殖，正是中医“湿能敛邪”的体现。CPN 慢性期脾肾两虚、气阴不足是发病的关键，久病热盛伤阴，影响中下焦气机升降，进而损伤正气，或年老体弱、劳累过度、房事不洁，均可导致脾肾亏虚，脾虚则中气下陷，肾虚则下元不固。肾脏不仅是重要的排泄器官，也是内分泌器官，同时还参与整体的免疫调节功能。如果肾脏衰弱，必然影响其各项功能的发挥，还会导致其他脏腑功能紊乱，从而发生或加重病情。因此，肾虚在 CPN 发病过程中占有重要地位。

CPN 迁延日久，久病入络，常伴有血瘀。血瘀的形成与湿热久稽下焦、气虚无力行血密切相关。瘀血一旦形成，又易与湿热互结，使湿热之邪更难祛除，这是 CPN 迁延不愈的又一原因。瘀血在 CPN 病程中，往往不单独出现，常于湿热、正虚兼夹出现。现代医学认为 CPN 的病理变化主要是肾脏出现的弥漫性的间质浸润现象，肾实质有大小不等的脓肿以及日久形成瘢痕萎缩和纤维增生，这些病理变化为瘀滞的实质，它阻滞血流，加重病情。因此，正如薛氏所云：“瘀血不去，疾病不愈。”“瘀血”是肾盂肾炎慢性化的重要因素。

二、辨证论治

1. 湿热壅盛证　症见尿频，尿热痛急，尿色深黄，或尿中带血，腰酸腰痛，小腹拘急，形寒发热，神疲乏力，口干或渴，或高热或身热不扬，大便秘结或溏，苔黄腻，舌质红，脉滑数。辨证分析：湿热蕴结膀胱，肾失开阖，水道不利。治以清热化湿，利水通淋，方用八正散化裁。处方：车前子(包煎)、鸭跖草、萹蓄各 30 g，六一散(包)、瞿麦、黑栀子各 10 g，灯心草 5 g，大黄 3 g。

2. 肝胆郁热证　症见尿频，尿急，尿痛，寒热往来，午后热甚，心烦欲呕，口干口苦，胁胀，胸脘痞闷，舌红，苔黄，脉弦滑。辨证分析：湿热蕴积下焦，气化不利。治以清热祛湿，和解少阳，方用小柴胡汤化裁。处方：黄芩 15 g，柴胡、半夏、党参、生姜各 10 g，炙甘草 3 g，大枣 5 枚。

3. 中气下陷证　症见尿频，小便短涩不爽，尿有余沥，小腹坠胀，腰部隐痛，劳累后尤甚，时伴低热汗出，精神萎靡，疲倦乏力，气短懒言，头晕耳鸣，口干不欲饮，舌质淡，或有薄黄苔，脉虚细无力。辨证分析：中气不足，余邪未清。治以补中益气，养阴清化，方用补中益气汤化裁。处方：生黄芪 15～30 g，党参、生白术、广陈皮、炙升麻、柴胡、生甘草、炒当归各 10 g。

4. 肾虚湿热证　症见低热或手足心热，腰酸痛，小便淋沥不已或时作时止，神疲乏力容易感冒，劳累或受凉即引起发作，苔薄白，舌质偏红，脉细数。辨证分析：肾阴亏虚，湿热留恋。治以补肾养阴，清利湿热。方用知柏八味丸化裁。处方：猪苓、茯苓、生山药各 30 g，生地 15 g，知母、黄柏、炒牡丹皮、山茱萸、泽泻各 10 g。

5. 湿热血瘀证　症见尿道刺痛，腰痛固定不移，疼痛较剧，舌质紫暗，脉涩。辨证分析：湿热蕴结，瘀血阻络。治以活血化瘀，方用桃红四物汤。处方：败酱草 30 g，生地 15 g，益母草 15 g，桃仁、红花、赤芍、白芍、川芎、泽兰、怀牛膝各 10 g。

6. 加减　中老年患者尿频，夜间为甚者，加用缩泉丸益肾缩尿；尿急尿痛，小便灼热感明显者，加用虎杖、白花蛇舌草、败酱草、凤尾草、三白草、石韦、连翘等清热利湿通淋；尿血，或显微镜下红细胞较多者，可以加入小蓟饮子止血通淋；尿浊者，加入萆薢分清饮，或土茯苓、河白草等利湿化浊之品；伴有腰酸腰痛甚者，酌情加用桑寄生、川断、杜仲等；颜面四肢水肿者，可用防己黄芪汤，或猪苓、茯苓、五加皮、石韦等以扶正行水。

三、典型病例

案

贺某，女，42 岁。

初诊(2003 年 7 月)

主诉：反复尿频、尿急、尿痛 1 年余，伴腰痛半年。

患者多次经尿常规及尿细菌培养检查确诊为慢性肾盂肾炎；平素月经期提前，量多夹血块，带下量少色黄。刻诊：腰部隐痛，劳累后尤甚，时伴低热，神疲乏力，尿意频急，小便热痛，或淋漓不已，尿深黄，寐宁纳差，大便调。查体：体温 37.3℃，双眼睑轻度水肿，心肺检查无异常，腹水征阴性，双肾叩击痛(＋)，舌质暗红，苔薄白，脉细数。尿常规示：蛋白质(±)，红细胞(＋)，白细胞(＋＋)，隐血(＋＋＋)。诊断：慢性肾盂肾炎。证属肾亏湿热。治以养阴补肾，清热利湿，兼以摄血。处以知柏地黄丸加减。处方：

生黄芪、猪苓、茯苓、小蓟、藕节炭、生山药、土茯苓各 30 g，生地 15 g，知母、黄柏、炒牡丹皮、山茱萸、泽泻、炒车前子(包煎)、炒山楂、炒神曲各 10 g。

14 剂。水煎服。

14 剂后，诸症明显好转，尿常规检查：蛋白(—)、白细胞(+)。

原方去小蓟、藕节炭、炒山楂、炒神曲，加凤尾草、败酱草各 30 g，杜仲、怀牛膝各 15 g，枳壳 10 g。

继续服 14 剂，诸症消除，尿常规正常，尿细菌培养阴性，后继续服药 20 剂，随访未复发。

四、体　会

慢性肾盂肾炎病情千变万化，但张志坚认为临证只要注意以下几点，就可取到执简驭繁，并取得较好的疗效：① 谨守病机，首顾整体：慢性肾盂肾炎并非多有火热所致，所以不能一滥用苦寒泄降之品，当谨守病机，有的放矢，如中气不足则当补中益气，肾阴亏损宜滋肾养阴为妥，佐以清化湿热之品，则可取事半功倍之功效。② 重视辨病，灵活用药：张志坚喜用清热解毒及虫类收搜之品，但选用药物亦宜辨病，当患者现有慢性肾盂肾炎，又兼有其他临床表现或疾病时，常灵活选药。如患者伴胆囊炎、胆石症时，加金钱草、海金砂；伴有泄泻肠炎，则加马齿苋；伴有盆腔炎、腹痛时，加败酱草、泽兰叶、凤尾草；伴有发热，加用鸭跖草、黑栀子、黄芩等。③ 察舌按脉，识病进退：临证时当重视察舌脉，认识病情进退。正气虚弱，若舌红少苔脉细数无力，当加用养阴之品，麦冬、地骨皮之类；舌苔黄腻较厚，当清化湿热，加入“三仁”药之类；舌苔白滑，或舌边有齿印，脉沉弱无力，当温补肾阳，肉桂、附子酌情加之。④ 注意忌宜，食养差后。

（陈岱）

第三节　张志坚治疗慢性肾衰经验

一、健脾和胃，重视中焦气化

脾胃主纳运，运化水谷精微，散津液，司统血，是气血生化之源，滋养脏腑肢体，为后天之本；肾主藏精，为一身阴阳之根，赖后天脾胃提供的水谷精微，方能生生不息。

慢性肾衰出现纳差、泛恶、便溏、乏力等脾虚症状时，应及时健脾和胃、扶持中焦。常用方药：党参、白术、茯苓、炙甘草、陈皮、制半夏、砂仁、广木香、制大黄、炒神曲。方取香砂六君子汤加味，旨在健脾益气，和胃降逆，甘淡渗湿不刚燥，鼓舞清阳振中气。若气虚较重，方中党参宜改用人参疗效始著。恶心呕吐明显，当加入代赭石，增大半夏用量，并辨其舌苔黄白而选药，舌苔白腻加生姜、紫苏以温中降逆，舌苔黄腻加黄连、竹茹、干姜以辛开苦降。大便闭结或不畅者，亟须通腑泄浊，大黄为首选药物，其具悍利之性，有将军之称，能推陈致新，生用泻下荡涤，制用泄热润肠，大黄能降低血肌酐、血尿素氮，改善氮质血症，用于早期肾功能不全确有一定疗效，但以速战速决为合适。

然慢性肾病至功能不全时，整体功能本弱，脾肾元气更衰，倘恣意攻下，必致中气损坏，短期内血生化或见改善，但不久血肌酐会迅速增高，故万不可指望大黄来扭转败局，否则得不偿失。

《内经》云："有胃气者生，无胃气者死。"盖脾胃之健运与否关系着机体的安危，近代研究提示：脾虚证的发生与免疫系统的网络调节功能失调有关，涉及多器官的功能低下。本病见有脾虚症状时，用药必须照顾中焦，扶脾运以资气血之源，护胃气以树身体之本，正如唐代孙思邈所谓"补肾不若补脾"。若囿于肾虚补肾，见瘀通络，见热清毒，是很难取得疗效的。

二、扶正祛邪，着眼整体致和

慢性肾衰的病程较长，病损涉及多脏器，病理影响多系统，临床症状不一，常表现为正虚邪实、虚实错杂。清代程钟龄云"脾弱而肾不虚者，则补脾为亟；肾弱而脾不虚者，则补肾为先；若脾肾两虚，则并补之"。指出治疗上应分清主次、标本虚实。作者认为，慢性肾衰当调治整体，期平致和。单用补气血，纯予补脾胃，或专投活血化瘀，或强调通腑泄浊等，均非所宜。

急则治其标，适可而止。慢性肾衰病程中，常会出现不同程度的邪实症状，应根据标急的具体情况，予以相应的治疗。风邪外感治宜宣肺祛风，视其偏寒、偏湿，分别予以辛温解表或辛凉解表，前者如苏羌达表汤（苏叶、防风、杏仁、羌活、白芷、橘红、茯苓皮、鲜生姜）、荆防败毒散，后者如桑菊饮、银翘散之类。水肿较重，治法利水消肿，方选五苓散、五皮饮；阳虚明显时宜用真武汤温阳利水。大便闭结应通腑泄浊，可用单味生大黄开水浸泡 10 min 服用，或伍入复方（后下）中煎服，荡涤以驱浊毒。血瘀明显治以活血化瘀，方选桃红四物汤加丹参；兼有血虚加鸡血藤、熟地以养血祛瘀；伴有气虚加黄芪以补气化瘀；夹寒时加桂枝、淫羊藿，瘀滞作痛加失笑散、参三七。久病肾络瘀阻，草木难能见效时，可加地龙、穿山甲、水蛭、蜂房之类虫蚁搜剔，以疏逐细微络脉之邪瘀。此外病程中倘或出现气滞、痰结、湿热、热毒等标证，自当按证分别处理。

由于以上标证是在正虚的基础上产生的，当标证急迫时必须及时祛除，邪去则正安，驱邪即所以安正。但用药应适可而止，不可长期过度治标，以免戕伐生发之机。

缓则治其本，致和整体。慢性肾衰病位虽在肾脏，病损却累及整体，正元受伤，邪实迭现。张志坚立法主张，期平致和，用药要求和缓，滋燥不可偏，寒热莫太过，常汇气血双补、通养同施、平调寒热、燮理阴阳数法于一方，通过邪正兼顾、整体调治，达到"兴平为期"的目的。

常用药物：党参、黄芪、黄精、枸杞子、山药、淫羊藿、土茯苓、制大黄、红景天、丹参、海藻、白花蛇舌草、六月雪、广郁金（拟名扶元益肾清浊汤）。以党参、黄芪补中益气、鼓舞清阳，用山药、黄精，取其既补脾气，又滋胃（脾）阴，益肾而无刚燥之嫌，现代药理证实黄精有降低胆固醇、血尿酸作用。淫羊藿、枸杞子补肾益精、健骨强精，前者长于兴阳，后者力能明目。据报道二味均具有延缓衰老、免疫调节作用，枸杞子还能降糖、降脂、改造造血功能，而淫羊藿对性腺功能有直接调整作用。丹参、红景天兼有活血化瘀、疏通血管、生新养血作用，前者通大于补，后者补多于通，药理实验证明，丹参有抗凝和纤溶作用，红景天有提高缺氧耐受力的独特作用，且能延缓肾纤维化进程。六月雪、白花蛇舌草、土茯苓皆善清热利湿、祛风解毒，对肾炎蛋白尿有一定消减作用。土茯苓功专解毒，"能入络，搜剔湿热之蕴毒"(《本草正义》)药理证明能降低血尿素氮，白花蛇舌草有抗凝、改善微循环，保护和促进肾组织结构的修复和再生等作用。再加制大黄轻泻浊毒，郁金行气散瘀。诸药合用，共奏补弊针偏、扶正达邪功效。撷数法而处方，益整体而扶肾，从多途径、多层次、多靶点来期平致和。

以上二方，可交替使用，有脾胃症状时，应以香砂六君子护中为主，平时以扶元益肾清浊为宜。需要指出，慢性肾衰的治疗周期较长，治程中要据证随时调整方药，要求和缓图治，不可急功取效，前贤费伯雄所谓："欲求速效，反速危亡，不和不缓故也。"是很有道理的。

三、病案举例

案

丁某，男，48 岁。

初诊(2011 年 7 月 25 日)

主诉：发现泡沫尿半年。

患者因泡沫尿半年，下肢轻肿，入住某医院，诊断"慢性肾功能衰竭、慢性肾炎、肾性高血压"。现症：5 日前浴后汗出较多，临窗冒风，翌日清晨，眼睑红肿，下肢突然出现红色风团，痒感明显，继而皮疹泛发全身，色红不规则，以上半身为多，纳食一般，腰尻常酸，下肢水肿，大便干而不畅，舌淡红，苔薄白，脉细弦带数。BP 160/100 mmHg。理化检查：尿素氮 11.02 mmol/L，血肌酐 215 μmol/L，血尿酸 539 μmol/L。24 h 尿蛋白定量 3.2 g。辨证肾气亏虚，风邪外袭肌腠。急当宣肺散邪，疏风止痒，稍佐扶元益气之品。处方：

蝉蜕 10 g，荆芥 10 g，防风 10 g，连翘 10 g，麻黄 3 g，白鲜皮 30 g，地肤子 15 g，生甘草 5 g，生黄芪 15 g，生赤芍 10 g，赤小豆 30 g，牛蒡子 10 g。

7 剂。水煎服，每日 1 剂。

嘱饮食清淡，少进油腻。

二诊(2011 年 8 月 5 日)

皮疹全部消退，大便亦已通畅，但感脘痞嗳气，或有反酸，舌淡红苔薄白，脉象细弦。BP 150/100 mmHg。治以苦辛疏和，益肾清利，佐以健中。处方：

炒白芍 10 g，柴胡 10 g，炒枳壳 10 g，川连 3 g，制半夏 10 g，陈皮 10 g，炙甘草 3 g，党参 10 g，生白术 10 g，茯苓 15 g，杜仲 15 g，香谷芽 10 g，白花蛇舌草 30 g。

14剂。水煎服，每日1剂。

三诊(2011年8月22日)

脘痞松，纳食香，腰酸乏力，下肢仍肿，舌淡红，苔薄白，脉细弦。理化检查：尿素氮9.95 mmol/L，血肌酐199 μmol/L，血尿酸501 μmol/L。治法健脾益肾，活血利水，清解湿毒。处方：

党参15 g，生黄芪30 g，生白术10 g，防己10 g，生山药15 g，广木香10 g红景天30 g，茯苓30 g，炒当归10 g，熟黄精15 g，萆薢30 g，枸杞子10 g，石见穿30 g。

14剂。水煎服，每日1剂。

四诊(2011年9月6日)

下肢水肿已轻，平素好美食，每日啖鲫鱼一条，服硝苯地平后眩晕，舌淡红，苔薄黄，脉弦。血压150/110 mmHg。治法滋肾补气，活血清化，稍佐轻泄之品。处方：

杭菊花10 g，枸杞子10 g，生地15 g，牡丹皮10 g，党参15 g，生黄芪15 g，红景天30 g，熟黄精30 g，丹参10 g，广郁金10 g，制大黄5 g，海藻10 g，六月雪30 g，石见穿30 g，土茯苓30 g。

20剂。水煎服，每日1剂。

嘱低蛋白、低盐饮食。

五诊(2011年10月18日)

寐纳俱佳，头晕已平，下肢肿退，尿沫亦少，舌红，苔薄，脉象细弦。血压120/90 mmHg。理化检查：尿素氮6.32 mmol/L，血肌酐132.7 μmol/L，血尿酸462 μmol/L。24 h尿蛋白定量0.3 g。

前方去杭菊花，加生甘草。

20剂。水煎服，每日1剂。

六诊(2011年12月15日)

肿退未起，腰酸亦已，小便泡沫消失，舌红苔薄，脉细带弦。血压115/86 mmHg。理化检查：尿素氮4.83 mmol/L，血肌酐113 μmol/L，血尿酸427 μmol/L；尿常规蛋白(±)，隐血(±)。治以扶元益肾，清浊解毒，活血通络。处方：

枸杞子10 g，生地10 g，红景天30 g，熟黄精15 g，党参20 g，生黄芪30 g，生山药15 g，白花蛇舌草30 g，猫须草30 g，六月雪30 g，丹参10 g，广郁金10 g，土茯苓30 g，淫羊藿10 g，生甘草3 g。

20剂。水煎服，每日1剂。

药后症情稳定，其间出现自汗，多加浮小麦、糯稻根；咽痛加桔梗、牛蒡子；失眠加酸枣仁、夜合花；肠鸣便溏加炒白术、煨木香。原方加减治疗至2012年4月8日。理化检查多次正常范围，嘱停药观察，随访半年，病未复发。

张志坚认为，对待慢性疾病，必须守方坚持治疗，才能取效，倘朝秦暮楚，定难收功。

【按】 本例首诊因皮肤风疹瘙痒，晨起睑浮明显，故用消风散、麻黄连翘赤小豆汤，疏风止痒，宣肺清利，以祛邪治标为先。二诊皮疹消失，改投六君子汤、四逆散，健脾助运，苦辛疏和，侧重恢复中气。三诊脾胃纳运复常，以防己黄芪汤为主方，补气利水，活血清利。四诊水肿见轻，以扶元益肾清浊汤为主方，补气利水，活血清利。五诊，肿退，晕平，肾功能明显改善，仍用原方不变。六诊临床症状消失，理化检查正常值范围，守法守方，继续巩固治疗，直至停药。

（张玲）

第四节　张志坚膏方治疗肾病经验

一、膏方滋补，因人制宜

膏方是根据患者体质的不同与病情的需要，选择多种药物组成方剂，并将药物经多次煎熬、去渣，将药汁经微火浓缩，再加入辅料，如蜂蜜、阿胶、龟甲胶、鹿角胶等收膏，形成稠厚的糊状补膏，以达到增强体质、调治疾病的功效。膏方具有治病防病的作用，既可以滋补养生，又可以调治慢性肾脏病，提高机体免疫能力，祛病延年。张志坚认为处制膏方要根据患者的疾病特点、体质类型，经辨证后配方制膏，一人一方，针对性强。适用于治疗急慢性肾炎、肾病综合征、泌尿系感染、糖尿病肾病、高血压肾病、慢性肾衰、尿毒症维持性血透等病情稳定，需要长期口服中药汤剂治疗的患者。

二、辨证论治，随证加减

张志坚强调，膏方治病并非一味腻补。由于患者的体质有差异，感受病邪后，同化、异化不同，其证寒热阴阳侧重不同，需根据不同证型，或寒热并用，或攻补兼施，随证处方，权衡虚实，灵活变化。处方时既要理、法、方、药前后一致，君、臣、佐、使亦需配伍得当，还要做到虚实兼顾、气血同治、寒温得宜、升降并调、动静结合，从而达到阴阳平衡，“以平为期”“以和为贵”。膏方主体要以患者平日所服效方为基础，通过辨体质、辨疾病、辨证候来确定以补为主或攻补兼施，借助膏方调补之力，以匡扶正气而祛其邪，祛除病邪以安其正。扶正补虚要根据脏腑、气血、阴阳等不同虚证入手，祛邪攻实则主要责之于湿热、痰瘀、浊毒。同时根据具体情况选择药性，分别给予平补、温补、峻补、缓补等。

三、益肾为先，兼顾脾胃

“肾为先天之本”，主藏精，所藏之精主生长、发育与生殖。张志坚特别强调肾气在人体所起的重要作用。他认为《内经》所谓“邪之所凑，其气必虚”，及“精神内守，病安从来”两句，就是指人体之所以得肾脏病，皆因肾气不足的缘故。若人体本身肾气很充足，病邪就不足为患。所谓乘虚而入，无虚则病邪何从而入。“肾无实证，肾虚为本”，且肾病病程绵长,易于反复,需要长期调治;"冬不藏精,春必病温""五脏之伤,穷必及肾",因此张志坚冬季开膏方重视从肾论治,培补先天之肾气阴阳,常以六味地黄丸为基础方,以补肾填精。肾气亏虚者,症见腰膝酸软无力,头昏耳鸣,遗精,滑精,常用菟丝子、桑寄生、怀山药、枸杞子、川断、潼蒺藜、莲子须、金樱子、煅龙骨、煅牡蛎、生黄芪之类,以补肾固摄。偏肾阴虚者,常加生地、山茱萸、太子参、女贞子、墨旱莲、白芍、制何首乌、炙鳖甲,以滋补肾阴;偏肾阳虚者,常加党参、骨碎补、仙茅、淫羊藿、巴戟天、鹿角霜、紫河车,以温补肾阳。同时因为膏方之要在于形,凡质润、滋腻、胶质之品当为优选,否则有难成膏形之虞,常用熟黄精、阿胶、生地、熟地等滋腻黏稠之品,以助收膏。

张志坚处制膏方时,常配伍理气运脾之品。他一向重视保护脾胃功能,常说"病者有胃气则生,无胃气则死""脾胃为升降之枢机",临床上药物的作用还需借胃气以敷布全身,所以非常强调调理脾胃的功能,以强后天而养先天。不少肾病患者常有脘痞、纳呆、腹胀、苔腻等脾不运化的症状,张志坚认为此时若径投膏方予补益,不仅不利于滋补药发挥作用,反有闭门留寇之弊。常在膏方中少佐谷芽、麦芽,以醒脾开胃,半夏、陈皮、枳壳、佛手片以运脾理气,参入众多滋腻补品中,使补而不滞,滋而不腻,气血流通,脾胃健运。

四、辅以祛邪,重在湿瘀

张志坚认为肾病的发生由于外邪(主要是寒湿,风邪)侵袭,内伤脾胃。内因是脾胃虚损,日久累及肺肝,诸脏功能不足,导致阴阳气血失调。又可有生湿、化热、气滞、血瘀诸变。

1. 清热利湿 张志坚认为湿热之邪是慢性肾病治疗过程中的重要因素,不可虚视。湿热之邪留着于肾,导致肾脏气化不利,日久则瘀阻肾络,更加损害肾脏主水司气化的功能;湿邪中阻,又易损伤脾胃,热邪易耗气伤阴,所以迁延日久,正气愈伤,虚实夹杂,相互戕害,肾脏损害日渐加重。常在膏方中加用清热利湿药,如小叶野鸡尾,消炎解毒,止血清络;七叶莲祛风除湿,活血止痛;河白草清热利湿,消肿解毒;肾炎草消炎利尿,清热解毒;珍珠草利水解毒,平肝清热;腹水草行水散瘀,消肿解毒。张志坚善用草类以清利,同时又根据上、中、下三焦之不同病情,而选择相应的草类。蒲公英既可和胃清疏,又可清利下焦,常用于中、下二焦;蜀羊泉清热解毒,利尿,祛风湿,常用于上、下二焦。清利不仅可以祛邪,改善临床症状,更可以使正气恢复,病情易于控制。

2. 行气活血 "气为血之帅,血为气之母",血液的正常运行有赖于充足的血量和气的推动和统摄,气虚则血运无力而成瘀,血瘀则气行不畅而滞。张志坚常言"人之所有者,血与气耳",人体内部气血贵在守常,反常则百病皆生,当升者不升,当降者不降,当出者不能出,当入者不能入,清浊不分,久延血分,则气滞血瘀。在膏方中当用药以疏泄,疏其气血,泄其浊瘀,使失常之升降出入得以恢复,则病可愈。补气之中常合行气之品,以防气滞气壅。

肾病患者,腰部常有疼痛,无非是由肾脏损伤,血行不畅所致。血凝则气滞,血行则气随,血与气分离不开,故欲补肾行血宣瘀,必佐温阳行气之品,肾脏血流才不发生障碍。张志坚主张在补肾基础上,加入活血化瘀药物,常用桃仁、红花、丹参、牡丹皮、赤芍、怀牛膝、三七,甚则虫类搜剔之品,如蝉蜕、僵蚕、地龙、蜈蚣等,以活血行瘀,祛瘀生新,则气血调和,五脏安定,百病不生。

五、验案举例

案

杨某,男,31岁。

主诉:腰酸乏力反复6年余。

患者于2008年初求诊于张志坚处,就诊时腰酸、腰部僵痛,肢倦乏力,尿中多沫,双膝酸软,四末不温,纳寐可,大便调,舌质淡暗,苔白腻,脉细弱。查尿常规:尿蛋白(++)~(+++),24 h尿蛋白定量2.5~3.8 g。血生化:血肌酐149.5~273.1 μmol/L,诊断为"慢性肾功能不全""慢性肾小球肾炎"。张志坚辨其证属肾气亏虚,寒湿痹阻,浊瘀内蕴。治拟益气补肾,祛湿化浊,养血活血,理气和胃。处以膏方:

独活100 g,桑寄生150 g,防风100 g,炙黄芪300 g,生白术100 g,桂枝100 g,炒白芍100 g,熟地150 g,炒牡丹皮100 g,山茱萸100 g,生山药300 g,淡苁蓉300 g,六月雪300 g,白花蛇舌草300 g,石见穿300 g,绵萆薢300 g,茯苓300 g,泽泻100 g,熟黄精300 g,杭菊花100 g,枸杞子100 g,红景天300 g,土茯苓300 g,广郁金150 g,炒当归100 g,鸡血藤300 g,淫羊藿150 g,仙茅100 g,炒枣仁300 g,川芎100 g,合欢皮100 g,合欢花100 g,炒楂曲各100 g,炙鸡内金100 g,川断150 g,杜仲150 g,党参150 g,砂仁100 g,青风藤300 g,生晒参150 g,阿胶200 g,鹿角胶150 g。

方用独活寄生汤、杞菊地黄汤,以补气血、益肝肾、祛风湿、止痹痛,伍以养血活血、温阳补肾、理气和胃之品,制成膏方,长期调服。

患者连服3年,病情稳定,血肌酐控制在120 μmol/L以下,24 h尿蛋白定量维持在0.3~0.8 g。

(赵敏)

第五节　张志坚治慢性肾衰理气药应用经验

张志坚在治疗慢性肾衰方面有着丰富的经验,慢性肾衰的中药治法也是多方面的,相互补充,有活血、化湿、理气、养阴、益气等。张志坚对于理气药在慢性肾衰中的运用有着独特的经验和体会。

理气药药性多辛苦温而气芳香，辛能行散、苦能降泄燥湿、温能行气、芳能疏泄，具有疏理气机的作用，临床主要用于治疗气滞及气逆证。用之不当则可出现伤阴、耗气、散气之弊。张志坚临证几乎所有的慢性肾衰处方中都有理气之品。慢性肾衰的病机是否存在气滞、气逆呢？张志坚认为慢性肾衰病机特点为本虚标实，虚实夹杂。以脾肾亏虚为本，而多见水湿、浊毒、湿热、瘀血等标证。水、饮、痰、瘀皆为有形之邪，均易阻碍气机，导致气滞、气逆病理状态的产生。标本虚实互为因果，恶性循环，致使本病迁延难治。尤其在尿毒症期，脾肾衰微，五脏衰败，水毒深重，气滞、气逆明显，进而致使病情复杂多变。故施治以标本兼顾，尤重行气之法。

慢性肾衰常用治本之法有健脾益肾、益气养阴、滋补肾阴、培补气血、健脾养心和温补肾阳等。张志坚认为健脾益肾为治疗慢性肾衰最基本的治法，补肾气以治病求本，补脾气以充养先天，脾为后天之本，化生气血以充先天之肾。脾不健运，先天失养，不足之肾更加亏虚。故脾肾同补。临证喜用党参、白术、茯苓、山药、山茱萸、黄芪、川断、桑寄生等，必配健脾行气药如广陈皮、枳壳、木香、佛手片为佐，以期补而不滞。若脾胃气虚明显，则饮食难化，易阻气机，更应配行气醒脾和胃药为佐，以期调理脾胃、促进药物吸收。补阴药常用生地、枸杞子、沙参、麦冬、女贞子、墨旱莲、熟黄精等甘润滋腻之品；滋阴药中配伍佛手、川楝子以理气调肝气，调畅气机，使之补不碍运，兼收滋补和疏泄之功。尿毒症贫血张志坚常用人参、白芍、当归、制何首乌、鸡血藤、龙眼肉等，配木香理气醒脾，使之补不碍胃，补而不滞，或配川芎、广郁金以达理气行血之效。温阳法临证多选冬虫夏草、菟丝子、淫羊藿、益智仁等温补肾阳之品。并需注意加用补益肾阴药，所谓“善补阳者，必于阴中求阳，则阳得阴助而生化无穷”。多加佛手片以防胃肠气滞。温肾阳慎用附子、肉桂之品，因大温大热之品极易伤阴、动血，使血压升高。

不论是补气、补血还是养阴都易致甘温滞气，或甘润滋腻碍脾，故方中配伍行气醒脾药物，一方面可以达到补而不滞之目的，另一方面可以调和脾胃，使药物易于充分吸收，更好地发挥疗效。

标实为主者，急则治其标，张志坚常用利水、化湿、活血、泄浊、清热、祛风等治标之法。

利水为肾病水肿重要治法，有温阳利水、健脾利水和活血利水。张志坚认为“气行则水行”“气行水自制”，常于利水方中佐以行气之品。临证多采用木香、大腹皮行气，加强利水之功。如胸水明显则加葶苈子以泻肺行水。

对于脾失运化，水湿内生，中焦湿阻气滞，出现恶心、呕吐、苔浊腻等症。主张以健脾化湿为主，辅以半夏、陈皮、枳壳，行气以化湿，使气化则湿化。若舌质偏红，则改用佛手，取其理气而不伤阴之效。

对于久病缠绵难愈者，临证多采用活血化瘀药如丹参、桃仁、红花、赤芍等，同时配广郁金、延胡索、川芎、枳壳等理气活血药，以达到气行则血行的目的。

当合并外感时治疗以宣肺祛风，扶正洁源为法。以宣肺靖水饮或宣肺翘银汤加减。其中用桔梗、杏仁宣肺利气以助行水，用姜黄、佛手片等药理气活血以调畅气机。

治疗湿浊犯胃，以清热化湿，和胃泄浊，方选连苏饮合二陈汤，加用竹茹、老苏梗以理气和胃、降逆止呕。

张志坚非常重视理气药在治疗慢性肾衰时的配伍应用。《难经·八难》指出："气者，人之根本也。"气贵流通，通则无病，一有郁滞，则变生诸证。故《素问·举痛论》说："百病生于气也。"脾胃为气机升降的枢纽，张志坚重视脾胃的调理；使用理气药时基本不用破气之品，以防耗气、散气，一方仅用2～3味理气药起到了事半功倍的效果。

（张玲）

第六节　维持性血液透析患者病机探讨

维持性血液透析是慢性肾衰终末期患者的重要治疗手段。慢性肾衰属中医"关格""癃闭""虚劳"等范畴。大多医家认为其总的病机特点为本虚标实，脾肾亏虚为本，痰热、水气、湿浊、湿热、瘀血为标。病位在肾，与脾密切相关，可波及心、肝、肺。本病由于各种原因导致脾肾受损，二便失司，三焦气化严重障碍，分清泌浊功能减退，秽浊溺污不得外泄，蓄积体内，蕴积于血，是发病之主因。而脾肾虚弱是发病的关键，正虚邪实贯穿于慢性肾衰的始终，虚、瘀、浊、毒相互间夹，弥漫三焦。在慢性肾衰的代偿期、失代偿期、尿毒症期，病机特点并不完全相同。慢性肾衰正虚证型演变大致循脾肾气虚（气阴两虚）→脾肾阳虚→阴阳两虚的基本模式进行。慢性肾衰代偿期以脾肾气虚证和肝肾阴虚证为主，失代偿期以脾肾气虚证和气阴两虚证为主；肾功能衰竭期和尿毒症期则以脾肾阳虚证、气阴两虚证和阴阳两虚证占主要地位。脾肾阳虚证在代偿期和失代偿期中均较少见。观察还发现，由于慢性肾功能衰竭可以同时出现2个或2个以上的邪实证候表现，故各期邪实证表现不尽相同，而以尿毒症出现各种邪实证候最多。在慢性肾衰的代偿期，以正虚为主，邪实为辅；在慢性肾衰的失代偿期或终末期，以邪实为主，正虚为辅。正虚常以脾肾气虚，脾肾阳虚，或肝肾阴虚为主，而标实常见水湿、浊毒、瘀血等证。维持性血液透析是慢性肾衰尿毒症期患者的重要治疗手段，随着血液透析技术的不断发展和进步，患者的存活期日益延长。以心脑血管疾病为主的慢性并发症已成为血液透析患者的主要死因。虽然目前在血液透析慢性并发症的防治方面有控制血压、纠正贫血、治疗甲状旁腺功能亢进、降低血黏度、防治微炎症状态及调整透析方案等多种综合手段，但患者常出现诸如乏力、头晕、口干、失眠、纳呆、便秘、盗汗、胸闷、心悸、腹胀、皮肤瘙痒、肢体抽搐、关节拘挛、骨节疼痛等症。轻则影响生活质量，重则变生其他急危重症。慢性肾衰终末期患者一旦进入维持性血液透析期，其病机特点有别于慢性肾衰其他期。

张志坚认为本虚标实仍是其基本病机特点，正虚为本，邪实为标；本虚为主，邪实为辅；本虚证以气虚、阴虚为主，间夹血虚、阳虚；邪实以瘀血为主，间夹水湿、浊毒、风燥等。

一、正虚为本

1. 气虚　维持性血透患者均为慢性肾衰终末期患者。近代著名中医肾病专家邹云翔认为肾脏病内因在于肾元不足。慢性肾衰患者，肾气必虚，而肾为先天之本，肾亏日久，命门火衰，脾土失于温煦，则脾气亦虚；脾虚则运化失常，水谷精微不得输布全身，气血化生乏源，致使肾气益虚，终致脾肾气虚，脾肾气虚贯穿始终。孔薇等将反映全身功能衰竭、气血阴阳虚损的神疲无力、纳差少尿、腰膝酸痛、面色无华、头晕目眩5项指标作为肾衰终末期的主要参考症状项目进行积分，发现即使透析的患者其正虚5项症状积分值也仍然最高，说明透析并不能改善患者气血阴阳虚损情况。正虚症状中，神疲乏力出现率88.3%，腰膝酸痛占74.1%，纳食欠佳为69.4%，面色少华占53.6%，头晕目眩为45.7%，上述症状出现频率均明显高于其他症状出现率，其差异具有显著性($P<0.05$)。该5项症状主要反映了脾肾气虚的本质现象，而脾肾气虚通常是其他证的基本证或合并证。维持性血透患者需常规接受每周2～3次的透析治疗，短时间水湿浊毒被大量清除，同时在透析过程中还伴随着诸如氨基酸、血红蛋白、水溶性维生素等精微物质的丢失。短时间内超滤脱水致阴亏液耗，气随液失。进一步加重气虚。故脾肾气虚贯穿始终。

2. 阴虚　慢性肾衰竭患者阴常不足，原因有：① 肾小球疾病以蛋白尿、血尿、高血压为主要表现。蛋白为人体的精微物质，由脾化生，又赖肾封藏，脾肾气虚则精微不固而下注小便，蛋白尿日久，精微下泄，以致营阴不足。慢性肾衰竭发病后常由气虚转化为阴虚或气阴两虚。② 血属阴，血尿日久必伤阴血，而出现阴血亏虚之证。血透加重阴虚：a. 维持性血透患者需常规接受每周2～3次的透析治疗，需超滤脱水以使体重维持在干体重。短时间水湿浊毒被大量清除，同时在透析过程中还伴随着诸如氨基酸、血红蛋白、水溶性维生素等精微物质的丢失。短时间内超滤脱水加重阴亏液耗。b. 维持性血液透析期患者要严格控制饮水量，以控制容量负荷，使体重维持在干体重，常有口干舌燥、皮肤干燥、乏力、瘙痒、大便秘结等阴虚失濡养之象。

3. 血虚　维持性血液透析患者亦存在血虚。透析患者脾肾气虚，脾虚气血生化乏源故血虚；肾主藏精，封藏为本。《素问·六节藏象论》说："肾者主蛰，封藏之本，精之处也。"肾的功能健全，肾气封藏防止精液无故流失。反之，若肾气不固，固摄无力，人体精微物质无故流失，慢性肾衰竭患者，长期的尿蛋白及红细胞，临床上最为突出，这正是肾气不固的病机所在。《张氏医通》说："气不耗，归精于肾而为精，精不泄，归精于肝而化精血。"精血同源，精旺则血足；精亏则血虚，肾气不固，肾精无故流失，血因之而衰少。慢性肾衰的肾性贫血，其中主要原因之一就是因为肾气不固，肾中精气无故流失所致。肾衰竭时，肾单位进行性毁损，肾小球旁器分泌的促红细胞生成素减少；红细胞存活期缩短，患者食欲减退，消化吸收障碍，营养不良，加之潜在性失血等原因而致贫血。随着残存肾单位的减少，贫血呈进行性加重，面色萎黄、唇甲淡白、神疲乏力、心悸气短等血虚证候亦日益突出。虽然目前在血液透析有纠正贫血治疗，但仍有营养不良、贫血存在。

二、邪实为标

1. 瘀血　维持性血透患者多有瘀血存在。究其原因，其一，气虚而运血无力，血行瘀滞，瘀血内生。《医林改错》曰："元气即虚，必不能达于血管，血管无气，必停留而瘀。"周学海《读医随笔》云："气虚不足以推血，是血必有瘀。"其二，阴虚则阴液不足，血脉不充，血行不畅成瘀。阴虚火旺，血受灼而黏稠，血运艰涩而成瘀。其三，水湿内停，浊毒内蕴，气机受阻，血液不行，故生瘀血。《活血化瘀专辑》："血与水，上下内外，皆相济行，故病血者，未尝不病水，病水者，亦未尝不病血也。"维持性血液透析患者需常规接受每周 2～3 次的透析治疗，短时间内水分被大量清除，血液处于相对浓缩状态，血透并不能改善瘀血。

2. 水湿、浊毒　慢性肾衰尿毒症期邪实以水湿、浊毒为主，且邪实为主；血液透析患者水湿、浊毒均不甚。血液透析的过程，属中医"祛邪"的过程，短时间内水湿、浊毒被大量清除，故对于透析充分的患者，基本无水湿潴留，浊毒亦不甚；对于透析不充分的患者，水湿、浊毒明显，且正虚亦明显。

（陈岱）

第七节　张志坚从"肝郁湿热"理论辨治复发性尿路感染

复发性尿路感染是女性常见的感染性疾病，从婴儿至老年的各个阶段均可发生，具有反复发作，难以彻底治愈的特点。本病属中医"淋证"范畴，以小便频数、淋漓不尽、溲中涩痛、小腹拘急为特征。女子易伤于情志，而致肝气郁结，《灵枢・经脉》有云"是主肝所生病者……遗溺、闭癃"。张志坚从临床实践出发，提出了从"肝郁湿热"理论辨治复发性尿路感染。

一、肝郁与复发性尿路感染

《灵枢・经脉》载"肝足厥阴之脉……循股阴入毛中，过阴器，抵小腹"，肝经循少腹，络阴器，绕廷孔，助膀胱之开合，维持水液代谢平衡。《素问・大奇论》曰"肝壅两满……不得小便"，《黄帝内经素问集注》谓"肝主疏泄水液，如癃非癃，而小便频数不利者，厥阴之气不化也""肝主疏泄，小便不利，厥阴之气逆也"，《黄帝内经灵枢集注》云"肝主疏泄，肝气盛而热，故遗溺也"，肝失疏泄，则气郁不畅，三焦水道不通，出现小便不利、遗溺癃闭等证。《临证指南医案》也指出"淋属肝胆""厥阴内患，其症最急，少腹绕前阴如刺，小水点滴难通，环阴之脉络皆痹，气化机关已息"，说明小便淋漓涩滞、前阴刺痛与厥阴肝经关系密切。张志坚认为复发性尿路感染与肝郁之间的关系，可以分为因郁致病和因病致郁两方面，两者互为因果。

1. 因郁致病 《丹溪心法》认为“气血冲和，万病不生，一有怫郁，诸病生焉。故人身诸病，多生于郁”。郁者，怫郁也，乃壅遏不通、郁滞不畅之意。情志失和、外邪侵袭、内伤久病皆可导致郁滞。木郁之证，以妇人居多，复发性尿路感染起病之初，多与患者情志不畅、隐郁不舒、忧思郁怒有关。《备急千金要方》云“女子嗜欲多于丈夫，感情倍于男子，加之慈爱恋憎，嫉妒忧恚，染着坚牢，情不自抑”，女性以其敏感、柔弱、偏执等生物学特征，容易出现肝失条达、气滞不舒之证。《临证指南医案》记载“情志之郁，由于隐情曲意不伸，故气之升降开阖枢机不利”，指出情志不舒致肝失调达，气机不畅，肝气郁结。

《格致余论》云：“主闭藏者肾也，司疏泄者肝也。”肝主疏泄，调畅肺、脾、肾三脏气机，使气化有权，通利三焦，通调水道，调节全身水液代谢，对膀胱的气化起着非常重要的作用。肝主疏泄，疏泄不及，肝气郁结，气郁一成，则诸郁由生，郁于下焦，小腹坚满，小溲涩滞。肝性属木，主升，主动，肝郁化火，升泄太过，侵袭膀胱，气化宣通失司，水道阻滞，则小溲频数、灼热、涩痛、赤而难行。正如“岂知热甚客于肾部，干于足厥阴之经，廷孔郁结极甚……而神无所用……而旋溺遗失，不能收禁也”。张志坚认为情志失和，肝气郁滞，脏病及腑，是复发性尿路感染的重要病机基础。

2. 因病致郁 《景岳全书》最早提出了“因病致郁”的观点，“凡五气之郁，则诸病皆有，此因病而郁也”。《证治汇补》亦云：“有病久而生郁者。”若人素有痼疾，伤及于内，经脉气血结聚不得发越，久治未愈，心神不宁，情志失和，肝气郁结，脏腑经络不得调达，气血津液更加郁遏不畅，是以由病致郁。复发性尿路感染病程缠绵，反复日久，迁延不愈。张志坚认为，患者苦于小便频急、涩痛，甚则尿血或小便失禁等，反复求医，整日惶惶恐恐，肝气郁结，心神失养，进而由疾病引发郁证，伴发心悸怔忡、心神不宁、精神抑郁、烦躁易怒、咽中梗阻、两胁胀痛、嗳气太息、食欲不振、胸闷脘胀、失眠多梦等症。

凡病皆有郁，因病致郁会加重原发疾病，延长治疗周期，降低患者的依从性，从而导致对原发病的干预更加困难。张志坚认为疾病和情绪相互影响，形成因病致郁、郁重病深的恶性循环。应兼顾治疗郁证或转向以治疗郁证为主，未郁先防，已郁防重，有助于治疗原发疾病和提高临床疗效。《唐容川医学全书》中言“气与水本属一家，治气即是治水”，肝气以条达为顺，治疗复发性尿路感染时应重视疏泄肝气，调畅气机，“气行水亦行”，肝气条达，溺窍通畅，自无淋涩之苦。

二、湿热与复发性尿路感染

唐代王冰注释《内经》时指出“溲变者，水火相交，火淫于下也，而水脏、水腑皆为病也”，《医方考》同样认为“下焦之病，责于湿热”，《诸病源候论》更是明确提出“诸淋者，由肾虚而膀胱热故也”，张志坚强调治疗复发性尿路感染，要注意湿热在其中的影响。湿邪有重浊、黏滞、其性趋下的特点，易袭阴位、困遏气机。《素问·太阴阳明论》谓“伤于湿者，下先受之”，外受湿、热二邪，或偏嗜肥甘厚味损伤脾胃等导致内生湿热，循经下注膀胱，气化失司，开合失度，水道不利，溺窍排泄不畅，则出现滴沥、灼热、刺痛，小便艰涩，小腹弦急，口苦呕恶，舌红苔黄腻，脉滑数等症。湿与热邪两种不同属性的邪气共同侵犯人体，热蒸湿动，湿热胶结，弥漫空间，滞着难化，导致复发性尿路感染病程长，缠绵难解。正是由于湿热病邪的上述特性，所以复发性尿路感染在瘥后还会因余邪未尽而复发，即所谓“炉灰复燃”。

湿热久羁，淋久不愈，淋证迁延日久，临床使用抗生素及中药清热祛湿解毒之品居多，张志坚认为这类药药性寒凉，易伤阴伤阳。《景岳全书・淋浊》“淋之初病，则无不由乎热剧，无容辨矣。但有久服寒凉而不愈者……”意指屡用寒凉药则碍湿伤阳、屡用祛湿药则助阳伤阴，阳气郁陷，则邪气入里，尿路感染迁延难愈。临床用药应防过投苦寒，遏邪不解，反使湿热缠绵，疾病难愈。

三、病案举例

案

李某，女，46岁。

初诊(2013年7月9日)

主诉：反复尿频、急、痛3年余，加重1周。

患者既往有反复尿路感染病史3年余，每2～3个月发作1次，反复使用抗生素治疗，未能痊愈。近1周来尿频、急、痛又作，小便黄赤，排尿时小腹隐痛坠胀，平素工作压力大，家庭关系不和睦，易怒，心烦，胁胀，口干口苦，带下色黄、量多、异味，舌红、苔黄腻，脉弦滑。尿常规：白细胞(+++)，红细胞(++)，白细胞计数152个/μL，红细胞计数43个/μL。证属肝郁化热，湿热下注。治以疏肝理气，化湿活血。处方：

台乌药9 g，小青皮9 g，广木香9 g，春柴胡9 g，川楝子6 g，焦栀子10 g，飞滑石10 g，瞿麦15 g，墓头回10 g，败酱草10 g，赤芍9 g，甘草3 g。

水煎服，每日1剂。

二诊

患者排尿次数明显减少，心烦易怒亦减。

上方去青皮、滑石，加生白芍15 g养血柔肝。

三诊

诸症平，唯舌质偏红，复查尿常规(－)。

上方柴胡减为6 g，加石斛10 g以育阴潜阳，再服7剂。

后随访1年，病情未复发。

【按】 患者情志怫郁，肝失条达，气机郁滞，湿热蕴结膀胱，气化不利，而引发小便频数、涩痛、小腹坠痛；肝气郁结，郁久化火，火性炎上，内扰心神，则见心烦易怒；肝经湿热则见口干口苦；湿热侵入下焦，损伤任带，而发为带下。宗“结者散之”，方中台乌药理气解郁、温肾通淋，青皮芳香悦志、疏肝解郁，木香、柴胡行气疏肝；“湿热下注，溺痛淋浊，先用分利”，以川楝子、焦栀子清泄郁热，滑石利六腑之涩结，导湿热下行，瞿麦渗湿通淋；墓头回、败酱草燥湿止带；赤芍活血通络行瘀；甘草调和诸药。全方既可理气疏肝，又可导热下行，祛邪于外，则膀胱湿热得清，气化功能恢复，开阖有度。二诊时病势大减，为防寒凉阻遏、化燥伤阴，去滑石、青皮；妇人以血为本，肝体阴用阳，加入白芍既可利小便，又可养血调肝，使肝体得养，肝用得畅，起到相辅相成的功效。三诊时诸证平，加入石斛育阴潜阳，以巩固疗效。

四、结　语

复发性尿路感染具有反复发作、缠绵难愈的特点。抗生素治疗复发性尿路感染非但不能奏效，反而具有诱导细菌耐药的副作用。现代医家多从三焦、膀胱和肾论治，但仍反复发作，不能彻底根治。张志坚分析认为，本病临床病机复杂，证型多变，且致病多与肝息息相关。《古今医统大门》：“郁为七情不舒，遂成郁结，既郁之久，变病多端。”情志失和，首先伤肝，耗伤精血，肝失其用，疏泄失职，气滞不宣或气郁化火，溲溺约利失节；湿热之邪内生或外受，循经下注，湿性黏滞，易阻碍气机，气化不及州都，已成之湿难除，未成之湿继生，久而郁热、湿热胶着，使淋证迁延难愈。临证之时，应谨察病机所在，方能获得良效。

（朱美凤）

第八节　张志坚运用宣肺法治疗疑难杂证的经验

《经》云：“诸气膹郁，皆属于肺。”张志坚遵“谨守病机，各司其属”之旨，用宣肺法治疗头痛、肠痹、胆胀、肤臭等多种疑难杂症，疗效显著。

一、宣肺窍愈头痛(病毒性脑炎后遗症)

风邪上受，首先犯肺，肺经外邪留恋。清阳之气少升，可以出现头痛、目糊、目珠疼痛、耳闭、耳痛、鼻塞、颈项不舒等症状。治疗宜宣肺散邪，清窍醒脑。常用杭菊花、桑叶、桔梗、金银花、葛根、蔓荆子、薄荷之类，病延时日，需佐升麻、柴胡、黄芪之属以升清补气，则较之专一宣肺散邪者易于见功。

案1

任某，女，35岁。

初诊(1981年8月8日)

主诉：头晕头痛1周。

头痛且晕，八月于兹。1981年1月上旬患病毒性脑炎，经住院治疗，热虽退而后遗头痛，送服中西药物，效果欠佳。症见：表情苦恼，头额痛晕，后脑尤甚，肩如鸡啄，时时泛恶，目涩且胀，两耳如室，颈项不舒，傍晚每形寒恶风，有时鼻塞，轻咳，神疲乏力，口干少饮。舌淡红，苔薄，脉细寸浮带数。证属余邪留恋，肺气不宣，清阳少升。姑拟辛凉宣散余邪，补气升清醒脑。处方：

菊花10 g，桑叶10 g，桔梗10 g，鸡苏散10 g(包煎)，连翘15 g，蔓荆子10 g，葛根15 g，柴胡10 g，炙黄芪15 g，佛手10 g，炒神曲10 g。

5剂。水煎，饭后服。

二诊

药进3剂，头项晕痛见松，症情次第减轻。继进10剂，头痛竟平，耳目清爽，唯感乏力。

续用补中益气汤化裁，调治半个月而愈。

【按】 《素问·阴阳应象大论》云："清阳出上窍。""气伤痛。"本例头痛，虽历时8个月，但余邪内郁，盘踞清窍，清阳不能出上窍，肺家经气失宣之机仍然存在，故仍予辛凉宣散，开肺疏邪。用桑菊饮化裁，加入升麻、柴胡、黄芪、葛根之属，以助散邪之力，促使清阳复位而头痛乃止。

二、宣肺祛风疗肠痹(慢性结肠炎)

肺与大肠相表里，大肠传导糟粕，需仗肺气的宣发肃降。若肺气郁滞不利，必致大肠传导失职；倘风、寒、湿三气杂至，痹阻大肠，大肠愆行，亦可上犯于肺，影响肺的宣肃功能，出现咳喘、飧泄等症状。对于这样的病例，治当宣肺中寓以肃降，祛风中佐以清肠，庶可使肠病治肺之功更臻理想。

案2

仲某，男，28岁。

初诊(1982年12月8日)

主诉：大便溏泄3年。

大便溏泄，夹有黄冻，日下三五次，病历三载不愈，天热症情稍轻，入冬以来恙势加重，咳嗽，气喘，口渴欲饮而小便不多，舌淡红，苔薄根腻微黄，脉浮软带数。询得长年行船水上，暴饮暴食，病由冬月酒后落水而致。大便检查：白细胞(++)，红细胞0～少许，黏液(++)；纤维肠镜检查提示：慢性结肠炎。曾用黄连素、苯乙哌啶等治疗，并服中药30余剂，病情迄未控制。此系风寒湿邪抑遏肺气，痹阻大肠，郁而化热。治宜宣肺化湿，祛风清肠。处方：

炙麻黄 6 g，杏仁 10 g，鸡苏散 10 g(包煎)，荆芥 10 g，防风 10 g，茯苓 30 g，炒枳壳 10 g，桔梗 10 g，柴胡 10 g，前胡 10 g，羌活 10 g，炒金银花 15 g。

5 剂。水煎服。

二诊

药后咳嗽、气喘顿减，小溲增多，大便日行 2～3 次，黄冻明显减少，他恙亦见好转。

效方出入，调治月余而瘥。

【按】《素问·痹论》："肠痹者，数饮而出不得，中气喘争，时发飧泄。"患者平素饮食自倍，肠胃久伤，复因酒后落水于冬月，风、寒、湿邪闭肺，内舍大肠。姑拟荆防败毒散辛散风寒以除湿邪，合三拗汤宣肺开上，以平喘咳。所用麻黄、桔梗、荆芥，旨在宣开肺气，而不是为了发汗；合防风、羌活以祛肠中风邪；入金银花以清肠凉血，药后幸能中的。张志坚认为：① 宣肺不等于解表，重在调气机以复升降，畅水道而理传导；解表只着眼于发汗散邪。② 宣肺法既可用于大便秘结，亦可用于大便溏泻，若同时见有肺气不宣的症状，则效果更佳。③ 宣肺气不应拘于时日，无论新感、旧恙，只要见到肺气不宣的症状，均可使用。

三、宣肺行气疗胆胀(胆囊炎、大胆囊)

肺主气，司治节，为五脏之华盖。胆主少阳，贮泄精汁而喜清静，其气上注于肺。肺郁失宣于上，则胆失疏泄于中。本是清静之府，遂成瘀胀之囊，胆气壅滞，不通则痛。临床可见咳嗽、寒热往来、胁痛或肿、黄疸、口苦、目眩、脉浮弦等症状。治疗当责之于肺，宣其治节，则胆腑清疏复常，寒热胁痛等症自除。

案 3

陶某，女，38 岁。

初诊(1982 年 3 月 8 日)

主诉：右胁肋下疼痛 1 月余。

患者 1 个月前风温犯肺，继而右胁疼痛。症见：右胁肋下疼痛掣引肩背，目黄，口苦，寒热往来，轻咳，纳差，时欲叹息，尿黄，舌淡红，苔薄黄腻，脉弦。右肋下扪及肿块，大如鸡蛋。胸透：肺纹理增重；肝功能检查：黄疸指数 18 U，总胆红素 47.88 μmol/L，谷丙转氨酶＞250 U/L，血红蛋白 sAg(－)。B 超：胆囊炎，大胆囊(8 cm×11 cm)，肝、脾、胰未见明显异常。证属肺气宣肃违上，治节不行，湿热内蕴于中，胆腑壅滞。治宜宣展肺气，清疏胆腑。处方：

金银花 15 g，连翘 15 g，桔梗 10 g，鸡苏散 10 g(包煎)，栀子 10 g，生麻黄 6 g，赤小豆 15 g，桑白皮 30 g，淡黄芩 10 g，茵陈 30 g，柴胡 10 g，广郁金 10 g。

5 剂。水煎服。

嘱忌油腻、海腥、生冷之品。

二诊

服药后寒热仅作1次，目黄见退，胁痛咳嗽十去其七。效机已获，勿庸更张。

守方续服10剂。B超复查：肝胆未见异常；肝功能复查正常，诸恙告愈。

【按】 《灵枢·胀论》云："胆胀者，胁下痛胀，口中苦，善太息。"本例有右胁下胀痛、口苦、叹息等症状，属于中医学"胆胀"无疑。因本病起于风温犯肺之后，所以用麻黄连翘赤小豆汤出入，宣肺以伸治节，复入金银花、栀子、黄芩等清泄湿热，庶使肺气宣而郁热清，枢机旋而胆胀消。

四、宣肺疏腠消肤臭(自主神经功能紊乱)

前贤认为："遍身毛窍俱随呼吸之气而鼓伏。"这是肺主宣化、外合皮毛的一个方面。若肺气郁滞于上，则大肠失导于下，浊气上逆，可经气门而外逸，出现皮肤散发臭气、痤疮、瘙痒、咳嗽、大便溏而不爽等症状。治当宣肺气，开汗孔，俾使金郁得以宣发，大脑传导复常，吐故纳新，浊气自降。常用桔梗、僵蚕、蝉蜕之类，佐以牛蒡子、杏仁、大黄之属，宣中寓肃，升里有降，则腠理自清。

案4

袁某，男，40岁。

初诊(1986年8月3日)

主诉：遍身皮肤散发臭气2年。

患者由多处皮肤科检查诊为"自主神经功能紊乱"，迭经治疗，症状不减。每逢盛夏炎热，臭气更甚，自述妻子、儿女厌恶之情溢于言表，平素不敢近于人前，内心痛苦，莫所名状。症见：轻咳，少痰，有汗黏而不畅，全身粪臭之气阵阵逸出，时时肤痒，大便溏薄，解而不爽，舌黯红，苔薄根微黄腻，脉浮滑。询知素无腋臭，恙得于2年前患肺炎之后。辨证为风邪留恋肌腠，肺气阻遏不宣，大肠愆行，浊气上逆为患。治宜宣肺疏腠，通腑泄浊。处方：

僵蚕10 g，蝉蜕10 g，姜黄10 g，生大黄5 g(后下)，桔梗10 g，牛蒡子10 g，生甘草5 g，黄芩10 g，枇杷叶10 g，炒枳壳10 g，紫背浮萍10 g。

3剂。水煎服。

药后，大便畅下燥矢多枚，夹有黄色黏液，汗出絷絷，咳嗽竟除，当晚浴后，肤臭，瘙痒著减，药已中的，守方续进5剂，以巩固疗效。

【按】 肺居上焦，主一身之气而升降出入，一旦肺气不宣，则升降出入失调而为病。张志坚认为：肺气宣则升降复，腈郁除则气机调。本例患者，肺室于上，肠痹于下，风邪恋于内，浊气溢于外。故治用升降散加味，宣展肺室而开上，祛风调气复升降。方中所添牛蒡子，取其辛散腠理气结，苦泄皮肤风热，如《本草经疏》谓本品"主调肺，散结气，利咽隔，去皮肤风，通十二经络"。由于药证相合，病遂得安。

(张福产)

第九节 宣肺法临床应用举隅

宣肺一法,用治肺气膹郁、宣降失常所致的多种病证。

一、宣发肺窒畅呼吸

外邪干扰或脏气乖和,可使肺气失宣,呼吸不利,产生鼻塞,声重,咳嗽不爽,胸满气逆,喉痒声哑等症状。治当宣发肺气,常用紫菀、桔梗、前胡、木蝴蝶、枇杷叶、蝉蜕之类。若肺痹卫气愆行,必同时出现表卫症状。一旦肺卫失宣,宣肺法须与解表法并进。还应视其偏寒偏热,量用温宣、凉宣。由他脏气机失调累及肺窒者,单纯用宣肺法固属欠妥,倘寓本法于调治他脏病气诸法之中,则较之专一燮理他脏病气者易于见功。

案1

许某,女,41岁。

初诊(1979年5月12日)

主诉:咳嗽气逆1个月。

患者咳嗽气逆,匝月不已。曾服中西药物,效果欠佳。胸闷咯痰不畅,傍晚形寒畏风,肢节酸楚,鼻窍时塞,小有劳则汗出,多说话则神疲。审得平素体弱易感,舌淡苔薄白,脉来虚细,体温正常,胸透见两侧肺纹理增加。证属肺气虚而宣达失序,风邪郁则营卫两伤。姑拟益肺气,宣壅郁,调营卫治之。处方:

炙黄芪10 g,桂枝5 g,白芍10 g,炙甘草8 g,桔梗10 g,蝉蜕5 g,广陈皮10 g,青防风5 g,生白术5 g,生姜3片,红枣5枚。

3剂。水煎服。

二诊

药进3剂,畏风、胸闷等症明显改善,咳嗽仅作于清晨。守方增损,恙情日有起色。

服药12剂。咳嗽止,呼吸畅,形神振作。

【按】 本例久病气虚表疏,又复余风闭肺。营卫不谐,故以玉屏风散补气固表,合桂枝汤调和营卫,所用蝉蜕、桔梗、防风,旨在宣发肺气,而不是为了解表取汗,药后卒能中的。我们认为:① 宣肺不等于解表,重在展脏气并调升降;解表重在汗散,开鬼门以通出入。② 宣肺不应拘于时日,无论新恙、旧病,只要见到肺气不宣症状,均所适用。

二、轻宣金郁响龙葱

耳聋治肾固是常法,耳聋治肺属于变法范围。清代王士雄说:“坎为耳,故耳为肾水之外候,然肺经之结穴在耳中,名曰龙葱,专主乎听。”风邪病毒外袭,肺经经气阻滞,清窍被蒙,龙葱失司,每致耳鸣、耳聋。辨证要点:① 发病骤然。② 多由外感而起。③ 重听之前,耳道先有窒塞、胀痒感觉。④ 按压耳屏、听宫,聋鸣症状不减。治宜疏上焦以撤留邪,开肺气而复耳聪。宣肺药中应伍粉葛根、石菖蒲,升清气,开空窍,有助于恢复听力。

案 2

于某,男,10 岁。

初诊(1982 年 6 月 2 日)

主诉:听觉障碍 3 月余。

患者听觉障碍,3 个月有余,恙起新感之后。始则左耳鸣响,继则两耳失聪。经某医院检查:鼓膜曲线平坦,电测听示双耳 250～4 000 Hz,平均在 80～85 dB。诊断为“突发性耳聋”。经治未愈,不得已而辍学至今。症见:面色少华,纳食欠香,皮肤瘙痒,大便 2 日 1 行,舌淡红,苔薄黄,脉细小数、右大于左。指压耳屏,反增堵胀不适。此系余邪留恋肺经,风热束于肌肤,气机失调,龙葱闭塞。治法宣肺以开上窍,疏邪而畅气机。处方:

蝉蜕 10 g,白僵蚕 10 g,薄荷 5 g(后下),连翘 15 g,桔梗 10 g,荆芥穗 10 g,牛蒡子 10 g,炒枳壳 10 g,杏仁泥 10 g,瓜蒌壳 10 g,谷芽 10 g,葛根 12 g。

15 剂。水煎服。

二诊

连服 15 剂,皮疹消退,胃纳增加,大便通畅,听力完全恢复。

继以归芍六君子汤化裁,调治 1 旬而愈。半年后随访,已经上学,病未复发。

【按】 本例虽历时百日,但余风内郁,金气不宣之机依然存在,故仍予轻宣平淡之法,使邪透肺达,龙葱复响而安。倘系温热暑疫,火烁耳聋,胆热偕扰,自以审证清源为得当;他如上气不足,肾亏精衰,阴虚阳浮之重听,俱非轻浮肺药可效。

三、宣提肺气调水道

肺为水之上源,肺气宣化和利,则能“通调水道,下输膀胱”。风客玄府,邪热壅肺,或其他内外因素,皆可使肺气不宣,肃降失司,津液布散违常,水道通调不利,或为水肿,或为癃闭。治法宣肺气,浚上源,俾宣降复而水道利,常需稍佐旋覆、枳壳、制半夏、杏仁、香橼皮之类,宣中寓肃,升里有降,益增开上启下之力。

案 3

刘某,女,7 岁。

初诊(1979 年 10 月 28 日)

主诉:咽中热痛 10 余日。

患者咽中热痛方衰,旬前气候骤寒,以致前恙复作,且增痰白而稀,喉间哮鸣有声,口干少饮，小有寒热，延医服药，寒热解而咳未平。自前日起，水肿先见于眼睑，继则遍及全身，气短，厌食，小溲黄少，苔薄淡黄，脉细带数。尿检：蛋白(＋＋＋)，红细胞(＋)，白细胞少许，颗粒管型(＋)。血压 130/90 mmHg，体温 37.8℃。证属热蕴咽喉，因感而发，肺气阻遏不宣，三焦决渎无权，通调失职，水湿泛滥。法当宣肺以调水道，解表而开气门，用五拗汤加味。处方：

麻黄 5 g，杏仁 9 g，甘草 3 g，荆芥穗 6 g，桔梗 9 g，生紫菀 9 g，炒枳壳 6 g，陈皮 6 g，射干 6 g，连翘 10 g。

3 剂。水煎服。

二诊

药已小溲畅利，头面水肿全消，咳嗽喉鸣减半。尿检：蛋白少量，红细胞少量。

原方去荆芥，加鲜白茅根 30 g。

续服 3 剂，尿检阴转，诸恙告愈，未再复发。

【按】 本例先病乳蛾，感寒咳吼，继发水肿。病机为咽热未清，寒邪骤袭，肺气失于宣化，水道升降不利。投五拗汤以温肺宣发，加紫菀、枳壳助肺气升降，入连翘、射干以轻清利咽，"是求北风，开南墉之义"，终于取得上窍开则下窍自通，肺气宣则水湿自化的效果。

四、宣展肺痹运中州

"饮入于胃，游溢精气，上输于脾，脾气散精，上归于肺。"脾胃纳运水谷、散精布液，需仗肺气的宣展肃降。若肺气郁滞不利，必致脾的散精、升清、化湿障碍，出现腹胀、泄泻、四肢软弱等症状；影响胃的和降，可见脘痞、不饥不食、嗳噫、呕吐诸现象。对于这样的病例，除运用宣肺法外，还要除去产生肺气郁痹的病因。

案 4

杨某，男，38 岁。

初诊(1983 年 5 月 2 日)

主诉：胸闷脘痞 8 个月。

患者胸闷脘痞，8 月于兹。得嗳胸闷稍适，进食脘痞益甚，咳嗽气逆，掣引胁痛，大便不畅，舌淡红，苔薄腻，脉象细软。X 线钡餐示：胃窦炎，合并幽门痉挛。证属肝胃不和，肺气失宣，夹有湿滞。治拟开提上焦气分，疏泄中焦痹阻。处方：

紫菀 10 g，桔梗 10 g，杭白芍 10 g，木蝴蝶 5 g，枇杷叶 10 g，炒柴胡 10 g，炒枳壳 10 g，炙鸡内金 5 g，蒲公英 12 g，甘草 3 g，瓜蒌壳 12 g，贝母 10 g。

5 剂。水煎服。

二诊

药后痞闷见松，咳顿减，大便渐畅，他恙亦有转机，守方出，调治月余而瘥。

【按】 叶天士说"上焦不舒"可致"气阻脘痹"，主张开降肺气。本例诊断肺气失宣的据是：① 肺系症状明显。② 餐后脘痞重，病在气分。③ 胸闷、便结，乃上焦不行、下脘不通所致。故主用宣肺法以开上痹，复加四逆散疏肝和胃，添蒲公英清散滞气，入炙鸡内金兼顾胃呆少食，庶使肺气宣而中州运，枢机旋而升降和。

五、宣行治节达疏泄

肺朝百脉而气贯他脏。肝木的体阴用阳、疏泄条达，有赖肺气宣行治节。在病理情况下，肺气壅郁愆行，宣通不及厥阴，治节失其常度，会出现胁肋胀痛，嗳气或肝胀等症。治当责之肺窒，宣其治节，气宣则肝用自宁，胀痛郁滞可已。

案 5

姚某，女，36 岁。

初诊(1980 年 4 月 15 日)

主诉：两胁胀痛 5 个月。

患者两胁胀痛 5 个月，气逆填胸阻咽，周身皮肤发紧，微痒微痛，有时小腿作肿，按之不凹，上月两投逍遥散加味，胁痛未瘥。询知皮肤紧甚则胁胀亦甚，胃纳欠香，二便自调，舌淡红苔薄白，脉象细弦。胁下查无癥块，检查肝功能正常。胸透未见异常。证属肺气壅遏，治节不行，肝失疏泄。法当宣肺气，行治节，以冀肝用条达。处方：

桔梗 10 g，蝉蜕 10 g，白僵蚕 10 g，白蒺藜 10 g，炒枳壳 10 g，广郁金 10 g，薤白 10 g，半夏 6 g，荆芥穗 10 g，赤芍、白芍各 10 g，甘草 3 g。

5 剂。水煎服。

二诊

复诊时，胸次宽泰，胁肋胀痛渐松，皮肤和润如常，唯夜寐多梦不安。

前方去荆芥，加合欢皮 15 g。

5 剂。水煎服。

三诊

药后，两胁舒坦，腿肿未犯。

再去薤白，加细生地 10 g。前后共服药 15 剂而愈。

【按】 本例有胁胀且痛、小腿作肿等症，肺气失宣之诊断是否恰切？我们认为：① 胁肋胀痛乃肺窒治节违度，无以宣通厥阴之故，与肝郁气滞之胁痛不同，盖以症状每加剧于皮肤紧束增重之际，而无情志不和辄发之象。② 小腿作肿，因于气机膹郁，水道不利，所以腿虽肿而无压痕。倘系阳虚水泛，则舌色淡白而不应淡红。析疑去惑后，按肺气壅郁论治，主用宣行治节法而收功。

六、宣泄气膹和血脉

心肺同居膈上，脏位相邻，经脉通系。心主一身之血，依仗肺气而推动。肺郁宣发失常，气滞脉中，易致心失濡养，血运不畅，络脉瘀涩。基此，宣肺之气，开肺之郁，以复相傅之职，使气行血运，则脉和瘀散，神宁志藏。若兼痰热蕴于太阴，心气心营虚弱，又非单用本法所能奏验。

案 6

高某，男，39 岁。

初诊(1982 年 9 月 10 日)

主诉：心慌不安 1 月余。

患者风温犯肺始愈，继发心慌不安。某医院诊断为感染性心肌炎，病历月余，恙情不减。症见：心悸气短，左胸闷痛，呼吸不利，头昏头痛，神疲乏力，口干且苦，鼻时塞，大便燥，脉细数带结，舌质红少苔。此系温病余邪未尽，肺金失宣，内舍心络，气血阻滞。遂令上焦失其清虚灵动之机。法当宣肺以彻上焦，清气而和血脉。处方：

桔梗 10 g，牛蒡子 10 g，连翘 15 g，金银花 10 g，黄芩 10 g，瓜蒌壳 10 g，赤芍 10 g，郁金 10 g，甘草 5 g。

5 剂。水煎服。

二诊

复诊时，腑气行，胸膺闷痛见松，属佳兆。唯心悸未宁，鼻窍通而微衄。

前方去赤芍，加太子参 10 g、麦冬 10 g、五味子 5 g、炒荆芥 10 g，兼顾气阴以达邪。

5 剂。水煎服。

三诊

药后心悸消失，脉象和缓，效机已获，便未更章，守方续服 2 周。2 次复查心电图均属正常范围，随访半年，颇安。

【按】 外邪痹阻气机，治疗以宣畅气机为贵。本例心悸因于余邪未清，肺痹及心，气阴两伤。故径投开泼肺气，宣通上焦。复诊时，病有转机。因虑及正虚，增入生脉散寓养于宣。所现鼻衄，非热盛、虚火动血可比，乃肺郁得伸，邪机外泄之象，所以添一味荆芥，轻透血脉伏风，因其势而利导之。治程中始终着眼于“宣”，使邪既从肺经而来，仍从肺经而去。对于感后心悸患者，我们多采用重泻轻补，寓补于宣的治疗方法，收效尚称满意。

运用宣肺法当掌握三个要点：要选轻扬辛浮之品，流动气机；要把握病机，因势利导；要查找致郁之因，而祛除之。但主张宣肺，必须坚持辨证施治；重视气化，不应忽视理虚扶正。

（陈岱）

第十节　宣肺法为主治疗难治性肾炎经验

难治性肾病综合征，依其临床特点属于中医学之“水肿”和“虚劳”病证的范畴。张志坚习用宣肺祛风法化裁，处理难治性肾病综合征，效如桴鼓。爰举验案 5 则。

一、宣肺祛风，澄源洁流

案 1

何某，男，10 岁。

初诊（1983 年 8 月 18 日）

主诉：面肢水肿半年余。

患儿于 1982 年 11 月骤起面肢水肿，初住当地某医院，尿检：蛋白（＋＋＋＋），曾用泼尼松 1 mg/(kg · d)连续治疗 8 周，病无起色。乃于 1983 年 2 月转上海某医院治疗半年，确诊为：难治性肾病综合征。因病情未控制，遂回常州我院门诊。症见：激素面容，踝部微肿，经常鼻塞，近又新感 3 日，恶寒微热少汗，咽痛，咳嗽，痰少带黄，尿黄多沫，舌嫩红、苔薄黄，脉浮数。体温 37.6℃，血压 110/80 mmHg。尿检：蛋白（＋＋＋），红细胞少许，白细胞少许，颗粒管型（＋）。血清胆固醇 15.6 mmol/L，血浆总蛋白 40 g/L，白蛋白 27.3 g/L，球蛋白 12.7 g/L，红细胞沉降率 80 mm/h。此系久病卫弱，风热犯肺，水失通调。治法：宣肺祛风，澄源洁流。处方：

金银花 15 g，连翘 15 g，荆芥 10 g，牛蒡子 10 g，僵蚕 10 g，净蝉蜕 10 g，桔梗 10 g，鸡苏散 10 g（包煎），佛手片 10 g，紫背浮萍 15 g。

3 剂。水煎服。

嘱其低盐饮食，忌生冷海腥之品，并逐步递减泼尼松用量。

二诊

药后汗出溱溱，身热罢，咳嗽止，咽痛轻，踝肿减。尿检：蛋白（＋＋），红、白细胞（－），守方中佐入益气固卫之品，调治 3 月余，激素已撤，诸症消失。

乃嘱停服汤药，予玉屏风散方为丸，早晚各服 6 g，扶正固卫，以善其后。随访 3 年，病未复发。

【按】 本例病程虽久，但风邪外袭，肺气失宣之病机依然存在。肺因风室，水由风起，风激水浊，源不清则流不洁。故治疗着眼于宣肺以洁水源，祛风以孤水势，辛以散邪，凉以泄热，乘其势而利导之，终于扭转败局。

二、宣肺祛风，健脾升陷

案 2

王某，女，25 岁。

初诊（1985 年 5 月 6 日）

主诉：颜面及肢体水肿 3 年。

患肾病型肾炎3年。曾先后住我市两所医院治疗5次，计时8月余。日服泼尼松80 mg，持续3个月无效。由某医院确诊为：难治性肾病综合征。症见：面如满月，但㿠白无华，头枕按之软绵，肢体高度水肿，神疲气短，身倦乏力，动则更甚，经常感冒，咳嗽，脘腹坠感，纳食不佳，尿频量少，混浊多沫，大便易溏，经闭半年，舌淡胖而苔白，脉浮细而软弱。尿检：蛋白(＋＋＋＋)，白细胞少许，红细胞0～2，颗粒管型(＋)。血浆总蛋白32 g/L，白蛋白15 g/L，球蛋白17 g/L，血压110/70 mmHg。辨证为：风邪恋肺，脾虚气陷，精微下泄，水湿停聚。治法：宣肺祛风，健脾行水。以华盖散合春泽汤加减。处方：

炙麻黄10 g，光杏仁10 g，炙甘草3 g，茯苓30 g，陈皮10 g，苍术10 g，泽泻15 g，猪苓30 g，桂枝10 g，党参15 g，生薏苡仁30 g，生姜3片。

守方服药30剂，水肿消退，身倦乏力亦轻，咳嗽渐疏，纳食稍启，尿频略减，但有时咽痛，活动后脘腹坠胀，小便次数还多。尿检：蛋白(＋＋)，上皮细胞少许。守春泽汤加桔梗、连翘、红参、生黄芪、益母草治疗2个月。患者体力大增，诸恙悉平。尤可喜者，患者经水来潮，尿蛋白转阴，血浆总蛋白58 g/L，白蛋白36 g/L，球蛋白22 g/L。乃嘱患者改服补中益气丸，以资巩固。

《内经》谓："饮入于胃，游溢精气，上输于脾，脾气散精，上归于肺，通调水道。"患者久病不已，脾虚中气下陷，风恋肺窒于上，以致水道失司，精微不固，故径投华盖散合春泽汤化裁，寓华盖开而窍宣，春水满而回泽之意，使清阳升运，脾健湿除，则精微自固，蛋白尿随之而消失。

三、宣肺祛风，解毒净水

案3

顾某，男，10岁。

初诊(1989年8月3日)

主诉：全身水肿近2年。

患儿于1987年8月中旬，先于下肢患脓疱疮，继则面肢水肿，日渐加重，小便量少，色赤如酱油。尿检：蛋白(＋＋＋)，白细胞(＋)。初住常州某医院用激素及静脉滴注青霉素等常规治疗，因尿蛋白持续不消，且出现黄疸，一度血尿素氮、肌酐升高，乃转上海某医院住院治疗，经肾活检确诊为"溶血性尿毒综合征(HUS)"，表现为8%小球纤维化，少数节段硬化，部分细动脉及动脉壁增厚，少数腔内栓塞。住院3个月，病情时有起伏，尿蛋白波动于(＋＋)～(＋＋＋)，遂回常州治疗。症见：全身水肿，头面为甚，枕后按之凹陷，近又鼻塞，流清涕3日，咳嗽气促，痰少色白，恶寒微热无汗，脘痞不思纳食，口不渴，尿少，咽红肿痛，大便秘结，舌淡嫩、苔薄白腻，脉浮细微数。血压140/100 mmHg，体温37.5℃。尿检：蛋白(＋＋＋)，白细胞(＋)，颗粒管型(＋)，24 h尿蛋白定量92.5 g。血浆总蛋白57 g/L，总胆固醇9.62 mmol/L，血红蛋白58 g/L，血白细胞计数6.4×10^9/L，中性粒细胞百分比78%，淋巴细胞百分比22%。此系湿毒内侵伤肾，风邪外袭犯肺，水湿泛滥为患。治法：宣肺以开鬼门，祛风而解水毒。处方：

生麻黄8 g，连翘15 g，赤小豆30 g，蝉蜕10 g，荆芥10 g，生赤芍10 g，牡丹皮10 g，桔梗10 g，炒枳实10 g，桑白皮30 g，生甘草3 g。

3剂。水煎服。

嘱低盐饮食，忌生冷、海腥、童子鸡等发物。

二诊

药后，汗出热退，小便增多转清，水肿十减其七，纳食未启。

于上方中加入健运之品及河白草。

5剂。水煎服。

三诊

续服5剂，诸恙著减，尿检：蛋白(±)。乃守“中病即止”之旨，改用益气固卫，培补脾肾法，调治半年，尿蛋白转阴，逐渐停药而愈。追访2年，身体健康，已经上学。

【按】 《沈氏尊生书》云：“有血热生疮，复为水肿病。”脓疱疮引发肾炎，临床屡见不鲜。本案疮毒留恋未解，复兼风邪乘袭，肺肾同病，病情错杂，治宗“善治者，治皮毛”，法用宣肺祛风，解毒净水，幸而中的，热退肿减。二诊时加入河白草清热解毒，利水消肿，而使尿蛋白明显减少。民间习用河白草煎汤内服、熏洗治疗肾炎水肿，证之临床，确有效验。最后以培补脾肾法巩固疗效。

四、宣肺祛风，化瘀行水

案4

朱某，男，55岁。

初诊(1990年5月15日)

主诉：颜面及下肢水肿1年余。

平素体弱多病，有隐性脊柱裂及支气管扩张、胆囊炎等病史。患者于1988年11月因颜面下肢水肿20日，住常州某医院，诊断为肾病综合征。先后用雷公藤、泼尼松正规治疗2个月，效果不明显。乃于1989年2月转上海某医院，经肾脏穿刺、病理确诊为“膜性肾病”。入院初期用肝素、泼尼松、苯丁酸氮芥(CB1348)等药治疗，效果不佳，后予环孢素A合潘生丁连续治疗3个月，尿蛋白亦不减少。症见：激素面容，下肢水肿，按之凹陷，腰酸头晕，神疲乏力，经常感冒，鼻塞，咽喉肿痛，咳嗽，大便易秘，面部散在皮疹，且感微痒，舌质红、边有瘀点、苔微黄，脉细弦而涩。尿检：尿蛋白(+++)，白细胞少许，红细胞少许，颗粒管型(+)，24 h尿蛋白定量7.5 g，尿β_2-MG 58.3 μg/ml，血β_2-MG 3.9 μg/ml。血脂分析：胆固醇9.23 mmol/L，三酰甘油4.24 mmol/L，血压168/100 mmHg。揆度病机，此属风邪留恋肺系，气滞水瘀交阻。治法：宣肺祛风，调气化瘀。仿升降散合倒换散加味。处方：

白僵蚕 10 g，净蝉蜕 10 g，姜黄 10 g，制大黄 5 g，荆芥 10 g，桔梗 10 g，炒枳实 10 g，玄参 10 g，连翘 15 g，白蒺藜 15 g，炒楂曲各 10 g。

15 剂。水煎服。

二诊

药进 15 剂，大便畅，尿量增，下肢肿退，鼻塞、咽痛、咳嗽亦已。尿检：蛋白（+），余阴性。效机已获，守方出入。

原方去姜黄、大黄、枳实，加广郁金 10 g、虎杖 30 g、龙葵 30 g、炙黄芪 15 g、全蝎 6 g。

20 剂。水煎服。

三诊

诸恙消失，尿蛋白转阴。因虑患者病已数载，肺肾俱亏，乃予玉屏风合六味地黄汤化裁，益气固表，滋肾扶正，继续调理 3 个月，病未复发。追访半年，身体健康。

【按】 患者肾病数载，残风留恋，肺气膹郁，邪不得外透，又不能里解，气机升降不利，故血为之凝滞，其血滞之所在，即为留邪之渊薮。故上见咽痛、咳嗽、舌有瘀点；下致腰痛、水肿、大便秘结。本例用升降散合倒换散化裁，旨在调气，冀升降复而留瘀散，肺气宣而残风去。收效后佐入黄芪、郁金、虎杖、龙葵、全蝎，立意补肺气以祛余风，破血而逐残瘀。

五、宣肺祛风，益肾填督

案 5

徐某，女，25 岁。

初诊（1981 年 8 月 7 日）

主诉：腰脊凉痛 3 年。

患者罹肾病综合征 3 年。先后用泼尼松、环磷酰胺治疗，效果欠佳。刻诊：面色㿠白，腰脊凉痛，畏寒肢冷，天阴尤甚，神疲乏力，小便频数，夜尿 3～5 次，头晕，耳鸣，平素易感冒，经常咳嗽，咯吐白痰，下肢水肿，经闭半年，舌质淡嫩、边有齿印、苔薄白，脉细软。咽部微红，扁桃体肿大Ⅱ°。尿检：蛋白（++），红细胞（+），白细胞 1～2。血清胆固醇 3.50 mmol/L。此系风寒窒肺，肾病伤督之证。拟宣肺祛风，益肾填督法。处方：

炙麻黄 8 g，熟地黄 15 g，白芥子 10 g，淡干姜 5 g，鹿角片 10 g（先煎），生甘草 3 g，佛手片 10 g，肉桂 5 g（后下），荆芥 10 g，茯苓 30 g，炒楂曲各 10 g。

守方出入，连服 30 剂。

药后，自觉身有热感，背脊冷痛著减，鼻塞、咳嗽亦已，尿频疏而尿量增，下肢水肿渐退，头晕耳鸣见轻，纳食转香。尿检阴性。效机已获，慎防反复，乃予龟鹿二仙膏（龟甲、鹿角、党参、枸杞子)加紫河车 15 g 化裁。调治 2 个月,月经来潮,诸恙告愈。追访 3 年,已经生育,旧病未发。

【按】 尤怡在《静香楼医案》下卷云:"背脊为督脉所过之处,风冷乘之,脉不得通则恶寒而痛,法宜通阳。"本例患者肾病日久,督脉虚损,失其温煦和养之功,阳气不到之处,即为风寒乘袭之所,一旦肺气失宣,则水停而为肿。临证时,一开始即抓住风寒犯肺、肾督亏损这一病机,进阳和汤化裁,寓宣肺祛风于温补肾督之中,俾使离照当空,阴霾自散。病获转机后,改投龟甲、鹿角片、紫河车等血肉有情之品,着意充填督脉,则精微自摄,尿蛋白消失,痼疾乃愈。

六、体　会

(1) 肾病肇端因肺郁,首当宣肺洁源。《经》云:"肺主通调水道。"一旦肺气郁,宣降失司,上焦壅遏则水道不利,脏气违度而精微下漏。难治性肾病综合征,在急性发作的过程中,大多数均可见到肺气膹郁表现。治当宣肺气以洁源流。所投宣肺药物,大多味辛,用辛味以治肾,正符合《经》旨"肾恶燥,急食辛以润之,开腠理,致津液,通气也"。

(2) 肾病始末不离风,祛风勿拘早晚。张志坚认为,风气致病的一般表现有:① 首先犯表,始自阳经。② 风激水逆,通调失职。③ 清窍窒塞,气道壅遏。④ 善行多变,忽现忽隐。风气在外不得解,势必涉及内脏,难治性肾病患者常可见到上述有关表现。因此,在辨证的基础上,参合祛风一法,不应拘于病程的早晚,发病的急慢。

(3) 肾病久羁由血瘀,毋忘升降气机。气、血、水三者相辅相成,在病理状态下亦相互影响。水病可致气滞血瘀,气滞亦可致血瘀水停。肾病久羁,血络瘀滞者,尿蛋白不易消失。张志坚指出:"见瘀治瘀,非其治也。应以升降气机为是,可于当用方中加入升降散合倒换散化裁。"盖气为血帅,气行则血运,故瘀病治气,既可疏通肾络,又无动血之虑。但强调斡旋气机,仍应顾及化瘀,凡升降散本具调气活血之功。所以,临证时,祛瘀毋忘治气,斟酌用药,往往可收事半功倍的效果。

(陈岱)

第十一节　运用宣肺法治疗五官病经验

肺居上焦,为五脏之华盖,司呼吸,主一身之气。若邪犯上焦,肺气膹郁,则易出现五官病证。如刘完素《素问玄机原病式》说:"是故目郁则不能视色,耳郁则不能听声,鼻郁则不能闻香臭,舌郁则未能知味……"此时亟宜使用宣肺治法。张志坚在 40 多年的临床实践中,遵循治病"必须注重整体,着眼审证求因,贵在不失时机"的观点。擅用宣肺法治疗五官病证,收到较好疗效。

一、宣肺开上靖气轮

目为肝之窍，与五脏六腑均有密切联系，如《灵枢·大惑论》说："五脏六腑之精气，皆上注于目而为之精，精之窠为眼，骨之精为瞳子，筋之精为黑眼，血之精为络，其窠气之精为白眼……"若风热侵犯肺系，上腾结于气轮，初起眼部刺痒，有异物，灼热感，继则白睛红赤，出现血斑，甚则肿胀疼痛，流出淡黄或血水样泪液，且多伴有发热、咳嗽等症。治法宜：辛凉宣肺，开疏上焦。药用桑叶、菊花、荆芥、金银花、连翘、蝉蜕之属；佐以牡丹皮、赤芍凉血散血，若配合滴用眼液，则有助于改善症状。

案1

钦某，男，15岁。

初诊(1983年3月5日)

主诉：两眼白睛红赤2年。

两眼白睛红赤，时重时轻，两年于兹，曾在常州某医院及上海某医院诊断为"春季卡他性结膜炎"，迭经治疗，病情迄未控制。近因感冒，症状加重1周，而来我院门诊。症见：两眼灼热作痒，白睛红赤，兼有血斑，羞明流泪，鼻塞，咳嗽，头痛，身热不恶寒，微有汗出，口干欲饮，舌尖红，苔薄，脉浮带数。观斯症，当属风热犯肺，灼伤气轮血络。治法：辛凉宣肺，散血宁络。处方：

金银花15 g，连翘15 g，荆芥穗10 g，牛蒡子10 g，蝉蜕10 g，浙贝母10 g，炒黄芩10 g，牡丹皮炭10 g，生赤芍10 g，佛手片10 g，黄菊花10 g，青葙子10 g，蔓荆子10 g。

3剂。水煎食后服。

二诊

药后身热得退，鼻塞、咳嗽缓解，两眼灼热作痒减轻，白睛红赤转淡。效机已获，击鼓再进，守原方出入，调治半个月，两眼白睛红赤褪清。半年后随访，眼病未发。

【按】 本例久病血滞白睛，又复新感，风热邪气上腾，冲激气轮，灼伤血络，肺气失宣，故投银翘散化裁，辛凉解表，合牡丹皮、赤芍凉血散瘀。所用蔓荆子、蝉蜕、菊花、青葙子旨在疏散风热，宣肺明目，药后幸能中的。张志坚认为："肺气宣则恋邪祛，血热散则气轮靖。治疗血溢气轮，当选用既能宣肺祛邪，又可凉血散瘀，更具引经功能的药物。"所投蔓荆子便属此类，实践证明，确有疗效。

二、宣肺通窍响龙葱

耳聋治肾固是常法，耳聋治肺乃为变法。《灵枢·经脉》云："手阳明之别……入耳合于宗脉。实则龋聋。"宗脉乃百脉之宗，肺朝百脉，故宗脉为肺所主。肺经邪气闭实，则宗脉壅塞而耳聋。临床所见耳聋虽体征不同，病机各别，然凡具肺卫见症者，均可从肺论治。

案 2

许某，男，25 岁。

初诊(1983 年 2 月 2 日)

主诉：两耳作胀伴鸣响重听 1 个月。

平素体弱，1 个月前感冒后，始则两耳作胀，继而鸣响重听。经某医院五官科检查示：两耳鼓膜完整，耳咽管通气欠佳；音叉试验：两耳骨、气导均消失。诊断为“突发性耳聋”。用耳聋左慈丸、维生素 B_{12} 等药物治疗无效。症见：神疲乏力，纳食不香，咽红干痛，大便 2 日一行，舌淡红，苔薄黄，脉浮带数。指压耳屏，堵胀不适。此系风热余邪未尽，肺经气窒葱茏。治拟宣肺以开上焦，辛凉清疏余邪。处方：

金银花 15 g，连翘 15 g，蝉蜕 10 g，僵蚕 10 g，桔梗 10 g，生甘草 3 g，牛蒡子 10 g，薄荷 5 g(后入)，玄参 10 g，荆芥穗 10 g，炒枳壳 10 g，炒神曲 10 g。

3 剂。水煎食后服。

二诊

药后咽喉干痛消失，纳食已启，大便亦畅，尤可喜者，听力略有改善，守方续服拾剂，重听完全消失，继用补中益气汤化裁，调治半个月而瘥。

【按】 “突发性耳聋”中医称为“猝聋”，因邪犯清窍，龙葱闭塞所致。王士雄《温热经纬》云：“坎为耳，故耳为肾水之外候，然肺经之结穴在耳中，名曰龙葱，专主乎听。”张志坚认为：“猝聋”多伴有风邪见症，其中风寒、风热犯肺恒多；余风内郁，肺气不宣亦不少见。辨证要点：① 发病骤然。② 多由外感而起，当见浮脉。③ 重听之前，耳道先有窒塞胀痒感觉。④ 按压耳屏、听宫穴，聋鸣症状不减，治用宣肺、祛风、通窍之品，往往获效。

三、宣和金气畅肺窍

鼻乃肺之窍，为呼吸出入之门户，并司嗅觉。《灵枢·脉度》指出：“肺气通于鼻，肺和则鼻能知香臭矣。”如风寒袭肺，邪塞孔窍，则鼻塞流涕，影响嗅觉，甚则香臭不辨，治法宜辛散外邪，宣开窍闭。张志坚习用桔梗、天萝散之类，宣和肺气，收效甚佳。

案 3

芮某，男，18 岁，农民。

初诊(1986 年 10 月 18 日)

主诉：鼻塞 8 月余。

患鼻渊 8 月余，病由感冒失治引起。症见：鼻塞，不闻香臭，时流腥臭浊涕，前额胀痛，神疲乏力，微恶寒，舌淡红，苔白腻，寸脉浮弱，此系风寒外袭，闭阻肺窍。治当辛温通络散风寒，宣和金气畅肺窍。乃宗东垣“丽泽通气汤”化裁。处方：

羌活 10 g，防风 10 g，炙升麻 10 g，粉葛根 10 g，生麻黄 6 g，佛手片 10 g，苍耳子 10 g，

白芷 10 g,制苍术 10 g,生黄芪 15 g,桔梗 15 g,炙甘草 5 g,丝瓜络 15 g。

3 剂。水煎食后服。

二诊

药后头痛、鼻塞明显好转,浊涕大量排出。

效机已见,守方续进 5 剂。

三诊

浊涕明显减少,诸症好转,鼻已闻香臭,唯感乏力,乃撤汤剂为丸药,用玉屏风散合天萝散复方图治,益气固卫,涤痰通窍以善后。1 年后随访,病未复发。

【按】 "鼻渊"相当于现代医学中的"副鼻窦炎",临床以"鼻不通,嗅觉减退,浊涕腥臭,前额胀痛"为主症。本例患者,病机为风寒痹室肺窍,故用东垣丽泽通气汤为主方,辛散风寒,宣通肺气,佐苍耳子上达巅顶而疏孔窍;入玉屏风散寓补于宣,补泻结合;进桔梗、丝瓜络开肺泄浊而清络热;以甘草、佛手解毒和胃,诸药相合,既针对病因,又重视主症,实乃有的放矢。

天萝散,为丝瓜藤近根处,培干研末而成。张志坚用治鼻渊,屡奏效验,用丝瓜络代之,亦收到良好效果。

四、宣肺散邪清飞门

《难经》云:"唇为飞门。"虽手足阳明二经夹口环唇,但唇乃脾营外华之所。由于"肺朝百脉,输精于皮毛"。故风邪病毒上受,肺经经气阻滞,不能输精于皮毛,除出现肺经症状外,每致全身皮毛,及口唇病变。如见肤痒瘾疹,口唇疱疹、肿胀、作痒,或渗流脂水等。治宜疏上焦以祛风邪,宣肺气而清飞门。宣肺中应伍葛根、升麻升清解毒,引药直达病所,则有助于病变的恢复。

案 4

尤某,女,25 岁,工人。

初诊(1982 年 5 月 8 日)

主诉:反复口唇疱疹半年。

口唇疱疹,反复半年,疹后局部遗有褐斑,长期不褪。曾用六君子汤、六味地黄丸之类治疗,病情迄未好转。近因感冒,前恙复作。症见:口唇皮肤色素加深,右下唇微肿,疱疹多枚,破后渗液,结有黄痂,触之出血,咽红且痛,口干轻咳,舌淡红,苔薄,脉浮数。此系风邪病毒留恋,结聚口唇皮肤,肺气阻遏,输精失司,病属唇风。治法:宣肺散邪,解毒消风,用消风散化裁。处方:

荆芥 10 g,防风 10 g,玄参 10 g,生甘草 5 g,僵蚕 10 g,白芷 10 g,蝉蜕 10 g,升麻 10 g,葛根 10 g,金银花 15 g,连翘 15 g,牛蒡子 10 g,广陈皮 10 g。

3 剂。水煎食后服。

二诊

口唇疱疹未起，肿痒亦退，咽痛、口干俱平，药已中的，勿庸更张。

原方加牡丹皮、赤芍凉血散血，俾使瘀滞散而脾营达，肺气宣而飞门清。连服5剂，口唇疱疹痊愈，褐斑竟褪。

【按】 唇风又名“驴嘴风”，本病多因胃经素有湿热，又兼外感风邪，风热相搏而成。本例唇风，反复发作半年，其风热余邪内郁，金气不宣之机依然存在，故予辛散消风，平淡之剂，使邪透肺达，而能输精于皮毛，散气于飞门。方中选伍白芷一味，旨在祛皮肤游走之风，消面黑瘢疵，并散湿火，引诸药直达病所。由于药证相合，故而应手取效。假如因肾亏于下，水气上泛；脾虚气血不足，不能荣脣；或其他原因引起的口唇色素沉着，当不属于使用宣肺法治疗的范围。

五、宣行治节宁心苗

舌为心苗，与五脏相系，杨云峰在《临证验舌法》中指出：“查诸脏腑图，脾、肺、肝、肾无不系根于心，核诸经络，考手足阴阳无脉不通于舌。”肺朝百脉而气贯他脏，助心行血乃为相傅之官，倘肺气壅郁愆行，治节违其常度，心苗经脉不畅，会出现舌体肿胀、生疮疼痛等病症，治当责之肺窒，宣其治节，则心苗自宁。

案5

叶某，男，5岁。

初诊(1988年5月25日)

主诉：舌下肿胀1个月。

风温犯肺始愈，继发舌下肿胀，病经匝月，恙情不减。症见：舌系带处红肿，形如小舌，按之轻痛，进食讲话不利，口干欲饮，鼻微塞，微存寒热，大便干结，舌苔薄黄，脉浮带数。此系风温余毒未尽，肺郁引动心火，气滞血阻，结于舌下。治当宣肺辛散外邪，清气解毒凉营。处方：

金银花15 g，连翘15 g，桔梗10 g，淡竹叶10 g，荆芥10 g，牛蒡子10 g，生甘草5 g，广陈皮10 g，细辛1 g。

3剂。水煎食后服。

二诊

复诊时寒热已退，鼻塞未解，舌下疼痛消失，尤可喜者，进食已少妨碍，唯舌下肿减未平，大便数日未下。

前方去牛蒡子，加生大黄3 g(后下)、赤芍10 g、僵蚕10 g。

3剂。水煎食后服。

药后舌下肿胀消失，脉象和缓，讲话流畅，守方续服5剂而愈。

【按】 本例由于风温余毒未消，金气郁阻，肺痹及心，气血阻滞舌下，病属重舌，故径投辛凉解表,宣开肺痹。方中连翘与细辛为伍,温清结合,一清上炎之实火,一散浮越之虚火。细辛善疗口疮;连翘轻浮宣散,流通气血,治十二经血凝气聚,为疮家要药。复诊时,病有转机,因虑及痰瘀作祟,金气壅闭于上,大肠失导于下,乃增入大黄与荆芥相配为倒换散,荆芥辛散宣肺,大黄苦寒沉降,两药宣降相因,达到行血散瘀之功。加入僵蚕、赤芍,庶使风热平而痰瘀消,治节伸而心苗宁。治程中始终着眼于"宣",使邪从肺经来,仍从肺经去。张志坚认为:对于感后重舌,应当采用辛凉宣肺,清疏结合,升降气机,寓化痰散瘀于宣通的治疗方法,疗效较佳。

总之,运用宣肺法治疗五官病证时应注意:① 凡由邪阻肺郁而导致的五官病证,均可使用宣肺法。② 使用轻扬宣肺之品,要中病即止。③ 使用宣肺法,不应忽视理虚扶正。④ 食后服药有助于药力上达五官,又可固护胃气。⑤ 服药时忌食生冷、发物,以防恋邪动火之变。

(赵敏)

第十二节 张志坚"有故无殒"应用验案

《素问·六元正纪大论》:"黄帝问曰,妇人重身,毒之何如?岐伯曰:有故无殒,亦无殒也。"意思是说怀孕妇女有重病的时候,虽用有毒药物不至于损害孕妇,胎儿也不至于会堕落。因为不用有毒的药物不能祛其邪,不祛其邪不能安其胎时是可以使用攻药的。但说起来容易做起来难,因为风险大麻烦多,故应用实例较少。现就张志坚运用此理论治疗孕妇获验介绍如下,以供参考。

案

张某,女,31岁。

初诊(2007年4月15日)

主诉:脘腹胀痛2日。

患者已婚5年未孕。因进食不慎,致脘痞腹痛,按之加重,不思纳食,或有泛意,发热测体温38℃,渴不多饮,口苦,大便闭结3日未解。平素月经不调,往往数月一行,今已3个月未潮。舌淡红,苔薄黄腻,脉弦数带滑。血常规:白细胞计数 $6.0\times10^9/L$,中性粒细胞百分比58%,淋巴细胞百分比33.4%。证属食滞伤中,湿热内蕴,阳明腑实。治法:疏和化滞,清胃通下。大柴胡汤化裁,处方:

柴胡10 g,炒黄芩10 g,炒枳实10 g,制大黄10 g,制半夏10 g,炒白芍10 g,茵陈15 g,黑栀子10 g,蒲公英30 g。

2剂。水煎服。

二诊(2007年4月17日)

因疑其怀孕乃收住入院。4月16日实验室检查:血淀粉酶600 U/L,尿淀粉酶

600 U/L，尿 HCG 阳性。西医诊断：急性胰腺炎，早孕。4 月 17 日身热略轻，腹痛未减，大便仍不通，舌脉如前。因诊断明确，但考虑患者婚后 5 年今方有孕，恐再用攻下有堕胎之弊。

中药仅服 1 剂即停，予头孢类抗生素静脉滴注，联合用药第三日，实验室检查血淀粉酶直线上升，由 600 U/L 升至 890 U/L，尿淀粉酶 600 U/L 升至 832 U/L。

三诊(2007 年 4 月 19 日)

4 月 19 日张志坚名老中医查房提出：六腑以通为责，胃气以下为顺，病已热结在里，非下夺不能顿挫其势，不清里无法祛邪保胎，急则治其标，切莫迟缓。与病患家属沟通后当即处方：

生大黄 10 g。

开水浸泡 10 min 饮服。

2 h 后，肠鸣矢气转，大便得下，嘱原药再泡饮 1 次，一夜间便下 4 次，量多，气味秽臭，腹痛腹胀消失，口干苦亦已，泛意除，知饥思纳。

四诊(2007 年 4 月 20 日)

体温正常，腹无所苦，舌淡红，苔薄黄，脉细软滑，腑实已松，余滞未除。

再进复方大柴胡汤 1 剂。

五诊(2007 年 4 月 21 日)

身热未起，但觉软乏而已。实验室检查：血淀粉酶、尿淀粉酶、血常规均正常。停药观察，以米粥养胃。

4 月 24 日出院。联系随访，病未复发。2007 年 11 月 21 日上午在我院行剖腹产手术，喜得一男婴，体重 3 350 g，现母子均健康，患者合家欢喜。

【按】 本例饮食停滞伤中，阳明积热化燥，以致腹痛发热，由于怀孕 3 个月，医家踌躇于既要保胎，又要去痛，无奈选用抗生素，而病势不减，各项实验室检查逐渐升高，倘因循于原有治法，盖扬汤止沸耳。张志坚力主清下通腑、釜底抽薪，祛邪即所以扶正，因用药切中病机，故收效迅捷，可见《内经》理论决非虚构，而“有故无殒，亦无殒也”之旨值得我们玩味，把握应用。

（陈岱）

第十三节 张志坚后辛汤和法缓治内科杂病

常武乃孟河医派发源之地，对后世医家影响颇多，张志坚老中医虽非孟河流派之后人，但其悬壶于常武，常汲取孟河之法运用于临床实践，后辛汤源自清代孟河名医费伯雄《医醇賸义》卷四，由柴胡一钱，郁金二钱，广陈皮一钱，当归二钱，茯苓二钱，栀子皮(姜汁炒)一钱，蒺藜四钱，枳壳一钱，合欢花二钱，佛手五分 10 味药物组成。主治“胆胀者，胁下痛胀，口中苦，善太息”。张志坚用本方治疗内伤杂病验案3则，以飨后学。

案1 慢性胃炎

某女，49岁。

初诊(2011年12月8日)

主诉：反复上腹饱胀半年有余。

患者曾在当地医院多次就诊，胃镜检查示：慢性浅表性胃炎伴胆汁反流。服药治疗时胀痛略轻，停药后症状反见加重。现胃脘胀痛，引及胸胁，纳食欠香，口苦咽干，嗳气，泛酸，甚于夜半，舌淡红，苔薄黄，脉细弦。证属肝郁化火，乘侮中土，胃失和降。清肝安胃，辛开苦降。后辛汤加味，处方：

柴胡、郁金、陈皮、炒白芍、枳壳、茯苓、白蒺藜各10 g，栀子皮姜汁炒、当归、佛手各6 g，煅海螵蛸、蒲公英各15 g，川黄连3 g，吴茱萸1 g，生姜3片。

7剂。水煎服，每日2次。

二诊(2011年11月15日)

服上方后，胃脘胀痛大减，夜半泛酸未作，仍口苦、咽干、纳差，且感乏力，效法不更。

原方加牡丹皮、六神曲、麦冬各10 g，续进7剂，症状消失。

嘱饮食其清淡，少进辛辣厚味。

脘胁胀痛，半夜泛酸较重，夜半肝胆值时，木横侮土可知，故于方内加川黄连、生姜苦辛凉肝，蒲公英、海螵蛸清解制酸卒能应手。

案2 慢性胆囊炎

某男，36岁。

初诊(2011年10月11日)

主诉：脘胁疼痛1月余。

患者1个月来饮食少思。西医诊为：慢性胆囊炎急性发作。经治疗身热虽退，痛减未已。上腹、右胁胀痛，胸闷叹息，情绪抑郁，夜寐不宁，神疲乏力，口微苦，小便短赤，大便4日未下，舌淡黯，边有瘀点，苔薄黄，脉细弦数。询知病由办事不力，挨了批评所致。证属肝郁胆热内扰，阳明通降失司。疏肝和胃，清胆泄热。后辛汤化裁，处方：

柴胡、陈皮、生栀子、制大黄、枳壳、郁金、茯神、合欢花、佛手、生赤芍、白蒺藜各10 g，当归6 g，茵陈15 g。

7剂。水煎服，每日2次。

并建议其胸怀豁达，勿斤斤计较。

二诊(2011年10月18日)

药后胁痛缓解，大便畅下，诸恙均有改善，但感神疲。

于前方去制大黄、茵陈，加太子参10 g、牡丹皮6 g，继服7剂。

2个月后随访，病愈未发。

七情刺激，肝胆郁热，木不疏通，阳明失职，以致胸胁胀痛，大便秘结，六奇以通为用，后辛汤加大黄以通腑泻热，茵陈清热利胆，通降复则郁热清。

案3　血管性头痛

某女，46岁。

初诊(2011年10月9日)

主诉：偏左头疼2月余。

患者在外院诊断为血管性头痛。治疗多次，效果欠佳。诊得患者平素经行量多，6月下旬人流后，左侧额颞出现疼痛，喜静恶动，稍劳则痛发，甚则头脑空痛，面色少华，咽干，口微苦，胁胀不舒，少寐多梦，舌淡嫩红，苔薄白，脉细。证属阴血亏损累气，寒风郁热内扰。治拟养血疏肝，补气清敛。后辛汤加味，处方：

炒当归、炒白芍、熟地、柴胡、合欢花、茯神各10 g，郁金、陈皮、炒枳壳、佛手各6 g，白芷、栀子各5 g，刺蒺藜30 g，党参15 g。

7剂。水煎服，每日2次。

二诊(2011年10月16日)

头痛已平，每晚可入眠6 h，梦已少，口苦去，唯觉头晕，目涩。

仍予原方，去白芷、陈皮、郁金、栀子，刺蒺藜减量半用，另加杭白菊、枸杞子、白术各10 g，继服。

前后服药20余剂，诸恙告瘥。

患者经量素多，又加人流，血虚不能上荣清窍而头痛，且有口苦、胸闷、郁热之象，方中白蒺藜加重用量，伍入白芷以增散风止痛，恐其燥血，乃加熟地养血润燥，久病血弱无不累气，故添党参益气以生血。复诊时去白芷，白蒺藜减为半量，守制巩固治疗，此后即逐渐康复。

后辛汤组方药物少，分量轻，平淡轻灵而有效，贯穿着费伯雄和法缓治的学术思想，他认为疾病虽多，不越内伤外感；不足者补之，以复其正；有余者去之，以归于平，是即和法也。天下无神奇之法，只有平淡之法，平淡之极乃为神奇；否则，炫异标新，用违其度，欲求速效，反速危亡，不和不缓故也。

方中柴胡疏肝解郁，栀子清热泻火(姜汁炒后寒性减)，二味互用，可清散肝胆气分郁热；当归温通，郁金凉散，合则养血活血，行气滞而散瘀凝；配以合欢花、茯苓之安神解郁，益脾祛湿；加上陈皮、枳壳、佛手之行气祛湿，消痰宽胸。重用刺蒺藜，取其疏肝郁而下气，宣肺窒以散风，明眼目，理胁痛，一药而具多效。但理气药香燥辛热，多投有助长耗液之嫌。故费氏之方，用药少而剂量轻，且配以当归养血柔润，以制其刚，诸药合用，共奏疏肝利胆，清解郁热，和胃畅中，安神宁心之功效；达到轻扬和解，邪去正安的目的。

现今人们生活节奏加快，工作压力增大，心理容易发生障碍，郁证出现也较繁。肝郁不达则嗳气叹息，气横则为胀为痛，犯胃则脘痞，侮肠则或便闭或便泄，气郁化热则口苦、口干，气火上升则头痛、晕胀……张志坚认为治疗郁证应以怡郁开怀，心理疏导为上；用药以轻扬和解为宜，偏寒偏热均不适当。无论郁证或其他内伤杂病，只要具备时时叹息，胸闷不舒，口苦或兼咽干胸胁胀痛等症状均可使用后辛汤，结合实际表现，随症化裁，大多能获得预期疗效，望勿以平淡无奇而轻视之。

（张玲）

第十四节　用升陷法治疗尿路感染二案

案1

王某，女，37岁，干部。

初诊

主诉：尿频灼痛半年。

尿频灼痛，半载于兹。某医院诊为“慢性肾盂肾炎”，迭用中西药治疗，效果不佳。二旬来，尿急不能自主，闻水声则溺出，内裤常湿，影响工作。症见：面色少华，午后低热（体温37.6℃），眼睑轻浮，下肢稍肿，疲软乏力，纳差、脘闷，动则小溲急，卧则尿意止，腹无所苦，脉细软数，舌淡嫩红，苔薄黄。尿检：蛋白少量，白细胞（＋），红细胞（＋）。尿培养：大肠埃希菌生长。辨为中气下陷，正虚邪恋。正如《灵枢・口问》所说：“中气不足，溲便为之变。”治以补气升陷为主，清热利湿为辅。选用张锡纯氏升陷汤加味。处方：

黄芪18 g，知母9 g，柴胡、桔梗、升麻各5 g，太子参15 g，六一散（包煎）、黄柏各10 g，鹿衔草、六月雪各30 g。

5剂。水煎服。

二诊

服药后尿次减少，闻水声已不溲溺，水肿见退，身热亦衰，精神振而夜寐不安，纳食增而口咽微干，此中气旋升之佳兆，非“壮火食气”也。原法不变，增以宁神。

上方柴胡、桔梗、升麻均减量为3 g，加酸枣仁10 g。

5剂。水煎服。

三诊

低热平，睡眠宁，舌苔薄白，脉象细软，尿频灼痛竟止，诸症次第缓解，唯仍感乏力，稍觉腰酸，此缘肾水不足，中气尚弱。

效方出入，去黄柏、六月雪之苦寒，加山茱萸10 g、生山药15 g，以益肾扶元。

续服半个月，症状消失。尿检多次正常，尿培养转阴。随访半年，未见复发。

【按】 脉证合参，本例为气陷不固，约水无权之证。其水肿、低热、脘闷诸症，乃气虚阳浮，枢机失旋之候。此时用升陷汤可培气之本，举气之陷。又因苔黄、尿频、尿道灼痛，乃湿热阻滞，故配合清利湿热之品。二诊时纳启肿退，溲频减少，但出现少寐、咽干，此是少火生气之征，而非阳热作祟，故小减升提诸药剂量，若投龙骨、牡蛎潜镇，恐无所益而反有所害。三诊时排尿正常，仅见少力、腰酸，为正元肾气尚虚，故去苦寒清利之品，加山茱萸、山药滋养肝肾，以资巩固。

案 2

孙某，女，45 岁，职工。

初诊

主诉：小便淋沥数年。

患者小便淋沥，数年不已。曾在某医院诊断为“慢性尿路感染”，用抗生素不见好转，投中药疏利剂益增涩滞。诊得形瘦面皖，神萎气短，尿频，解而不畅，日重夜轻，溺时腰尻酸痛，小腹坠胀，心悸耳鸣，劳累易发，静坐头晕稍安，小饮口干即已，脉象细软，舌淡苔匀。尿检有少量蛋白、白细胞及红细胞。此系中气不足而下陷，津液不足以上承，心肾交亏，上下痹窒，证属“劳淋”。治以益气化津，升阳举陷。拟张氏升陷汤加味。

黄芪 18 g，党参 15 g，知母、玄参各 10 g，升麻 6 g，柴胡、桔梗各 5 g，潼沙苑、五味子各 10 g，桑寄生 15 g，白花蛇舌草 30 g，龙眼肉 10 g。

5 剂。水煎服。

二诊

解溲转畅，频数亦减，虽头晕、腰酸俱轻，但纳食未见增香。尿检转阴。欲拔病根当举气陷，欲举气陷当运中州，仍宜鼓舞中气，佐以和胃磨谷，寓消于补，守旨继进。处方：

黄芪 18 g，党参 15 g，知母、玄参各 10 g，升麻、柴胡、桔梗各 3 g，生白术、炒神曲、香谷芽、陈皮各 10 g，白花蛇舌草 30 g。

5 剂。水煎服。

三诊

小便复常，谷食迭增，精神好转，诸恙向安。虽本元胃气均来复，奈根株已深，效难久持。《经》旨“气虚者宜掣引之”，还当恪守。

原方去神曲、谷芽、玄参，加莲子肉、菟丝子各 10 g(包煎)。

5 剂。水煎服。

连续诊治 6 次，服药 30 余剂而愈。

【按】 本例尿频，气短，小腹坠胀，劳累活动后加重，脉软，舌淡，乃属气虚下陷之征。但又有心悸耳鸣、腰尻酸痛、口干少饮等症，是心肾两虚，气不化津所致。故方用升陷汤为主，首诊时加入益肾养心之品，二诊因食纳不香，改增和胃消导药物，三诊加莲肉、菟丝子以为善后，积极提其下陷之气，适当理其中宫之滞，扶其心肾之虚，终于病痊而安。

体会：升陷汤见《医学衷中参西录》，由生黄芪、知母、柴胡、桔梗、升麻五药组成，具有补气扶元、升阳举陷、燮理三焦的功用。主治大气下陷，正虚阳郁，升降失调所致的病证，每收殊功。张志坚用其治疗慢性泌尿道感染属气虚下陷者，亦颇有效验。但应用时必须掌握以下五点：① 尿频，静则可减。② 乏力，动则更甚。③ 腹软而不拒按。④ 苔净而脉弱。⑤ 无热或有小热。若伴有下焦湿热阻滞时,宜酌用鹿衔草、六月雪、白花蛇舌草等清热渗利之品,对解除尿频,改善症状,有良好作用。

(朱美凤)

第十五节 变法医案选议

一、阳虚大热温中佐清可退

案1

蒋某,男,21个月。

初诊(1982年10月14日)

主诉:发热10余日。

患儿始因浴后冒寒,继而口舌糜碎,高热无汗2日,体温38.5～40℃。轻咳,烦躁,口干,脉数。辨为肺窒胃热,径投凉膈散疏表清里,药进2剂,发热未退,反添泄泻。家属欲求速效,遂住某医院检治,诊断为"疱疹性咽炎",经用多种抗生素并对症处理,历时一旬,身热不减,再邀余诊。症见:神情委顿,两颧泛红,咽峡红赤,糜烂成片,时以指示意喉痛,口渴喜少量热饮,手足不温,纳食极差,腹泻;夹有完谷,日下3～4次不等,小溲清白,舌淡红而胖,脉数,指纹隐约暗红透气达命。此系脾肾阳气虚衰,下摄乏权,外寒怫郁化热,上蒸咽嗌。治宜温肾燥脾,益火消阴,略佐辛清以散沸郁之热。处方:

制附片5 g(先煎),淡干姜5 g,炙甘草5 g,净麻黄3 g,细辛1.5 g,炒神曲6 g,生石膏10 g(先煎),重楼5 g,潞党参5 g,焦白术5 g。

1剂。浓煎,少少频饮。

药后身热著减,体温37.5℃,四末转温,咽红已减过半,知饥索食,便溏二行,诸症均有起色。效方继进2剂,热退身和,遂瘥。

【按】 《景岳全书·虚实篇》常告诫云:"或先天不足,及其既病,则每多身热、便闭、戴阳、胀满、虚狂、假痓等证,以为有余之病,而其因,实由不足,医不察因,从而泻之,必枉死矣。"值得记取,本例阳虚夹有郁热,治不如法,辛散苦寒伤其里阳,遂致火越浮而热更增,阴益盛而泄泻生,转出不少波折。患儿年近2岁,尚未开语,平素大便易溏。以稚阳之体,禀火衰之质,又因冒寒于先,凉遏于后,以致阴盛格阳于外,表寒怫郁化热。阳虚是本,发热是标。故方用四逆汤辟群阴而迎阳归舍;麻附细辛汤振里阳而散寒解表;其中既有麻黄、细辛之宣,复佐石膏、重楼之清,神曲之通,合以除怫郁之热;更添党参、白术甘温以补气扶土惫。但得火燠土暖,浮阳潜降,故表解热退,脾健糜愈。此证与凉膈散主治各异,彼为中、上二焦邪炽而热,故予清热通下,此为阴盛于内格阳而热,故予补火敛阳。又与四逆汤所治迥异,盖一为真寒假热而纯虚者,法当回阳散寒,一为阳虚郁热而夹杂者,治宜温中佐清，虚实之异，真假之求，最当详察。

二、水亏燥泻润里寓运能瘳

案 2

赵某，女，49 岁。

初诊(1980 年 9 月 5 日)

主诉：反复泄泻半年余。

年事未逾七七，经水已绝，早先生育多胎，去血过去，下元阴分由此损伤，所以腰常酸，耳时鸣。今春又患消渴、腹泻，服苯乙双胍后，化验基本正常，泻下迄未停止，迭进健脾、渗湿、温肾、固涩之剂，徒耗阴精，益增泄泻。延至仲秋，复上感燥气而咳，以致形色日渐消夺。顷诊泻下溏薄急迫，每日 2～3 次，干咳气逆，痰少而黏，咽燥且痒，手足心热，午后低热，偶或两颧红赤，舌红少苔，脉象虚数。斯证也，腹泻是标，水亏是本；肺燥为急，肾湿为缓。虽急则治其标，然水涸火必浮，津燥气必动，故欲肠安泻止，须去其所以致我浮动者。仿钱仲阳地黄丸意立方，参入轻宣、凉柔之属，务使肾水充而肺金润，天气开而地气收。处方：

熟地 15 g，山茱萸 10 g，怀山药 15 g，白茯苓 10 g，建泽泻 10 g，牡丹皮 10 g，冬桑叶 10 g，玉桔梗 10 g，连翘壳 10 g，真阿胶 10 g。

5 剂。水煎服。

二诊(1980 年 9 月 11 日)

咽痒得已，干咳著减，便溏一日二行，他恙亦有转机，上燥有渐弭之象，肾阴呈来复之兆，伏思金水交病，延久无不累及中宫，滋填仍为当务之急，效方更进一筹，稍佐运脾之品，寓燥于柔，庶乎有济。

上方去桑叶、连翘、桔梗，加制苍术 15 g、北沙参 10 g、甘枸杞子 10 g。

10 剂。水煎服。

三诊(1980 年 9 月 21 日)

连服 10 剂，咳止气平，大便转稠，药既应手，未便更章，按法施治，头晕腰酸诸症日渐消失，更衣如常，共服药 29 剂而愈。

【按】 肾为水火之脏，藏真阴而寓元阳。倘精血耗衰，肾阴亏损，必致化燥化热，燥则气盛动数，热则火浮散泄，每使阳明燥金开多阖少而为泄泻。患者始因多产血亏，曾病津涸消渴。所现久泻、低热、形瘦、腰酸、舌红、脉数等症状，皆精血夺而燥生，肾阴亏而热扰所致。急宜滋阴润燥，静以制动，寓泻于补。方以六味地黄汤滋柔肝、脾、肾，散泄水湿热，更加有情之品阿胶，滋填精血且疗肺燥，共奏益元阴，致津液，奉生气，滋化源之功。初诊因兼凉燥犯肺，故加桑叶、桔梗、连翘以轻透表卫。其时需和清燥救肺汤所主相辨，彼为肺火郁闭而泻，此乃水亏液燥而泄。二诊时，外燥得解，而匮乏之真阴难于遽复，效方再为扩充，着意濡养内燥。遵《经》者"肾苦燥，急食辛以润之。开腠理，致津液，通气也"(《素问·脏气法时论》)。于大队滋柔药中加入一味苍术，取其辛以流津推液，燥可济湿防腻，运能启脾敛褙。俾使肾阴未复，津水有源，燥可自润，泄泻自止。唯需注意：① 用药以补多泻少，阖重于开为要，否则反与病情相悖。② 润里寓运要有分寸，如肆意增大运药，不仅益燥劫液，且有本末倒置之嫌。此证与一贯煎所治燥泻有殊，彼为肝气化火耗劫津液，此系肾阴亏虚涸及精血，虽同为阳阴失阖，但有在肝在肾，在津在血之异，仔细分辨，方不致误。

(陈岱)

第十六节　张志坚治疗脾胃病经验

一、慢性胃炎

慢性胃炎是以胃黏膜的非特异性慢性炎症为主要病理变化的慢性胃病，主要表现为慢性上腹部疼痛、消化不良等，属中医学"胃脘痛""痞满"范畴。多因饮食所伤、情志失调及脾胃虚弱所致。张志坚经过多年临床观察，认为本病病机以本虚标实为多见。本虚主要是脾胃虚，标实主要是气滞、痰浊、血瘀、食积等。因为慢性胃炎一般病史较久，久病成虚；另一方面，胃病则功能不足，和降失司，胃中常有气滞，加之每日仍需进食，易导致食滞，且因寒邪、郁热、湿浊、血瘀等病理因素的存在，故有实证的表现。又胃虚者易受邪，阳虚则易受寒邪，阴虚易受热邪。故病机以本虚标实为多见。本病病位在脾胃，但与心肝密切相关。如肝气横逆，疏泄太过，则肝木乘脾出现脘腹攻窜作胀；或脾虚肝乘，精神不舒，痞满嗳气。另一方面，思虑过度，心血不足，母病及子，影响脾土；或脾胃虚弱，生化无源，子病及母则出现心悸、怔忡、失眠多梦等。在治疗上张志坚倡导健运并用，健即健脾胃之品，运即调运气机之药。并主张补益不能过于滋腻，理气不能疏泄太过。权衡虚与实，宗"调理"为法度，以平为期。张志坚根据多年经验将慢性胃炎作以下辨证分型。

1. 湿热郁阻　地处湿热地带，过食辛辣厚味，热酒煎炸而致湿热内生，困阻脾胃，气机壅滞。临床表现为胃脘部胀闷疼痛，拒按，泛酸，口臭，心烦易怒，夜卧不安，纳差，餐后胀满，大便不畅，小便黄，舌红，苔黄腻，脉弦滑数。治以清热化湿，和胃止痛。方用半夏泻心汤加减：姜半夏、陈皮、淡吴茱萸、黄连、太子参、大枣、炙甘草、蒲公英、白术、枳壳。

2. 寒邪客胃　天气骤变或失于调摄，机体抵抗力下降，而致寒邪侵犯胃脘，气机郁滞。临床表现为胃脘疼痛较甚，得热则缓，遇寒加剧，面色青白，恶心欲吐，恶寒，纳差，大便或稀，小便清长，舌淡红、苔白厚，脉浮紧。治以散寒和胃，行气止痛。方用藿香正气散合良附丸加减：藿香、佩兰、半夏、陈皮、茯苓、白术、高良姜、香附、广木香、砂仁、白芷、神曲。

3. 饮食所伤　暴饮暴食，饮食不节，损伤脾胃，内生食滞，而致胃中气机阻滞。临床表现为胃脘疼痛，胀满拒按，嗳腐吞酸或呕吐不消化食物，其味腐臭，吐后痛减，不思饮食，大便不爽，矢气及便后稍舒，舌红，苔厚腻，脉滑。治以消食导滞，和胃止痛。方用保和丸加减：山楂、半夏、连翘、莱菔子、神曲、陈皮、茯苓、厚朴、枳壳、槟榔。

4. 肝气犯胃　忧思恼怒，情志不遂，肝失疏泄，气机阻滞，横逆犯胃，胃失和降。临床表现为胃脘胀满，攻撑作痛，脘痛连胁，胸闷嗳气，喜长叹息，大便不畅，得嗳气、矢气则舒，遇烦恼、郁怒则痛作或痛甚，苔薄白，脉弦。治以疏肝理气，和胃止痛。方用四逆散加味：柴胡、白芍、川芎、香附、陈皮、枳壳、甘草、郁金、木香、川楝子、延胡索。

5. 阴虚胃热　热病伤阴或胃热火郁，灼伤胃阴，或久服香燥热气之品，耗伤胃阴，胃失濡养。临床表现为胃脘隐隐灼痛，似饥而不欲食，口燥咽干，五心烦热，消瘦乏力，口渴思饮，大便干结，舌红少苔，脉细数。治以滋阴养胃，和中止痛。方用一贯煎合芍药甘草汤加减：沙参、麦冬、生地、枸杞子、当归、川楝子、白芍、甘草、香橼、佛手。

6. 脾胃虚寒　素体不足，或劳倦过度，或饮食所伤，或久病脾胃受损，或过服寒凉药物，或肾阳不足，失于温煦，均可引起脾胃虚弱，中焦虚寒，胃失温养。临床表现为胃痛隐隐，绵绵不休，喜温喜按，空腹痛甚，得食则缓，劳累或受凉后发作或加重，泛吐清水，神疲纳呆，四肢倦怠，手足不温，大便溏薄，舌淡、苔白，脉虚弱。治以温中健脾，和胃止痛。方用黄芪建中汤加减：黄芪、白芍、干姜、吴茱萸、姜半夏、陈皮、砂仁、厚朴、广木香。

二、胃　癌

（一）病因

1. 癥积学说　“癥”“瘕”“积”“聚”是中医学理论中有关腹部肿物的四种病名，文献中有关癥积的记载，最早见于《内经》：“卒然外中于寒，若内伤于忧怒，则气上逆，气上逆则六输不通，凝血蕴里而不散，津液涩渗，著而不去，而积皆成矣。”“癥”是指腹腔内有形的坚硬结块。癥者，征也，为有形可征之意，腹中坚硬，按之应手，以不动者，名曰癥。“癥”之病名，始见于《金匮要略·疟病脉证并治》中：“病疟以月一日发，当以十五日愈，设不差，当日尽解；如其不差，当云何？师曰：此结为癥瘕，名曰疟母。”“积”亦是指腹腔内有形的结块，其块固定不移，痛有定处。“积”之病名，最早见于《内经》，如《灵枢·五变》云：“人之善病肠中积聚者，何以候之……”并首次将积聚分为伏梁、肥气、痞气、息贲、奔豚五种，如《素问·腹中论》曰：“病有少腹盛，上下左右皆有根，此为何病？可治不？岐伯曰：病名伏梁。”伏梁一名，即相当于今日胃癌的诊断。

2. 痰湿学说　中医学认为，胃癌可由脾胃受伤，运化失常，痰浊内生，阻于血络，痰瘀互结，日渐成积。胃癌病起中焦，中焦脾胃主运化水湿，饮食劳倦，内伤脾胃则脾胃虚弱，中焦不运，湿聚为痰。临床所见胃癌患者舌苔厚腻，恶心欲吐，胸脘痞闷，便是痰阻中焦之明证。《医门法律》指出：“痰饮之患，未有不从胃起者也。”《景岳全书发挥》：“膈者在胸膈胃口之间，或痰，或瘀血，或食积阻滞不通，食物入胃不得下达而呕出，渐至食下及吐而胃反矣。”明确痰是胃反的一个重要的病理因素。再如清代李用粹云：“噎分五种，有气滞者……有痰凝者。”亦说明噎膈的发生与痰有关。

3. *瘀滞学说*　中医学认为，恶性肿瘤属于“癥瘕”“积聚”范畴，与血脉瘀滞、瘀血内结有密切关系。《中藏经·积聚癥瘕杂虫论》言：“……瘕者系于血也……”清代医家王清任在其《医林改错》中指出：“肚腹结块，必有形之血。”说明腹内有形的包块肿物，多由血瘀形成。徐灵胎记载：“噎膈之症，必有瘀血。”均认为噎膈的病因与“瘀血”有关。

气机失调对肿瘤的发生发展亦有重要影响，尤其对于胃癌、乳腺癌、肝癌等影响更大。《素问·通评虚实论》云：“膈塞闭绝，上下不通，则暴忧之病也。”说明情志失调（暴忧）可导致气机瘀滞而形成“膈塞”（相当于胃癌、食管癌）。《诸病源候论》曰：“阳脉结谓之膈，言忧恚寒热，动气伤神。而气之与神并为阳也，伤动阳气，致阴阳不和，而脏腑生病，结于胸膈之间，故称为膈气……噎候，夫阴阳不和，则三焦隔绝，三焦隔绝，则津液不利，故令气塞不调理也，是以成噎。此由忧恚所致，忧恚则气结，气结则不宣流，使噎。噎者，噎塞不通也……”说明噎膈的成因与“气结”有密切关系。张介宾指出“噎膈一证，必由忧愁、思虑、积劳、积郁而成”。徐灵胎云：“噎膈之症……顽痰逆气，阻隔胃气。”均揭示出噎膈的成因与气机失调有关。

4. *毒邪学说*　毒邪乃指机体阴阳脏腑失和、六淫、七情、外伤等因素导致气血运行不畅及脏腑功能失调，诸邪蓄积，胶结凝滞而致。毒邪是导致恶性肿瘤发生的重要因素。隋代巢元方《诸病源候论》提到：“恶核者，内里忽有核累累如梅李、小如豆粒……此风邪夹毒所成。”宋《仁斋直指附遗方论·发癌方论》有云：“癌者，上高下深，岩穴之状，颗颗累垂……毒根深藏，穿孔透里。”《医宗金鉴》指出：“皆有毒气闭塞经络，营卫壅塞之故。”强调了毒邪内结与癌肿形成的关系。

5. *寒邪学说*　《灵枢·百病始生》云：“积之始生，得寒乃生，厥乃成积也。黄帝曰：其成积奈何？岐伯曰：厥气生足悗，悗生胫寒，胫寒则血脉凝涩，血脉凝涩则寒气上入于肠胃，入于肠胃则䐜胀，䐜胀则肠外之汁沫迫聚不得散，日以成积……卒然外中于寒，若内伤于忧怒，则气上逆，气上逆则六输不通，温气不行，凝气蕴里而不散，津液涩渗，著而不去，而积皆成矣。”说明自《内经》时期就看出积聚的形成与寒邪有密切关系。《灵枢》中还指出“瘤”的成因是由于“寒气客于肠外与卫气相搏”，可见寒邪在肿瘤形成中的作用。

寒为阴邪，其性凝滞，易导致血瘀、痰凝、气滞等病理结果，血瘀、痰凝日久，与癌毒胶结，形成肿块，发为肿瘤。寒邪既可由外侵得来，又可内生而著。

6. *虚损学说*　人体自身及其与内、外环境之间，始终维持着动态平衡，即“阴平阳秘”，是维持人体正常生理状态的基础。人体的正气虚损是各种疾病发生的内在条件，即所谓“邪之所凑，其气必虚”。

中医学认为，癌症的发生多于正气亏虚、情志失调、外感邪气、饮食失节有关。实质上，情志失调、外感邪气、饮食失节均可造成人体正气损伤。人体正气亏虚，病邪亢盛，机体抗邪无力，不能制止邪气的致癌作用，机体不断受到病理性的损害，癌肿就会发生、发展。同时，人体正气虚弱，脏腑生理功能就会失调、紊乱，瘀血、痰湿等病理产物因此滋生，成为肿瘤发病的病理基础。《灵枢·百病始生》载：“壮人无积，虚则有之。”《景岳全书》言：“凡脾肾不足及虚弱失调之人，多有积聚之病。”

（二）病机

1. *气、血是胃癌的两大主线* 中医学认为，胃为化生气血的源泉。《灵枢・玉版》言："胃者，水谷气血之海也。"胃气，是化生水谷之气而分别形成营气、卫气、清气、宗气等不同的维持生命活动的物质及动力，胃气强则五脏俱盛，胃气弱则五脏俱衰。

胃癌，病位在胃，胃既受损，则其受纳、腐熟功能下降，不能腐熟水谷，血液化生乏源；历经手术，气血损伤更甚，术后化疗又导致骨髓抑制，血液生成障碍，易表现为气血亏虚之象。

2. *从脾肾为切入点治疗胃癌* 肾为先天之本，五脏的精气由肾来受藏；脾为后天之本，五脏的精气由脾来传输。脾肾两脏任何一脏有虚损，都会影响其他脏腑的功能，导致脏腑功能紊乱，产生疾病。"脾肾不足及虚弱失调之人，多有积聚之症"，说明肿瘤的发生与脾肾不足关系密切。

胃癌属于中医学中积聚之症的一种，其发病的根本在于正气虚损，主要脏腑即为脾、胃及肾。对于胃癌的治疗，强调健脾补肾，治病求本。张志坚认为，胃癌起自脾肾，脾肾两虚，邪毒痰湿凝于胃脘，生化失司，气滞血瘀，瘀毒内阻，渐而形成胃癌。

胃癌患者通常细胞免疫功能低下，通过健脾补肾治疗后，T淋巴细胞、自然杀伤细胞（NK细胞）等的测定值均出现明显升高，说明健脾补肾中药可提高机体免疫功能；同时健脾补肾中药还能提高胃癌患者的化疗耐受性，改善化疗后及手术后胃癌患者的生活质量，治疗胃癌手术及放化疗导致的并发症及毒副作用。

（三）治疗

张志坚认为，早年我国内镜普及程度不高，胃癌发现时绝大部分已是晚期，单纯手术、放化疗效果较差，配合中药增强患者的体质和抗病能力，调理术后的气血失调、脾胃不和，减少放化疗中所出现的毒副作用等就显得非常重要。常用治疗原则为健脾益肾、清热解毒、生津润燥、凉补气血等。特别对于放化疗患者，由于体内热毒过盛，补气血要忌燥烈之品，如生黄芪、西洋参、生地等，而补脾肾常用四君子汤合黄精、枸杞子、菟丝子、女贞子、山茱萸、补骨脂等。同时张志坚善用露蜂房来缓解患者胃癌癌性疼痛。

案1

周某，男，55岁。

2007年6月在我院体检时发现"胃大弯溃疡型癌"，经南京军区总医院病理科会诊倾向为"上皮型胃肠道间质瘤（GIST）（CD117＋＋＋，CD34＋＋＋）"，发现时已经伴肝转移、小网膜囊淋巴结肿大，丧失手术机会。曾给予"伊马替尼0.4 g每日1次"口服治疗，刚开始病情基本平稳；但随着病情恶化，患者逐渐出现柏油样便、胃脘部及左上腹的疼痛，予抑酸、止血、保护胃黏膜等对症处理，效果欠佳。遂延请张志坚诊治，当时患者乏力、头晕、心慌明显，多动则气短，胃脘部及左上腹疼痛，纳差，夜寐尚安，溲调，大便质稀，呈柏油样，舌淡苔薄微腻，脉细数。拟方健脾益肾，补气生血，清疏止痛。处方：

炙黄芪 30 g，白参须 15 g，麦冬 10 g，熟黄精 30 g，炒白术 10 g，茯苓 30 g，炙甘草 3 g，鸡血藤 30 g，仙鹤草 30 g，炒当归 10 g，阿胶 10 g(另烊)，煅海螵蛸 30 g(先煎)，露蜂房 10 g，半枝莲 30 g，参三七 6 g(杵)，白及 15 g，生地榆 15 g。

7 剂。水煎服。

服 7 剂疼痛减，21 剂而痛止。

案 2

吴某，男，71 岁。

2008 年 7 月因胸骨后疼痛、泛酸在常州市口腔医院查胃镜发现“贲门胃体癌、食管中下段癌、慢性萎缩性胃炎伴糜烂”，病理报告提示“未分化癌”，随后转常州市第一人民医院求治，发现“食管癌伴肝脏、淋巴结多发转移”，已丧失手术机会，给予“多西他塞＋奈达铂”化疗 4 次(每月 1 次)，效果不佳，且逐渐出现身目黄染，乏力，食欲减退，腹胀，双下肢水肿等。家人为缓解其痛苦，求诊于张志坚。精神极萎，肢倦乏力，身目黄染，胸骨后及右胁部隐痛，腹胀，纳少，时伴呕吐，口干不欲饮，大便偏干，日行一次，溲调，双下肢水肿，按之如泥，舌质干红苔少，脉细数。拟方益肾养阴，健脾和胃，利水消肿为治。处方：

玄参 10 g，西洋参 5 g(另煎)，白参须 10 g，生白术 10 g，生薏苡仁 30 g，生鸡内金 10 g，炒楂曲各 10 g，姜竹茹 10 g，龟甲 15 g(先煎)，猪苓 30 g，露蜂房 15 g。

4 剂。水煎服。

服 4 剂而痛止，腹胀、水肿、呕吐等亦改善。

当然，张志坚认为，胃癌的治疗，首先应遵循中医的整体观念和辨证施治；其次需分清疾病的轻重缓急，病之初，正未虚，可选用峻利之剂；病久正虚，当配用扶正、补益气血之品。“运用之妙，在乎一心，尤以临机应变为要……”(清代费伯雄《医醇賸义》)。

(殷晓坷)

第十七节 慢性浅表性胃炎证治

慢性浅表性胃炎在多数情况下，可归属中医肝气犯胃范畴。其主要表现为：上腹痞胀不适，或有隐痛，食欲减退，纳后脘胀加重，嗳气，胃中嘈杂，苔多薄白。治宜疏肝和胃，辛泄苦降。张志坚常用四逆散加味，基本处方是：柴胡 10 g，白芍 10 g，炒枳壳 10 g，炙甘草 5 g，淡吴茱萸 1.5 g，广木香 10 g，炙鸡内金 5 g，生麦芽 30 g，凤凰衣 6 g，蒲公英 30 g，马勃 4 g(包煎)。

遣方用药时宜注意降中有升，凉里寓温，疏不离和。取枳壳之降气消痞，《本草便读》云其“和中化食入阳明”，合柴胡之轻举疏达，引“脾胃之气行阳道”(《中药大辞典》)；选蒲公英之苦寒清热，入肝胃二经，并散滞气，配吴茱萸之辛热开郁，暖脾胃而散寒邪；有广木香之下气宽中，中宽则上下皆通，合生麦芽、鸡内金之消食和胃，疏肝气而不伤阴，入脾而消脾积，加上白芍、甘草之酸甘化阴，缓急止痛，凤凰衣、马勃之解毒止血，生皮敛疡，功能保护胃黏膜。组成汤剂，疏和畅中，升清降浊，意在“以平为期”。

临证还应据情佐药：偏热加黄连、栀子，唇绛应入青黛(可用碧玉散)，去甘草；偏寒加肉桂、干姜；偏湿加半夏、苍术(疏土壅可解肝木郁)；夹瘀加炙刺猬皮、五灵脂；嗳气频加旋覆花、代赭石；伴有吞酸加海螵蛸、胃安散(我院制剂：瓦楞子、白及、延胡索、明矾散、甘草)。张志坚云本病初期不宜用补，即便兼露虚象，亦以添一味太子参为合适。如此按法施治，常可应手取效。

若久病由气入络，肝郁化火伤阴，胃炎由浅表演变成萎缩性者，当以一贯煎化裁治之，非上方所能适应。此外，在饮食方面亦应注意调摄，勿任性偏食，勿饮食自倍，远油煎食物，忌辛辣刺激，凉热也要适中，如果单纯依靠药物，必无近功。

(王身菊)

第十八节　晨 泄 治 验

黎明泄泻，一般多为脾肾阳虚，而用温补，此为其常。但亦可由其他原因引致，诸如木郁土位，心气虚弱，肺气失宣等，则治当别论，爰结合验案数则，介绍如下。

一、抑肝扶脾调脏气

嗔怒怫郁，肝气失于条达，寅卯属木，木旺克乘脾土，亦可发生晨泄，症见：天明肠中辘辘，腹痛气撑作胀，泻下溏薄，夹有矢气，脉弦，苔薄。痛泻轻重常随情怀喜怒而反复，或有脘胁胀闷、纳呆、嗳气等症。治法抑肝扶脾，调气畅中。方选痛泻要方合四逆散化裁。倘能开怀怡情，自可倍增药效。

案 1

罗某，女，41 岁。

初诊(1977 年 8 月 23 日)

主诉：腹痛泄泻半年。

患者腹痛泄泻已半载，西医诊断为过敏性结肠炎。曾用中药补、涩、疏、清，均少效。目前每于寅卯之交，肠中鸣响，腹痛即泻，粪多稀溏，少则 1 次，多则 3 次，间或混有黏液，脘闷不饥，嗳噫时作，排气腹胀可松。舌红、苔根薄腻黄，脉象细弦。询知病由口角引起，证属肝郁木乘土位，脾虚湿恋中焦。治当泻木扶土，培中疏化。处方：

广陈皮 10 g，炒白芍 10 g，防风 10 g，炒白术 10 g，醋柴胡 10 g，枳实炭 10 g，炙甘草 3 g，炙乌梅 10 g，白蒺藜 15 g，炙鸡内金 5 g，白茯苓 10 g，焦薏苡仁 10 g。

7剂。水煎服。

二诊

药后腹痛轻而未已，晨泄减为1次，纳谷渐香，腻苔见化，药已中病，不必更张。

7剂。水煎服。

三诊

再7剂后，大便成形，诸症亦退，遂用逍遥丸，培土疏木，宿疾向愈。

【按】 这类天明木泄之证，用药疏肝中寓冲和之意，扶脾时遂条达之性，偏寒偏热均非所宜，开导恬静，尤是上策。

二、养心和血安仓廪

心虚气血不足，心病波及脾运，转输失常，湿从内生，黎明阳气发动之时，水湿旁流而下泻。临床除天明腹泻外，尚有心脾两虚、气血亏乏症状。一般多先有心病，后现脾惫，但亦可同时发生。治法养心以安仓廪，和血而助脾运，归脾汤主之。还应权衡病情，随症加减。

案2

印某，女，48岁。

初诊(1980年8月11日)

主诉：肠鸣便溏3月余。

素患胸痹，心悸心痛止作无常。服冠心苏合丸症状可解。偶缘饮冷脘痞，遂致肠鸣便溏，初发无定时，后作于天明，泻次不等，辗转3月有余。诊得心悸偶作，夜寐欠安，神疲乏力，下肢水肿，虽无胸痛之感，却有窒闷之象，舌淡暗红苔薄，脉象细软、偶有结代。此前屡投四君、理中等方，纳虽香而泻不减。用归脾汤损益为治。处方：

炒白术10 g，潞党参15 g，炙黄芪15 g，炒当归10 g，炙甘草5 g，白茯苓15 g，酸枣仁10 g，煨木香10 g，嫩桂枝5 g，紫丹参10 g，檀香10 g，川芎5 g，红花3 g，龙眼肉10 g。

5剂。水煎服。

二诊

服药后，肠鸣始见小息，腹泻已减过半，虽未成形，却亦转厚，心悸、少寐、足肿诸症均有起色。

药既应手，原方再加炒白芍10 g，续进7剂。

大便基本正常。守法施治，共服药19剂，晨泄痊愈。

【按】 晨泄因于心病及脾或心脾同病者，养心可安仓廪，健脾不忘养心。张介宾所谓："心火不足，补火以生脾可也。"堪供临床效法。对于久进益气之剂而不效者，必须伍以养血，庶可有济，这是血中求气的治法。

三、宣肺开上行治节

肺气膹郁，宣降失常，治节不利，影响大肠传导，无以通调水道，肠中水湿每于天明阳动时外泄。肺郁不宣者除晨泄主症外，尚有清窍窒塞(鼻塞、咽痛、耳闭)，气道壅遏(新咳、气急、呼吸不利、胸闷)，表卫不和(头项胀痛、瘾疹瘙痒、寒热)，通调失职(面浮、足肿、尿少)等证可辨。治法宣展肺气，轻疏上焦，俾治节行而灌溉输，天气开而地气收。药如前胡、蝉蜕、麻黄、枇杷叶、杏仁、紫菀、薏苡仁、桔梗之类。尚需辨其寒热，消息配伍。

案 3

屠某，男，34 岁。

初诊(1981 年 10 月 12 日)

病起风温犯肺，大便溏泄。刻下热、咳俱已，晨泄二行，病经匝月。且见耳闭若窒，鼻塞时作，胸闷气短，咽干口渴，午后下肢微肿，傍晚稍有腹胀，舌暗红、苔薄，脉细带数。此系肠泄于下，肺窒于上，治节不行水湿聚，金气不宣传导乱。欲塞其流，先浚其源。拟法宣肺以畅气机，开上以资固下。处方：

生紫菀 10 g，桔梗 10 g，生薏苡仁 15 g，通草 5 g，薄荷 5 g，北沙参 10 g，连翘 10 g，淡黄芩 6 g，陈皮 10 g，荷叶梗 5 g，六一散 10 g(包煎)。

3 剂。水煎服。

二诊

药后，肺郁开而传导有节，气机化而水湿乃行，是以大便成形，水肿消退。唯口仍干渴，阴伤未复。

前方去六一散，加北沙参至 15 g、石斛 10 g、生甘草 3 g。

5 剂。水煎服。

三诊

上窍通，口渴已，诸症消失，晨泄竟痊。

【按】 肺与大肠相表里，肺气室，则下窍闭，金气郁，大肠泄泻，亦不鲜见。盖肺气宣布，则一身之气自然旋运，不止泻而泻自止。故宣肺可以浚瘧通腑，也能缩泉止泄。

总之，天明泄泻是一症状，病因病机多端，不可概视为脾肾阳虚而滥用温补固涩之剂，必须知常达变，辨证施治，庶可克疾制胜。倘若印定眼目，泥于套法，非特影响疗效，也不符合“治病必求于本”的精神。

（张福产）

四、益火生土复蒸化

命火式微，土失温懊，中焦健运失职，水谷蒸腐无力，夜半阴寒独盛，阳不用事而泄泻。

辨证依据：半夜后黎明前，肠鸣腹泻，天明自止。泻下稀溏，夹有完谷不化，泻次不多，泻后即安。伴有虚寒征象，舌淡苔白，脉沉细弱。或用健脾药虽可暂缓，但不能杜源。治当益火生土，暖脾运湿。四神丸合理中汤主之，并宜视其气陷、阴损，相机兼治。唯病久火衰，非数剂可愈。

案 4

柳某，男，35 岁。

初诊(1979 年 4 月 13 日)

主诉：腹泻 1 年余。

患者腹泻年余，始于鸡鸣，止于阳升，每日 2～3 行，便中夹有少量完谷，感寒饮冷则泻次增多，腹软喜温而肠鸣辘辘，形神瘦萎，腰脊不和，小溲清长，舌淡脉弱。经钡餐检查，诊断为慢性结肠炎。系命门火衰，火不生土，温运无权之候。前案进四神辈，正合法度，何以屡用仅取小效。着意审察，诊得舌淡而光暗无津，圊后辄肛门胀坠。揆度病机，当是阳损及阴，中虚下陷所致。治宜温补脾肾外，应参入养阴升清之品。处方：

补骨脂 15 g，煨肉豆蔻 10 g，五味子 6 g，淡吴茱萸 3 g，淡干姜 5 g，潞党参 10 g，生白术 10 g，炙黄芪 10 g，炙甘草 3 g，陈皮 10 g，生山药 15 g，山茱萸 15 g，大生地 10 g，升麻 10 g。

5 剂。水煎服。

二诊

服 5 剂后，泻次减少，粪便转稠，命火渐振，肛坠感时有消失，清阳显上升之机。

效方不更，增重固脱，补涩并进。连服 48 剂，大便复常，诸恙悉除。按法制成丸剂，调治巩固。

【按】 本例为脾肾阳衰，气陷阴伤之证。故予益火兼顾其阴，扶上并助气升，使阳旺阴复，中运气化，其泻遂止。

五、助卫和营旋升降

营卫乖和，上下施化不力，清浊泌别愆常。因昼有天阳外助，夜由卫阳里会，尚可维持。而黎明方醒，天阳未旺，卫气骤出之际，泄泻遂作。临床表现为腹泻发于天明方寝时，伴有肠鸣腹满，或有隐痛。时时微恶寒，畏风肢冷，易于自汗。夜寐不熟，但无虚烦。并见神疲少气，脉细软，舌淡红嫩苔薄白。此时既有表疏，并见里虚，脾肾或弱而未大衰。治宜调和营，补气生阳，桂枝加黄芪汤主之。

案 5

成某，男，32 岁。

初诊(1981 年 8 月 14 日)

主诉：大便溏薄数月。

患者大便溏薄，累月不瘥。每值清晨，肠鸣辘辘，泄泻2～3行，腹微阴痛而冷，其痛得暖则舒，其便先溏后稀。舌淡苔匀，脉虚细。状若脾肾阳衰。询知初因暑热饮冷，披襟当风而致。刻下背脊萧瑟畏寒，四肢不温，神疲乏力，寤不入寐。当责之营卫两伤，升失其常度，倘投温涩，非所宜也。仿仲景桂枝加黄芪汤意，调其营卫，益其气阳。处方：

桂枝10 g，炒白芍10 g，炙甘草6 g，炙黄芪15 g，砂仁3 g(后下)，山药15 g，茯苓10 g，糯米15 g，生姜3片，红枣5个。

7剂。水煎服。

二诊

药后周身暖和，夜寐较实，纳差神疲，较前见好，便次减而质转稠，肠鸣衰而腹痛已。

前方增损，守制续进。

服药21剂，营卫冲和，中气斡旋，寐纳俱香，晨泄得瘥。

【按】 营卫两伤的晨泄，不能多用温阳固涩，只应调和营卫。否则病轻药重，徒窒气机耳。

六、运中解醒消酒湿

酒醴嗜饮无度，中焦湿胜阳微，酿湿聚热，影响传导，腑阳不司分利，子后阴盛泄泻。其泻每发于清晨，亦可见于其他时间，泻次不多，不过2行，粪质状若稀糊，一般腹无痛苦。治宜辛散以解酒毒，运中而利水湿。葛花解酲汤加黄连主之(葛花缺可用葛根代)。证偏寒湿，干姜用量应大于黄连；证偏湿热，黄连剂量须超过干姜。然而应当戒酒远饮治其本，运中利湿治其标。

案6

吉某，男，51岁。

初诊(1927年9月13日)

年事甫过半百，平素嗜饮茶酒。形体丰腴，精神萎弱，大便溏薄，两年有余。每于卯辰之分，两下即已，腹无所苦，下肢微肿，脉来细缓，舌淡苔薄白腻。乃茶酒滋湿，湿恋中宫，阳气向衰，水泄大肠之象。法当解酒积以畅中，温脾阳而燥湿。处方：

葛花10 g，白豆蔻3 g(后下)，砂仁3 g(后下)，生白术10 g，淡干姜5 g，黄连2 g，党参10 g，陈皮10 g，茯苓10 g，炒神曲10 g，煨草果5 g，车前子10 g(包煎)。

14剂。水煎服。

嘱戒酒忌茶。

二诊

守方治疗半个月，大便先干后溏，日仅1次，下肢肿消，神疲好转，是脾阳渐展，化机始苏之兆。因汤药不便，为疏丸方以资巩固。

煨葛根250 g，制茅术250 g，研为细末。

另取经霜莱菔叶 250 g，煎取浓汁，泛丸。每服 10 g，每日 2 次。

半年后追访，更衣一若常人，病痊未发。

【按】 经霜莱菔叶功能醒脾化痰，利湿止泻。煎服治疗伤食水泻，颇效。用治酒客朝泄，亦有殊功。

（张福产）

第十九节 中风治法刍议

中风一证，相当于脑血管意外的脑溢血、脑血栓形成、脑栓塞、脑血管痉挛等病。因其发病突然，来势凶猛，治疗棘手，故被前人列为“风、劳、臌、膈”四大重证之一。张志坚就其主要治法，结合其多年临床体会，刍议如下。

一、阳气脱绝，力争固脱救绝

中风脱证，除猝仆昏愦外，可见目合、口开、手撒、鼾声、遗尿五脏气脱表现，及四肢清冷、冷汗淋漓、面赤如妆、脉象沉细欲绝（或浮大无根）阴阳俱脱等症状。七脱俱见表示脏气阴阳溃败，证情危笃，十中难痊一二。即使五脏气脱没有毕露，也不可掉以轻心，速予温阳固脱，扶元救绝法。方用参附龙牡汤：红参、淡附片、煅龙骨、煅牡蛎、炙甘草。参附剂量宜大。唇燥、舌红加麦冬、山茱萸、五味子兼护其阴。待元气渐回，形神稍振，病情好转后，改投生脉散合保元汤化裁；党参、黄芪、甘草、山药、熟地、山茱萸、炙龟甲、麦冬、五味子、白芍、生龙骨、生牡蛎之类，以扶其正气，固其根基。

此时辨证须注意两点：一是不可甫见神志清明，随即改弦易辙，而使中流无砥柱之权，正元有复溃之虑。二是阳脱已复，附子就宜减量或减用，倘着意温阳，阳盛生热，易致“壮火食气”之变。叶天士尝告诫云：“阳虽初回，阴气欲尽，难进温热之补，大意收摄真阴为治。”值得我们师法。

二、肝阳暴僭，急当清肝潜降

中风闭证，表现为卒然倒仆，神昏鼾睡，牙关紧闭，面赤气粗，喉间痰鸣，肢体拘急或抽搐，脉弦滑或数等。此乃水亏不能涵木，肝阳化风，内动痰火，上蒙清窍所致。治宜平肝清降，化痰开窍。张山雷所谓：“今之中风，多是内因，治必潜降镇摄者，所以靖内动之风阳也。”方选天麻钩藤饮、羚羊钩藤汤出入：钩藤、石决明、紫贝齿、川贝母、僵蚕、栀子、黄芩、夏枯草、石菖蒲、广郁金、天竺黄、牛膝、全瓜蒌、羚羊角粉。牙关紧闭，服药困难时，取乌梅一枚，温水泡软，轻擦牙龈，或塞于腮内片刻，牙关即开；若吞咽障碍，则应鼻饲给药；痰涎壅盛，加鲜竹沥、清半夏、陈南星，或猴枣散；抽搐甚者，增入全蝎、蜈蚣；神志昏迷，选服安宫黄牛丸、牛黄清心丸、至宝丹之类；神昏而面白肢冷，气血一时郁闭，可先进苏合香丸温开，待肢暖面红后，再改安宫之辈凉开。大便秘结添大黄、元明粉，血涌络溢合生地、广角片、参三七等。

闭证宜开，古今公认。但无论凉开、温开，均应中病即止。盖安宫、至宝之属虽具开窍醒脑之功，终有香窜耗气之嫌，只可暂借开窍，不得信手滥用，故神志复苏后，即当停服，否则，速促其毙，此其一。痰火升腾之际，慎用滋填阴柔。此时急宜降火、涤痰、潜镇以治标。如见舌红少苔、阴液不足之象，稍佐石斛、沙参、麦冬以养阴生津。必待气平火戢，痰降脉和，方可渐渐参用熟地、阿胶、鸡子黄滋阴填精之品。否则，阴柔聚痰增壅，不偾事苦几稀，此其二。身热邪薮各别，在表在里异治。卒中发热，大多邪薮于里，热在气分，参入生石膏、知母、龙胆草之类；热入营血，合以生地、水牛角、牡丹皮等品。偶有邪热束于表分，可加荆芥、防风、连翘之辈。相机取舍，以撤邪热，此其三。

三、脉络痹阻，重在活血通络

偏枯常兼见于闭证、脱证，亦可突然单独发生。临床以肢体偏瘫，手足不遂为主，伴有语言謇涩或失语、口眼歪斜等症状，乃血液瘀滞，气机逆乱，经隧痹阻之故。治以活血通络为法，方选桃红四物汤化裁：桃仁、红花、生地、当归、赤芍、川芎、桑枝、牛膝、鸡血藤、僵蚕、地龙、石菖蒲之类。肝阳上亢选加石决明、钩藤、夏枯草、白蒺藜、杭菊花、豨莶草；痰火扰动择用黄芩、栀子、连翘、天竺黄、竹茹、黛蛤散、牛黄清心丸；湿痰内盛参入陈皮、清半夏、茯苓、白金丸；腑气未通酌添全瓜蒌、番泻叶等；气血不足，可伍黄芪、党参、白术、白芍。清代王清任分析中风发病，立论“气虚血瘀”，主张补气化瘀，创方补阳还五汤，治疗中风后遗半身不遂诸症，对促进康复每有卓效。

活血通络法用时应掌握：① 神志必须清醒。中风闭证或脱证，虽有偏瘫亦属禁用。迨神苏以后，方可放手通逐。② 风阳痰火平靖。偏瘫骤发每夹风阳痰火，用药理宜兼顾，初发一二日尤当考虑及此。中风险境已过，神志转清，而风阳痰火未靖，视其孰轻孰重，酌配化瘀，以免闭邪于内，贻误病机。③ 祛瘀需兼治痰。血液阻滞则瘀，津液煎熬成痰，生理上津血同源，有病时痰瘀相关。故化瘀宜兼祛痰，痰去血易活，血活痰易蠲。

四、久病下损，贵于滋肾填下

病程已逾匝月，偏瘫恢复迟缓，头重脚轻，行走蹒跚，肢软乏力，耳鸣心慌，语言不利，口歪未正，脉象弦细，舌红苔薄。证系肝肾不足，下元虚损，筋骨失养。治应滋肾填下，通窍活络。方选地黄饮子增损：熟地、山茱萸、石斛、麦冬、五味子、石菖蒲、远志、桂枝、牛膝、桑寄生等。阳气不足加巴戟天、淫羊藿；阴虚阳亢佐龟甲、珍珠母；督脉亏损，头倾脊弱，伍鹿角片或鹿茸；液枯肠燥，大便干结合淡锁阳、肉苁蓉；血少风生，手足麻木添豨莶草、鸡血藤。

活血通络不应，恙情已趋迁延，就要易法，滋肾填精，培护根本。但有两点不可忽视：① 滋填不忘通络，寓动于静。恐熟地、山茱萸之类阴柔呆滞，窒塞气机，故于方中加少量流动之品，如牛膝、石菖蒲、桂枝等，俾下元充而根本固，生阳振而手足动；若草木通络无功，可酌加地龙、炮山甲、䗪虫、蕲蛇、水蛭等虫类药，每取一二味，走窜经隧，搜剔固着，或能奏效。《医林改错》中擅用麝香，取其芳香破瘀，通窍达络，力冠活血流走诸药。② 治瘫莫求近功，丸剂缓图。偏瘫下损，汤药急切难以取效时，可改投丸剂。一方面恐久药败胃，一方面为徐图收功。成药如人参再造丸、大活络丹、人参鹿茸丸、杞菊地黄丸，随证选用，以1～2个月为1个疗程，间歇若干时间后再服。冀其正元来复，经气通达，常可起废疾。张介宾认为中风发病的根本原因乃气阴两伤，非邪乘于外所致，故称本病为"非风"，关于治法，除辨证论治外，强调"凡非风口眼歪斜，半身不遂……只当养血以除燥，则真阴复而假风自散矣"。这一论点，对治疗后期患者有着指导意义。

五、阳明腑实径投泻下导滞

大便燥结或闭塞不下，腹部胀满，舌苔黄厚，或中心干黄，脉滑有力或沉实，乃肠中积滞燥结，阳明腑气不行。治宜通腑导下，泄浊清肠。方用承气汤化裁。生大黄、炒枳实、元明粉、厚朴。阴伤舌红少苔加生地、玄参、麦冬；胃热烦渴脉数添生石膏、知母。

中风初发，肝阳痰火方炽，大便3日未解者，一般以进承气汤原方为确当。内风多从热化，或痰热蕴积中焦，邪热易致燥结，壅塞隧道，阻窒神气出入之窍，急宜釜底抽薪，下其燥结，孤其热势，则风阳可降，神明自清。笔者认为：果断地抓住病机，上病下取，每能拯危挽堕于顷刻，切勿以下法平淡而等闲视之。

虽有便闭而证情复杂，径投通下又嫌峻猛时，宜复法兼顾。腑气窒而燥结不甚者，亦可不用硝黄而意取通下，在当用方内酌加作用轻泄的药物，如全瓜蒌、生栀子、杏仁、白残花、火麻仁、生何首乌、淡苁蓉、决明子、莱菔子之类。量其寒热多少，权衡温凉轻重，同样能获良效。

病程中出现呃逆，兆示预后不良；或因胃气将竭，治应养胃为先，择其润而不腻，温而不燥者投之，以观动静；或因腑气不通，浊气上逆，法当通腑泻浊。腑气一通，呃逆自除，诸证亦可望好转。两者虚实不同，须当详辨，方不致误。

痰浊胶腻，或阻塞气道，或留恋经络，或蒙蔽清窍，影响枢机升降，气血运行，以致口中痰涎泛溢，喉间痰声辘辘，胸膈窒闷，肢体不遂，麻通日久，脑目不清，脉滑或缓，舌苔浊腻。治宜化瘀开泄，斡旋枢机，淡竹沥、清半夏、制南星、茯苓、远志、石菖蒲、陈皮之类。

在遣药时要注意：一辨寒热，寒痰加生姜、白芥子、薤白头；热痰加海蛤粉、瓜蒌、桑白皮。二辨部位，蒙蔽清窍加僵蚕、天竺黄、广郁金；痰壅胸膈合瓜蒌、薤白头、旋覆花、炒枳实；痰留经隧伍淡海藻、老鹳草、牛膝、桑枝、指迷茯苓丸；痰阻廉泉添僵蚕、全蝎。

在组方时应记取化痰不忘理气。前贤所谓："善治痰者，不治痰而治气。"在化痰药中稍增理气之品，气行则痰浊易消，可收事半功倍之效。张山雷推崇石菖蒲"气本芳烈，味亦雄厚，力能涤除垢腻”。化痰宜审标本。痰的成因颇多，既能引起中风，也可变见于中风病程之中。致痰之因是本，痰浊为患是标，理其因则痰自蠲，乃正本清源之治。当痰浊阻塞窍络而正气尚充时，不妨化痰泄浊，破关开塞，对促使复苏、疏气通络均有助益。化痰药中首推竹沥，因其祛痰利窍，善透经络，性寒而滑，润燥除热。如《本草经疏》谓：“性滑流利，走窍逐痰，故为中风家要药……能遍走经络，搜剔一切痰结。”用时应兑入辛温的生姜汁二三滴，收效尤捷。盖一则加强其化痰泄浊，一则反佐以鼓动解郁，一则防其过寒伤胃。若正虚邪实，标本俱急，又必须虚实兼顾，非单纯攻邪夺实可效。且痰浊与血瘀、风阳、火升、气郁，既是病理产物，又可因果交替，结合而成致病因子，从而加剧病理的恶性循环。确切辨治，庶不致误。

六、几点说明

1. *勘病审变，法随证出*　中风为本虚标实之证。昏迷期以清肝潜降为主。如属虚脱则治应扶元固脱，必要时须中西医结合抢救；偏瘫期以活血通络为法，恢复期以滋肾养肝为合适。通腑法可用于中风病程的始终。认证无误，腑气一通，病情立见转机，化痰一招，只要有的放矢，同样是治疗中风的有效措施。唯证候演变复杂，治法须随证更易，全在医者相机策应，不可以一定成法执而不化也。

2. *脱闭分证，虚实异治*　卒中以后，闭证和脱证的辨别，刻不容缓。闭证多实，脱证多虚，虚者补之，实者泻之，此一定不易之成法。然而典型者易分，夹杂者难辨，像似者更难识，既有脱证又有闭证时，必须分清主从、缓急，掌握症急先治，症缓后图；主者重治，从者兼顾的原则。对于脱多闭少的病例，应专于扶正固脱，脱回之后，再治其闭；闭多脱少的病例，应重于清降达邪，开闭方内，略事治脱，以冀力挽狂澜。闭、脱类似，极易混淆，一般有实闭似脱，实脱似闭之别。实是真象，似为假候。真假辨别的关键大要有四：面色红赤主闭，持续不变者为真，乍现即隐者为假；小便失禁主脱，面黄气秽者为假，色偶黄、气偶秽者为真；呼吸气粗主闭，维持无异者为真，短暂出现者为假，脉来有力主闭，浮中沉取一致，久候如故者为真，沉取无根，或倏而有力者为假，当此真假闭、脱之际，就要透过假象找出它的主要矛盾，免得被假象迷惑而延误病情。

3. *瘀象未明，破血慎投*　不少中风病例，始发便是死候。尽管积极抢救，也难挽救于末路。但亦有部分病例，早期虽属轻候，不日变成危症，此或因于病情演变；或因于调护失当；或因于药不对证，其中包括活血通络剂的过早应用。笔者认为闭证卒发以清降化痰为要，如血瘀指征不明，或检查难定时，切勿浪投通瘀。即便瘀象已显，亦以清降活血合用为宜。认准初发必兼风阳痰浊这一病机，治疗方不致本末倒置。倘囿于活血化瘀一法，恐有动血致溢之变。

清代姜天叙力持中风非风论。他曾说：“有用乌、附、羌、防为主者，取其流通经络。盖痰火风湿瘀滞，若非先以雄健之品为之向导，莫能开也。”指出中风用风药非为治风，而是为了流通经络，疏导血气，暂作向导。由于风药有窜散之弊，故应用时一要对证，二要掌握分寸,不可"肆行无忌而伤人",误投之祸不旋踵。笔者对此殊少体会,有待进一步验证。

(陈岱)

第二十节 白塞综合征治验

案1

胡某,女,36岁,工人。

初诊(1981年10月20日)

主诉:间断发热3个月。

患者于1978年因间断发热3个月,口舌反复糜碎,由常州某医院诊为白塞综合征。迭经泼尼松、抗感染等治疗,恙势时轻时重,迄未控制。症见:午后低热形寒(体温37.3~38℃),两目内眦潮红,口腔颊部及舌尖有不规则圆形溃疡,外阴溃疡1 cm×0.5 cm大小,脘中痞,纳食差,口干苦少饮,咽微红痛,踝膝酸痛,大便易溏,舌淡红、苔腻微黄,脉细濡数。此系湿热内蕴,脾虚失运,风毒留恋所致。治拟健脾运湿,辛开苦降为主,疏解风毒为佐。处方:

党参12 g,苍术、制半夏各10 g,淡干姜、黄连各5 g,炙甘草、黄芩、蝉蜕、僵蚕、片姜黄、凤凰衣各10 g,鬼箭羽30 g,红枣5个。

14剂。水煎服。

另用苦参、当归尾各30 g,水煎洗外阴。

二诊

口疮、目赤消失,外阴溃疡小减,身热得退,腻苔化。唯便溏1日二行,且增腹痛,效不更法。

原方去蝉蜕、僵蚕、姜黄,加土茯苓15 g、炒薏苡仁30 g、煨木香10 g。

持续治疗2旬,阴部溃疡愈合,余恙明显好转。乃停服汤药,改进香砂六君子丸、逍遥丸,各服5 g,每日2次,调治1个月,诸症次第消失而痊。

2年后追访,病未复发。

【按】 本例所现症状,乃脾虚升降失职,湿热与风毒交织为患。故用甘草泻心汤通上下、交阴阳,参入升降散宣窍化浊泄热,鬼箭羽以消皮肤风毒肿。其中凤凰衣一味,功能清上生肌敛疡,我们常在辨证的基础上重用此药以治白塞综合征口舌溃疡,颇有效验。

案2

贺某,女,37岁,干部。

初诊(1983年6月11日)

主诉:口腔溃疡1年,伴下肢红斑半年。

患者口腔溃疡,缠绵一载,下肢红斑,起伏半年。曾在喉科多次就医,按复发性口腔炎处理，病情不减，后经皮肤科诊断为白塞综合征，服药时虽有小效，停药后症状如故。症见：口腔颊部溃疡散在，色白大如米粒，疼痛不著，月经时行时停，下肢冷麻无力，晨起面浮，情绪抑郁，小腿外侧见有结节性红斑多枚，稍隆起，微压痛，纳食可而吞酸，口咽微干，舌红胖、苔薄腻，脉象弦。是营分有热，湿毒交结，阴阳已显不足之候。治拟理虚调阴阳，清营除湿毒。处方：

干百合、淮小麦、生地、淫羊藿各 30 g，紫草、土茯苓、煅海螵蛸各 15 g，甘中黄、凤凰衣、炒黄柏、徐长卿各 10 g，细辛 3 g。

21 剂。水煎服。

二诊

服上方 21 剂后，下肢红斑结节隐消，吞酸、面浮等症均减，溃疡已愈过半，但舌尖偏红，心烦失眠。

再予原方增损，去黄柏、细辛、紫草，加川连 5 g、肉桂 1.5 g(后下)、白花蛇舌草 30 g。

守方出入，连服 2 个月，口疮消弭，夜寐转宁，余恙基本解除。遂改投知柏地黄丸、乌鸡白凤丸缓图收功。

随访 1 年，月经按时来潮，病情稳定。

【按】 患者年事未逾不惑，而症状颇类更年期综合征。故方用百合、小麦养心安神而调中，加土茯苓搜剔湿毒而入络，添紫草、甘中黄清解脏腑热结，前者长于凉血，后者功专入胃。黄柏、细辛针对口舌生疮，主散浮热湿火。其中生地、淫羊藿温凉同用，对阴阳俱弱之白塞综合征，尤属相宜。

（陈岱）

第二十一节　急重症验案举隅

中医治病讲究辨证论治，倘能结合辨病，选加一些相应的有效药物，常有助于提高疗效，起挽重症，爰举关格、呃逆、痹痛的验案数则，介绍如下。

一、癃闭寒冱而关格，温中降逆配败酱

案 1

屠某，男，59 岁。

初诊(1979 年 11 月 8 日)

主诉：会阴灼痛，伴排尿不畅数年。

经年会阴灼痛，排尿不畅，旬前小便点滴不通，腹胀难受，以急症住某医院，检诊为：前列腺肥大伴有感染，尿潴留。先予保留导尿，继做膀胱造瘘，术后 3 日，纳呆、恶心。血

压 170/108 mmHg；尿检：蛋白（＋＋），红细胞（＋），白细胞（＋＋＋）；血生化：尿素氮 24 mmol/L，肌酐 424.32 μmol/L，二氧化碳结合力 16 mmol/L。按尿毒症治疗 1 旬，病情日趋重危。患者面色淡白，神萎，形寒，泛恶，呕吐清涎，不思纳食，胸膈痞满，口干少饮，24 h 尿量约 400 ml，舌质暗红，苔薄白腻，脉象沉细。证属年高肾亏，寒瘀互结，气化不及州都，厥气浊阴干胃。法当温阳化气，补中降逆，以冀吐逆稍平，再商疏养可也。处方：

红参 10 g（另煎兑入），淡吴茱萸 9 g，生姜片 10 g，红枣 5 个（擘），黄连 3 g，制半夏 10 g，紫苏 10 g，茯苓 15 g，败酱草 30 g。

浓煎，分次小呷（停用西药）。

二诊

药后 6 h，呕恶渐减，1 剂而胸次渐宽，2 剂而吐逆得平，小溲赤转淡，唯口渴欲饮，舌苔中剥。此中阳未复，阴液受伤之象。

原方加麦冬 15 g、生地 12 g、石斛 10 g 以滋阴养胃，再服 5 剂。

三诊

患者食欲增加，精神改善，尿量每日约 1 000 ml。守方损益，治疗 1 周，诸恙稳定，血压正常。复查血生化：尿素氮 2.8 mmol/L，肌酐 140 μmol/L，二氧化碳结合力 20 mmol/L。尿检：蛋白（少），白细胞（少）～（＋）。乃改投肾气丸加败酱草 30 g 以巩固疗效。观察 3 年，病情基本缓解。

【按】 “膀胱不利为癃。”原因多端，治法各殊。本例原病癃闭，继发关格。其闭来自高年肾气虚弱，湿热夹瘀交阻；其格因于浊邪冱寒，升降逆乱，手术重伤其虚，益乱气血。方中吴茱萸汤补元气而降逆，温中阳以散寒；合苏叶、黄连，宣通肺胃以启上，反佐苦降以开格。药后格开呕止，幸而中的，为扭转危局奠定基础。败酱草性味苦平，有活血通癃、清毒散结功效，笔者常将其配入当用方中治疗前列腺肥大、炎变而获验效。故处方始终重用本品，以促进炎症的松解与消散，以利肾功能的改善。

二、热结阴伤而呃逆，增水行舟佐丁香

案 2

罗某，男，60 岁。

初诊（1982 年 6 月 16 日）

主诉：右半身不遂 5 日。

患者平昔肝阳易动，血压偏高，上周劳累后，忽然右半身不遂，头痛舌謇，由某医院诊断为脑溢血。选用中西药物治疗，头痛止而呃逆起，历时 5 日，病情不减。症见：面颧潮红，神清时烦，手足偏右不用，口角向左歪斜，口渴饮水不多而喜温，自觉冷气上冲而呃，连声不辍，大便 3 日未下，腹满拒按，颇以为苦，舌质偏红，苔黄干厚，脉象弦滑。

恙系肝阳痰火未靖，热灼阴伤，阳明邪实积滞，气机阻滞。亟宜增液通府，虚实兼顾。

处方：

黑玄参 30 g，大生地 30 g，麦冬 30 g，生栀子 10 g，全瓜蒌 15 g，生大黄 9 g(后下)，鲜竹茹 9 g，炒枳实 9 g，生甘草 3 g。

水煎服。另：公丁香 3 g。开水泡 5 min，先稍稍呷下。

二诊

上药服 1 剂，呃感大减，大便畅下，面红渐退，唯苔黄不化，里滞未尽。

原方继进 2 剂。

三诊

排出多量黑色垢粪，呃逆全止，腹笥胀消，舌转淡红、黄苔开化。腑气已得通降，液燥下亏未复，不可用补阳还五方，易法滋液息风，化痰通络，随证化裁，调理善后。

【按】《全国名医验案类编》何廉臣按语："呃逆一症，有因热因寒，因痰因食，因瘀血，因大虚之不同，须以别症相参施治。"本例呃逆系肾阴素亏，风阳潜动，痰滞中阻，热积肠腑，胃气不得下行而上激所致，非纯虚、纯实之呃可比。故用增液承气汤滋其液，通其腑，泄其热，上病下取，釜底抽薪，是病有转机的得力处。之所以取丁香渍服者，一则丁香为降逆止呃的要药，沸水渍服，取气不取味，其效迅捷；一则丁香，辛温暖胃，芳香解郁，反佐以为引导，借热药以开热格，为治疗创造有利条件。温中降逆治其标，通腑泄热备其本，标本兼顾，正合病情，所以药进 3 剂而呃逆止。

三、风湿袭络而痹痛，蠲痹和营合菴蔄

案 3

谈某，男，36 岁。

初诊(1980 年 9 月 25 日)

主诉：左手足关节肿痛 3 个月。

患者左手足关节肿痛 3 个月，病始于值夜班之后。多法治疗罔效，依赖布洛芬止痛度日。近半个月因天气阴雨，疼痛加重，由家人陪同就医。症见：形体瘦小，面色苍暗，左肘、膝、踝关节痛胀难忍，偶或上下流走作痛，屈伸不利，行走不能，生活无以自理，肿处肤色微红，触之灼热，日晡微热，时感怯冷，口干少饮，纳谷欠香，舌红苔薄黄腻，脉细弦数。体温 38.2℃，查红细胞沉降率 52 mm/h。证属热痹，系由风湿之邪外袭，留恋经络，痹阻气血，郁久从阳化热。治法清热除湿，祛风通络。处方：

生石膏 30 g(先煎)，知母 10 g，生薏苡仁 30 g，六一散 15 g(包煎)，桂枝 5 g，防己 10 g，炒栀子 10 g，连翘 15 g，杏仁 10 g，晚蚕沙 10 g(包煎)，制半夏 10 g，生赤芍 10 g，菴蔄 30 g。

5 剂。水煎服。

二诊

药后周身微汗出，寒已、热轻，痛势稍衰，药已中病，守制继进。

三诊

原方续服 3 周，关节疼痛得止，局部红肿消退，体温正常，胃纳见佳，腻苔开化，脉数转软，遗有节骱楚麻，腰酸乏力，偶或眩晕，是邪风渐散，正虚未复之象。

改以独活寄生汤加菴蔄 30 g，调治 1 个月，诸症皆安。复查红细胞沉降率 16 mm/h，随访 3 年，病未复发。

【按】 患者形瘦色苍，阴虚体质，感受风湿客邪，易于从阳化热，发为热痹。故初用白虎加桂枝汤合宣痹汤化裁以宣通清解。继因邪风弭散，经隧空虚，气血不充，而进独活寄生汤加味，扶正蠲痹以收全功。菴蔄为菊科植物菴蔄的全草，性味辛苦微寒，有祛风除湿、和血化瘀、疏通经络之功效，民间多用单味治疗关节痹痛，闪挫伤痛。作者根据菴蔄，一药而有治风、治血二用，配入主方使清热除湿、通络止痛作用更为明显。

（陈岱）

第五章　用 药 特 色

第一节　三仁汤在治疗尿路感染中的应用

尿路感染是由各种病原体侵及泌尿系统引起的疾病，简称尿感。属中医“热淋”“血淋”“劳淋”“腰痛”“虚劳”等范畴，阴虚湿热为基本病机，中医多以清热利湿，补肾通淋为法。张志坚则根据自己临床经验，从三焦论治，选三仁汤为主方化裁治疗尿路感染，取得很好的疗效。

案

患者，女，42岁。

初诊(2009年6月7日)

主诉：尿频、尿急、尿痛反复1个月，加重伴发热3日。

患者5月初因出差乘车憋尿后出现尿频、急、痛，腰痛乏力，自行配服“左氧氟沙星胶囊”，3日后症情缓解。后每因劳累自觉腰酸，排尿欠爽。1周前月经结束后出现尿频、急、痛，未予重视，3日前劳累后伴发热、腰痛乏力。外院查尿常规：白细胞(＋＋)，红细胞(＋)，予头孢曲松钠静脉注射3日后尿频、急、痛有缓解，但身困乏力，午后低热。故来就诊。刻下：尿频、急、不爽，口中黏腻，上腹部痞满，身困乏力，午后低热，腰酸不适，胃纳差，大便解而不爽，舌淡红，苔黄腻，脉濡。证属湿热郁滞，气机不畅。治拟清热利湿，调畅气机。临床应用三仁汤治疗如下。

杏仁10 g，白豆蔻6 g(后下)，炒薏苡仁30 g，制半夏10 g，制厚朴10 g，淡竹叶10 g，通草6 g，六一散15 g(包)，炒车前子30 g，土茯苓30 g，凤尾草30 g，佩兰10 g，虎杖30 g，炒楂曲各10 g，生地10 g，炒枳壳10 g。

7剂。水煎服，每日2次。

二诊

服用上方后患者尿频急不爽、发热止，上腹部痞满松，但觉排尿乏力，腰酸不耐久站，胃纳一般，舌红，苔白腻。

原方去通草、六一散、炒车前子、凤尾草，加生黄芪 20 g、杜仲 10 g、怀牛膝 15 g、鹿衔草 15 g。

7 剂。水煎服。药后诸症均消。

【按】 三仁汤治疗头痛恶寒，身重胸闷不饥，午后身热，状若阴虚，病难速已等方面有很多循证医学的依据。吴鞠通创立此方主治湿温初起，邪在气分，湿重于热，湿遏热伏之证。其组方特点为：① 开上、畅中、渗下，分利三焦，具有三焦同治之功，体现吴鞠通完美三焦分治的思想。② 化湿为主，清热为辅。③ 清开上焦肺气，肺主一身之气，气化则湿亦化也。三仁汤一方合辛开、苦降、淡渗，具有驱湿邪功效。辛开肺气宣达于上，芳化燥湿和降于中，甘淡渗湿利窍于下。三仁汤之组方具有“取轻清之品，走气道以除湿”特点，合众药之力，斡旋三焦，重在通行阳气，调整脏腑功能，增强抗病祛邪的能力而又以祛湿为核心，达到阳气敷布。本方所主病证为：头痛恶寒，身重疼痛，面色淡黄，胸闷不饥，午后身热，舌白不渴，脉弦细而濡。临床上也多应用于湿温初起及暑温夹湿、湿甚热轻之病，湿热合邪、邪存气分等证。在外感病中使用居多，如患者杂病起于内伤，有气机不畅、湿热阻滞等症状，也取得广泛疗效。

尿路感染临床分为急性和慢性两类。急性尿路感染起病急，以尿频、尿急、尿痛、发热恶寒伴腰痛、头昏、乏力、恶心等全身症状；慢性尿路感染多由急性转变而来，一般可无明显症状或常有低热、乏力、腰痛、尿频等症。其外因多为起居不慎，感受湿热毒邪，蕴滞下焦；内因则为正气虚损（肺、脾、肾功能不足），脏腑失调。发病或以内因为主，外因为主或内外合因。急性尿路感染多以外因为主，慢性迁延不愈多以内因为主，正虚外邪多为内外因结合引发，为慢性基础上急性发作。本病病变部位主要在肾与膀胱，但也涉及肺、脾、心等其他脏腑，其基本病机或为肾虚膀胱湿热蕴结，如《诸病源候论・诸淋候》载：“诸淋者由肾虚而膀胱热故也。”张志坚通过长期临床总结，认为本病急性期，初起邪实为主，正邪相搏，表现为一派湿热征象，病变部位主要在下焦、肾与膀胱；多数医家皆从肾与膀胱湿热辨证，治以清热利湿，较多使用苦寒之品，加之抗生素的广泛应用，导致较多病例于早期即出现身热不扬，乏力身困，胃脘痞闷，恶心欲吐，胃纳不香，尿频、尿急、排尿乏力不爽，渴不欲饮，舌苔白腻之症。乃为三焦气化不畅所致，下焦被湿热蕴结，与三仁汤证符合。

故治疗应以宣畅三焦，清利湿热为治疗原则，而不是纯施渗利。方证相应，三仁汤较为符合急性尿路感染之病机。慢性期由于尿路感染久病不愈或反复发作，多涉及心、肺、脾等脏腑。正如《中藏经》已提及尿路感染为全身性的病证，“五脏不通，六腑不和，三焦痞涩，营卫耗失”等皆可导致。体内瘀滞湿邪热毒，必津液耗伤，正气亏损，临床上多表现为肾阴不足，脾肾两虚的证候。邪气郁闭于肺，则水道失于通调。胀满淋闭于脾，则小便短少，故文献中记载：“是知淋闭之征主于心（小肠）肾（膀胱），而实关于脾肺也。”此外病机关系心肾者，为心肾不交，水火无制，清浊相干，热蓄下焦致膀胱里急，水道不通。是故慢性尿路感染系正气耗伤，脏腑功能失调，上、中、下三焦同病，其病机在于三焦之气化失常。也因为抗生素不良使用及多种耐药细菌存在，复杂性尿路感染及慢性迁延反复类型逐渐增多，张志坚认为需注重整体辨证，从三焦论治，综合调节脏腑功能，力求达到既消除病原微生物，又增强机体防御功能，减少复发。三仁汤组方则能体现治病求本，标本兼治的理念。谓："气化则湿化，气行则湿亦行。"肺气宣通则水道通调，湿从小便而去。三仁汤中杏仁苦辛，清开上焦肺气；白豆蔻芳香化湿，行气宽中，可宣畅中焦而和脾胃；薏苡仁淡渗利湿，以疏下焦，使湿热之邪从小便而去，共为君药。半夏、厚朴行气化湿，散结除满，合白豆蔻以畅中和胃。竹叶、通草、滑石清热利湿，助薏苡仁渗利湿热。张志坚在临床诊治过程中，可根据具体病证及分类的不同、上中下三焦病位的偏重、寒热虚实情况的偏重等，灵活变通、巧妙化裁。急性发病者以三仁汤合八正散加减，有寒热表证者加柴胡、黄芩；湿重热轻者加藿香、砂仁、佩兰；热重于湿者加黄柏、龙胆草；排尿刺痛不爽者加龙葵、凤尾草、珍珠草、猫须草；合并有血尿者加仙鹤草、白茅根、藕节炭、大蓟、夏枯草。慢性尿路感染证情较复杂，多表现为虚实兼夹证，常表现为气阴两亏（因热盛或渗利太过伤及气阴），治以生脉饮、补中益气汤合三仁汤；无比山药丸合三仁汤可化裁脾肾阳虚者；知柏地黄汤合三仁汤可化裁肝肾阴亏者。在慢性期因其病机为邪少虚多，故治应扶正为主，三仁汤作为辅方。

结合现代药理研究，三仁汤有对抗在湿热环境、肥甘饮食、病原微生物等复合因素特别是鼠伤寒杆菌的作用下所导致的淋巴细胞 HSP70 增强表达的作用，对湿热证、湿偏重证大鼠尿液中 AQP2 的降低有调节作用，能较好地恢复 AQP2 在机体内的含量至正常水平，具有调节免疫的作用，治疗尿路感染副作用小，效果显著，值得临床推广。

（赵敏）

第二节　张志坚三仁汤临床运用举隅

三仁汤出自吴鞠通《温病条辨》，由杏仁、滑石、通草、白豆蔻、竹叶、厚朴、薏苡仁、半夏组成，主要用于湿温初起，湿重于热，邪遏气分的病证，具有开上、畅中、渗下之功。张志坚常用此方治疗各种内科杂病，得心应手有独到体会，兹举 4 例，以飨同道。

案 1　流行性感冒

马某，女，28 岁。

初诊（2013 年 9 月）

主诉：发热咽痛 2 日。

患者上呼吸道感染，发热咽痛 2 日（最高体温 39℃），门诊予"复方氨基比林、头孢呋辛"抗感染治疗 2 日后高热退，但出现下午或晚间发热，最高 38.0℃，汗出热可退，渴不欲饮，胸膈满闷，身重纳呆神疲，小便黄，大便黏腻不爽，舌苔腻，脉弦。证属气分湿热，予三仁汤加减。处方：

柴胡 12 g，黄芩 12 g，半夏 10 g，桂枝 10 g，白芍 15 g，杏仁 6 g，薏苡仁 20 g，白豆蔻9 g，

厚朴 15 g，通草 6 g，滑石 20 g，竹叶 10 g。

3 剂。水煎服。

二诊

服药 3 剂，最高体温降至 37.6℃，持续时间较前短，热可自退。

再进 4 剂，体温、饮食、二便正常。

案 2 反复尿路感染

王某，女，42 岁。

初诊（2013 年 6 月）

主诉：发热腰痛，伴排尿不畅半年余。

患者自诉 2012 年 8 月起因“发热腰痛、排尿不畅”至常州市第一人民医院就诊，诊断为“急性肾盂肾炎”，经头孢曲松钠静脉抗感染治疗 7 日后好转出院，后反复发作尿频、尿急、尿痛，住院 4 次，曾多次至常州各医院门诊治疗，尿常规提示：白细胞（＋）～（＋＋），红细胞（＋）～（＋＋＋），多次行尿培养阴性，先后使用多种抗生素治疗。1 周前月经结束后再次出现尿频、急、痛，尿常规提示白细胞（＋＋＋），隐血（＋＋），自服君迪（法罗培南）治疗 5 日后复查尿常规示白细胞（＋＋），隐血（＋），自觉尿频急仍作，故来就诊。刻诊：尿频、排尿灼热不畅，左腰骶部刺痛，身困乏力，自觉午后身热，口干黏腻，上腹部痞满，胃纳差，尿色黄，夜尿 3 次，大便难解，舌淡红，苔黄腻，脉濡。证属湿热郁滞，气机不畅。治拟清热利湿，调畅气机。临床应用三仁汤加减。处方：

杏仁 10 g，白豆蔻 9 g，炒薏苡仁 30 g，制半夏 10 g，厚朴 10 g，炒枳壳 10 g，淡竹叶 10 g，通草 6 g，六一散 15 g（包煎），炒车前子 30 g（包煎），土茯苓 30 g，凤尾草 30 g，佩兰 10 g，虎杖 15 g。

10 剂。水煎服。

二诊

服用上方 10 剂后，患者尿频急不爽好转，上腹部痞满松，患者有慢性盆腔炎史，左腰骶部刺痛，痛点固定。

上方去凤尾草、土茯苓、炒车前子，加失笑散、当归、赤芍、山药各 10 g。续服 10 剂，药后诸症均消，随访 3 个月未作。

案 3 慢性胃炎

李某，男，36 岁。

初诊（2013 年 5 月）

主诉：上腹胀满不舒、夜间隐痛 6 年。

患者上腹胀满不舒、夜间隐痛 6 年。3 日前饮酒后剧烈疼痛，解稀便数次，后自觉胃脘胀闷不适加重，纳差，口苦，倦怠乏力，大便 3 日一行，黏腻难解，自服泻药后出现腹痛泄泻。今至我院就诊行胃镜检查示“慢性浅表性胃炎，胃窦部轻度糜烂”，刻诊：上腹胀痛，偶有嗳气，纳呆，口苦，饭后胀痛加剧，嘈杂不适，大便稀，黏腻不爽，舌红、苔薄腻，舌下脉络迂曲，脉濡。中医诊断为胃脘痛。辨证为湿热中阻，肝郁脾虚。治以宣气化湿，疏肝和胃止痛。方用三仁汤加减。处方：

薏苡仁 30 g，白豆蔻 10 g，杏仁 10 g，厚朴 10 g，姜半夏 10 g，佛手 10 g，苏梗 15 g，延胡索 15 g，黄芩 10 g，大腹皮 10 g，柴胡 15 g，五灵脂 10 g，甘草 3 g。

5 剂。水煎服。

二诊

5 剂后胃脘胀闷较前缓解，大便成形。患者诉生气后脘闷不适加重，大便次数多质偏稀。

原方加炒白术 10 g、郁金 10 g、炒白芍 10 g、佩兰 10 g。

又进 10 剂，症状明显缓解，胃纳改善，基本痊愈。

案 4　慢性肾小球肾炎

患者某，女，37 岁。

初诊

主诉：发现蛋白尿 10 年。

既往尿常规提示尿蛋白(＋)～(＋＋)，隐血(＋)～(＋＋＋)；24 h 尿蛋白定量波动在 0.5～1.2 g。妊娠及生育后 24 h 尿蛋白定量增加至 1.2～1.8 g，间断服用雷公藤多苷片半年，因出现肝功能损害停用，转求中医治疗。形体偏胖，面色暗黄，多动则神疲乏力，胃纳一般，脘闷不舒，口苦，口黏不欲饮，心烦易怒，夜寐差，醒后头晕，劳累后偶有双下肢水肿，小便黄，大便黏腻不爽，2 日一行，舌苔黄腻舌质淡胖有齿痕，脉濡缓。证属脾肾两虚，湿热内蕴。方选三仁汤加减。处方：

杏仁 10 g，白豆蔻 10 g，薏苡仁 10 g，党参 10 g，茯苓、茯神各 20 g，女贞子 10 g，墨旱莲 10 g，苏梗 10 g，柴胡 10 g，黄芩 10 g，半夏 10 g，厚朴 10 g，砂仁 6 g，郁金 10 g，肾炎草 30 g，河白草 30 g，白芍 10 g。

10 剂。水煎服。

二诊

服药 10 剂后症情缓解，胃纳改善。

去砂仁、厚朴、女贞子，加五味子、生山楂各 10 g，黄芪 30 g 续服 10 剂。转氨酶正常，精神好转，复查尿常规示蛋白(＋)，隐血(＋)。

原方续服 20 剂，病情稳定，随访 3 个月，24 h 尿蛋白定量 0.8 g 左右。

【按】 三仁汤以恶寒发热，身热不扬，午后热象较显，头重如裹，身重肢倦，胸闷脘痞，苔白腻，脉濡缓等症状为主症。白豆蔻芳香化湿，行气宽中，畅中焦之脾气；薏苡仁甘淡性寒，利湿清热而健脾，可以疏导下焦，使湿热从小便而去。配伍滑石之甘淡性寒，利湿清热而解暑；通草、竹叶甘寒淡渗，以助清利湿热之力；半夏、厚朴辛苦性温，行气化湿，散结除痞，既助行气化湿之功，又使诸药寒凉而不碍湿。诸药相合，宣上畅中渗下，使湿热之邪从三焦分消，暑解热清，则诸症自解。张志坚指出三仁汤全方以化湿为主，清热为辅，共奏清热化湿之功。三仁汤证容易和伤寒、食滞、阴虚发热证相混淆。头痛、恶寒、身重疼痛，皆是湿热邪气郁于体表之卫阳所致，与伤寒之浮脉有别；胸闷不饥，乃湿邪闭阻清阳之道路，胸中之阳气不得舒展所致；湿为阴邪，湿遏热伏，旺于阴分，故午后身热。案1患者虽为外感，但午后或夜间身热，渴不欲饮，实为湿热之象，若误用发汗解表之药，则病情深入，断不可见发热即用发汗解表剂。午后身热亦不可误判阴虚，湿为阴邪，若误用滋阴之剂则湿热锢结而不解。选三仁汤，三仁为君，杏仁又为君中之君，杏仁辛宣肺气，肺气开则一身气机开，体现本方开上之功。案2患者尿路感染反复发作，湿热蕴结下焦日久，正气损伤，三焦同病，三焦气化不畅，故选用三仁汤宣畅三焦，而不是一味苦寒渗利，体现畅中、渗下之功。案3患者辨证为湿热阻滞气机，湿重于热，故以杏仁、白豆蔻、薏苡仁合用宣气化湿；厚朴、半夏、大腹皮、茯苓合用行气消痞；佛手、延胡索、五灵脂以疏肝和胃止痛；柴胡、黄芩以清热燥湿，利胆和胃，气机畅而湿自除。后加郁金、佩兰疏肝解郁，燥湿醒脾，体现畅中、渗下之功。张志坚示不可见其中满不饥，以为停滞而下之，下之则洞泄。案4患者慢性肾小球肾炎多以脾肾亏虚、湿热内蕴为特点，抓住湿热这个主要病机特点，选用三仁汤化湿清热理气畅中，配党参、茯苓健脾，二至丸滋肾，去湿热而不伤正，标本同治。

张志坚认为现今人民生活水平普遍提高，常食肥甘辛辣生冷，加之工作压力大而致土虚木乘，就会引起运化失调、湿邪中阻，久而化生湿热。近年来张志坚运用三仁汤加减治疗多种疾病，如溃疡性结肠炎、病毒性肝炎、慢性胰腺炎、泌尿生殖系炎症、胃肠手术后消化系统疾病及梅尼埃病、失眠等，效果较好，体现出“异病同治”的特点。

（郑宏香）

第三节 张志坚运用三才封髓丹治疗劳淋举隅

古方“三才封髓丹”又名三才封髓丸，出于《医学发明》卷七方，由天冬、熟地、人参、黄柏、砂仁和炙甘草组成，具有泻心火、坚肾阴、固精封髓的功效，临床上常用于治疗遗精早泄、口腔溃疡等病症，张志坚从临床实际出发，以辨证为依据，用此方加减治疗劳淋屡获效验，兹介绍如下。

案1 劳淋（慢性肾盂肾炎）

赵某，女，45岁。

初诊（1986年8月6日）

主诉：尿频急迫，伴腰际酸痛数年。

尿频急迫，腰际酸痛，多年不已。经某医院做中段尿细菌培养示：大肠埃希菌生长。西医诊断为“慢性肾盂肾炎”。曾用多种抗生素正规治疗未效。迭进中药清热利湿之剂，初服小效，续投无功。近来尿频急迫加重，甚则小便失禁，神疲乏力，眼睑轻浮，下肢微肿，带多色黄，口干苦，但饮水不多。脘略痞且纳食不振，腰际酸痛，天阴加重。动则小溲急，卧则尿意减，脉细软数，舌淡嫩红，苔薄黄。尿检：蛋白少许，白细胞(+)。证属脾肾气阴双亏，湿热余邪未尽。治法：调养脾肾，扶正清化。方选三才封髓丹加味。处方：

淡苁蓉、生地、党参各 15 g，天冬、炒黄柏、佛手片、炒神曲各 10 g，生甘草、砂仁(后下)各 3 g，凤尾草、石韦各 30 g。

5 剂。水煎服。

二诊

药后尿频急迫著减，面浮肢肿亦退，精神振而纳谷启，腰际酸痛见松，此乃药中肯綮，但正虚未复，守法出入。

原方去凤尾草、石韦之苦泄，加山茱萸 10 g、生山药 15 g 益肾扶正。

调治半个月，诸症消失。尿检多次正常，尿培养转阴，随访半年，病未复发。

【按】 患者曾迭进清热利湿之剂，虽初见小效，但因病情虚实夹杂，用药仅着眼于祛邪，却疏于扶正，所以病根难拔。三才汤封髓丹补益扶正，旨在充气阴，健脾肾，使约水有权，又因尿频急迫，甚则不能自主，苔薄黄为湿热阻滞，故合封髓丹，复加凤尾草、石韦以清利泄毒。二诊时，尿频急迫著减，余症亦减，但腰酸未平，此肾虚正元未复，乃谨守"中病即止"之旨，原议中去苦泄之品，恐徒伤正气，加山茱萸、生山药益肾健脾，以资巩固。

案 2 劳淋(尿道综合征)

陈某，女，28 岁。

初诊(1991 年 9 月 8 日)

主诉：小便频数 4 年。

小便频数急迫，解而不爽，迁延 4 年。盖由分娩时置导管后而起，妇科检查多次，未见异常。尿培养 3 次，无致病菌生长。膀胱镜检查示：膀胱颈部痉挛。经常规抗感染治疗，病情不好见转。西医确诊为"尿道综合征"。症见：尿频急迫，解而不畅，倦怠乏力，纳呆，腰酸，口干苦少饮，或手足心热，活动后出现低热，月经愆行，经前腹痛，经行夹有血块，房后诸症加重。舌淡红，苔薄黄腻，脉细略数。此系气阴两虚，肾亏湿瘀交阻。治以调养气阴，滋肾清化。处方：

党参 12 g，天冬、炒黄柏、淡苁蓉、牡丹皮、泽兰叶、制香附、炒神曲各 10 g，生地 15 g，砂仁(后下)、生甘草各 3 g，益母草 30 g。

5 剂。水煎服。

二诊

药后尿频减轻，解溲明显转畅，腰酸等诸症次第减轻，但仍感乏力，纳食未见转香，欲扶后天，当运中州。

仍守原议，加炙黄芪 15 g、炒山楂 30 g 补气散瘀，消补兼施。

守方续服 20 剂，尿频急迫消失，小便恢复正常，半年后追访，病未复发。

【按】 尿道综合征,是泌尿系统常见病之一。本例临床表现属于中医学"劳淋"范畴。其尿频急迫,解而不畅,倦怠乏力,活动后低热显系气虚之象。而口干少饮,手足心热,脉细数,是为阴虚之征,再如腰酸,房后症状加重,月经愆行,经前腹痛,经行夹有血块,舌苔黄腻,乃是肾亏湿瘀交阻的表现。故方选三才封髓丹为主,培补气阴,益肾清化。首诊时加入活血化瘀之品,以冀破宿瘀而生新血,通阴窍而利血脉。二诊时,因仍见乏力,纳食不启之症,乃增入黄芪、山楂,熔补气升提,消导散瘀于一炉,因辨证合乎病机,终于病愈而安。

案3 劳淋(慢性前列腺炎)

路某,男,45岁。

初诊(1991年8月10日)

主诉:小便频急、淋沥不畅半年。

平素体弱,夙恙遗精,近因连年操劳,又致小便频急、淋沥不畅半年。经某医院泌尿科检查,小便常规:白细胞(++),红细胞少许,蛋白少许;B超探查:前列腺增大Ⅰ度;肛指检查:前列腺轻度压痛,中央沟变浅;前列腺液检查:白细胞8～15个/HP,卵磷脂小体(+),确诊为"慢性前列腺炎"。虽迭经治疗,但效果不佳。症见:小便频数,量少而色黄,淋沥不畅,神疲乏力,腰酸,耳鸣,口干少饮,遗精数日1次,会阴部作胀,或有跳动感,便溏日行1～2次,面色苍白少华,舌淡嫩苔黄,声音低沉无力,脉细弱带数。证属脾肾两亏,气阴俱虚,湿热败精阻络。治以调养脾肾,扶正清化。处方:

生地、天冬、炒黄柏、煨木香、炙鸡内金各10 g,炒山药、党参各15 g,砂仁5 g(后下),生甘草3 g。

5剂。水煎服。

二诊

药后诸症俱见减轻,但会阴部作胀跳动未止,遗泄时作,遗后则尿频急迫甚。欲治其淋,当止其遗,欲疗其遗,宜祛其瘀。

原方中加入王不留行、广地龙各10 g,败酱草30 g,守方续服1个月,诸症痊愈。

【按】 本例为正虚邪实之候,虚在脾肾之气阴,实在败精湿瘀阻滞。初诊时,方用三才封髓丹化裁,补益脾肾,扶正清化,虽诸症见松,但遗泄未除。二诊时,虑及败精湿瘀不除,则精隧永无安宁,肾之气化难及州都。欲治其淋,务去其瘀,乃于方中加入王不留行、败酱草、广地龙使败精湿瘀得除,劳淋乃愈。

张志坚指出,应用本方治疗劳淋的指征为:① 淋证而见虚象,腰酸乏力,舌红少苔,或根苔薄黄腻,脉细者。② 遇劳即发,或病情迁延反复不愈者。③ 淋证如属初发,虽见虚火动扰,但无小便急痛之苦,或经抗生素治疗而无效者,亦可使用。

在使用过程中,张志坚认为,阴虚津伤甚者,熟地宜易生地,其量不超过30 g,恐有碍脾胃运化。所用黄柏,则视虚火之轻重,而增其用量。治疗劳淋,若伍用败酱草、虎杖之类清热散瘀,则疗效更佳;方中肉苁蓉不必另煎,对虚火内扰,而年老体弱之淋证,其用量宜略大，可用 15～30 g，既无伤津之虑，且有滋肾之功。倘系血气方刚，相火亢盛，扰动精关致遗，或邪热灼精，肠液受损而致秘，便非本方所宜。

（王身菊）

第四节　麻黄在肾脏病中的运用进展

麻黄来源于麻黄科植物草麻黄中麻黄或木贼麻黄的干燥草质茎，主产于我国新疆、内蒙古等地，始载于《本经》，列为“中品”，有“龙沙、卑相、卑盐、狗骨”之称，谓其“味苦，温，主中风、伤寒、头痛、温疟，发表出汗，去邪热气，止咳逆上气，除寒热，破癥坚积聚”。现代医学研究认为麻黄药理作用广泛，包括平喘、利尿、抗炎、免疫抑制等，对肺、脑、肾等多个器官具有保护作用。麻黄对肾脏病容易出现的水肿、小便不利、合并感染等症状的治疗具有很大优势。然而由于绝大部分临床医生畏其发汗力峻、有伤津耗液之虞，将其束之高阁，导致了麻黄应用的局限性。张志坚根据古籍中对麻黄的记载和现代应用研究成果，从中西医角度对麻黄的功效进行综合分析，以拓展和规范麻黄在肾脏病中的应用。

一、麻黄药用及现代药理

麻黄味辛、微苦，性温，归肺、膀胱经，具有发汗散寒、宣肺平喘、利水消肿等功效。其含有生物碱、黄酮、挥发油、有机酸、多糖、鞣质及其他类化合物等成分，其中以盐酸麻黄碱和盐酸伪麻黄碱为主。麻黄碱是拟肾上腺素药，有收缩血管、兴奋中枢神经、增加汗腺及唾液腺的分泌、缓解平滑肌痉挛的作用；伪麻黄碱有升压、利尿作用；黄酮及多糖类物质有抗氧化作用，能延缓机体衰老。麻黄的药用价值受到人们越来越多的关注，含有麻黄和麻黄生物碱的中西药制剂广泛应用于临床。

二、麻黄在肾脏病的应用

1. *发汗、利尿*　麻黄具有发汗、利水、消肿的功效。麻黄发汗可宣肺气而通调水道。不仅用于治疗表证，还可治疗水肿、癃闭等病症。传统中医认为麻黄辛温，以“开腠发汗”为首用，是“开鬼门”“洁净府”方剂的君药。麻黄可激动皮肤β肾上腺素受体，使汗腺导管扩张、促进发汗。麻黄的水溶性提取物可阻碍大鼠汗腺导管对钠的重吸收，进而导致汗腺分泌增加。*D*-伪麻黄碱具有显著的利尿作用。研究认为麻黄可能通过扩张肾血管使肾血流量增加，或阻碍肾小管对钠离子的重吸收而发挥利尿作用。

肾病患者常表现为水肿，严重者可能合并心力衰竭、肺水肿、低血容量性休克、急性肾衰竭等危重并发症。利尿剂是治疗肾病水肿的一线用药，但是部分患者在治疗过程中会出现利尿剂抵抗，是治疗的难点。《金匮要略》中描述水气病的部分内容与肾脏病水肿相似，并有多个含麻黄的方剂治疗水气病，如越婢汤、甘草麻黄汤、麻黄附子汤等。方中用麻黄开五脏六腑之腠理，通利三焦，促进正气流通，推荡邪气出于脏腑、经络、肌肤。麻黄发汗利水不是强发其汗，而是宣发肺气，疏通气机，下病上治，让水邪从表而出。正如张子和所言“麻黄开玄府而逐邪气”。

2. 免疫抑制　免疫炎症反应是导致肾小球损伤的重要因素，炎症细胞产生的细胞因子可引起肾小球或肾小管-间质损伤。西医治疗要考虑糖皮质激素、免疫抑制剂等，这些药物非常容易发生肝脏、骨髓等毒副作用。麻黄具有抗炎、调节免疫功能的功效。在接触性超敏反应实验中，麻黄沉淀物能减轻二硝基氯苯所致的小鼠耳郭肿胀，使胸腺萎缩，调整 CD4/CD8 的失调，表明麻黄对小鼠细胞免疫有抑制作用。从麻黄中分离得到的超支化酸性多糖(ESP.B4)成分也表现出显著的免疫抑制活性。

麻黄连翘赤小豆汤用于慢性肾小球肾炎有较好的临床疗效。将慢性肾小球肾炎患者分为治疗组和对照组，治疗组口服麻黄连翘赤小豆汤，对照组口服雷公藤多苷，治疗周期为 2 个月，结果表明，麻黄连翘赤小豆汤能有效降低患者的尿蛋白、血清及尿液转化生长因子 β_1(TGF－β_1)水平，疗效优于对照组，推断麻黄连翘赤小豆汤可能通过抑制 TGF－β_1 分泌产生改善肾脏纤维化的作用。麻黄连翘赤小豆汤还可以减轻 IgA 肾病、紫癜性肾炎引起的水肿、蛋白尿。在牛血清白蛋白(BSA)、脂多糖(LPS)、CC14 复合免疫法诱导的 IgA 肾病大鼠模型中，伪麻黄碱、麻黄连翘赤小豆汤能显著减轻 IgA 肾病大鼠系膜细胞增生、肾小管上皮细胞变性、间质炎细胞浸润，降低大鼠血清白细胞介素－21(IL－21)水平，调控 IL－21 参与的免疫反应，具有较好的保护肾功能的作用。值得注意的是，方中主要有效成分伪麻黄碱表现出与中药复方相同的作用，由此推断伪麻黄碱或麻黄在治疗免疫性肾病方面具有一定的临床应用价值。

3. 调节血压　麻黄因含麻黄碱，能够兴奋肾上腺素能神经而发挥升高血压的作用，被多数医生视为高血压禁用药。然而研究发现麻黄根碱 A、B、C、D 能明显降低大鼠血压；麻黄果多糖可通过作用于心脏兴奋副交感神经发挥降血压作用。将家兔分为麻黄果多糖、阿托品＋麻黄果多糖、噻吗酰胺＋麻黄果多糖 3 组进行试验，结果发现单纯应用麻黄果多糖后家兔血压明显下降；应用 M 受体阻断剂后家兔血压无明显变化，再用麻黄果多糖，血压也没有出现明显变化；应用 β 受体阻断剂家兔血压变化不明显，再给麻黄果多糖后则血压迅速下降。临床用 12 g 炙麻黄治高血压、蛋白尿、全身水肿、鼻塞流涕、脉浮紧，证属风水肾病患者，血压随眼睑水肿消退而逐渐下降，由此可以判断，病机中存在肺气壅塞，应用麻黄以发汗宣肺、平喘利水，有助于气机协调平衡、血压恢复正常。

4. 抗病毒　麻黄具有抗呼吸道病毒的功效。《本草纲目・草部》评价“麻黄疗伤寒，解肌第一药”。麻黄汤对病毒性上呼吸道感染具有良好的疗效。研究显示，麻黄鞣酸中的儿茶素可通过抑制 MDCK 细胞的细胞器的酸化作用来抑制犬肾 MDCK 细胞中流感病毒 A/PR/8/24 的生长。在哮喘小鼠模型中，麻黄显示出了显著的抗炎作用。实验中麻黄水煎液可以降低肺支气管肺泡灌洗液(BALF)中白细胞和中间细胞(EOS)计数，抑制支气管肺组织中 IL－13、Eotaxin 蛋白的表达，减轻哮喘豚鼠的气道炎症。含麻黄的汤剂麻黄细辛附子汤可能通过改善氨基酸代谢和能量代谢，降低肾阳虚外感小鼠肺指数，从而发挥干预作用。在通过腹腔注射苯甲酸雌二醇、滴鼻感染流感病毒 H1N1 鸡胚尿囊液建立的肾阳虚小鼠外感模型中，对小鼠粪样进行高压液相色谱法（HPLC）。MS 分析，与模型组相比，经麻黄细辛附子汤干预后小鼠粪样中犬尿氨酸、Amino 尿蛋白、亚胺甲基谷氨酸和 *L* -半胱氨酸含量降低，酮戊二酸含量升高，代谢通路发生逆转并趋于正常状态。研究还发现，麻黄细辛附子汤可能通过改善糖代谢，调节花生四烯酸代谢、甘油磷脂和鞘脂代谢等多途径，发挥抗流感病毒作用。

肾脏病与外感密切相关。肾脏病可因外感而起，亦可因外感而复发或加重。肾脏病患者往往免疫力差，尤其在使用糖皮质激素、免疫抑制剂等药物治疗后，机体防御力进一步遭到破坏，易受呼吸道感染。控制肾脏病患者的感染状态，不仅可以提高肾脏病的治疗效果，还可以避免诱发或加重肾脏病。麻黄的功效与外感水肿的病机契合，治疗肾病外感水肿，麻黄是主药。仲景云“少阴病，始得之，反发热，脉沉者，麻黄细辛附子汤主之”。少阴肾本为阳虚之证，反发热，可知有外感之凑，风寒之邪侵袭太阴肺腑。麻黄细辛附子汤治疗小儿肾病太阴两感证疗效显著。实验将 80 例肾病综合征太阴两感证小儿患者随机分为治疗组和对照组，对照组给予一般治疗、对症治疗和糖皮质激素治疗，治疗组在对照组治疗基础上同时给予麻黄细辛附子汤，治疗 2 周后，治疗组中医证候积分明显下降、尿蛋白水平显著下降、感染次数明显减少，与对照组相比差异有统计学意义。治疗后 1 个月随访，治疗组复发率也明显低于对照组。肺因风窒，水由风起，风激水浊，源不清而流不洁，麻黄细辛附子汤可宣肺祛风，解表散寒，扶正洁源，上源洁则下流畅。

5. 抗凝　麻黄具有温散寒凝、温经通络的功效。《本草正义》言：“麻黄破癥结积聚，消赤黑斑毒，则宣通其气机而瘀积亦得渐通。”《神农本草经读》云：“癥坚积聚为内病，亦系阴寒之气，凝聚于阴分之中，日积月累而渐成；得麻黄之发汗，从阴出阳，则癥坚积聚自散，凡此皆发汗之功也。”《日华子本草》总结麻黄能“通九窍，调血脉”。清徐大椿《神农本草经百种录》谓麻黄“能深入积痰凝血中，凡药力不到之处，此能无微不利也”；《外科证治全生集》指出“麻黄得熟地则通络而无发表之功”，阳和汤即为麻黄“破癥坚积聚”的有利证据。麻黄一方面具有发汗散邪的功效，宣散肌表血络之寒凝；另一方面能引领化痰、行气、活血、散瘀药深入顽痰瘀血之中，即张锡纯所言“消坚化瘀之药可偕之以奏效也”。

慢性肾脏病由于免疫损伤、炎症因子激活，导致肾小球内微血栓形成，肾小球毛细血管上皮细胞增生，基底膜增厚，系膜细胞、系膜基质增生，间质纤维化等而致肾小球硬化，张志坚认为与中医瘀血病机契合。瘀血既是慢性肾脏病的重要病理因素，也是重要的病理产物，贯穿于慢性肾脏病的整个发生发展演变过程中。因此活血化瘀、改善肾脏微循环是重要的治疗原则。在体内和体外试验中，麻黄果多糖均表现出明显的抗凝作用。麻黄果多糖可使家兔体外凝血时间、凝血酶原时间（PT）和活化部分凝血活酶时间（APTT）显著延长，说明麻黄果多糖可以通过内外源凝血两条途径影响血液凝固过程。麻黄水煎液可延长寒凝气滞的急性血瘀模型大鼠的 PT、缩短优球蛋白溶解（ELT），还可明显降低大鼠血液黏度、改善血液流变性。从这些实验结果推测，麻黄可以改善肾病患者的瘀血状态。

6. 降糖降脂 抗氧化麻黄具有降血糖、降血脂、抗氧化的功效。糖脂代谢紊乱是肾脏病的常见并发症，会加重肾脏纤维化，增加心血管疾病发生率。麻黄被认为有保护胰岛及改善糖耐量的作用。麻黄提取物、麻黄总生物碱及 L -麻黄碱对链脲佐菌(STZ)所诱发的糖尿病小鼠高血糖具有抑制作用，还可抑制小鼠体重下降的趋势，组织学检查发现小鼠胰岛出现再生、胰岛数量和面积增加、胰腺组织中胰岛所占胰腺组织面积的比例增加。其中，L -麻黄碱被认为最明显改善胰岛的再生，揭示 L -麻黄碱是麻黄降血糖作用的主要活性成分。

麻黄还可以降低胆固醇。研究结果表明，麻黄水提液、麻黄素、麻黄多糖均可降低高脂血症大鼠血液中的胆固醇含量。麻黄非生物碱类成分可显著降低高脂血症小鼠总胆固醇(TC)、三酰甘油(TG)水平，升高高密度脂蛋白(HDL-C)水平，降低小鼠肝脏、脾脏、肾脏与附睾的脂肪系数，说明麻黄非生物碱类成分有拮抗血脂紊乱的功效。麻黄还可抑制脂质过氧化物活性。采用邻苯三酚自氧化法研究表明，麻黄水溶性多糖可清除氧自由基，具有抗氧化活性。麻黄中黄酮类成分具有清除二苯代苦味酰肼自由基(DPPH)的功效。

三、麻黄使用中的几个问题

1. 麻黄品种、产地的选择 麻黄药用地上全草，必须去根。《名医别录》曰：“麻黄生晋地及河东，立秋采茎，阴干令青。”陶弘景谓：“出青州、彭城、荥阳、中牟者胜，色青而多沫；蜀中亦有，不好。”麻黄以色淡绿或黄绿、内心色红棕、手拉不脱节、味苦涩者为佳，9 月采集最佳。目前市售麻黄药材产地众多，质量参差不齐。采用 HPLC 测定 26 个不同产地麻黄药材中麻黄碱与伪麻黄碱含量，并观察麻黄对大鼠足后跖发汗斑点数的影响，对麻黄的发汗生物效价进行聚类分析，结果显示草麻黄平均效价高于中麻黄；甘肃古浪草麻黄发汗生物效价最高，甘肃武山中麻黄最低。

2. 麻黄炮制方法、剂量的选取 麻黄的炮制方法不同，效果也不同。生麻黄发汗解表、利水消肿力强；麻黄绒作用缓和；蜜炙麻黄性温偏润，发散力缓和，宣肺平喘力胜；蜜炙麻黄绒作用更加和缓。麻黄绒适用于老人、幼儿及体虚者外感风寒；蜜炙麻黄绒适于表证已解而咳喘未愈的老幼及体虚人群。麻黄陈放后则药性变得醇和，发散之性减缓，发汗而不易伤正。

因麻黄的煎煮方法、服药频次的改变，和主治病情缓急的不同，历代麻黄使用剂量基本呈下降趋势，以汉代用量最大，金元时期用量最小，明代有所上升，但清代至今仍表现为小剂量的演变特点。北方严寒，肌肤强厚、体质好、正气足的年轻人可选用大剂量麻黄；南方气暖，肌肤薄弱，汗最易出，有“麻黄不钱”之语，体质弱、正气虚的老年人宜选用小剂量麻黄。

3. 麻黄的煎煮时间 麻黄的发散力与煎煮时间的长短呈正比，通过增加麻黄先煎的时间，可以令阳气更得发越，或助发汗，或更加振奋阳气以通阳散寒。纵观《伤寒论》和《金匮要略》，先煎麻黄时间长短分为三类：① 先煎“一二沸”，时间短，意在助散邪于外，避免发散太过伤正。② 先煎“减二升”，时间长，取其较大发散力，以助解表，且可振奋阳气、通阳散结。③ 不先煎、去沫，意在借麻黄迅猛剽悍之力，驱敌于外。临证应根据疾病的病机和患者的正气强弱，选择相应的煎煮方式及煎煮时间，以防发散太过。

4. *麻黄潜在毒副作用*　中医对麻黄的毒副作用和禁忌证也有很多认识。中医有“咽、淋、疮、衄、血、汗、寒、尺中脉微、尺中迟”不可用麻黄的“麻黄九禁”之说。《本草纲目》麻黄条中记载：“麻黄微苦而辛，性热而轻扬。”僧继洪云“中牟有麻黄之地，冬不积雪，为泄内阳也，故过用则伤人真气”。阴阳气血不足者，当慎用或禁用麻黄。麻黄碱有类似肾上腺素的交感神经兴奋作用，可直接激动肾上腺素受体，间接促进去甲肾上腺素神经递质的释放，兴奋中枢，大量应用可引起烦躁、失眠、焦虑不安、震颤等症状。麻黄碱具有兴奋心肌β受体、增加心肌收缩力的作用，不宜与洋地黄类强心苷药物合用，以免引起心律失常、心衰等毒性反应。临证当依据证情、体质及季节灵活选用，在辨证的基础上与其他药物恰当配伍，优化组合，弥补其缺陷，增效减毒，相得益彰。

四、结　论

综上所述，张志坚认为麻黄药理作用广泛，具有发汗利尿、免疫抑制、调节血压、抗病毒、抗凝、降血糖、降血脂、抗氧化等功效，在治疗肾病的处方中应予以重视，需遵循肾病的证候特点及处方配伍规律，根据麻黄的产地、品种、炮制方式、剂量及煎煮时间，善用麻黄，则生化变幻无穷。未来还需要进一步通过临床评估和实验研究证实麻黄治疗肾脏病的有效性和安全性。

（朱美凤）

第五节　加味益气聪明汤治疗顽固性失眠

失眠属中医“不寐”范畴，医家多从心、肝、脾、肾虚实辨证入手，常选酸枣仁汤、归脾汤、天王补心丹以及黄连温胆汤等加减化裁，而用益气聪明汤为主治疗不寐为数不多。益气聪明汤为金代李东垣所创，最早载于《东垣试效方》，主治中气不足、清阳不升、风热上扰之头痛、眩晕等症。张志坚从实践立论，发现临床上失眠患者多伴有上气不足，清阳不升所致的头晕头痛等症，每选用益气聪明汤屡收效验，兹介绍如下。

药物组成：黄芪 15～20 g，党参 10～15 g，葛根 30 g，蔓荆子 10 g，白芍 10 g，黄柏10 g，升麻 10 g，炙甘草 3 g，川芎 15～30 g，生地 30 g。煎汤服，每日 1 剂，每日 2 次，10 剂为 1 个疗程。服药后逐渐停用安眠药。加减：头晕目眩者加钩藤、天麻；纳差者加炒山楂、神曲；焦虑烦躁者加大枣、炒栀子。

案

白某，女，46 岁。

初诊(1937年10月24日)

主诉：反复失眠3年。

患者1984年因车祸导致脑震荡，当时昏迷，二便失禁。虽经西医救治，神志恢复，二便自调，但留下失眠、头晕、目眩、纳差诸症，每日睡眠不足3 h，痛苦不堪，曾多方求治，屡进中药养心安神、活血化瘀、平肝息风之剂，收效甚微，久服地西泮片(最多时一次服12.5 mg)、脑乐静等药也无好转。诊时：神疲乏力，面色萎黄，两目少神，头晕目眩，纳谷不香，脉细，舌淡胖边有齿痕，苔白腻微黄。辨证为气虚瘀湿内阻，清阳不升，清窍失养，神不宁藏。

投益气聪明汤加川芎30 g、生地30 g、天麻10 g、炒楂曲各10 g。

服药2周后，夜寐可达4 h，头晕目眩诸症均减，地西泮片由平时每日10 mg减为2.5 mg，连续服药6个疗程，每日可睡6 h以上，并停服地西泮片，随访一年未复发。

(赵敏)

第六节 益气聪明汤临床应用举隅

益气聪明汤为金代李东垣所创，最早载于《东垣试效方》。方由黄芪、人参、葛根、芍药、甘草、升麻、蔓荆子、黄柏8味药组成，具有补养脾胃、益气升清、散风热的作用，主治中气不足、清阳不升、风热上扰之头痛、眩晕，或内障初起视物不清，或耳鸣、耳聋、齿痛等症。后世医家沿用者不乏其人，如明代王肯堂《证治准绳》、清代汪昂《汤头歌诀》均有记载。张志坚于临床中喜用此方加减治疗头痛、项强、胃痛、久泄等症，每获良效。现介绍如下。

一、头痛、项强

头痛有外感、内伤及虚实之分，系中气不足、清阳不升兼有外邪入侵所致。益气聪明汤有补气升清、辛散外邪的作用。若伴颈项强痛，葛根倍增其量；如系风热触发，则伍桑叶、菊花之属；囿于风寒乘袭，宜加细辛、藁本之类。若能根据头痛部位选用引经药物，载药直达病所，则收效尤捷。

案1

陆某，男，61岁，已婚，干部。

初诊(1984年12月23日)

主诉：头痛3年，加重6个月。

患者长年伏案工作，事务繁忙，积劳成疾，渐致头痛3年。颈椎侧位片诊断颈椎病。近6个月，因长时间操劳于吊扇之下，风寒袭络，因而头痛加重，以后脑为甚，日夜痛无休止。神经科检查示颅神经无明显异常；眼底检查（一）；右侧枕大神经压痛（＋），血压120/70 mmHg。诊断：枕大神经痛。虽经多方医治症状不减。现症：面黄神疲，肢软乏力，目眩，耳鸣，后脑疼痛，偏右为甚，颈项强直，转动不利，傍晚微恶风寒，病情朝轻暮重，平卧症状稍减，舌淡红，苔薄白腻，脉浮细弱。辨证：患者年逾花甲，操劳过度，中气亏损，清阳不升，故头痛反复不已，遇劳辄发；当风久坐，风寒袭于经络，阻遏清阳之气，故头痛加重；苔薄白腻，脉浮细软，为夹有风寒之象。治以益气升清为主，佐以辛散风寒之品。以益气聪明汤加减。处方：

蔓荆子 10 g，炙升麻 10 g，葛根 30 g，党参 10 g，生黄芪 15 g，生白芍 10 g，炙甘草 3 g，细辛 3 g，藁本 10 g，佛手 10 g。

5 剂。水煎饭后服。

二诊

服 5 剂头痛减半，乏力改善，耳鸣、目眩、颈项强直好转，纳仍未启，效机已获。

前方加炒谷芽、炒麦芽各 15 g。

续服 7 剂。水煎服。

纳食启，精神振，项强缓解，头痛痊愈。

二、胃脘痛

胃主受纳，和降为顺；脾司运化，升清则健。脾胃升降相因，位居中焦，倘久病脾胃虚弱，劳倦内伤，耗损中气，气机升降不利，则表现为上腹胀痛，劳则尤甚，平卧胀痛可减，神疲乏力，傍晚症状加重，面黄少华，不思纳食，大便溏。用益气聪明汤化裁治疗，亦颇有效。

案 2

方某，女，59 岁，已婚，农民。

初诊(1985 年 3 月 28 日)

主诉：上腹胀痛 2 年，加重 2 个月。

患者上腹胀痛 2 年，胃钡透示胃下垂，纤维胃镜检查为慢性浅表性胃炎。经用中西药物治疗，上腹胀痛得以缓解。2 个月前，因劳累上腹胀痛复发，虽用原法治疗，病无起色。现症：上腹胀痛，餐后尤甚，动则胀加，平卧胀减，形瘦面黄，神疲乏力，纳食减少，口苦，嗳气，不泛酸水，大便软，日行 1 次，舌苔薄黄腻，脉濡软。辨证：久病脾胃虚弱，劳倦内伤，气机升降失常，郁而化热为患。治法：补中益气，升清降浊。处方：

炙升麻 10 g，蔓荆子 10 g，葛根 15 g，党参 15 g，炙黄芪 15 g，炒黄柏 10 g，生白芍10 g，生甘草 3 g，炒枳壳 10 g，木香 10 g，蒲公英 15 g，炒神曲 10 g。

水煎，饭后 2 h 服。

守方出入，治疗 2 个月，上腹胀痛消失，纳可，胃钡透复查提示胃、十二指肠未见异常。

随访半年，胃病未发。

三、泄　泻

泄泻病因多种，病机不同，治宜审证求因，分别对待。若因劳倦内伤，使清气不升、肠中湿热蕴伏，而见神疲乏力、腹痛坠胀、大便泄泻者，用益气聪明汤化裁，以补气升提、清肠化湿，大多应手。

案3

曹某，男，35岁，已婚，工人。

初诊(1986年10月8日)

主诉：大便不成形半年。

劳累之际，骤遭冷雨淋浸，复加进食失慎，致患“细菌性痢疾”，虽经治疗，大便仍未成形半年。现症：神疲乏力，大便溏泄，日行2～4次，常夹有黏液，或见红白黏冻，肠鸣，腹部坠胀隐痛，平卧以后腹部胀痛可缓，每因劳累而症状加重，纳差，舌红，根苔黄腻，脉细带数。辨证：劳倦内伤未复，清阳之气不升，湿热蕴伏，肠络受损。治法：补气升提，清肠化湿。处方：

炙升麻10 g，煨葛根15 g，蔓荆子10 g，党参12 g，炙黄芪15 g，炒赤芍、炒白芍各10 g，六一散10 g(包煎)，炒黄柏12 g，茯苓15 g，地锦草30 g，煨木香10 g，炒神曲10 g。

5剂。水煎空腹服。

二诊

服5剂后，大便日1～2次，质已转稠，黏冻减少，乏力减轻，纳食略启。便溏解于申时，因虑久病及络，夹有瘀滞，大肠为病，上累及肺。

乃于前方加败酱草30 g、桔梗10 g。冀败酱草清肠以化瘀滞，桔梗宣肺以开肠痹。

再进7剂。水煎服。

三诊

大便成形，日行1次，便常规检查(—)，大便培养无细菌生长，肠鸣已罢，腹部胀痛缓解，黄腻苔渐消，唯活动后仍感乏力。肠中湿热已清，乃撤汤药，易补中益气丸10 g，早晚各服1次，半个月后泻止，诸恙告愈。

四、体　会

益气聪明汤，结构严谨，药味简而不杂，是治疗中气不足、清阳不升病证的有效方剂，辨证得当，则疗效确切。方中葛根、升麻、蔓荆子，具有鼓舞胃中清阳之气上升之功，其中葛根甘平，升阳解肌，除烦止渴，为治疗颈项强之要药，治疗泄泻，煨制为宜；蔓荆子、升麻辛散升阳，善于清利头目，苦泄阳明，而治胃痛泄泻，《广西中药志》云蔓荆子可“治胃痛”，故不必拘于碍胃之说，但倘若有面色黄白、舌尖红嫩等一派血虚火炽之象，本品便非所宜；芍药养血柔肝，缓急止痛，收胃气，止泻痢；黄柏泄降，坚阴以补肾，疗湿热泄泻，是所常用，但治疗头痛、胃脘痛，用量不宜过大，恐伤正气；方中人参、黄芪、甘草性味甘温，可调补脾胃，但因人参昂贵，故用党参代之，实践证明，功效尚属满意。总之，本方毕竟升多于降，若中气不虚，肝阳偏亢者，需慎用。

（张福产）

第七节　马勃在治疗慢性胃炎中的运用

马勃，始载于《名医别录》，又名马疕（《名医别录》）、牛屎菇（《本草纲目》）等，为马勃科植物脱皮马勃、大颓马勃、紫颓马勃的干燥子实体。《名医别录》曰："马勃生园中久腐处。"陶弘景曰："俗人呼为马屁勃是也，紫色虚软，状如狗肝，弹之粉出。"寇宗奭曰："生湿地及腐木上，夏秋采之，有大如斗者，小如升杓。"炮制方法：除去硬皮，切成方块。《本草纲目》曰："凡用，以生布张开，将马勃于上磨擦，下以盘承取末用。"性味归经：《名医别录》"味辛，平，无毒"，《本草纲目》"肺经"。功效：清热解毒，利咽，止血。

张志坚在多年临床实践中发现慢性胃炎久治不愈常与慢性咽炎的存在有密切关系，故张志坚在治疗慢性胃炎中也尝试运用马勃，取"取象类比"之意，达"咽胃同治"之功。

一、取象类比

1. 取象　即采取事物的形象（指事物的性质，或作用，或形态）。类比：是我国古代逻辑学中关于推理原则的基本概念之一，即具有共同特征的个体的集合。

（1）脱皮马勃化学成分：担子果含亮氨酸、酪氨酸、尿素、麦角甾醇、类酯质、马勃素、磷酸钠、铝、镁、矽酸、硫酸盐、抗坏血酸等。在炮制过程中，马勃研末。使用时，孢子粉入胃不被组织所吸收，如硫糖铝那样在创面形成保护膜，有利于黏膜的再生。在慢性胃炎的治疗过程中起保护胃黏膜的作用。

（2）马勃的药用作用：慢性胃炎按胃镜诊断可分为浅表性胃炎、糜烂性胃炎、出血性胃炎和萎缩性胃炎。浅表性胃炎可见黏膜充血、水肿，黏液分泌增多，表面常见白色渗出物，有时见出血点和少量糜烂；萎缩性胃炎易发生糜烂和出血。而马勃主要的两个药理作用为止血作用和抗菌作用，对口腔及鼻出血有明显的止血效果。取象类比，马勃所含磷酸钠机械性的止血作用对胃黏膜的充血、渗出、出血等也有一定的疗效。至于抗菌作用，幽门螺杆菌感染是慢性胃炎的最主要病因，但亦有人在慢性胃炎患者的胃液中检出链球菌、肺炎双球菌等多种细菌，而马勃煎剂对于肺炎双球菌有抑制作用，治疗慢性胃炎时合用川朴、枳实、白芍、香附等则对幽门螺杆菌有较强的抑制作用。

马勃有保护胃黏膜、止血、抗菌等作用，又有解毒清热利咽的功效，故在使用时可奏“咽胃同治”之效。

二、咽胃同治

中医学认为，胃与咽在生理和病理方面有着密切联系。《医贯》卷四述：“咽者胃脘、水谷之通道。”《重楼玉匙》曰：“咽者咽也，主通利水谷，为胃之系。”《血证论》卷六说：“凡咽痛而饮食不利者，胃火也。”《灵枢·经脉》：“胃足阳明之脉……其支者，从大迎前，下人迎，循喉咙，入缺盆，下膈，属胃，络脾。脾足太阴之脉……入腹，属脾，络胃，上膈，夹咽，连舌本，散舌下。”《灵枢·经别》：“足阳明之正，上至髀，入于腹里，属胃，散之脾，上通于心，上循咽……太阴之正，上至髀，合于阳明。与别俱行，上结于咽，贯舌本。”由此可见，咽为胃系所属，与胃相通，是水谷之通道，故胃气健旺，咽之功能正常，若过食煎炸，胃腑蕴热，上熏犯咽；反之，咽之邪热，亦会由上及下侵犯胃气。

现代医学研究亦证明胃与咽是有密切联系的。在胚胎发育过程中，消化系统和呼吸系统有着相同的胚层来源。人胚发育至第三周末，内胚层与脏壁中胚层位居胚体内，形成一条纵行的管道，称原始消化管，其头侧份称为前肠。随着胚胎的发育，前肠分化成咽、食管、胃和十二指肠的上段。在生理病理方面，胃与咽生理相通，病理相关。慢性胃炎和慢性咽炎与细菌感染均有一定关系。目前认为幽门螺杆菌感染是慢性胃炎的最主要病因，但亦有人在慢性胃炎患者的胃液中检出链球菌、肺炎双球菌等多种细菌。另外，咽部异感症病因之一即为胃及十二指肠炎或溃疡。Malcomson(1968)曾对307例“癔球”患者进行详细的X线胃肠钡餐检查，阳性病变者为242人(79%)，其中诊断为胃及十二指肠溃疡者39人。针对原发病灶进行有效治疗，原有癔球症状多可消失。

张志坚在40余年临床实践中发现，慢性胃炎久治不愈常与慢性咽炎的存在有着密切的联系，故在治疗过程中提倡“咽胃同治”，并自拟“清咽理胃汤(藿香梗、枳实、香附、厚朴、赤芍、白芍、马勃、刺猬皮、凤凰衣、玉蝴蝶、白花蛇舌草等)”治疗慢性胃炎患者，收到较好疗效。而马勃正好体现了“咽胃同治”这一想法，既有清热利咽之功，又有保护胃黏膜之效。

三、病案举例

案1

郑某，男，29岁。

初诊(2007年7月24日)

主诉：胃脘胀痛6日。

患者原有“胃炎伴局部糜烂”病史，近五六日来无明显诱因下发作胃脘痛，食后作胀，泛酸，无嗳气，纳欠香，口苦，口干欲饮，大便日行3～4次，质可。舌红苔薄黄中根腻，脉弦细。胃镜示：慢性浅表性胃炎，十二指肠球炎。证属肝郁气滞。治拟疏肝理气，和胃止痛，拟四逆散合左金丸加减。处方：

醋柴胡6 g，炒枳壳10 g，炒白术10 g，生甘草3 g，川连3 g，淡吴茱萸1 g，老苏梗15 g，广木香10 g，制延胡索15 g，炒白芍15 g，制半夏10 g，马勃5 g(包煎)，煅瓦楞子30 g(先煎)，白花蛇舌草30 g，玉竹10 g。

3剂。水煎服，每日2次。

二诊(2007年8月3日)

患者药后胃脘胀、口干缓解，泛酸亦止，唯仍觉深吸气时右上腹疼痛，不牵及肩背部，口苦，溲黄，便调。舌红苔薄中根腻，脉弦滑。查体：巩膜无黄染，肝肋下未及，肝区无叩击痛，墨菲征阴性。建议查B超肝胆及肝功能，患者拒绝。

仍拟原方出入，去玉竹，加绿萼梅10 g、金钱草15 g。

案2

方某，女，74岁。

初诊(2007年8月29日)

主诉：胃脘胀痛2月余。

患者原有“慢性胃炎”病史，近2个月来常感饥时胃脘痛，纳食后胀痛，嗳气则舒，泛酸，纳差，且胃脘部怕冷，口干欲饮，饮时口甜，溲黄，便调。舌淡紫苔薄中根黄腻，脉弦细。肝郁气滞则胃脘痛胀，横逆犯胃，胃气上逆则嗳气、泛酸。治拟疏肝和胃，理气止痛。处方左金丸合四逆散加减。处方：

川连6 g，淡吴茱萸1 g，醋柴胡6 g，炒枳壳10 g，炒白术10 g，生甘草3 g，砂仁5 g(后下)，制延胡索15 g，炒白芍15 g，佩兰10 g，马勃5 g(包煎)，煅瓦楞子30 g(先煎)，白花蛇舌草30 g，焦神曲30 g，炙鸡内金10 g。

3剂。水煎服，每日2次。

二诊(2007年9月5日)

患者药后胃脘痛明显好转，纳食转香，口干缓解，唯仍觉食后略胀，无饥饿感，嗳气则舒，便调。舌淡紫苔中根薄腻，脉弦细。

效不更方，守方继进。

在治疗慢性胃炎中运用马勃，既有清热利咽之功，又有保护胃黏膜之效；取“取象类比”之意，奏“咽胃同治”之效。然在临床运用时，马勃只是佐药，还需审证求因、辨证论治。除“取象类比”外，还得考虑“天人合一”，即整体观念。要注意以下几点：一是患者必须有慢性胃炎合并慢性咽炎，二是久病伤阴，需酌情加用滋阴健脾之品，三是稍佐活血之品，以改善胃、咽部黏膜的局部微循环，消除黏膜的充血水肿，提高治疗效果。

（殷晓坷）

第八节 柴前连梅煎的临床应用

柴前连梅煎一方，清代名医柳宝诒于《柳选四家医案》中按云："仅见于吴鹤皋《医方考》。"方由柴胡、前胡、乌梅、黄连、薤白、童便、猪胆汁、猪脊髓八味药组成，具有宣肺通阳、疏肝滋阴、清热敛降的功用。主治留邪滞气，寒热错杂，郁火伤阴所引致的病证。后世医家乐用者不乏其人，如前贤曹仁伯以之治疗劳风咳嗽，推崇曰："用之神效。"张志坚于临床中用此方加减治疗胃痛、咳喘、虫积腹痛、泄泻等证，获效良好。

一、方义分析

方中柴胡、前胡疏肝解郁，开肺止咳；黄连、猪胆汁清热燥湿，止咳润下；童便、猪脊髓滋阴降火，益髓补虚；再加上乌梅之酸涩收敛，薤白之通阳泄浊。尤其妙在汇数法于一方，具备柴胡之宣散，复配乌梅之酸收；既有黄连之苦寒，又有薤白之辛温，用童便之沉降，与柴胡之升发；猪脊髓伍入大队宣疏、清降、温通药中，填精扶正，寓补于泻。通过散收合投，寒热并用，升降共调，达到祛邪扶正、推陈致新的功效。

二、临床应用

1. 胃痛　胃痛有寒热、虚实之分，倘系肝胃气滞、湿热交阻所致，使用本方有流畅气机、苦辛通降的作用。泛酸严重，乌梅减半其量，或加煅瓦楞子、海螵蛸之属；若同时佐入蒲公英、马勃，清疏止血，保护黏膜，收效尤捷。

案1

张某，男，37岁，技术员。

初诊

主诉：胃痛2年。

患者胃痛2年，近3个月来，上腹胀痛明显，经胃镜检查为"胃窦部黏膜增粗"。表现有形体消瘦，饮食减少，纳后脘胀加重，嗳气，泛恶，晨起口苦，舌苔薄黄腻，脉弦带数。此系肝郁犯胃，浊饮凝滞，郁热中阻之候。当疏肝和胃，升降气机。处方：

柴胡5 g，前胡5 g，川连须5 g，吴茱萸1.5 g，乌梅10 g，薤白头6 g，蒲公英12 g，马勃4 g(包煎)，炙鸡内金10 g，炒枳壳10 g，白芍10 g，制延胡索10 g。

水煎服。

守方出入，治疗2个月，胀痛消失，胃纳转香。胃镜复查：黏膜增粗显著改善，随访半年，病未复发。

2. 咳喘　咳嗽、哮喘均不离乎肺。时邪滞留肺中，宣降清肃失常，表现为外感咳嗽，多日不已，咳声连续，痰黄黏稠，或顿咳气急、气喘、哮鸣，或小有寒热。用柴前连梅煎亦颇有效。

案2

何某，女，23岁，工人。

感冒咳嗽已经二旬，表邪已罢，呛咳气逆不已，甚则不得平卧，胸闷，喉间哮鸣，痰黄而黏，口干，苔薄黄腻，脉细弦数。证属外感风邪，渐从热化，内有痰浊，阻窒气道。治宜宣降疏解，清里滋养，以散郁闭之邪气，而收欲散之正元。处方：

柴胡10 g，前胡10 g，乌梅10 g，薤白头10 g，川连须3 g，南沙参10 g，杏仁10 g，桑白皮10 g，炙紫菀10 g，生甘草3 g。

5剂。水煎服。

另人中白3 g研细，人造牛黄0.6 g研细，二药和匀，每日2次分服。药后咳嗽气急减轻，胸闷缓解，已能平卧，乃肺气宣展之征，前方合度，原法不变，再进5剂，症状消失而愈。

3. 蛔厥　蛔厥一般均以乌梅丸为主方。倘若表现为肝胆气滞、湿热蕴阻，此方就不合适。张志坚用柴前连梅煎加减，也多应手。

案3

高某，女，6岁，学生。

初诊

主诉：上腹部阵发绞痛6日。

6日前突然上腹部阵发绞痛，经当地医院诊断为胆道蛔虫症，用驱虫、抗感染等多种方法治疗，疼痛不减，辗转不安，口干且苦，泛恶欲吐，不思饮食，大便干结，体温38℃，苔薄黄腻，脉细弦数。此为肝胆湿热内蕴，气郁化火伤阴，以致蛔虫窜扰之象。治拟疏肝利胆，清化养阴，冀得通降下行为顺。处方：

柴胡6 g，前胡5 g，枳壳10 g，乌梅15 g，黄连5 g，茵陈10 g，薤白头10 g，白芍10 g，北沙参10 g，生大黄6 g，广木香10 g，苦楝根皮15 g。

2剂。水煎服。

二诊

服药后，腹痛大减，大便通畅，体温下降，腻苔开化，先后排出蛔虫12条。

原方去生大黄、前胡、薤白头，加谷芽10 g、麦芽10 g。

3剂。水煎服。

痛止思食，病告痊愈。

4. 泄泻　泄泻原因不一，治应分别对待。倘气机郁而阴伤，肠中湿热蕴结，而见肠鸣作胀，腹痛泄泻，用柴前连梅煎化裁，以泄肝养营，清化湿热，确有成效。

案 4

罗某,女,31 岁,教员。

初诊

主诉:大便不成形 2 年。

2 年前菌痢后,大便迄未成形,劳倦或情志不和则症状加重,大便每日 1～3 次不等,略带黏液、黏冻,肠鸣隐隐作痛,脘胀矢气较多,泻后松快,舌红、苔厚腻而黄,脉象弦细,伴见纳呆。证属肝郁乘脾,湿热蕴伏,久泻耗伤营阴。治宜清肠化湿,调气和营。处方:

柴胡 5 g,前胡 5 g,黄连 5 g,乌梅 10 g,薤白头 10 g,广木香 10 g,白芍 10 g,炒防风5 g,炒当归 5 g,陈皮 10 g,地锦草 30 g。

7 剂。水煎服。

二诊

服药后,大便每日 1～2 次,虽未成形,已经稠厚。因思久病及血,多夹瘀滞。

乃于前方加丹参 10 g、炒山楂 10 g。

7 剂。水煎服。

三诊

腹胀隐痛已轻,黄腻苔开化,饮食增加,肠中湿热渐清。

原方加参苓白术丸 10 g 早服,逍遥丸 10 g 晚服。

7 剂。水煎服。

泻竟止,追踪观察 1 年,病未再发。

5. 体会　柴前连梅煎组方结构谨严,药味简而不杂,是治疗气滞湿阻,痰凝浊聚,热郁阴伤病证的有效方剂,辨证得当,疗效确切。

方中薤白在通阳的基础上,宣痹以展肺气,泄浊以开中焦,疏气而复传导,对宽胸膈满闷,降身热咳喘,止腹痛下痢,均有殊功。倘若舌绛无苔,口渴欲饮,一派阴伤火炽之象,薤白并非所宜。又马勃辛平,功能清肺利咽,医界公认为治喉痹要药,张志坚移用于慢性胃炎、胃窦炎,取其消肿解毒,止血护疮,对胃脘胀痛,嘈杂嗳气,有较好治疗作用。因胆汁味苦,童尿气秽,患者恒多厌服,故将人中白代童便,人造牛黄代猪胆汁,证诸实践,其功效略无逊色。猪脊髓鲜品难取,或胃呆不喜脂腻时,可予省略;不尔,仍以采用为是。唯本方毕竟泻多于补,若正气涣散,虚多实少者在所慎用。

(陈岱)

第九节　天台乌药散的临床运用

天台乌药散为李东垣所创制,方载《医学发明》中。其药物组成为:天台乌药、木香、茴香(炒)、青皮(去白)、良姜(炒)各半两,槟榔(锉)二个,川楝子十个,巴豆七十个(先以巴豆微打破,同川楝子用麸炒,候黑色,去巴豆及麸不用),同研为细末。每服一钱,温酒送下;疼甚者,炒生姜热酒下亦得。李氏指出本方可以"治疝瘕,少腹引睾丸而痛",为后世医家所赞同。如吴鞠通就将它辑入《温病条辨·下焦篇》,并认为它的适应证是:"寒疝、少腹或脐旁下引睾丸,或掣胁下、掣腰,痛不可忍者。"对于方义也颇多阐发。

证诸实践,本方对于寒凝气滞、肝郁横逆的疝气、腹痛、胃痛等证,只要辨证得当,确能奏效如响。兹将我们对本方的认识、临床运用和体会,略述如下。

一、方义分析

本方的药味组成,各家记载雷同,而剂量却互有上下。我们用的散剂从东垣原意,汤剂则随证变化运用。

天台乌药散能行气、散寒、开结止痛,凡属阴寒凝聚、气滞络痹所致的病证,均所适用,但以中下焦痛证为主。方中乌药、木香理气温寒,故以为君。茴香、高良姜温中散寒,俾冷去土安,则肝木无所肆侮,气机得以宣通,故以为臣。青皮破气散滞,槟榔导积下行,两者长于攻伐积聚的气滞,故以为佐。川楝子伍入大队辛温香燥药中,一则意本苦寒反佐,一则入肝通格,条达气机,炒之以巴豆,取其温下迅烈之气味,疏散无形之寒湿,故和通行经络的温酒,合以为使。

二、临床应用

寒凝气滞、肝木横逆的病机,可以呈现在许多病变及其发展过程中,因此天台乌药散的运用机会也较多。我们曾以本方施治下列各证,均收良好效果。

1. *疝痛* 疝痛一证,有寒热之分,天台乌药散适用于气滞不行、阴寒内结之疝。其症状表现为:少腹拘急,痛引睾丸,阴囊肿痛,脉象弦紧,苔白不渴,或有畏寒肢冷现象,在女子可见气冲部疼胀。使用本方,取其具有疏肝理气、散寒止痛作用。寒重者加入肉桂、吴茱萸;血虚者应添当归、白芍;气陷者宜增黄芪、升麻。倘系湿热下注或阴虚肝火为患,则此方便不适用。

案1

陈某,男,38岁,农民。

秋雨季节,连日抢收,夜间又值宿田野,看守稻粮。以致少腹冷痛拘急,左睾偏坠,筋肿掣痛,上引脘腹胸胁,不能行动。食少,形寒肢冷,有时泛恶欲吐,大便带有白色黏液。脉沉细弦,舌苔薄腻。证属寒湿聚于厥阴,肝气失于疏泄,木横侮土,升降不和。法以温通厥阴,和胃化浊。处方:

天台乌药散末9 g,每服3 g,生姜3大片煎汤送下。药后痛止厥回,诸症消失,休息数日而愈。

2. 腹痛　腹痛拘急，遇冷则甚，得温而舒，兼见苔白不渴，脉象沉紧，小便清长，大便不畅，乃属阴寒内聚，气机阻滞。治宜理气散滞，温通寒凝，天台乌药散加减运用，每能应手。

案 2

王某，女，30 岁，家庭妇女。

初诊

主诉：腹痛半年。

腹痛经久不愈，曾在北京住院半年，历用调经补脾等治法，迄无显效。患者形体消瘦，小腹疼痛剧烈，呈阵发性，昼夜八九次，发作时重按稍轻，面容苍白，无积块寒热，纳谷欠佳，大便时溏时闭，脉象沉弦，舌淡根腻。一派下焦阴凝、寒聚气滞之象，治法温经暖肝，流畅气机。处方：

台乌药 9 g，广木香 2.4 g，川楝子 9 g(巴豆 15 个，微破，合麸同炒，候黑色，取川楝子入药，下略)，淡吴茱萸 1.5 g，焦白芍 4.5 g，炙甘草 3 g，高良姜 3 g，细青皮 2.4 g，小茴香4.5 g，花槟榔 1.8 g。

1 剂。水煎服。

二诊

痛势稍挫，无其他不良反应。剂后，症状大见减轻。

遂于原方去青皮、槟榔，并去巴豆之制炒，加神曲、茯苓、麦芽等健胃之品，接服 5 剂而痊。

3. 虫痛　虫积腹痛，一般均以乌梅丸为方，但若表现为寒滞肝络、气郁失宣的病，此方即非所宜。我们根据“寒者热之”“结者散之”“留者攻之”的原则，亦治以天台乌药散，其施用的主症是：痛位少腹，喜暖畏寒，大便闭结，苟能认证无误，妥为选药，也可克奏肤功。

案 3

李某，男，35 岁，木业工人。

有腹痛史，每年发作数次，近日因偶食生冷，致旧病复作。心下至少腹胀痛拒按，痛剧汗出淋漓，肢厥欲呕，痛剧止神情自若。大便 2 日未行。脉沉紧，舌淡白，左下唇发现粟状颗粒，良由寒湿阻遏，气不化运，以致蛔虫窜扰。法当利气化湿，温脏安蛔。处方：

广木香 2.4 g，台乌药 9 g，细青皮 2.4 g，高良姜 3 g，川楝子 15 g(巴豆 20 个同炒)，尖槟榔 12 g，开口花椒 2.4 g，乌梅肉 6 g，小茴香 3 g。

1 剂。水煎服。

大便溏泻 2 次，排出蛔虫十数条，胀痛全消，病竟霍然痊愈。

4. 胃痛　胃脘疼痛有寒热虚实之分，治应分别对待。设寒气凝聚肝络，木失调达之性，横逆干犯中土，而见脘痛连胁引腹、喜温恶寒、嗳气呕逆、苔白而腻、脉象沉弦诸证，治宜疏肝安胃，理气散寒，天台乌药散亦颇有效。

案 4

刘某，男，42 岁，农民。

病因感冒风寒而起，缠绵月余，时常举发。胃脘疼痛下引脐围，旁及胁肋。甚则呕吐清水，嗳气，纳食减少，畏寒，口不渴，二便如常。苔白滑腻，脉弦而紧。此系外寒袭于肝络，厥气上逆阳明，湿浊内阻，胃失通降之候。拟法疏气散寒以通阳，和胃消滞以畅中。处方：

台乌药 4.5 g，川楝子 9 g(巴豆 15 个同炒)，制香附 4.5 g，广木香 2.4 g，小茴香 2.4 g，桂枝尖 3 g，苏梗 4.5 g，白茯苓 6 g，炒赤芍 4.5 g，细青皮 3 g，花槟榔 2.4 g，生姜 3 片。

2 剂。水煎服。

上方连服 2 剂，得微汗，大便溏，矢气频仍，疼痛基本消失，乃用小建中汤加谷芽、广皮、缩砂壳之类，以善其后。

5. 痛经　痛经原因不一，治法亦自各异。凡经期腹痛、腰腹胀、胀过于痛、痛处喜温熨、胸闷嗳气、月经量少、脉象沉弦、舌苔腻等症，而系由于肝郁寒凝气滞、经血失于流通所致，治宜温通，切忌滋腻。用天台乌药散为主方，易良姜为炮姜，伍以养血之品，效果尚称满意。

案 5

孙某，女，34 岁，针织工人。

初诊

病患 2 个月，经前少腹胀痛，掣引腰廓乳房，经行不畅。纳食不香。脐下常有冷感，得温按稍减。大便泻结不定。苔白微腻，脉象弦细。此系气郁血滞，络脉寒痹之候。主法疏肝行气，温经养血。处方：

台乌药 6 g，细青皮 2.4 g，制香附 6 g，全当归 9 g，炒白芍 9 g，炮姜 1.5 g，小茴香 2.4 g，川楝子 9 g(巴豆 15 个同炒)，花槟榔 1.5 g，延胡索 6 g。

2 剂。水煎服。

二诊

迭进 2 剂，疼痛大减，便下甚畅，自觉少腹已转温暖。

为巩固疗效，按原方去槟榔及巴豆之制炒，加吴茱萸 1.5 g，嘱照服至经行为止。

续服 2 剂。水煎服。

月经来潮，腹痛亦愈。嗣后追访，未见复发。

几点体会：天台乌药散为肝郁络格痹、气滞寒凝变生诸证而设，其应用范围较广。以上所举五案，选用此方是以腹痛、不渴、脉弦(或沉涩)、苔白腻(或滑腻)为适应之标准。对于因湿热为患而见咽干、口苦、目赤、烦热、小便淋痛等证，以及阴虚火旺之候，均所禁忌。

本方原系散剂，取用方便而经济，但收效稍缓；倘欲迅速见功，可改为汤剂使用。

方中巴豆为必用之品，取其有温通缓下、推陈出新的功用。成人每方(汤剂)可用巴豆15～30个，除特殊体质外，绝不致引起大泻暴脱之险，但应注意以下两点：① 巴豆的制炒，必须恪遵原法，过黑焦枯，或未黑即去，都不中式。② 初服时不应畏巴豆之猛，而无原则地伍用参、芪等呆补之品，以免药性相互拮抗，走守牵制，而致留邪在络之弊。

服药以后，多数有肠鸣和大便畅行的反应，但腹痛、气胀则往往随之减轻，复诊处方时，巴豆便可半减其制，或者删而不用。

(陈岱)

第十节 升降散在肾脏疾病中的应用

升降散，系清代杨栗山所制，载于《伤寒温疫条辨》一书中，方由僵蚕、蝉蜕、姜黄、生大黄四味药组成，具有升清降浊、疏风清热、化瘀泻火之功。张志坚运用此方治疗各类肾脏疾病，随证化裁。屡取良效，爰引验案4则如下。

案1 水肿(急性肾炎)

金某，男，32岁。

初诊

主诉：发热，伴咽痛2周。

患者感冒发热，咽痛2周，经用抗生素和退热剂，发热退，但出现颜面、下肢水肿伴血尿，咳嗽少作，夜寐欠安，舌红苔黄，脉弦数。体检：血压120/80 mmHg，咽充血，扁桃体Ⅰ°肿大，心肺无异常，下肢水肿Ⅱ°。尿常规：蛋白(＋＋)，白细胞(＋)，红细胞(＋＋)。西医诊断为“急性肾炎”。证属风热闭郁，肺失宣降，风遏水阻，水道不利。法从疏风清热，宣肺通利，方用升降散加味。处方：

僵蚕10 g，蝉蜕10 g，生大黄6 g，姜黄10 g，金银花12 g，连翘15 g，桔梗10 g，荆芥15 g，白茅根30 g，石韦30 g，板蓝根30 g，甘草3 g。

5剂。水煎服。

二诊

水肿退，咽痛减轻，尿蛋白(±)。

守原法服10剂，诸症俱差，尿蛋白转阴。

【按】 《经》云：“伤于风者，上先受之。”外感风热之邪，上犯肺卫，清浊不分，热郁肌肤而发热，客于咽喉而肿痛，虽西药退热迅速，但风热郁闭，气道壅塞，肺气宣降治节失调，客于玄府，行于皮里，故发为水肿；治以宣肺疏卫以利水，清热解毒以降火，方用升降散疏风降火，化痰行水，与清热解毒之品金银花、连翘、板蓝根熔冶一炉，疏导解毒；又得桔梗、荆芥之力，升清降浊以散郁热；配石韦、白茅根利水消肿，通调水道，使上闸开启，清窍通利，精气自升，蛋白自消，水肿自退。

案 2　紫斑、尿浊(过敏性紫癜性肾炎)

王某,女,12 岁。

初诊

主诉:右侧大腿及臀部紫色斑疹伴小便混浊。

患者感冒 1 周后,出现右侧大腿及臀部紫色斑疹,不高出皮肤,压之不褪色,诊断为"过敏性紫癜",经用泼尼松、潘生丁、甲烯土霉素等治疗,紫斑减少,15 日后出现小便浑浊,有如河水,腰酸无力,舌红苔薄黄腻,脉细数,血压正常。血小板 10.2×10^9/L,尿常规:蛋白(+++),白细胞(+),红细胞(+++)。西医诊断为:过敏性紫癜性肾炎。证属外邪袭卫腠理闭塞,热伤血络,郁于肌肤,热浊内蕴,膀胱气化失司,清浊不分。治以解毒散火,凉血降浊。拟升降散加味。处方:

僵蚕 10 g,蝉蜕 10 g,生大黄 6 g,郁金 10 g,生地 30 g,白茅根 30 g,黄柏 15 g,牡丹皮 10 g,益母草 30 g,赤芍 10 g,六月雪 30 g,生地榆 30 g。

15 剂。水煎服。

二诊

小便转清,尿蛋白(++)、白细胞 0～1、红细胞 0～2。

上方去六月雪、黄柏,加鬼箭羽 30 g、徐长卿 30 g、苍耳子 12 g。

连服 50 剂,紫癜消失,尿蛋白(±)、红细胞 0～1、白细胞 0～1,好转出院。

【按】 本病属中医"紫斑""尿浊"范围。《经》曰"水液浑浊,皆属于热"。丹溪有"发斑,热炽也"之说。外邪入侵,酿成热毒,病及血脉,迫血妄行,血溢于外则为紫斑,热邪下注膀胱,与湿互结,清浊不分,而致尿浊。故治法以凉血解毒,泻火降浊。方用僵蚕清化而升阳;蝉蜕祛风散火,透邪外出;换姜黄为郁金,凉血解郁;大黄降浊泻火,活血化瘀,配黄柏、生地、牡丹皮、赤芍、生地榆清热凉血止血;白茅根、益母草活血利水,引浊下行;更加苍耳子疏散宣通;徐长卿祛风活血,利尿解毒,以助僵蚕、蝉蜕抗过敏作用。全方有升有降,内外通和,凉血散风,清热于理,降浊于下则斑化精藏。

案 3　腰痛(IgA 肾炎)

潘某,男,22 岁。

初诊

主诉:腰痛 2 年。

患者腰痛 2 年,平素易感冒,尿蛋白持续在(+)～(+++),南京军区总院肾穿刺活检诊断为"IgA 肾炎"。经雷公藤煎剂和中药清热化湿,益肾固涩剂等治疗,疗效不佳。腰酸肢软,口干咽痛,舌暗红苔微黄,脉细弦,咽充血,扁桃体Ⅱ°肿大,尿常规:蛋白(++),红细胞 0～1,白细胞 1～2。证属风邪湿热留恋,气虚两亏,肾亏阴伤。治以祛风化湿,清咽解毒,升降散加味。处方:

僵蚕 10 g,蝉蜕 10 g,姜黄 10 g,大黄 6 g,蒲公英 30 g,紫花地丁 30 g,连翘 15 g,金银

花 15 g,玄参 10 g,生地 5 g,生赤芍 10 g,桔梗 10 g,石韦 30 g,生甘草 3 g。

10 剂。水煎服。

二诊

药后 10 剂,咽痛消失,尿蛋白(++)。

上方去玄参、蒲公英、紫花地丁、连翘,加黄芪 15 g,益母草 30 g,鬼箭羽 30 g,碧玉散 10 g(包)。

再进 20 剂,腰痛,咽痛消失,尿蛋白转阴出院。

【按】 患者肾炎 2 年,邪不得外透,又不能里解,残风余热淹留,上烁肺气,下伤肾阴,清阳不升,金气壅塞,水精失藏,肾府失养,故见腰痛咽痛。方用僵蚕、蝉蜕相须为引,透风外出,大黄清热泻火,活血化瘀,又久病不愈,非湿即瘀,投姜黄化瘀行气,石韦清热利湿,配紫花地丁、金银花、连翘清热解毒,玄参、生地滋阴生津,桔梗宣肺升清、开结利咽。收效后再配黄芪、益母草、碧玉散益气行水,甘淡渗湿,佐鬼箭羽清热活血以固疗效。全方升里寓降,疏中有养,补泻合用,祛邪不忘扶正,庶不致误。

案 4 淋证(慢性肾盂肾炎)

杭某,女,59 岁。

初诊

主诉:小便淋沥涩痛,伴腰痛 10 余年。

患者小便淋沥涩痛,腰痛 10 余年。劳累则发,耳鸣目花,下腹坠胀,舌淡红苔薄腻微黄。多次尿检蛋白(+)~(++)、白细胞(+)~(+++)、红细胞(0)~(+)。西医诊断:慢性肾盂肾炎。证属肾气不足,血络瘀阻,水湿停滞,清阳不升。治宜益气升清,行瘀利湿。方选升降散加减。处方:

蝉蜕 10 g,僵蚕 10 g,熟大黄 10 g,凤尾草 30 g,生地 30 g,天冬 15 g,茯苓 15 g,茺蔚子 15 g,黄芪 15 g,白术 10 g,佛手片 10 g,枳壳 10 g,碧玉散 10 g(包煎)。

8 剂。水煎服。

二诊

药后,腰痛减轻,尿蛋白、红、白细胞均消失。

守原方再服 5 剂,痊愈出院。

【按】 本病久羁,气阴不足,瘀湿内阻,清阳不升,浊邪壅滞,气失疏泄。下焦开阖失度,故以蝉蜕、僵蚕升阳宣泄,熟大黄活血降浊,凤尾草清热利湿兼活血为肾盂肾炎要药,茺蔚子、黄芪益气行水以利湿浊,佐碧玉散甘淡渗利,避木通、黄柏之苦燥伤阴,借白术、佛手、枳壳、茯苓斡旋中焦,升降气机,配大剂量生地、天冬一则可佐白术、枳壳之燥,二则又可填补肾精。全方疏不忘养,行中有补,升中有降,清利不伤阴液,生精不碍脾胃,三焦同治,痼疾自除。

(陈岱)

第十一节 升降散验案

升降散，由僵蚕、蝉蜕、姜黄、生大黄4味药组成。功用能升清降浊、疏风清热，原治温病表里三焦大热、其证不可名状者。张志坚主任习用该方治疗便秘、瘾疹、暴聋、乳蛾等，常出奇取胜，屡获良效，爰举验案四则，介绍如下。

案1 尿血、紫斑(过敏性紫癜性肾炎)

朱某，女，13岁。

初诊(1983年3月15日)

主诉：小便黄赤混浊，伴双下肢皮肤紫斑。

患者平素体弱易感，于半年前感冒后1周，突然发现小便色红，伴见双下肢皮肤紫斑，住某医院确诊为"过敏性紫癜性肾炎"。服泼尼松、潘生丁等药治疗，紫癜减少出院。出院后不规则服药治疗，病情时有反复。诊时旬前曾经发热，今仍鼻塞，轻咳，咽红且痛，双下肢散见鲜红色紫斑，压之不褪色，小便黄赤混浊，大便干结(2日排便1次)，腰酸乏力，舌红、苔薄黄，脉浮细数。查血压正常，血小板计数8.5×10^9/L。尿常规：蛋白(++)，红细胞(+++)，白细胞(+)。辨证为风邪犯肺，搏击血热，郁于肌腠。治以辛散肺郁，调气凉血。仿升降散合倒换散化裁。处方：

僵蚕10 g，蝉蜕10 g，郁金10 g，熟大黄6 g，炒荆芥10 g，桔梗10 g，生甘草5 g，玄参10 g，生地10 g，连翘15 g，牡丹皮炭10 g，白茅根30 g，佛手10 g。

10剂。水煎服，每日1剂。

二诊

药进10剂，鼻塞已，咽痛平，大便转畅，小便渐清，但仍感乏力。尿常规：蛋白(+)，红细胞(++)，余阴性。效机已获，守方出入。

原方去郁金、大黄，加生黄芪15 g、防风10 g、生白术10 g。

再进20剂。水煎服。

三诊

尿常规复查正常，诸恙消失。因虑患者平素体弱，故嘱予服玉屏风口服液及六味地黄丸。

继续调理5个月，追踪调查，病未复发。

【按】 本例风邪内恋，搏击血热，邪不能外透，又不能里解，肺郁气机升降失常，故血为之凝滞，内伤肾络，外溢肌腠，是以表里上下同病，上现鼻塞、咽痛、咳嗽，下见紫斑、尿血。治选升降散合倒换散化裁。所用僵蚕、蝉蜕、桔梗、荆芥、连翘，着意辛凉疏散，透风于外；加入生地、牡丹皮炭、白茅根、郁金、大黄，旨在清热散瘀，凉血于里。全方配伍得当，终使气机正常，升降复而恋邪祛，肺郁宣而水源澄。

案 2 热痹(过敏性血管炎)

葛某,男,28 岁。

初诊(1997 年 8 月 28 日)

主诉:双侧踝关节肿痛伴发热半年,加重 3 日。

患者于半年前因劳累后出现双侧踝关节肿痛伴发热,右侧内踝部皮肤出现网状青斑,双小腿轻肿,有多处皮下结节。在某院皮肤科检查诊为“过敏性血管炎”。经服泼尼松及雷公藤多苷片治疗,病情仍经常反复。近 3 日症情加重,乃来我院门诊。症见:右踝关节内侧红肿疼痛,双小腿扪及皮下结节多枚,口干咽痛,小便黄赤、混浊,大便略干,舌红、苔薄黄微腻,脉细带数。检查:咽红充血,双侧扁桃体肿大Ⅰ°;血常规正常,红细胞沉降率 56 mm/h,抗链“O”<500 U,类风湿因子(-);尿常规:蛋白(++),红细胞 0~3/HP,白细胞 3~5/HP,隐血(+),肾功能正常。四诊合参,证属风邪郁热,留恋关节,气滞血瘀,痹阻经络。治以祛风清热,调气和络。拟升降散加味。处方:

僵蚕 10 g,蝉蜕 10 g,姜黄 10 g,生大黄 5 g,忍冬藤 30 g,玄参 10 g,生甘草 5 g,炒当归 10 g,怀牛膝 10 g,萆薢 30 g,佛手 10 g。

7 剂。水煎服,每日 1 剂。

二诊

药进 7 剂,咽痛平,胫肿退,下肢皮下结节消失,右踝关节肿痛减轻,局部皮肤网状青斑转淡。因食海虾,右踝肿痛又骤起。前议已中病机,故仍守原法。

上方去当归、玄参,加紫苏 15 g、制苍术 15 g、薏苡仁 30 g、炙鸡内金 10 g。

15 剂。水煎服。

三诊

右踝关节肿痛消失,右踝内侧皮肤网状青斑亦褪。复查红细胞沉降率正常,尿检阴性。乃嘱停服汤药,忌进海腥发物。续服四妙丸以巩固疗效。

【按】 患者右踝肿痛反复半年,病属中医“热痹”,故上见咽痛,下现踝部肿痛,尿黄混浊。《经》曰:“诸病跗肿,疼酸惊骇,皆属于火。诸转反戾,水液混浊,皆属于热。”是以方选升降散加味,取僵蚕、蝉蜕之清扬开泄以祛皮肤之风,透邪于外;进大黄之苦寒沉降以釜底抽薪,清热祛瘀于下;伍姜黄之行气,萆薢之渗湿;参入四妙勇安汤,清热解毒,活血止痛。收效后,获悉患者近因吃海虾而复发,乃加紫苏、鸡内金行气解毒,和中消滞;入苍术、薏苡仁健脾化湿以调理善后。

案 3 燥症(干燥综合征)

杨某,男,48 岁。

初诊(1994 年 12 月 7 日)

主诉:口干欲饮,伴双眼干涩 5 个月。

患者 5 个月前患左侧腮腺炎,经住院治疗,左颊肿痛好转出院。但逐渐出现口干欲饮，双眼干涩，左颊部酸楚。经眼科检查：双眼 Shormer 试验：阳性；口腔科作病理检查确诊为口眼干燥综合征。血液检查：类风湿因子(+)，红细胞沉降率 76 mm/h，抗链"O"1∶800；尿检：蛋白(+)；胸透：两肺纹理增加。因选用抗炎、对症等治疗无效而改用中药调治。症见：口干欲饮，双眼、鼻干燥，咽部不适，有时干咳，纳差，神疲乏力，尿频，小便多沫而混浊，大便干结(4～5 日排便 1 次)，舌暗红、苔薄白而燥，脉细弦，右寸略浮。证属风恋肺郁，气机升降不利，水津输布违常。治以祛风宣肺，调气生津。处方：

僵蚕 10 g，蝉蜕 10 g，熟大黄 8 g，姜黄 10 g，桔梗 10 g，炒枳实 10 g，生甘草 5 g，玄参 10 g，南沙参、北沙参各 15 g，天花粉 30 g，炒楂曲各 10 g，连翘 15 g，枇杷叶 10 g。

5 剂。水煎服，每日 1 剂。

二诊

服药 5 剂后，患者口干减轻，咽部异物感明显好转，大便变软，日行 1 次，但患者双眼仍干涩。

故于原方加石斛 30 g、枸杞子 10 g、白菊花 10 g。

10 剂。水煎服。

三诊

患者口眼鼻干燥症状均减轻，且口中唾液渐增，精神好转。药已获效，守方继服 10 剂后复查尿常规正常，红细胞沉降率 18 mm/h，抗链"O"<500 U，类风湿因子阴性。干咳止，纳食增，燥症消除而愈。

【按】 本例病由风毒侵袭经络而起，虽见口干欲饮之见症，治疗不可囿于养阴生津，亦不可妄投苦泄之品。唯宜宣肺开郁，以伸治节之权，俾使气机升降正常，津液输布流畅，燥症自然痊愈。

案 4 淋证(非淋球菌性尿道炎)

吴某，女，32 岁。

初诊(1993 年 7 月 25 日)

主诉：尿频涩滞，淋沥不畅，伴少腹胀满 3 年。

患者自述 3 年前丈夫出差感染性病，间接累及，经某性病防治所予头孢曲松正规治疗后，排尿疼痛虽有好转，尿频不爽，迄未控制。症见：尿频涩滞，淋沥不畅，伴少腹胀满，带多色黄，七情波动，症情加重，大便干结，舌淡红、苔黄腻根厚，脉细弦。白带 PCR 检查示：淋球菌(−)，沙眼衣原体(+)，解脲支原体(+)。辨证为风邪湿毒，盘踞下焦，肝郁气机升降失常。治以祛风清化，疏肝调气。处方：

僵蚕 10 g，蝉蜕 10 g，姜黄 10 g，生大黄 5 g，炒当归 10 g，白芍 10 g，茯苓 10 g，柴胡 10 g，生白术 10 g，碧玉散 10 g(包煎)，炒神曲 10 g。

7 剂。水煎服，每日 1 剂。

二诊

药进 7 剂后，尿频涩滞明显好转，大便转畅，少腹胀满消失，带下减少，但仍感乏力，舌根黄腻苔略化，脉细弦。

原方去大黄、茯苓，加虎杖 30 g、土茯苓 30 g、苦参 10 g、生黄芪 15 g、蛇蜕 10 g。

续进 10 剂后，白带 PCR 复查：沙眼衣原体（—），解脲支原体（—），诸症消失，淋证乃愈。

【按】 非淋球菌性尿道炎，是近年来临床逐渐多见的泌尿系疾病。此证病机以湿毒盘踞下焦为标，肝郁气机升降失常是本。故予升降散升降气机，祛风清毒，力拔其标；配合逍遥散化裁，疏肝解郁，以治其本。用药取效后，复加黄芪补气升提，调整机体免疫功能。再增虎杖、蛇蜕、苦参、土茯苓，攻诸湿毒，祛风杀虫，走下窍以治五淋白浊。这是张志坚治淋取效的常用方法。

（张福产）

第十二节　治呕药对琐谈

呕吐一症，可见于临床各科及多种疾病。病因不一，治法各异，倘能结合选用治呕药对，可望增强疗效。今略举数对，以示梗概。

（一）生姜、紫苏解风寒犯胃

生姜“行阳分而祛寒发表，宣肺气而解郁调中”；紫苏疏肌表以通泄腠理，开胸膈而舒醒脾胃，合治风寒犯胃，和降失常而呕吐、寒热等症，每获良效。因紫苏芳香辟秽，能解鱼蟹毒，故鱼蟹中毒致吐时，二味亦所常用。

（二）黄连、吴茱萸清肝经火郁

黄连苦寒、清泻肝火，吴茱萸辛热、温开肝郁，用治气郁化火，肝胃不和的呕吐、吞酸等症，效果理想。古方左金丸吴茱萸剂量仅黄连的六分之一，其义有三：一是反佐以缓解郁热，一是取其降逆之用，一是引热下行。临床应根据肝热之轻重，痰湿之有无，而斟酌连萸的用量，不必固执于六一之比。

（三）黄连、干姜调寒热互结

黄连苦寒、泄热除痞，干姜辛热、开结散寒，二味相配，苦辛并进，适应于寒热交结、心下痞满、胸烦呕吐等症，每收著效。唯须掌握舌象，以定姜、连之制，因过寒则凝滞，过热则伤津。张志坚认为，舌苔白而不黄者，干姜用量应大于黄连；若舌苔黄白相兼，则姜、连等量并用；舌苔黄者，则黄连之剂应超过干姜。

（四）黄连、半夏泄湿热内蕴

黄连苦降、清泄胃热，半夏辛开、温燥脾湿，两味合用，治疗湿热并存、脘腹痞满、呕吐、苔腻等症，颇能燥湿清热。还应视湿热之孰甚，权衡辛苦之偏重：舌苔黄浊而热偏重者，重用黄连；苔腻黄白而湿偏重者，重用半夏。依此处理，方能增效。

（五）黄连、苏叶平肺胃不和

黄连苦降胃火之上冲，苏叶辛通肺胃之气郁，合治胃热移肺，肺不受邪，肺胃不和而呕恶不止、胸闷、微见热象者，通降顺气，独擅其长。临证时要注意：① 药量宜轻，不过 3 g。王士雄云："药止二味，分不及钱，不但治上焦宜小剂，而轻药竟可以愈重病，所谓轻可去实也。"设投重剂则有药过病所，克伐无辜之害。② 少量冷服，多次给药。此所以远其药气，以利沉降耳。张志坚改水煎为麻沸汤渍服，治重症呕吐辄效，对后学颇多启发。

（六）旋覆花、代赭石医痰滞气逆

旋覆花下气消痰，代赭石镇逆凉肝，一降肺胃之气，一镇肝胃之逆。两药结对，用于痰浊中阻，呕吐痰涎及嗳呃等症，最为合拍。用于治疗肝郁化风夹痰，激于幽门引起的呕吐，喜用旋覆、代赭，配合僵蚕、浙贝母，开郁结，降痰气，往往有效。僵蚕解痉风、治喉痹，浙贝母开肺气、散结毒，是言其常，僵、贝同进，功擅祛风缓急，解痉止呕，乃言其变，故录之以备一格。

（七）半夏、生姜蠲水饮停胃

半夏辛燥、散结蠲饮，生姜温胃、降逆止呕，二味组对，治疗水饮停胃而见呕吐清水痰涎、苔白腻等症，化饮和胃，允称恰当。由于饮邪阻遏清阳则眩，水气上干凌心则悸，如兼眩晕、心悸，宜加茯苓以行水宁心，水气一去，悸眩可除。

（八）半夏、陈皮愈湿痰阻气

半夏燥湿祛痰，降逆止呕；陈皮芳香醒脾，理气化痰。二味联用，适用于痰阻气机，胸脘痞闷、呕恶、苔腻等症，使湿痰去而脾运复，气机畅而水湿化。尚须审辨虚实，分清主次。大便素溏、脾虚失运者，加白术、茯苓着意培脾；身重、尿涩、苔浊湿盛者，加泽泻、猪苓偏重利湿。若见吐止吐，非其治也。

（九）藿香、佩兰疏湿浊中阻

藿香和佩兰为芳香、化湿、辟浊要药，唯一则长于止呕而兼解表，一则侧重醒脾而又开胃，二味成对，治疗湿浊内蕴，而见胸闷、纳呆、呕恶、苔腻者有效。湿浊一开，则呕吐自平。给药时要抓住舌苔浊垢这一特征，结合口淡黏甜、脉濡缓等症，方不致误。

（十）乌梅、川椒治蛔扰胆胃

乌梅味酸，蛔得酸则静；川椒味辛，蛔得辛则伏。二药组合，用于蛔虫入胃上膈所致的呕吐、泛恶，和胃安蛔，功效可靠。但应细察寒热虚实，推敲配伍变化，如偏于寒加干姜、吴茱萸，偏于热加黄连、黄柏，偏于虚加党参、当归，偏于实加大黄、槟榔，如是辨治，可使药效更臻理想。

（十一）丁香、柿蒂疗胃寒呕呃

丁香温中以行滞气，柿蒂苦涩以散逆气，《本草求真》谓："一辛热而一苦平，合用深得寒热兼济之妙。"不唯治呃，且能止呕。凡胃中有寒，和降失职而呃逆、呕吐者，均可施治。又丁香、柿蒂温胃降逆，可因偶药不同而改变其性，如二味配以大剂鲜生地，医津伤热呕，其效亦宏。乃知以热治寒之理，可循而不可囿。

（十二）枇杷叶、鲜竹茹降胃热气冲

枇杷叶清降胃热，苦泄下气；鲜竹茹凉解阳明，甘寒止呕。合用能治胃有热，气逆不降而恶心、呕吐等症。唯二药同中有异，同者均能清肺胃之热，异在枇杷叶兼能泄风热，鲜竹茹可清虚热痰浊，临证时不可不辨。

（十三）党参、半夏治气虚胃逆

党参甘温补虚，半夏降逆止呕，二味合用，补中虚而顺气，降呕逆而益胃，以之治疗中气匮乏，胃虚不降的呕吐不食、反胃等症，当推首选。若兼便秘需加蜂蜜，一以润导，一以安中，是《金匮要略》大半夏汤原意。

（十四）党参、石斛复气阴两伤

石斛养阴清热、濡胃生津，党参益气补中、健脾和胃，二味组对，健脾运而不燥，滋胃阴而不腻。用治气阴两伤，胃失和降的呕吐、谷食不进，可收止呕开噤之效。倘得胃气渐苏，泛哕见衰，饥意稍生，方可转商他治。

（十五）党参、吴茱萸理虚寒呕逆

吴茱萸辛热下行，温中降逆；党参甘温升发，补气安中。二味配伍，用治胃中虚寒呕吐。或厥阴寒邪上干阳明而哕吐涎沫，功能疏郁结而理中虚，暖肝胃而降冷浊。如久吐累及肾阳，法当益火温脾，附子、干姜之属均可选合。

（十六）石斛、沉香治阴虚气逆

石斛甘寒滋阴，沉香辛温降气。石斛得沉香则滋胃阴而不抑遏，沉香得石斛则降逆气而不燥津。二药寒温相济，顺气养阴，对阴虚气逆症见干呕不止、口燥、舌红少津者，收效颇速。

（十七）大黄、甘草下胃实止呕

大黄清泄郁热，攻导积滞；甘草泻火解毒，甘缓和中。二味生用，治疗阳明郁热积滞，

见呕吐、腑气不通等症，力能苦降润下止呕。亦适用于气火上逆所致的泛哕，斯时只欲其引火下行，而不欲其峻通水道。我们体会再加白残花 10 g，顺气和降，更能提高疗效。

（十八）鸡内金、麦芽消食滞健胃

鸡内金磨谷化积，宽中健脾；麦芽开胃消食，疏肝下气。二药配合，用治食积伤中的呕吐，有较好疗效。但磨谷消导之品，削伐有余，中病之后，应逐步减量，终不可多服久服。

（十九）韭汁、水蛭散瘀血内结

韭菜汁散血行气，和胃降逆，李时珍谓其“辛温能散胃脘痰饮恶血”。水蛭破血逐瘀，攻积消癥。合对能宽膈降逆，化瘀开关，可治瘀血湿痰阻结胃口，表现吞咽不利，食后即吐等症。倘久呕阴伤，舌红而光者，应配以牛乳生津养胃，支持正气，寓补于消。

（二十）伏龙肝、鲜芦根除诸般呕哕

呕吐泛哕，急切间寒热难辨者，张志坚常用伏龙肝配鲜芦根降逆止呕，屡屡获效。考伏龙肝辛温，温中和胃；鲜芦根甘寒，清胃生津。二药寒温互济，养胃津而不伤中阳，温脾气而不损胃阴。对妊娠恶阻、胃弱不胜重药者，疗效亦好。切不可因其平淡而等闲视之。

上述治呕药对，仅举常用者，一则阅历有限，一则感受各别。倘以辨证为前提，联合应用或加减裁变，则其治法愈化就繁，其适应范围也广。

（赵敏）

第十三节　少腹逐瘀汤治验妇科疾病 2 例

少腹逐瘀汤，为清代著名医家王清任所创著名的五逐瘀汤之一，由小茴香、干姜、延胡索、没药、当归、川芎、官桂、赤芍、蒲黄、五灵脂组成，主要用于治疗血瘀少腹之积块、痛经、月经不调等，涉及妇科经、带、胎、产诸门。本方中当归、赤芍、川芎能养血调经，活血祛瘀，而当归乃是阴中之阳药、血中之气药，配合赤芍行滞调经，具有养血活血、行气通瘀调经的功效；五灵脂、蒲黄、延胡索、没药通利血脉，祛瘀止痛；小茴香、干姜、官桂为佐药，温经散寒除湿，理气止痛，并能引诸药直达少腹；全方组合具有温经散寒、活血化瘀、消肿止痛之功效。张志坚在临床上遇到由于血瘀导致的妇科疾病患者常用此方每获效验，爰举两则病例如下。

一、子宫内膜异位症

子宫内膜异位症，是指具有活性的子宫内膜组织（腺体和间质），出现在子宫内膜以外

部位，其大多数病变出现在盆腔内生殖器官和邻近器官的腹膜面，不但具有病变广泛、形态多样的特点，引起的疼痛及不孕等严重影响妇女的生活质量，而且极易复发，手术治疗很难根除，因此，多年来，在妇科疾病治疗上，一直作为重要难题之一，采用中医药方法治疗，一般能取得较好的疗效。中医药治疗此症常从“痛经”“癥瘕”入手。

案 1

范某，女，28 岁，已婚。

初诊(2013 年 1 月 6 日)

主诉：痛经 10 余年。

患者痛经 10 余年，3 年前曾在某医院治疗，诊断为子宫内膜异位症，现痛经逐渐加重，小腹冷痛伴腰骶酸痛，四末不温，头面出汗，甚则欲解大便，每月行经需服止痛药方可缓解；舌质紫暗，苔薄，脉弦紧。妇科检查：阴道后穹窿近直肠窝处可触及数个黄豆粒大小结节，右侧附件增厚。辨证为：寒凝胞宫，气血瘀滞。拟法：温经散寒，理气化瘀。处方：

当归 15 g，制香附 10 g，延胡索 15 g，小茴香 5 g，肉桂 8 g(后下)，乌药 10 g，木香 6 g，干姜 6 g，炙甘草 3 g，桃仁 10 g，红花 10 g，失笑散 15 g(包煎)，制没药 10 g，炒白芍 20 g，制莪术 10 g，三棱 10 g，牛膝 10 g。

15 剂。水煎服。

药后适值经行，腹痛明显减轻，腰痛与出汗缓解，嘱患者经期停服中药。之后，每月经前 10 日，即开始服上方，连服 15 日，守方 6 个月经周期以巩固疗效，诸恙痊愈。妇科检查：阴道后穹窿结节已然消失。嘱经期御寒，遂瘥。

【按】 根据多年来中医妇科学对子宫内膜异位症较为系统的研究，普遍认为“瘀血阻滞胞宫、冲任”是其基本病机，而瘀之形成，又与脏腑功能失调，气血失调以及感受外邪等因素攸关。故我们临床常以“活血化瘀”为主要方法，并贯穿于治疗始终，又分别根据“血瘀”之因，辅以相应的理气、温经、补肾益气、凉血诸法治疗。现代药理研究也证实，活血化瘀药有明显改善微循环，减少原纤维合成增强原酶活性和纤溶活性，促使组织变软，吸收，缓解粘连，使病变部位恢复正常功能。

《傅青主女科》云：“寒湿乃邪气也，妇人有冲任之脉，居于下焦……经水由二经而外出，而寒湿满二经而内乱，两相争而作疼痛。”患者病程长达 10 余年，久病入络。经行小腹冷痛伴腰骶酸痛，四末不温，气滞寒凝，宫冷可知；血瘀络脉，故舌质紫暗，脉象弦紧。妇检：穹窿有结节，附件增厚，当属络脉瘀结成癥。方选少腹逐瘀汤加减，取其温经散寒、活血化瘀、止痛消癥之功效。方中当归、白芍、桃仁、红花、失笑散，养血调经，活血化瘀；香附、延胡索、乌药、木香，理气止痛，解郁调经，且三棱、莪术还长于软坚散结，有助于异位内膜的化解和排出；合肉桂、小茴香、干姜温经逐寒，宣导血脉，暖和胞宫；佐牛膝引药下行，并能散瘀；加炙甘草调和诸药，补中缓急。诸药合用，共奏祛寒散瘀、通经止痛的功效。由于药证合拍，卒能治愈多年痛经。

二、多囊卵巢综合征

多囊卵巢综合征是一种生殖功能障碍与糖代谢异常并存的内分泌紊乱综合征。中医相关的研究报道始于20世纪80年代初期，认为其基本病机与肝、肾、脾三脏功能失调及痰湿、血瘀等因素密切相关。卵巢功能障碍是“痰浊”壅塞胞宫的结果。倘痰瘀互结而络瘀，表现为肥胖、不孕、痤疮、闭经、多毛等。则在祛瘀基础上化痰通络，调理冲任，此法颇有效验。

案2

许某，女，27岁，已婚。

初诊(2012年9月15日)

主诉：经行落后，伴腹痛2年。

结婚3年未孕，前年起经行落后，腹痛，经量减少，点滴即净，经某医院卵巢超声及性激素等检查诊断为多囊卵巢综合征，经西医治疗两年，效果不明显，继而转投中医治疗。现诊：闭经半年，素日喜食辛辣肥厚之品，面部痤疮满布，体形肥胖超重，舌质暗，苔黄腻，脉细涩，体重指数(BMI)32 kg/m^2。此系痰瘀阻滞，湿热内蕴，冲任失调之证。法当化痰祛瘀，调理冲任。处方：

法半夏10 g，茯苓15 g，陈皮10 g，制天南星10 g，生山楂15 g，海藻10 g，桃仁10 g，红花10 g，失笑散15 g(包煎)，制没药10 g，延胡索10 g，香附10 g，炙水蛭4 g，泽泻10 g，炙甘草3 g。

10剂。水煎服。

二诊

服药10剂，面部痤疮减少，大便不畅，舌质红，苔黄腻，脉细滑。

原方加制大黄5 g、荷叶15 g，守制出入。

10剂。水煎服。

三诊

经净2日，经前曾腹痛，量少色红，痤疮新生不多，舌质暗，苔黄腻，脉细。恐祛瘀之峻剂性猛，需中病即止。

以初方去水蛭，加赤芍、当归。

15剂。水煎服。

四诊

停药13日后，月经来潮，腹痛明显减轻，由于病情稳定，处方无甚变化。

以上方继进。效机已显，以上方增损，治疗2个月而愈。

随访半年，患者月经如期来潮，面部痤疮消退，且未见新生，体重明显减轻(BMI为26 kg/m^2)。现已怀孕2个月。

【按】 元代朱丹溪在《丹溪心法》中指出：“若是肥盛妇人，禀受甚厚……谓之躯脂满溢，闭塞子宫，宜行湿燥痰。”“痰积久聚多，随脾胃之气以四溢，则流溢于肠胃之外，躯壳之中，经络为之壅塞……甚至结成窠囊，牢不可破，其患因不一矣。”其提出的“痰夹瘀血，逆成窠囊”之“窠囊”即如同多囊卵巢改变。本例患者，体胖，面生痤疮，喜食辛辣肥厚之品，以致脾虚生痰，痰浊壅盛，则膏脂充溢，而见体胖；痰浊日久化热，痰热壅阻毛囊，发为痤疮；痰停体内，久则化瘀，痰瘀互结，阻于脉道，冲任不通，血海不盈，胞宫致月事不调，甚则闭经，不孕。故辨证为“痰瘀阻滞，湿热内蕴，冲任失调”。方选少腹逐瘀汤合苍附导痰汤化裁。方中：法半夏、茯苓、陈皮，燥湿化痰，健脾和胃；制天南星、生山楂，化痰行瘀，山楂酸甘化阴，活血和络，消痰化浊，擅治浊瘀闭络；海藻咸寒，消痰软坚；桃仁、红花、失笑散、延胡索、制没药，活血祛瘀，化瘀止痛；香附疏肝理气，和血调经；患者病已数年，闭经多日，久病成瘀，予以炙水蛭破血逐瘀，加强行瘀之功效；泽泻渗湿泄热；甘草调和诸药，与海藻相互制约，相反相成，海藻得甘草，祛邪而不伤正；甘草得海藻扶正而不恋邪。初诊以健脾益气，利湿化痰，破血逐瘀为主；二诊考虑湿热并存，在原方中加入制大黄、荷叶，两药辅以分清痰浊，加强了清利湿热之效；三诊以后以养血和血、化痰祛瘀为主；患者病证痰瘀互结是其主要病理因素，纵观治疗过程，虽临证处方药有加减，但化痰祛瘀始终贯彻其中；因用药符合病机，故恙情日见消减而愈，取得了较为满意的效果。

（张玲）

第十四节 补中益气汤治疗溲便之变验案举隅

补中益气汤是金代李东垣所著《脾胃论》一书中的著名方剂。张志坚临床用本方治疗因中气不足所致便秘、泄泻及劳淋、排尿后晕厥，均获良效。

一、便 秘

案1

吴某，男，72岁。

初诊(1993年12月18日)

主诉：便秘数月。

患者于今年秋忙劳累之后，出现大便难解，甚则7～8日大便一次，但粪质并不干硬。虽有便意，临厕努挣难解，久则气急汗出，便后神疲乏力。曾经使用开塞露助便，先后服用果导片、麻子仁丸、胆黄润肠丸等药，初投小效，久进无效。且更感疲倦。经胃肠X线钡透检查，未见明显异常。症见：神疲乏力，纳差，口不渴，面少华色，动则气短。小腹与肛区坠胀，大便8日未解，舌淡嫩红，苔薄腻，脉虚细。四诊合参，此乃年逾古稀，津血已亏，农忙劳累，中气受损，大肠传导失司。治拟：补中益气，养血润肠法。以补中益气汤化裁。处方：

炙黄芪 30 g，炒当归 15 g，生白术 10 g，广陈皮 10 g，炙升麻 10 g，柴胡 10 g，党参 15 g，生甘草 5 g，制何首乌 30 g，火麻仁 30 g，白残花 10 g。

5 剂。水煎服，每日 2 次。

二诊

药进 3 剂，大便转畅，每日 1 次，乏力等症状次第减轻。

效机已获，守方续进 10 剂。乃改服补中益气丸，以资巩固疗效。

半年后追讯，旧恙未发。

【按】 便秘一证，病因众多，治法迥异。然老年患此病者，大多属虚秘一类。《医学衷中参西录》中说："其症多得之力小任重，或枵腹力作，或病后气力未复，勤于动作……或气分虚极自下陷，种种原因不同。"张锡纯使用升陷汤治疗。本例病起于农忙劳累之后，临床见证，恰与上说合拍。而张志坚选用补中益气汤，加入养血润肠之品，因切中其病机，故收立竿见影之效。

二、泄 泻

案 2

屠某，女，41 岁。

初诊(1996 年 10 月 6 日)

主诉：反复泄泻 5 年。

患者泄泻 5 年，时发时止，每因劳累则病情加剧。曾经住院治疗，纤维肠镜检查示：全结肠未见明显异常。最后确诊为"肠易激综合征"，迭服西药及中药痛泻要方、理中汤等化裁治疗，病情迄未控制。近因家中装修，操劳疲乏，1 周来，大便溏泄，日行 3～5 次，粪质虽稀，但无白红黏冻，腹不痛，虽无里急，但感后重，自觉神疲乏力，小腹坠胀，纳食不启，舌淡红，苔薄微腻，脉细软。脉证合参，此乃久病脾虚失运，劳累耗伤中气。治拟补中益气，健运化湿法。处方：

炙黄芪 15 g，炒苍术、白术各 10 g，广陈皮 10 g，炙升麻 10 g，柴胡 10 g，炒当归 10 g，党参 15 g，六一散 10 g(包煎)，川连 4 g，煨木香 10 g，煨葛根 30 g，茯苓 30 g，炒楂曲各 10 g。

7 剂。水煎服，每日 2 次。

二诊

药进 5 剂，大便成形，每日 1 次，7 剂服完，诸症消失。因虑患者病已五载，药虽中的，病根未拔。

故嘱继服补中益气丸 1 个月，以善其后。随访半年，病未复发。

【按】 泄泻一证，初病多属于实，久泄常见伤脾。脾虚则运化失司，水湿内聚。《素问·阴阳应象大论》指出："清气在下，则生飧泄，浊气在上，则生䐜胀。""湿胜则濡泄。"本例泄泻，久病不已，脾运失健，复加劳累，中气受损，故病情加重。张志坚指出：泄泻迁徙，若不善健脾化湿，终非长策。故选补中益气汤加入治湿之品而获效。说明临床治疗泄泻，必须审证求因，灵活变通。

三、劳　淋

案3

蒋某，女，47岁。

初诊(1993年11月3日)

患者于2年前因丈夫出差，罹患淋病，不幸感染。经性病防治中心正规治疗后，虽排尿刺痛缓解，但小便频数不已，劳累则加重，甚则10 min排尿1次，每次尿量不多，带多色白，妇科检查未见异常。经某医院诊断为“尿道综合征”，屡进西药治疗，效果不佳。乃求中医治疗。症见：精神疲惫，肢软乏力，气短懒言，纳食不振，小腹坠胀，舌淡嫩，苔薄腻，根苔微黄，脉细软。小便常规检查：白细胞少许，红细胞0～3，中段尿培养(－)。B超检查：双肾、膀胱、子宫、附件未见异常。细审脉证，此属久病脾虚气陷，湿热未尽，膀胱失约。治以补中益气，清化固脬。处方：

炙黄芪15 g，党参15 g，炙升麻10 g，柴胡10 g，生甘草3 g，广陈皮10 g，生白术10 g，炒当归10 g，益智仁10 g，台乌药15 g，炒山药15 g，白花蛇舌草30 g。

7剂。水煎服，每日2次。

二诊

药后，神疲乏力与小便频数均明显好转。但纳食未启，仍感小腹坠胀。前议合拍，勿庸更张。

守法中加入炒枳壳10 g、炙鸡内金10 g，炙黄芪加至30 g，再进7剂。

尿次恢复正常，乏力、小腹坠胀诸症尽除，继服10剂，巩固疗效。

【按】《景岳全书·淋浊》指出：“治淋之法，大都与治浊相同，凡热者宜清，涩者宜利，下陷者宜升提，虚者宜补……观本例尿频，体劳则加剧，气短乏力，小腹坠胀，舌淡嫩，脉细软，为一派中气下陷之征。”属“劳淋”范畴。如果投补中益气汤化裁，使脾虚得补，气陷能升，脬气复固，劳淋乃愈。

四、排尿后晕厥

案4

殷某，男，26岁。

初诊(1992年4月8日)

主诉：反复排尿后晕厥半年。

患者半年来，常因劳累于夜间发生起床小便后头晕，且在排尿时自闻耳间有气流之声，数秒钟即止。甚则晕倒，意识丧失，持续 1～3 min 自行苏醒，醒后疲乏无力，昏昏欲睡。经某医院诊断为“排尿性晕厥”。久治不效，痛苦异常。症见：神疲乏力，面少华色，脘胀，纳差，便溏日行一次，体位变动则头晕、目花，舌淡红，苔白，脉细软。血压 90/60 mmHg，心率 68 次/min，律齐，各瓣膜听诊区未闻病理性杂音，神经系统检查未见明显异常。此乃中气不足，清浊升降失司。治拟补中益气，扶正升清法。处方：

炙黄芪 15 g，炒白术 10 g，茯苓 15 g，广陈皮 10 g，炙升麻 10 g，柴胡 10 g，党参 15 g，炒白芍 10 g，石菖蒲 10 g，炙甘草 5 g，炒楂曲各 10 g。

5 剂。水煎，饭后服，每日 2 次。

二诊

药进 5 剂，溺后头晕减轻，昏倒未发，便溏如前。血压 110/75 mmHg。

药已获效，守方中加煨葛根 30 g，再进 10 剂，诸症悉除。随访半年，排尿后头晕未发。

【按】 本例患者属晕厥范畴。根据《灵枢·口问》“故上气不足，脑为之不满，耳为之苦鸣，头为之苦倾，目为之眩”之旨，张志坚辨证为中气不足，清阳少升，浊阴上越，蒙蔽清窍。故方选补中益气汤化裁，加入石菖蒲、煨葛根之类，辟浊开窍，升提清阳，因药中肯綮，故获良效。

（赵敏）

第十五节　妇更饮治疗更年期综合征初探

更年期综合征系临床常见病症，张志坚从补肾燮理阴阳立法，自拟妇更饮为基本方，治疗妇女更年期综合征 35 例，收到较好效果，现介绍如下。

临床资料：本组 35 例，年龄为 43～57 岁，平均 52 岁。绝经前期 7 例，绝经期 3 例，绝经后 25 例。临床表现均有：乍凉、乍热，自汗，盗汗，头面潮红，眩晕，腰酸，耳鸣，筋骨酸痛，心烦少寐，急躁易怒，或伴见神疲乏力，纳食减少，其中 6 例兼有血压升高。全部病例经必要的理化检查，除外有关器质性病变。

治疗方法：本组病例均以妇更饮为主，随证加减施治，未使用任何西药。

方由生地 15 g、紫草 15 g、淫羊藿 10 g、桑寄生 15 g、炒当归 10 g、钩藤 15 g(后下)、制香附 10 g，生麦芽 15 g 组成。肝郁心虚，脏躁神烦加淮小麦、炙甘草、红枣；脾弱少运，纳差便溏加党参、白术、山药、茯苓，水亏木旺，烦躁易怒，血压偏高加熟女贞子、墨旱莲、夏枯草、石决明；阴虚血少，失眠心悸加北沙参、麦冬、制何首乌、酸枣仁、五味子；阳浮液泄，自汗盗汗加糯稻根、浮小麦、白芍。每日 1 剂。水煎，分 2 次服。

治疗结果：35 例中服药最多者 47 剂，最少 5 剂，平均服 12 剂。治愈：症状体征消失，追访 2 个月未发，共 24 例。好转：症状体征显著减轻或部分消失，共 10 例。无效：症状体征无变化，1 例。

案

华某，女，51 岁，工人。

初诊(1982 年 7 月 15 日)

主诉：时时汗出，伴头晕耳鸣 2 年余。

经闭两载有余，时时汗出，头晕耳鸣，腰酸膝软，迩来乍寒乍热，面颈轰然火升，心悸虚烦，夜难入眠，舌暗红苔薄，脉象细软。妇科诊断为：更年期综合征。证属肾虚阴阳不足，心肝失和。治法益肾，调补阴阳，养心安神。处方：

生地 15 g，紫草 15 g，淫羊藿 20 g，钩藤 15 g(后下)，酸枣仁 10 g(炒)，生甘草 5 g，淮小麦 30 g，红枣 5 枚，生白芍 10 g，糯稻根 30 g，桑寄生 15 g，制香附 10 g，生麦芽 30 g。

5 剂。水煎服。

二诊

药后寒热得罢，汗出减半，夜寐转安，效不更窜。

原方续进 7 剂，身和汗止，诸症俱瘥。2 个月后追访，病未复发。

【按】 ① 辨证主肾虚，须审脏气失衡。妇女更年期症状的出现，即系内在肾虚的反应，在肾有阴虚阳虚之分，累及他脏会引起脏气间的失衡。然而阴阳失衡是其常，脏气偏颇是其变，主次宜分，常变当辨，用药才能应手。② 八脉必受损，尤累冲任维脉。肾亏冲任亦亏，所以月经紊乱或绝经。水火之脏不能滋发，阴阳维脉必虚，故见乍寒乍热，筋骨疼痛。③ 治肾当用补，贵在燮理阴阳。该病以肾虚为本，治疗以益肾扶元，协调阴阳为原则。妇更饮有滋水温肾，燮理阴阳，通调气血，拨偏颇返于平衡的功用，以之治疗肾虚精气不足，阴阳俱弱的更年期综合征，确有一定疗效。

然而病无常形，医无常方，要在辨证施治，“以平为期”，设若泥方不变，其弊滋多。

(张福产)

第十六节 海藻玉壶汤的应用介绍

海藻玉壶汤始载于《外科正宗》，方由海藻、贝母、陈皮、青皮、昆布、海带、川芎、当归、半夏、连翘、甘草、独活十二味药组成。功能化痰软坚，祛风除湿，调气活血，泄热散郁。适用于痰湿阻滞，郁热恋络引致的疾患。张志坚运用此方，加减治疗瘰疬、瘿瘤、梅核气、痰核等病症，获效满意，爰举病例，介绍如下。

一、瘰 疬

瘰疬一证，多从虚劳气郁和风热痰毒分治。倘系痰湿凝聚，气滞瘀热为患，使用本方有化痰软坚、疏肝散结之功。如肝火偏甚，可加夏枯草，痰核较多宜添猫爪草，使疗效更臻理想。

案 1

沈某，男，12 岁，学生。

初诊(1979 年 2 月 19 日)

主诉：颈项肿痛 3 个月。

颈项结核，3 月于兹，由某医院确诊为“慢性颈淋巴结炎”，曾用青、链霉素等药物治疗，肿块未小，反形增大。症见：左颈结核三枚，一大如杏核，一状若花生，一小似绿豆，推之可移，扪之疼痛，质硬，皮色不红，局部不热，纳食尚可，午后或有低热，舌苔薄腻。脉象细弦带数。辨证为痰湿凝聚，气血郁阻。已露化火之势。拟法：化痰湿而软坚，行气血以泄热。处方：

海藻 10 g，昆布 10 g，浙贝母 6 g，青皮 6 g，陈皮 6 g，制半夏 6 g，夏枯草 10 g，当归 5 g，川芎 5 g，猫爪草 15 g，独活 5 g，生甘草 3 g。

5 剂。水煎服。

二诊

药后低热未起，核块软缩，压痛亦平，乃郁痹疏达之征，唯近来纳食不香，恐攻伐碍中，宜参入和胃。

原方去昆布、夏枯草，加生白术 5 g、香谷芽 10 g。续进 5 剂。

痰湿坚凝松散，颈项结核更小，治疗 1 个月，诸症痊愈，随访 1 年，未再复发。

二、梅核气

梅核气有在气和及络之异。在气者，病位时或游移，病情倏而轻重；反之，则为及络。如系痰气交结，瘀热阻络，异物感固定，且有增重趋向者，本方化裁使用，多能应手取效。

案 2

葛某，男，39 岁，教师。

初诊(1976 年 6 月 25 日)

主诉：咽窒不适 2 年。

前年咽窒不适，经某医院检诊为“会厌囊肿”，并行手术治疗；去年症状复作，予以再次摘除。今夏新感以后，旧恙又起，五官科查：会厌左侧囊肿，大如黄豆，黏膜充血。因不愿重做手术，改用药物治疗，迭经处治，殊罔所效，乃来我院门诊。患者形瘦色苍，咽喉不适，似絮堵而无妨进食，或轻咳而稍有黏痰，胸闷板窒，口渴，嗜饮浓茶，舌苔薄黄腻，脉细滑数。此系痰湿瘀滞会厌，郁热灼伤津液。法当化痰祛湿，调气和络，泄热生津。还宜稍佐轻宣之品，以散感后肺经恋邪。处方：

海藻 15 g，浙贝母 10 g，陈皮 10 g，青皮 10 g，川芎 3 g，制半夏 5 g，连翘 15 g，猫爪草 30 g，独活 5 g，石斛 15 g，薄荷 5 g(后入)，牛蒡子 10 g，生甘草 3 g。

5 剂。水煎服。

二诊

服药 5 剂,咽室竟减,口渴轻,胸痞松,肺郁已疏,痰瘀尚结。

原方去薄荷、牛蒡子、石斛,加当归 10 g、昆布 15 g、玄参 10 g。

守制出入,服药 34 剂,咽喉异物感消失,诸恙次第痊可。仍由某医院复查,会厌未见囊肿。嘱清淡素餐,小减浓茶,遂瘥。

三、皮下痰核

皮下痰核原因不一,治疗方法应有区别。倘痰湿凝聚而络瘀,肝气郁滞而蕴热,表现为结核不红不热,舌苔薄腻,脉象细弦,用海藻玉壶汤化裁,以化痰通络,疏肝泄郁,颇有效验。若寒象重者,宜加入白芥子、桂枝、鹿角片,以温经散寒,方合病机。

案 3

高某,男,36 岁,干部。

初诊(1977 年 10 月 3 日)

主诉:右上肢皮下肿半年余。

今春右上肢三里穴发现皮下肿块,大如樱桃,即行手术割治,病理切片证实为:"结核性结节。"越二月,切口旁又生豆大结核,经抗痨治疗月余,症状不减,结核增多,挨次竟达五枚,累累如串珠,病处虽无红痛,却闷而少寐,苔薄腻,脉细弦。证属痰瘀凝结经隧,气湿交滞皮腠。治当化痰湿以通络,疏气机以散郁。处方:

海藻 15 g,浙贝母 10 g,青皮 10 g,陈皮 10 g,制半夏 10 g,连翘 10 g,当归 10 g,川芎 5 g,独活 5 g,猫爪草 30 g,白芥子 6 g,合欢皮 15 g,炙甘草 5 g。

7 剂。水煎服。

二诊

药后症情稳定,痰核不再孳长,夜寐亦渐安宁,效机已显。

以原方增损,结核日见缩小,共服药 42 剂,节块全消而愈。

四、瘿 瘤

颈部瘿瘤,成因多端,因于痰湿阻滞,气瘀交结者,进海藻玉壶汤加减,收效甚捷。倘系气阴不足,痰火炽盛所致,此方便不合适。

案 4

王某,女,43 岁,工人。

初诊(1978 年 6 月 7 日)

主诉:左侧结喉胀痛半年。

结喉左旁肿块，胀痛已经半载。由某医院检诊为“甲状腺腺瘤”。诊得：甲状腺结节大如拇指，颈项疼痛，转侧板紧不利，吞咽不爽，胸闷欠舒，舌苔薄白，脉弦带滑。恙系情怀不畅，肝郁气滞，痰湿凝聚。治法调其气，和其营，消其痰，散其结，冀其渐化，还望怡悦性情，畅怀开达，否则难奏全功。处方：

海藻 15 g，昆布 15 g，浙贝母 10 g，当归 10 g，白芍 10 g，川芎 3 g，青皮 10 g，制香附 10 g，独活 5 g，连翘 12 g，猫爪草 30 g，甘草 3 g，制半夏 10 g。

7 剂。水煎服。

二诊

服药后，虽胸闷略舒，颈项掣痛减轻，但肠中鸣响，便溏 1 日二行。脾运弱则湿易聚，欲湿之化，必健其运。

原方去当归、连翘、昆布之滑利，加炒白术 10 g、生薏苡仁 30 g、广木香 10 g 以培土，续进 7 剂。

肠鸣已，便溏止。结块缩小，颈项痛平，由于症情稳定，处方无甚变化。治疗 2 个月，结节消失，疾竟全瘳。

五、讨论和体会

海藻玉壶汤是治疗痰凝湿聚，肝郁气滞，瘀阻蕴热引致肿块的有效方剂，认证无误，疗效可靠。

方中：海藻、昆布、海带软坚消痰；浙贝母、制半夏化痰降气，开结散郁；又当归、川芎养血活血，以散营中之滞；合青皮、陈皮除痰消痞，而疏气分之郁；加上连翘之清热毒、疏蕴结；独活之通经隧，祛伏风；甘草之护胃气，调药性。且妙在一方之中，数法并备。用川芎之升并，与半夏之沉降；既有当归、川芎之走血，复有青皮、陈皮之行气；用海藻、昆布、海带之寒，配青、陈、芎、归之温；又甘草、海藻虽负反夺相忌之名，却有攻坚解凝之实。通过寒温合施，升降既济，气血并调，达到相反相成，邪去正安的目的。张志坚认为，方内独活基于祛风，胜湿以消痰浊，通络以蠲痹着，宣气道而行血分，达上下而通周身，对消痰核、湿肿、散瘀凝坚积，功效卓著。又猫爪草辛甘无毒，习用于消治瘰疬，取其化痰散结，解毒止痛，泛治囊肿、瘿病、痰核，对消弭核块，亦颇有效。所用海带，因我地药肆不备，且功能和海藻、昆布类同，故略而不用，实践证明，其效应未尝减色。

张志坚体会，应用此方须掌握以下三点：① 病变浅表，半入脏腑，肿块柔软而半破溃，或质地虽硬而可推动。② 口淡不渴，或渴不多饮。饮食尚可，或纳虽减而未至厌食。③ 舌质淡或淡红，苔白腻或薄白；脉象滑或脉细而弦。倘若结块坚硬如石，推之不移，或破溃渗水；以及潮热、盗汗、口渴、舌绛、阴虚火旺者，便非本方所能适应。况本方泻多于补，养弱于攻，久服耗伤正气，故因证化裁，适时而止，还是应该斟酌的。

服药期间，医嘱戒恼怒，忌浓茶，远辛辣、肥甘，纠平素饮食所偏，以杜痰湿之孳生，而畅气血之流动，亦属正本清源之图。

（陈岱）

第六章 常用药对

一、金银花、连翘

急性肾炎或慢性肾炎急性发作，多以全身水肿为主要表现。《经》曰："伤于风者，上先受之。"张志坚在临证中观察到，肺、脾、肾三脏皆虚是一面，而咽痛，面肿，尿少，脉浮苔薄，为风激水逆，通调失职，气道壅遏，清窍窒塞所致的实证，若一味拘泥温阳利水消肿，往往收效甚微，徒伤正气。张志坚不拘泥于古训，从实践立论，提出治疗急性肾炎或慢性肾炎急性发作，用药贵在宣散，散风以孤水势，宣肺可复升降。另一方面，风邪扰乱精关，精微外泄而出现蛋白尿，祛风同时可见蛋白尿的消退。在遣方中常用金银花、连翘作为药对，金银花疏散风热，连翘清心火、利尿，二者合用，散风以孤水势，宣肺可复升降，使肿退而蛋白尿消失。

二、蝉蜕、僵蚕

肾病患者因病程较长，正气受损，卫外功能下降，易感外邪，所以肾病患者经常出现外感症状。张志坚在临证中发现，肾病患者的外感诸症中咽喉症状尤为突出，如咽痒、咽喉肿痛等，望诊可见咽后壁充血、扁桃体肿大等。张志坚认为，肾病的发生、加重乃至复发与咽喉关系极为密切，所以他在肾病诊疗中非常重视咽喉部的望诊。在遣方中则常用蝉蜕、僵蚕作为药对，蝉蜕轻扬善透，用于疏解风热、利咽透疹，人人皆知，然能通利小便却鲜为人知，唯近贤张锡纯独具见解，《医学衷中参西录》谓蝉蜕"善利小便"；僵蚕祛风利咽，化痰散结。两者共奏利咽、祛风之功效。临床观察，随着患者咽痛诸症的缓解，蛋白尿等化验指标也能得到很大程度的改善。

三、乌梢蛇、露蜂房

难治性肾病是指激素治疗无效或激素依赖或反复发作型，因不能耐受激素的副作用，而难以继续用药的原发性肾病综合征。这类患者在临床上多有服用足量激素，而尿蛋白无变化，始终在(＋＋)～(＋＋＋)，并发症四起，但又不敢停用激素，病程多在半年以上的共同特点；多表现为形体消瘦，倦怠乏力，面肢轻肿或不肿，纳食不香，易感冒，腰膝酸软，舌红苔薄或腻，脉细等。虽服激素日久，但无明显阴虚阳亢之证，张志坚针对此特点认为，肾炎致病，根在脾肾，激素虽有生热助阳之力，但此类患者，脾肾更衰，导致阴阳俱损，使精微大量流失，从而加重蛋白尿，损伤肾功能，而出现形瘦身困，寒意渐生，反复感冒的现象。在治法上，遵循平补脾肾，扶助正气为主，同时加用“乌梢蛇、露蜂房”这一药对，乌梢蛇甘咸平，功能祛风湿、通经络，主治“肾脏之风”(《本经逢原》)；露蜂房甘平，功能祛风止痛、利尿消肿；二药合用，善祛“肾脏之风”而起效，使激素得以迅速撤减，平补脾肾得以奏效，脾复健运，水湿不生，肾得藏精，蛋白消失。

四、猫须草、猫爪草

上述三药对有一共同点：祛风。盖张志坚认为蛋白尿者小便多有泡沫，此乃“风”证，风邪扰乱精关，精微外溢而现蛋白尿，故临床多用“祛风”之法。除外，气虚、湿热、血瘀等也为致病之因。湿热之邪为病，中焦脾胃失其升清降浊之能，三焦为之壅滞，水道不通，而成水肿；而湿热蕴结下焦，精关血络受损，清浊不分，可现蛋白尿。在遣方中常用猫爪草、猫须草作为药对。猫爪草有解毒消肿、散结之功，同蝉蜕、僵蚕又有利咽之效；猫须草又名“肾茶”，有清热祛湿，排石利尿之功，我国的少数民族傣族常用该药治疗急慢性肾炎、膀胱炎、尿路结石等。二药合用，湿热尽去，精关得闭，而蛋白尿消失。

五、红景天、广郁金

中医传统理论认为“久病成瘀”“水病及血”“血不利则为水”(《金匮要略》)，治之当以“去宛陈莝”。针对慢性肾病病程漫长、迁延不愈的特点，结合红景天、广郁金可活血化瘀，祛瘀而不伤正，消瘀血于无形。广郁金有活血行气之功，能散能行，既能活血，又能行气解郁，为“血分之气药”；红景天有益气、活血、化瘀、止血之效，现代药理学研究，红景天能有效增加肾血流量，提高肾小球滤过率，改善微循环，防止和消除纤维组织增生，促进肾小球病理修复。另一方面，瘀血阻滞，精关血络受损，清浊不分，也可出现蛋白尿。所以以上两药合用，在活血化瘀的同时，又可以使蛋白尿得到改善。

六、海藻、白芥子

膜性肾病在临床上以大量蛋白尿或肾病综合征为主要表现。病理上以肾小球毛细血管基底膜增厚，有弥漫性上皮下免疫复合物沉积为特点，不伴有明显细胞增生的独立性疾病。由于病程进展缓慢，约30%病例可以自发缓解，对激素及其他免疫抑制剂疗效难以评价，故对其应用仍有争议。而张志坚取海藻和白芥子为药对，用“取象类比”之意，达“意外”之效。海藻能软坚散结，消痰利水，可“下十二水肿”(《神农本草经》)；白芥子可豁痰利气，散结通络，可“除肾邪气”（《名医别录》）。朱丹溪云：“痰在胁下及皮里膜外，非白芥子莫能达。”二药合用，消膜原之痰，于“膜性肾病”，常能收“意外”之效。

七、生地、淫羊藿

慢性肾炎、肾病综合征患者，多服用糖皮质激素，病程日久，临床又可见面颧潮红，四肢消瘦，多食易饥，倦怠乏力，口干，舌红苔薄或白腻，脉数等。据证测药，张志坚认为，激素为助阳、生热之药，久用有感热耗津，亢阳伤阴之弊。但在撤减激素时，又常见精神不振，食欲减退，腰膝酸冷，面红转白等象，从证析因，张志坚认为感热亢热都属壮火，壮火食气，其气必衰，肾阴灼伤于先，肾阳渐逊于后，故激素量一旦减少，外源之阳衰退，体内肾阳不足即显露于表。据此张志坚总结出，撤减激素时既要减少患者的副作用，又要使尿蛋白不反复，平稳地撤减完激素的“二十字”要诀：“因人而异，稳而有序，调理阴阳，以平为期，适可而止。”故在撤减激素时，要做到稳而有序，以防引起阴阳紊乱，变证丛生；同时权衡阴阳所虚，及时协调，以平为期；在遣方时常选用生地、淫羊藿为药对，增补阴阳；偏阴伤，重用生地；偏阳衰，随激素量逐渐减少，而逐渐增大淫羊藿用量，忌用附子、肉桂等大温大辛之品，以免耗气伤精，致肾功能受损。但无论重滋阴，重温阳，张志坚认为均要适可而止，以防“气增且久”反致偏颇。

其具体应用是，尿蛋白转阴后两周左右，要开始撤减大剂量激素，但要做到稳而有序，每周减 1 次，每次减 5～10 mg，以防引起阴阳紊乱，变证丛生，同时权衡阴阳所虚，及时协调，以平和为期，常选用生地（30～60 g）、淫羊藿（10～30 g）为药对，增补阴阳，偏阴伤，重用生地，偏阳衰，随激素量逐渐减少，而逐渐增大淫羊藿用量，忌用附子、肉桂等大温大辛之品，耗伤精气，防止肾功能损伤。

八、僵蚕、大黄

过敏性紫癜性肾炎（HSPN）属中医学“水肿”“尿血”“紫癜”等范畴，多因感受风热、湿热、药毒之邪，浸淫血脉，血中热毒壅盛，热伤脉络，迫血妄行，以致血行脉外，瘀阻经络，内伤脾胃，封藏失职，固摄无权，精微下泄则为蛋白尿及血尿。热毒血瘀不仅是 HSPN 急性期的主要病机，即使热毒已渐逝的慢性期，由于急性期热毒伤津耗液，或余邪未尽，以致气阴受损，阴虚则血少脉涩，气虚则摄血无权，以致血滞脉中或溢于脉外而成瘀血。综上可知，热毒血瘀贯穿于 HSPN 的整个病程中，故清热解毒、活血化瘀治疗 HSPN 的基本方法。由于过敏性紫癜感受之热毒多以“风”为先导，皮疹多时隐时现，变化莫测，或有痒感，关节疼痛多无定处，这些都符合“风善行速变”的特点。因此 HSPN 的发病与风邪相关。针对以上病机，张志坚拟升降散为治疗 HSPN 的基本方。

升降散出自清代名医杨栗山的《伤寒温病条辨》，方由僵蚕、蝉蜕、姜黄、大黄四味药组成。方以僵蚕为君，蝉蜕为臣，姜黄为佐，大黄为使，米酒为引，蜂蜜为导，六法俱备，而方乃成。僵蚕味辛苦气薄，喜燥恶湿，得天地精华之气，轻浮而升阳中之阳，故能胜风除湿，清热解郁，从治膀胱相火，引清气上朝于口，散逆浊结滞之痰也；大黄味苦，大寒无毒，上下通行，亢盛之阳，非此莫抑；盖取僵蚕，升阳中之清阳；大黄，降阴中之浊阴，一升一降，内外通和，而杂气之流毒顿消矣。

九、黄芪、防风

黄芪甘微温，为益气补肺、固表止汗要药。《珍珠囊》载"治虚劳自汗，补肺气……实皮毛"。防风辛甘微温，为祛风解表要药，因其善祛风邪，故名防风。两药同用，功擅补气固表，祛风解表。李东垣云："防风能制黄芪，黄芪得防风其功愈大。"此药对有固表不恋邪，解表不伤正之妙，适用于体虚感冒。《世医得效方》玉屏风散用此药对组方。

张志坚用于急性肾炎之祛风解表和慢性肾炎之补气固表。

十、黄芪、防己

黄芪甘温，为健脾益气、利水退肿要药。防己大苦辛寒，有利水消肿、祛风止痛之功，《本草拾遗》载"治风用木防己，治水用汉防己"。两药同用，功擅利水消肿，适用于脾虚水湿壅滞之肿胀。素体脾虚，冒雨淋湿，久卧湿地，湿邪从皮肤而入，停留肌腠之间，脾不运化水湿而成此证，用此药对甚为合拍。《金匮要略》防己黄芪汤用此药对组方。

张志坚用此药对治疗急性肾炎，功能祛风解表、利水消肿；慢性肾炎之脾虚湿困所致水肿，功能健脾利水消肿。

十一、白术、泽泻

白术苦甘温，为燥湿利水要药，《大明本草》载"利小便"。泽泻甘寒，能利水、渗湿、泄热，《名医别录》载"治消渴淋沥，逐膀胱、三焦停水"。两药同用，功擅健脾涤饮，适用于饮邪眩晕证。阳虚不足之体，饮从内生，或外受寒湿之邪，失治以伤阳气而成饮邪中阻，清阳不升于上，清阳失展于外，形成此证，用此药对甚为合拍。《金匮要略》泽泻汤仅以此药对组方，《伤寒论》中五苓散亦含有此药对。

张志坚用此药对加味治疗水肿脾虚湿困证，或以五苓散治疗水肿、外寒内饮证，方中以白术健脾，将胃中蒸腾之精气输于肺，而后用泽泻运水道而降，先升后降，使天地阴阳之气交通，气化流行，而上下之气液皆通矣。

十二、生黄芪、熟黄精

生黄芪，味甘，性温，功能补气固表，利尿托毒，排脓，敛疮生肌。李东垣谓之："益元气而补三焦。”张志坚认为，古代方书大多认为生黄芪补脾肺之气为主，其实能大补肾气，即所谓大补元气也。诚如张锡纯在《医学衷中参西录》所言：“黄芪之性，又善利小便，黄芪不但能补气，用之得当，又能滋阴。”熟黄精，味甘，性平，功能补气养阴，健脾，润肺，益肾。《名医别录》云：“黄精补中益气，除风湿，安五脏。”张志坚认为，黄精兼补三焦，而以补肾阴功著。两者合用，培补气阴，是为治其本。

十三、肉苁蓉、巴戟天

肉苁蓉，味甘、咸，性温，功能补肾阳，益精血，润肠通便。《本草汇言》：“养命门，滋肾气……此乃平补之剂，温而不热，补而不峻，暖而不燥，滑而不泄，故有从容之名。”另一方面，保持大便通畅，是慢性肾衰泄浊排毒的重要手段，而苁蓉有润肠通便之功，是为一举多得。巴戟天味甘，性温，功能补肾阳，壮筋骨，祛风湿。《本草经疏》：“巴戟天性能补助元阳，而兼散邪……下气，并补五劳……五脏之劳，肾为之主，下气则火降，火降则水升，阴阳互宅，精神内守，故主肾气滋长，元阳益盛，诸虚为病者，不求其退而退矣。”此两者合用，平补肾阳，而无助湿生热之虞。

十四、六月雪、石见穿

六月雪味淡、微辛，性凉，功能清热利湿，舒筋活络。石见穿味苦、性平，功能清热解毒，凉血平肝，利水消肿，散结。二药合用，是为清利湿热而治其标。此二药除用于中药汤剂口服之外，还配入中药煎剂做药浴和灌肠用，临床可见清利湿热之效著，而实验室指标中血肌酐也随之下降。

十五、绵萆薢、山慈菇

绵萆薢味苦，性平，功能利湿去浊，祛风除痹。《本草纲目》：“能治阳明之湿而固下焦，故能去浊分清。”山慈菇味甘、微辛，性凉，功能清热解毒，化痰散结。现代药理学研究，绵萆薢中萆薢总皂苷可显著降低血尿酸水平，而山慈菇中则含有秋水仙碱，临床应用时可降低肾衰患者的血尿酸水平，还可防止血尿酸过高致痛风的发作。二药合用，泄浊解毒而治其标。

十六、黄连、吴茱萸

黄连苦寒，为泻肝火要药。吴茱萸辛苦大热，能温中止痛，降逆止呕，《本草纲目》载“开郁化滞，治吞酸”。两药合用，功擅清泄肝火。黄连配吴茱萸，能直达肝经，以防格拒；吴茱萸伍黄连，能发挥止痛、引热下行之特长，又避药物之热性，适用于肝火郁结之胁痛。

《丹溪心法》左金丸即用此药对成方。该药对剂量，黄连与吴茱萸以 6∶1 为宜。然临床用之，剂量比例却不尽相同。张志坚擅用此药对治疗肝火横逆犯胃之胃脘痛等症，而比例为 2∶1；或胃脘痛、泛酸偏于胃寒，则比例成为倒置的 1∶2，经治都能收到奇效。

十七、柴胡、黄芩

柴胡苦平，为少阳经解表退热要药，《本草备要》载“平少阳、厥阴之邪热，宣畅气血，散结调经，为足少阳表药”。黄芩苦寒，善于清热泻火，《本草纲目》载“（黄芩）得柴胡退寒热”。两药同用，功擅和解少阳，有解表又清里，升清又降浊之妙，适用于少阳经寒热或少阳经发热。少阳经为半表半里，邪正分争于胆，使枢机不利，其病变既非在表，又未完全入里，用此药对甚为合拍。《伤寒论》中小柴胡汤用此药对组方。张志坚在临床应用时除阳经寒热或少阳经发热之外，还常用于不明原因之发热，往往有奇效。

十八、紫草、淫羊藿

更年期综合征的患者，由于卵巢功能减退，垂体功能亢进，分泌过多的促性腺激素，引起自主神经功能紊乱，从而出现一系列程度不同的症状，如月经变化、面色潮红、心悸、失眠、乏力、抑郁、多虑、情绪不稳定，易激动，注意力难于集中等。

张志坚认为先天肾气渐衰，任脉虚，太冲脉衰，天癸将竭，导致机体阴阳失调，或肾阴不足，阳失潜藏；或肾阳虚衰，经脉失于温养而出现一系列脏腑功能紊乱的证候。症见月经不调，颜面潮红，烦躁易怒或忧郁，头晕耳鸣，口干便燥等，为肾阴虚证；若症见月经不调，面白神疲，畏寒肢冷，腰脊酸痛，阴部重坠，纳呆便溏，为肾阳虚证；若月经不调，兼见颧红面赤，虚烦少寐，潮热盗汗，腰膝酸软，头晕心悸、血压升高等，为肾阴阳俱虚；此外尚有心肾两虚者等。

故治予燮理阴阳，自拟妇更饮，选紫草、淫羊藿为药对，紫草性寒，味甘咸，功能凉血活血；淫羊藿辛甘温，功能补肾阳、强筋骨，二药合用，阴平阳秘，精神乃治。

（殷晓坷）

第七章　常用经验方

第一节　院内制剂

(一) 保元排毒丸

方药组成：冬虫夏草，人参，黄芪，丹参，黄精，陈皮，木灵芝，接骨木，六神曲，六月雪，生大黄。

功效：益肾保元，排毒泄浊。主治慢性肾炎、慢性肾功能衰竭，见有头昏乏力，神疲肢软，尿少足肿，腰膝酸痛，纳呆泛呕，夜不能寐，面色晦暗，舌淡嫩，苔薄黄腻等病症。

(二) 三黄肾乐颗粒

方药组成：雷公藤，蝉蜕，黄芪，白芍，生地，枸杞子，丹参，炒麦芽，杠板归，白花蛇舌草。

功效：养阴清热，化瘀解毒。主治慢性肾炎、紫癜性肾炎、肾病综合征，见有双下肢肿、颜面水肿、纳差、乏力、腰酸、口干、口苦、舌质红、苔黄腻、脉滑等病证。

(三) 龙凤清合剂

方药组成：龙葵，凤尾草，萹蓄，土茯苓，炒黄芩，柴胡，白芍，炒枳壳，炙甘草，桔梗。

功效：清热解毒，化湿利尿。主治尿路感染，见有尿频、尿急、尿痛或腰酸、腰痛、舌质红、苔黄腻等病症。

第二节　经验方

(一) 肠泰清(结肠透析方)

方药组成：生牡蛎 60 g，生大黄 60 g，生地榆 60 g，六月雪 60 g，炒槐花 15 g，黄精15 g，生黄芪 30 g，丹参 15 g，半枝莲 30 g，制延胡索 15 g。

功效：益肾通络，泄浊排毒。主治头晕目眩，恶心呕吐，口有尿臭，烦热口干，大便秘结。

（二）肠泰（结肠透析方）

方药组成：生牡蛎 60 g，生大黄 60 g，生地榆 60 g，六月雪 60 g，炒槐花 15 g，熟附子 15 g，淫羊藿 30 g，桂枝 10 g，益母草 15 g，制延胡索 15 g。

功效：温肾通络，泄浊排毒。主治脾肾衰败，寒湿浊邪滞留，症见面色晦黯，形寒怯冷，胸闷腹胀，恶心呕吐，短气乏力，肢体或有水肿。

（三）排毒止痒泡足剂

方药组成：生麻黄 15 g，桂枝 15 g，羌活 15 g，独活 15 g，红花 15 g，苍术 15 g，艾叶 15 g，川椒 15 g，扦扦活 30 g，防风 15 g，苏木 30 g，徐长卿 15 g，白鲜皮 30 g。

功效：祛风止痒。主治慢性肾衰竭症见皮肤瘙痒。

（四）肾性贫血方

方药组成：炙黄芪 30 g，女贞子 10 g，枸杞子 20 g，菟丝子 15 g，肉苁蓉 15 g，淫羊藿 30 g，红参（或生晒参）10 g，赤芍 10 g，生大黄 5 g，鹿角胶（阿胶）20 g，白术 10 g，茯苓 30 g，当归 10 g，何首乌 10 g，生牡蛎 30 g（先煎）。

功效：益气养血。主治肾性贫血、缺铁性贫血。

（五）宣肺靖水饮

方药组成：金银花 15 g，连翘 15 g，荆芥 10 g，牛蒡子 10 g，僵蚕 10 g，净蝉蜕 10 g，桔梗 10 g，鸡苏散 15 g（包），佛手片 10 片，紫背浮萍 15 g。

功效：宣肺祛风，扶正洁源。主治急慢性肾炎、肾病综合征，症见：尿蛋白长期不消失，反复感冒、咽痛、面肢水肿，舌苔薄，脉细或浮细。

（六）五花升降汤

方药组成：金银花 15 g，菊花 10 g，白花蛇舌草 15 g，炒槐花 10 g，白毛夏枯草 15 g，生地 15 g，荆芥 10 g，牡丹皮 10 g，生甘草 5 g，蝉蜕 10 g，僵蚕 10 g，广郁金 10 g，制大黄 10 g。

功效：宣肺祛风，清热滋阴，凉血散滞。血尿不久，或镜下血尿，或尿色鲜红或如浓茶，口干舌燥，咽红疼痛，扁桃体肿大，咳嗽或有发热，或伴腰膝酸楚，大便干结或难解，舌边尖红，苔薄黄，脉浮数。

（七）健脾益肾汤

方药组成：生地 15 g，牡丹皮 10 g，泽泻 10 g，山药 30 g，山茱萸 10 g，茯苓 30 g，太子参 10 g,白术 10 g,陈皮 10 g,白芍 10 g,制半夏 10 g,黄芪 30 g,菟丝子 15 g,白花蛇舌草 30 g,肾炎草 30 g,胡枝子 30 g。

功效：健脾益肾,通络清化。主治慢性肾炎。

(八) 益肾降脂方

方药组成：黄芪 30 g,绞股蓝 30 g,红景天 30 g,葛根 30 g,红花 10 g,当归 10 g,益母草 30 g,泽泻 10 g,苍术 10 g。

功效：益肾化湿,活血通络。主治肾炎合并高脂血症。

(九) 固表益肾方

方药组成：黄芪 30 g,防风 10 g,白术 10 g,甘草 3 g,茯苓 30 g,菟丝子 15 g,女贞子 10 g,墨旱莲 10 g,山茱萸 10 g,杜仲 10 g,芡实 20 g,坎脐 15 g,桑螵蛸 10 g,生牡蛎 30 g(先煎),佛手 10 g。

功效：益气固表,补肾填精。主治慢性肾炎恢复期、肾病综合征激素撤减期。

(十) 解郁化湿益肾方

方药组成：生地 15 g,牡丹皮 10 g,泽泻 10 g,茯苓 30 g,山药 30 g,石韦 30 g,山茱萸10 g,柴胡 10 g,郁金 10 g,败酱草 30 g,薏苡仁 10 g,白豆蔻 10 g,白花蛇舌草 30 g,生甘草 3 g。

功效：疏肝解郁,益肾化湿。主治复杂性反复发作尿路感染、肾盂肾炎。

(十一) 妇更饮

方药组成：生地 15 g,紫草 15 g,淫羊藿 10 g,桑寄生 10 g,炒当归 10 g,钩藤 15 g(后下),制香附 10 g,生麦芽 15 g。

功效：燮理阴阳。主治妇女更年期综合征,乍热乍寒,热则汗出,汗后形寒,火升面热。

(十二) 加味升降散

方药组成：蝉蜕 10 g,僵蚕 10 g,广郁金 10 g,大黄 6 g,生地 15 g,炒牡丹皮 10 g。

功效：清热解毒,活血化瘀,凉血止血,疏风散结。主治急性肾炎、过敏性紫癜性肾炎,症见面浮,足肿,瘾疹瘙痒,尿中见有蛋白等。

(十三) 二陈消囊汤

方药组成：陈皮 10 g,茯苓 30 g,制半夏 15 g,生牡蛎 30 g,玄参 10 g,浙贝母 10 g,皂角刺 10 g,生薏苡仁 30 g,炮山甲 10 g,炒赤芍 10 g,炒白芥子 10 g,石见穿 30 g。

功效：祛痰消肿,活血化瘀,散结清利。主治肾囊肿、肝囊肿、卵巢囊肿。

(十四) 利咽泡茶方

方药组成：玄参 10 g，麦冬 10 g，甘草 3 g，桔梗 10 g，绿萼梅 5 g，木蝴蝶 5 g。
功效：养阴利咽。主治慢性咽炎，咽喉有异物感。

（张玲）

第八章 验案精粹

第一节 肾系疾病

案1 中暑(气津两伤),急性肾功能衰竭

刘某,男,39岁。

初诊(2009年8月27日)

主诉:恶心呕吐,伴全身汗出、四肢抽搐0.5 h。

患者今日在高温下工作,3 h前突发恶心呕吐胃内容物,全身汗出明显,衣裤潮湿,伴四肢抽搐,持续约0.5 h,被同事发现,送至我院查血生化:尿素氮7.4 mmol/L,血肌酐179.7 μmol/L;血常规:白细胞计数16.98×10^9/L,中性粒细胞百分比69.7%,淋巴细胞百分比21.4%。就诊时恶心呕吐,乏力,身热心烦,汗出淋漓,尿色黄赤,四肢抽搐未作。舌质红,苔薄黄,脉虚细数。诊其为:中暑[中暑(热衰竭)]。此乃中暑受热,气津两伤。治宜清暑益气,养阴生津。拟方清暑益气汤加减。处方:

北沙参15 g,碧玉散15 g,太子参15 g,玄参10 g,连翘15 g,金银花15 g,生白术10 g,佛手片10 g,荷叶10 g,西洋参5 g,佩兰10 g,生地15 g,炒牡丹皮10 g。

3剂。水煎服,每日1剂。

二诊(2009年8月30日)

服药1剂则恶心呕吐未作,汗出明显减少。血生化:尿素氮7.73 mmol/L,血肌酐111.2 μmol/L。

效机已获,原方续进7剂。

【按】 本案患者乃中暑受热,气津两伤。暑热乃阳邪,易于耗气伤津,治宜清暑益气、养阴生津。方中北沙参、太子参、西洋参益气养阴,碧玉散清暑利湿,佩兰、荷叶清热解暑,玄参、金银花、连翘清解热毒,白术、佛手养胃和中,生地、牡丹皮以清热凉血。诸药合用则暑热得解,气津得复。(郑宏香)

案2 水肿(风邪外袭),急性肾小球肾炎

刘某,女,7岁。

初诊(1979年10月28日)

咽中热痛方衰,旬前气候骤寒,以致前恙复作,且增痰白而稀,喉间哮鸣有声,口干少饮,小有寒热,延医服药,寒热解而咳未平。自前日起,水肿先见于眼睑,继则遍及全身,气短,厌食,小溲黄少,苔薄淡黄,脉细带数。尿检:蛋白(+++),红细胞(+),白细胞少许,颗粒管型(+),血压130/90 mmHg,体温37.8℃。诊断:水肿(风邪外袭),急性肾小球肾炎。证属热蕴咽喉,因感而发,肺气壅遏不宣,三焦决渎无权,通调失职,水湿泛滥。法当宣肺以调水道,解表而开气门,用五拗汤加味。处方:

麻黄5 g,杏仁9 g,甘草3 g,荆芥穗6 g,桔梗9 g,生紫菀9 g,炒枳壳6 g,陈皮6 g,射干6 g,连翘10 g。

3剂。水煎服。

二诊(1979年11月2日)

药已小溲畅利,头面水肿全消,咳嗽喉鸣减半。尿检:蛋白少量,红细胞少量。

原方去荆芥,加鲜白茅根30 g。续服3剂,咽痛缓解,诸恙告愈,尿检转阴,未再复发。

【按】 本例先病乳蛾,感寒咳吼,继发水肿。病机为咽热未清,寒邪骤袭,肺气失于宣化,水道升降不利。投五拗汤以温肺宣发,加紫菀、枳壳助肺气升降,入连翘、射干以轻清利咽,是"求北风,开南牖"之义,终于取得上窍开则下窍自通,肺气宣则水湿自化的效果。(朱美凤)

案3 水肿(风水相搏),急性肾小球肾炎

乔某,男,12岁。

初诊(1998年7月23日)

暴肿气急,半月有余,经某医院确诊为急性肾小球肾炎,用抗生素及利尿剂治疗,效果不著。症见:全身水肿,头面独甚,枕后按之凹陷,咳嗽气促,痰稀色白,傍晚稍有寒热,腹脘微胀,不渴,纳呆,尿少混浊,脉象浮濡,舌苔薄白。尿检:蛋白(+++),红细胞(+),白细胞(+),颗粒管型(+)。体温37.6℃,血压140/90 mmHg。此系风寒窒肺,邪水交阻。治拟宣肺以散风寒,辛温而开鬼门。处方:

净麻黄5 g,苏叶10 g,苦杏仁10 g,生紫菀6 g,生薏苡仁15 g,陈皮10 g,防风6 g,甘草3 g,连翘10 g,蝉蜕5 g。

3剂。水煎服。

二诊(1998年7月30日)

药后小水畅解,水肿十减其七,原方续服3剂,诸恙消失,尿检正常。

随证调治2个月,病情稳定,追访10个月,病未复发。

【按】 急性肾小球肾炎,必须以祛风宣肺为治疗原则,盖肺因风室,水由风起,用药贵在宣散,散风以孤水势,宣肺可复升降,祛风得当,大能迅速取效,缩短病程。(陈岱)

案4 水肿(风水相搏),小儿肾病综合征

刘某,女,8岁。

初诊(2002年9月26日)

主诉:眼睑水肿反复2年半,加重3日。

患者2年前因感冒出现眼睑水肿,外院查尿常规示:尿蛋白(+++),予泼尼松40 mg每日1次口服,1周后蛋白转阴,3周后遵医嘱逐渐减量激素并停用,但每因感冒而致病情反复,入院前3日感冒,当地医院查尿常规示:尿蛋白(+++),予"青霉素""氨氯西林"静脉滴注3日,复查尿常规:尿蛋白(+++)。症见:眼睑水肿,尿量减少,尿黄有沫,咽部不适,胃纳欠香。舌质淡红,苔薄白。此为患儿素体不足,外感风邪,肺失宣肃,通调失职,水湿泛滥肌肤。法当宣肺祛风,扶正洁源。方拟宣肺清水饮加减。处方:

生黄芪15 g,防风10 g,炒白术10 g,金银花15 g,连翘15 g,紫背浮萍30 g,太子参15 g,茯苓30 g,鸡苏散15 g(包煎),广陈皮10 g,制半夏10 g,炒黄芩10 g,石韦30 g,炙鸡内金10 g,僵蚕10 g,蝉蜕10 g。

水煎,每次服30 ml,每日2次。

嘱避风寒,低盐、低脂、优质低蛋白饮食,适劳逸。

二诊(2002年10月6日)

服前方后眼睑水肿消退,尿中泡沫减少,咽部不适消失。舌质淡红,苔薄白。尿常规提示:尿蛋白(—),红细胞(—)。24 h尿蛋白5.3 g。此外邪已去,水道通调,水肿已退,唯脾肾亏虚。当增加滋肾健脾之品,故另拟玉屏风散合六君子汤加减。处方:

生黄芪15 g,防风10 g,炒白术10 g,金银花15 g,连翘15 g,广陈皮10 g,制半夏10 g,太子参15 g,茯苓10 g,生甘草3 g,石韦30 g,河白草30 g。

嘱避风寒,低盐、低脂、优质低蛋白饮食,适劳逸。

【按】 本案属中医学"水肿"范畴,其可有阳水、阴水之别,发病原因多为风邪袭表、疮毒内犯、外感水湿、饮食不节及禀赋不足、久病劳倦,其发病机制为肺失通调,脾失转输,肾失开阖,三焦气化不利。该患儿脏腑娇嫩,风邪犯肺,肺气失于宣畅,不能通调水道,风水相搏,发为水肿,标实本虚,故张志坚在治疗本病时始终不忘扶正。初诊力主宣畅肺气,通调水道,使邪去则正气易复,采用自拟宣肺清水饮加减宣肺祛风,扶正洁源;后期则重在调养脾肾,正气充足则外邪不得内侵,采用玉屏风散合六君子汤加减益气固表,健脾滋肾,整个治疗过程标本同治,相得益彰,疗效显著。(邓祥军)

案5 水肿(风水相搏),肾病综合征

谭某,男,9岁。

初诊(2004年3月4日)

主诉:面睑、双下肢水肿反复2年余,加重1周。

患者于2年前因感冒出现眼睑及双下肢水肿,当地医院确诊为"肾病综合征",经激素

治疗好转，之后每因感冒致病情反复，此次发作诱因同前，门诊尿检示尿蛋白(＋＋＋＋)，面睑水肿，双下肢紧绷，按之凹陷，咽痛不适，咳嗽时作，痰少难咯，恶心时作，纳食欠香，夜寐欠宁，舌淡红苔白腻，脉浮滑数。尿常规：尿蛋白(＋＋＋＋)；肝功能：总蛋白28.3 g/L，白蛋白 11 g/L，球蛋白 17.3 g/L；血脂分析：总胆固醇 12.36 mmol/L，三酰甘油 2.02 mmol/L；24 h 尿蛋白 3.781 g。神情倦怠，面色少华，双目无神，步态沉重。诊断为肾病综合征。证属：风水相搏。本例患者病久，肺脾两虚，不慎受凉，风邪袭肺，肺失宣肃，水道不通，风遏水阻，风水相搏，泛溢肌肤，治拟宣肺靖水，扶正洁源。拟方宣肺靖水饮加味。处方：

僵蚕 10 g，蝉蜕 10 g，生黄芪 30 g，生白术 10 g，防风、防己各 10 g，连翘 10 g，石韦 30 g，生甘草 3 g，炙鸡内金 10 g，猪苓、茯苓各 30 g，炒车前子 30 g，炒楂曲各 10 g。

7 剂。水煎服。

二诊(2004 年 3 月 11 日)

服药后，颜面及双下肢水肿较前减退，咽痛不适轻，咳嗽少作，恶心稍缓，尿色黄量可，大便调。处方：

原方去防己、生甘草、猪茯苓、炒车前子，加生地 10 g、淫羊藿 15 g、白花蛇舌草 30 g。

7 剂。水煎服。

三诊(2004 年 3 月 18 日)

药后面睑水肿消，尿色黄少有泡沫，胃纳转佳，大便调。尿常规(—)；24 h 尿蛋白 0.168 g。拟六君子汤加水陆二仙丹及玉屏风散。处方：

广陈皮 10 g，制半夏 10 g，党参 10 g，茯苓 10 g，炒白术 10 g，生甘草 3 g，金樱子 15 g，净芡实 30 g，淫羊藿 15 g，生地 15 g，石韦 30 g，生黄芪 15 g，防风 10 g。

7 剂。水煎服。

【按】 肾病综合征，其表在肺，其制在脾，其本在肾，患者病程较长，素体不足，极易感邪而发病。风热外袭，肺气壅盛，不能通调水道，肺水肿满，不能下输膀胱，发为水肿。经宣肺靖水，水道得通，但脾肾不足即现，故脾虚健运失司，肾虚开阖不利。本例患者久病，脾肾亏虚，风邪诱发，早期宣肺祛邪为主，待水肿去，则应健脾，少佐温肾，予“六君子汤”益气健脾，仙茅、淫羊藿温肾。(郑宏香)

案 6　水肿(风水相搏)，肾病综合征

黄某，男，54 岁。

初诊(2007 年 12 月 26 日)

主诉：面肢水肿反复 9 个月，近作半个月。

患者 2007 年 3 月出现眼睑、双下肢水肿，尿少有泡沫，于我科门诊查 24 h 尿蛋白定量为 3.5～4.8 g，诊断为肾病综合征，予雷公藤多苷片 30 mg 每日 3 次及泼尼松 50 mg 每日 1 次治疗 2 个月，24 h 尿蛋白定量降为 0.3 g，自行停药，半个月上感后水肿又作。就诊时下肢水肿，尿少，尿黄有沫，双膝酸软乏力，咽痒、咽痛。舌质淡红，舌苔薄黄，脉细。尿

常规尿蛋白(++++)、红细胞(++),血生化尿素氮 12.4 mmol/L、血肌酐 184.7 μmol/L,血白蛋白 14.9 g/L,24 h 尿蛋白定量 8.0 g。血常规白细胞计数 10.7×10^{9}/L,血红蛋白 125.5 g/L,血小板计数 308×10^{9}/L。全胸片:左侧胸腔少量积液。患者久病体虚,不慎外受风邪,内舍于肺,肺失通调,风水相搏,发为水肿。病位在肺,病性以实为主。治以宣肺利水。拟升降散加减。处方:

蝉蜕 10 g,僵蚕 10 g,广郁金 15 g,熟大黄 3 g,金银花 15 g,连翘 15 g,牛蒡子 10 g,猪苓、茯苓各 30 g,生白术 10 g,生鸡内金 10 g,河白草 30 g,生甘草 3 g,生黄芪 30 g,防风 10 g,防己 10 g。

5 剂。水煎服。

二诊(2007 年 12 月 31 日)

咽痒、咽痛消失,眼睑已不肿,下肢水肿减轻,乏力、腰酸。处方:

上方去防己,加石韦 30 g,生黄芪加量为 30 g。

14 剂。水煎服。

三诊(2008 年 1 月 18 日)

面肢不肿,尿量可,尿中泡沫不显,唯觉口渴欲饮,纳可、寐安、大便调。复查 24 h 尿蛋白定量正常,血常规正常,尿常规正常。舌质偏红,苔薄黄。治以滋肾补气、清热利湿为主。处方:

生地 15 g,炒牡丹皮 10 g,生山药 30 g,山茱萸 10 g,广郁金 10 g,六月雪 30 g,白花蛇舌草 30 g,生黄芪 15 g,生白术 10 g,防风 10 g,枸杞子 15 g,茯苓 10 g,泽泻 10 g,猫爪草 30 g,猫须草 30 g。

加减治疗近 1 年,病情平稳未见反复。

【按】 肾病综合征是一种发病原因多样的临床综合征。临床以水肿、尿少、尿中有沫为主要症状,患者符合以上特点。水肿属于《金匮要略》水气病中的一种。人体内的水分运行排泄,主要依靠肺气的通调肃降、肾气的开阖调节,肺气的运化转输。其中一脏功能失调都能导致水不化气。本案以肺的通调失职、风水相搏为主。升降散为清代名医杨栗山《伤寒温病条辨》方,由蝉蜕、僵蚕、广郁金、大黄四味药组成。蝉蜕甘咸,疏风清热,通散郁热;僵蚕祛风除湿、清热解郁;广郁金行气散结、活血通络、宣通气血;大黄苦寒,能解毒祛火,攻里通下,活血化瘀,使热祛毒解瘀化。升降散一升一降,调畅气机。肾病综合征急性发作期风邪郁肺,肺失通调,予升降散调畅气机、通调水道,佐以宣肺祛风取得良好疗效。(张玲)

案 7 水肿(脾虚湿困),慢性肾炎

罗某,女,47 岁。

初诊(2008 年 8 月 27 日)

主诉:反复面肢水肿 1 年余。

患者 1 年余前出现晨起颜面水肿,午后及久站后双下肢水肿,腰酸乏力,尿中泡沫多,夜尿 3~4 次,未治疗。2008 年 4 月查尿常规:尿蛋白(+++),24 h 尿蛋白定量 2.52 g。

服用雷公藤多苷片 20 mg 每日 3 次治疗。多次尿检：尿蛋白(＋＋)～(＋＋＋)。就诊时见其面肢水肿，腰酸，肢倦乏力，尿中泡沫多，夜尿 3～4 次，纳可，夜寐差，大便调。舌质淡红，舌苔薄白，脉细。此为肺、脾、肾三脏功能失调所致。水肿为病，以肾为本，肺为标，脾能制水，三脏功能不复，则水湿内生，郁久不化，酿生湿热，阻滞气机，血行不利，停而为瘀。治宜健脾益气，利水消肿。选方参苓白术散加减。处方：

生黄芪 30 g，党参 15 g，生白术 10 g，茯苓 30 g，蝉蜕 10 g，僵蚕 10 g，石韦 30 g，车前草 30 g，丹参 15 g，广郁金 15 g，生鸡内金 10 g，蒲公英 30 g。

7 剂。水煎服，每日 1 剂。

二诊(2008 年 9 月 2 日)

服药后面肢肿退，腰酸乏力减轻，尿中泡沫减少，纳寐可，大便调畅。查尿常规(—)，24 h 尿蛋白定量 0.5 g。血脂：三酰甘油 3.7 mmol/L。处方：

上方加野菊花 10 g、绞股蓝 15 g。

7 剂。水煎服，每日 1 剂。

【按】 慢性肾炎起病隐匿，病程冗长，临床表现为水肿、蛋白尿、血尿、高血压等症。排除继发性肾脏病因素后，患者符合慢性肾炎诊断。《景岳全书·杂证谟·肿胀》指出：“凡水肿等证，乃肺、脾、肾三脏相干之病，盖水为至阴，故其本在肾；水化于气，故其标在肺；水唯畏土，故其制在脾。今肺虚则气不化精而化水，脾虚则土不制水而反克，肾虚则水无所主而妄行。”

患者肺、脾、肾三脏功能失调，以肾为本，肺为标，脾能制水，三脏功能不复，则水湿内生，郁久不化，酿生湿热，阻滞气机，血行不利，停而为瘀，故慢性肾炎以水湿、湿热、气滞、瘀血并见。治宜健脾益气、利水消肿。拟方参苓白术散加减。方中黄芪、党参、白术健脾补气，茯苓利水不伤正，石韦、车前草、蒲公英清热利湿，丹参、广郁金活血和络，生鸡内金消食和胃，因患者蛋白尿较多，故加入蝉蜕、僵蚕祛风消蛋白。全方共奏健脾益气、利水消肿、活血清利之效。脾胃运化输布水液功能失调，则痰湿内生，血脉瘀阻，表现为血脂增高，故二诊在原方基础上加入野菊花、绞股蓝以祛脂、利血脉。(唐丽君)

案 8　水肿(脾虚湿困，精微不固)，肾病综合征

朱某，男，63 岁。

初诊(2008 年 2 月 22 日)

主诉：反复双下肢水肿 1 年。

患者 1 年前于行直肠癌手术时发现双下肢水肿，按之凹陷。查尿常规示：尿蛋白(＋＋)。血生化示：肾功能正常(具体数值不详)，未予重视，近来水肿明显而入院。症见：双下肢水肿，按之凹陷，口干多饮，尿多有沫，全身皮肤瘙痒，手足发麻，胃纳一般，大便尚调，夜寐安。舌质淡红，苔薄白。此为患者年老久病，运化失司，水湿不归正化，泛溢肌肤；脾胃损伤，封藏失职，固摄无权，精微下泄。法当益气健脾，扶正化湿。方拟防己黄芪汤加肾炎四味片加减。处方：

生黄芪 30 g，防风、防己各 10 g，猪苓、茯苓各 30 g，泽泻 10 g，炒白术 10 g，炒黄芩 10 g，胡枝子 30 g，石韦 30 g，鬼箭羽 30 g，桑白皮 15 g，六月雪 30 g，熟大黄 4 g。

水煎，每次服 80 ml，每日 2 次。

嘱避风寒，低盐、低脂、优质低蛋白饮食，适劳逸。

二诊(2008 年 3 月 2 日)

服前方后双下肢水肿有消退，口干欲饮，视物模糊，手足麻木，时有抽搐，尿色黄质清、泡沫减少。舌质淡红，苔薄白。尿常规提示：尿蛋白(＋＋)，红细胞(＋＋＋＋)，沉渣示红细胞 38.4/μL；24 h 尿蛋白 2.30 g。此脾虚湿困稍有改善，但久病后阴血亏虚明显，造成虚风内动。当增加滋养肾阴，柔肝息风之品。处方：

前方加枸杞子 10 g、红景天 15 g，生龙骨、生牡蛎各 30 g(先煎)。

煎服法同前。

嘱避风寒，低盐、低脂、优质低蛋白饮食，适劳逸。如有反复，即随诊。

【按】 本案属中医学“水肿”范畴，是因患者年老久病，运化失司，水湿不归正化，泛溢肌肤，加之脾胃损伤，封藏失职，固摄无权，精微下泄所致。考虑患者年老，单纯利湿消肿会更加重脾肾之亏虚，故张志坚在治疗本病时始终立足于根本，取益气健脾、扶正化湿之法，予《金匮要略》防己黄芪汤加自拟肾炎四味片治疗，使得正气盛则邪气自除，故而收到良好的疗效。(唐丽君)

案 9 水肿(脾虚湿困)，慢性肾小球肾炎

严某，男，58 岁。

初诊(2009 年 5 月 20 日)

主诉：反复双下肢水肿 12 年。

患者 12 年前出现双下肢水肿，尿中泡沫增多，腰酸乏力，查尿常规提示蛋白异常升高，在外院曾口服雷公藤多苷片治疗，1 个月后停服，尿蛋白始终存在，今晨发现尿中泡沫明显增多而就诊。舌淡红，苔薄白，脉细数。有高血压病史。尿常规：尿蛋白(＋＋＋)，余阴性。血生化：尿素氮 4.8 mmol/L，血肌酐 143.4 μmol/L。本案患者年老体弱，脾肾亏虚致其阴阳失衡，功能失调，风、寒、湿、热及疮毒等，乘虚侵袭人体，内外相引，阻塞气机，障碍气化而发为水肿。方用六味地黄汤加四君子加减。处方：

生黄芪 30 g，炒白术 10 g，茯苓 30 g，六一散 15 g，生地 10 g，炒牡丹皮 10 g，山茱萸 10 g，泽泻 10 g，僵蚕 15 g，青风藤 30 g，六月雪 30 g。

10 剂。水煎服。

二诊(2009 年 5 月 30 日)

患者双下肢不肿，腰酸乏力明显好转，尿中泡沫明显减少，纳可，夜寐可，大便调。处方：

上方有效，加熟黄精 15 g、河白草 30 g、广郁金 10 g。7 剂。

【按】 从中医角度认识慢性肾炎病因有内外两端，内因多为禀赋不足，饮食起居失

调，以及七情过用，身劳过度和病后体衰等损伤人体正气，尤易损及脾、肺、肾三脏，致其阴阳失衡，功能失调。外邪乃风、寒、湿、热及疮毒等，每易乘虚侵袭人体，内外相引，阻塞气机，障碍气化而发为水肿。慢性肾炎的病机特点可概为本虚标实两个方面，内脏虚损，阴阳失调是病机重点，水湿内停，瘀水互结是病机关键。治疗上因健脾益肾，清化和络达到补内脏，去外邪的目的。治虚多用四君、六味等方，祛邪多用利湿、活血、化浊之品，如六一散、青风藤、六月雪、河白草、广郁金等。（邓祥军）

案10　水肿（脾虚湿困），肾病综合征

疏某，男，43岁。

初诊（2009年3月20日）

主诉：双下肢水肿3个月，加重2日。

患者于3个月前因腹泻后出现双下肢水肿，尿中泡沫增多，在院外查肝功能：总蛋白50.2 g/L，白蛋白26.0 g/L。尿常规：尿蛋白（+++），红细胞（+++），红细胞计数0～2/HP。诊断为肾病综合征，未予针对性治疗，2个月前双下肢水肿较前明显加重，累及阴囊，尿量减少，伴有胸闷、咳嗽等症。舌淡，苔薄白腻，脉细。治以健脾利水，滋肾补气。方用防己黄芪汤加减。处方：

生黄芪30 g，生白术10 g，防己10 g，防风10 g，猪苓30 g，茯苓30 g，泽泻10 g，炒薏苡仁30 g，石韦30 g，生地15 g，桂枝10 g，党参10 g，广郁金10 g，炒车前子30 g。

7剂。水煎服，每日1剂。

并嘱咐低盐、低脂、优质低蛋白饮食，忌食海鲜发物。

二诊（2009年4月2日）

双下肢水肿减轻，尿中泡沫减少，纳食增，腹胀减，夜寐安，大便调畅。舌质淡红、苔薄白。24 h尿蛋白定量1.0 g，尿常规：尿蛋白（+），红细胞（+）。

服上方后脾健湿去，处方加僵蚕15 g、青风藤30 g、益母草等有降蛋白尿作用的中药。

【按】　本案素体不足，脾气亏虚为主，脾虚则运化失衡，水液代谢失常，水湿泛溢肌肤而出现水肿，又因外邪干之，水湿更盛，水肿累及阴囊，水饮上凌心肺，则出现胸闷、咳嗽等症。本案生黄芪、生白术、茯苓、党参等健脾益气，防己、猪苓、石韦、炒车前子、炒薏苡仁等利水消肿，防风宣肺祛风化湿，泽泻、生地滋补肾气，桂枝、广郁金、益母草等活血利水，僵蚕、青风藤有降蛋白尿的作用。方以肺脾肾虚为主，以扶正固本为主，兼以清利活血，从而达到较好疗效。（邓祥军）

案11　水肿（阴阳两伤），慢性肾炎肾变期

王某，男，34岁。

初诊（1990年5月6日）

主诉：全身水肿1年。

患慢性肾炎肾变期1年，迭经治疗，水肿不减。刻诊面色皖白，但颧部时有潮红，神

疲，头晕，腰酸，耳鸣如蝉，口干少饮，小便淡黄而少，舌淡红边有齿印，脉弦数，重按反弱。血压 150/70 mmHg。尿检：蛋白(+++)，白细胞(±)，红细胞(±)，颗粒管型(+)。酚红排泄试验 28%(2 h)，血清总蛋白 4.2 g%。羌系阴阳两伤气化乏，精虚生湿内风扰。治当调其阴阳，资其气化，佐以凉息。处方：

生地 30 g，淫羊藿 15 g，山茱萸 10 g，生山药 15 g，枸杞子 10 g，茯苓 30 g，炙黄芪 15 g，淡附片 5 g(先煎)，白薇 10 g，熟女贞子 10 g，生牡蛎 30 g(先煎)，益母草 15 g，干地龙 10 g，路路通 15 g。

7 剂。水煎服。

泼尼松维持原量，每日 20 mg。

二诊(1990 年 5 月 20 日)

服上方 2 周，水肿得退，精神转佳，且有梦遗。乃减泼尼松为每日 10 mg。再进 14 剂，头晕亦减。

三诊(1990 年 6 月 3 日)

尿检：蛋白(+)，白细胞(±)。血压 140/90 mmHg。嘱停服泼尼松。效方不更，续投 30 余剂，诸症均获改善。血压 120/80 mmHg。尿检：蛋白(−)，酚红排泄试验 48%(2 h)，血清总蛋白 58 g/L。

因颧部时显潮红潜退，脉象细弱不数，肾阳已显不足，守制增淫羊藿 30 g，调治 2 个月而瘥。随访 1 年，康健一如往常。

【按】 本例系低蛋白血症，阴精明显匮乏。阴精不足易生湿，治湿勿忘填精。《素问·阴阳应象大论》云："精化气。""精食气。"精气化食互根，精耗阴虚，势必导致气化功能障碍，水液精血输布失常，而水湿壅聚，又会阻遏气机，更陷阴精于不足，故水湿滋生因于阴精亏损者，不可复行其水，再助其阳，以免重伤阴精。计唯益精填下，育阴化气，俾化源得资，则水湿自然消除。(陈岱)

案 12 水肿(阴精亏损)，肾病综合征，药物库欣综合征

周某，男，24 岁。

初诊(1996 年 7 月 12 日)

主诉：颜面及踝部水肿 3 年。

三载肾病综合征，3 次住院，激素未断，脸如满月，午后颧红，头昏腰酸，二踵疼痛，遗精，踝部水肿按之浸指，股内断纹明显，心烦易汗，夜寐不宁，舌暗红，苔黄腻，脉象弦数。尿检：蛋白(+++)，红细胞(±)，白细胞(±)，颗粒管型(0～2)。血压 140/90 mmHg。血清胆固醇 8.1 mmol/L，尿素氮 3.4 mmol/L，肌酐 150.28 μmol/L，二氧化碳结合力 15 mmol/L。此系精血亏而虚风动越，化源弱而湿聚蕴热。拟滋肾填精为主，清化息风为佐。泼尼松减为口服 20 mg。处方：

生地 15 g，枸杞子 15 g，生山药 15 g，山茱萸 10 g，桑寄生 15 g，阿胶 10 g(烊化冲兑)，黄芪 15 g，茺蔚子 10 g，生牡蛎 30 g(先煎)，石韦 30 g，徐长卿 10 g，白菊花 10 g，炒黄柏

10 g，知母 10 g。

7 剂。水煎服。

二诊（1996 年 7 月 20 日）

药后踝肿稍退，腰酸略松。治疗匝月，水肿头昏渐已，尿检小有改善。再次小减激素剂量。处方：

原方去菊花、枸杞子、石韦，倍增生地为 30 g，加淫羊藿 30 g、六月雪 30 g。

续服 2 个月后，诸症消失，随访数年，痼疾意愈。

【按】 本例服激素长达 3 年，库欣综合征明显。激素助阳生热，久服有热感耗津，元阳伤阴之弊。感热亢阳都是壮火，壮火食气，其气必衰，肾阴灼伤于先，肾阳见损于后，故激素量一旦减少后，其促动之元阳虽衰，体内受伤之肾阳却显。故激素撤减要有序有节：要在当用方内加大剂量生地、淫羊藿（30 g 左右），权衡阴阳所虚，或重滋阴，或重温阳，及时协调，以平为期。（陈岱）

案 13 水肿（气阴两虚），迁延性肾炎

潘某，女，26 岁。

初诊（1998 年 6 月 14 日）

主诉：睑浮肢肿半年。

患者罹迁延性肾炎半载，用西药效果欠佳。诊得晨起睑浮，傍晚肢肿，面色皖白而唇红，腰脊酸痛而肢楚，周身乏力，小便短少，闭塞感冒，咽红或痛，舌淡红苔白薄，脉象虚数。尿检：蛋白（＋＋），红细胞（＋），白细胞（±）。此为肺肾气阴二虚，余邪逗留未尽所致。治宜补肺滋肾，祛风清化。处方：

生黄芪 12 g，白术 10 g，防风 10 g，生地 15 g，麦冬 10 g，玄参 10 g，桑寄生 15 g，荠菜花 30 g，蝉蜕 10 g，木蝴蝶 10 g，白茅根 30 g，徐长卿 10 g，六一散 10 g（包煎）。

7 剂。水煎服。

二诊（1998 年 6 月 22 日）

水肿消退，尿检好转，蛋白（＋），红细胞（0～3），因腰酸如前，且增带下如水。

遂于前方去木蝴蝶、麦冬，加生山药 30 g、鸡冠花 10 g。

效方出入，治疗 2 个月，症状次第减消，尿检持续阴性，乃改汤方为丸剂，续服 1 个月以资巩固，至今 4 年，情况良好。

【按】 肾炎病有时日，邪不得外透，又不能里解，残风余热滞留，上损肺气，下伤肾阴；亦可因素体肺肾气阴不足，湿热风邪乘虚为患。治宜一面益气祛风，一面滋阴清热。本证病机进退幅度较大，正气自我调节未败，表现为症状时显时已，尿检倏常倏异，认真揆度肺肾、补泻合用，庶不致误。（陈岱）

案 14 水肿（脾虚湿困），肾盂肾炎

尤某，女，39 岁。

初诊(2008 年 10 月 7 日)

主诉：双下肢水肿反复 1 年余。

患者于 1 年余前无明显诱因下出现双下肢水肿，劳累或久坐后明显，伴腰酸痛等，在当地卫生院查尿检提示有隐血，遂赴武进中医院检查，尿检仍提示有隐血，有时可见蛋白尿(+)，给予头孢类抗炎治疗，效果不佳，而予中药汤剂滋肾清化、扶正利水等，水肿可稍退，但停药后易复发；7 月起赴常州市第一人民医院求治，予抗炎保肾(具体不详)等对症治疗，效果亦不显。今来我院门诊复查，尿常规(+)沉渣分析：白细胞(+)、尿蛋白(+)、红细胞(++++)、白细胞计数 38.2/μL，为进一步诊治，予收住入院。就诊时见双下肢水肿，按之凹陷，两腰酸痛，尿色黄质浑，夜尿 3～4 次，纳寐尚可，大便调。舌淡红苔薄腻，脉细。证属脾虚失司，水湿泛溢。治宜健脾利水，祛风清化。拟防己黄芪汤合升降散加减。处方：

生白术 10 g，生黄芪 30 g，防己 10 g，六一散 15 g，蝉蜕 15 g，僵蚕 15 g，广郁金 10 g，虎杖 30 g，生地 15 g，炒牡丹皮 10 g，猪苓、茯苓各 30 g，炒车前子 30 g(包煎)，土茯苓 30 g，河白草 30 g。

10 剂。水煎服，每日 1 剂。

二诊(2009 年 10 月 17 日)

服上药后，双下肢水肿退，两腰酸少作，尿色淡黄质清。

上方去防己、猪苓、河白草，加桑寄生 15 g、珍珠草 30 g 益肾清化。

7 剂。水煎服，每日 1 剂。

【按】 《素问·至真要大论》："诸湿肿满，皆属于脾。"至于治法，《素问·汤液醪醴论》："平治于权衡，去宛陈莝……开鬼门、洁净府。"本案患者久病体亏，脾虚健运失司，水湿之邪不归正化，泛溢肌肤，而发为水肿；湿邪困于腰府，腰府失养而出现两腰酸痛；脾虚气陷，清浊不分，故尿黄质浑；舌淡红苔薄腻，脉细为脾虚湿困之象。故临床多采用健脾利水、祛风清化之法，拟防己黄芪汤合升降散加减。方中生白术、生黄芪健脾补气，防己、猪茯苓、炒车前子利水，防己、蝉蜕、僵蚕祛风，生地、炒牡丹皮、六一散、虎杖、土茯苓、河白草益肾清化。二诊诸症缓解，故去防己、猪苓、河白草，加桑寄生、珍珠草益肾强腰清化为治。(王身菊)

案 15 血尿(邪热下移，灼伤血络)，IgA 肾病

程某，女，5 岁，上海。

初诊(2008 年 5 月 10 日)

主诉：肉眼血尿半年余。

经当地医院诊断为 IgA 肾病(未做病理检查)。尿蛋白(+)～(+++)，红细胞 30～50 个/HP，曾用中西药治疗，效果不理想，遂来常州中医院门诊就医。诊查：咽红或痛，扁桃体轻度肿大，口干，纳食一般，手足心热，大便常干，尿色深黄有泡沫，舌质红，苔薄微黄，脉细数。病前曾有外感发热史。尿检：蛋白(++)，白细胞(+)，红细胞 40 个/

HP。红细胞形态计数：红细胞 35 万/ml，多形。证属邪热内蕴，损伤血络，迫血下溢。治拟清热凉血，升降气机，佐以化瘀。处方：

金银花 10 g，荆芥 10 g，黄菊花 10 g，白毛夏枯草 15 g，炒槐花 6 g，白花蛇舌草 15 g，生地 10 g，牡丹皮 10 g，生甘草 5 g，制大黄 3 g，蝉蜕 6 g，僵蚕 10 g，广郁金 10 g，白茅根 30 g。

14 剂。水煎服。

二诊（2008 年 5 月 26 日）

服药半月余，镜下血尿较前好转，红细胞 10～15 个/HP，蛋白（±～+）。近来活动减少，尿色淡黄。原议加太子参 10 g。

守方继续服药 2 月余，尿检红细胞 3～5 个/HP，尿红细胞形态计数复查，红细胞 2 万/ml，混合型。嘱暂时停药观察。2008 年 9 月复查尿常规（－），尿红细胞形态计数＜1 万/ml，形态均一。追访 1 年，疗效巩固。

【按】 本例乃风邪上受，不得外解，邪热下移，灼伤肾络，以致迫血妄行。故方用升降散，以蝉蜕、僵蚕轻清宣透，郁金、大黄通下逐秽；俾升降气机，达邪外出；取荆芥、菊花轻扬散风并去血中伏热；合白毛夏枯草、白花蛇舌草、金银花、生甘草清热解毒，兼能散瘀；加生地、牡丹皮、槐花、白茅根滋阴凉血又可宁络。共奏宣上导下、凉血止血之功。凡辨证外感邪热，下遗膀胱，灼伤血络而引起血尿，皆所适用。（陈岱）

案 16　血尿（正虚邪热伤络），慢性肾小球肾炎

万某，男，41 岁，常州百草苑。

初诊（2011 年 2 月 13 日）

主诉：镜下血尿 3 月余。

有高血压病史多年，有脑梗死、慢性肾小球肾炎病史。常年服用降压药，2 次住某医院，因镜下血尿明显，经反复治疗 3 月余，效果不理想，遂来我院门诊求治。诊查：腰酸乏力，傍晚加重，寐纳一般，口干少饮，小便短赤，舌暗红，苔根黄腻，脉细弦数。尿常规：蛋白（+），隐血（+++），红细胞 20 个/HP。血压 128/80 mmHg。辨证：气阴两伤，湿热下注，灼伤肾络。治法：滋阴补气，凉血止血，清热和络。处方：

生地 15 g，生黄芪 15 g，牡丹皮 10 g，黄芩 10 g，佩兰 10 g，荆芥 10 g，炒槐花 10 g，白花蛇舌草 30 g，白毛夏枯草 15 g，野葡萄藤 15 g，桑寄生 15 g，金银花 10 g，失笑散 15 g（包煎），广郁金 10 g，碧玉散 15 g（包煎）。

14 剂。水煎服。

二诊（2011 年 2 月 27 日）

尿蛋白转阴，尿红细胞 10 个/HP。自觉腰酸乏力减轻，根苔黄腻化薄。此属气阴来复，湿热渐化之兆。

仍用前方化裁。其间出现心前区隐痛加参三七粉，咽红肿痛加玄参、射干，咳嗽咽痒加僵蚕、生紫菀，皮肤湿疹加白鲜皮、地肤子，调治 3 个多月，尿检蛋白持续（－），隐血（+），红细胞 1～3 个/HP。腰酸乏力症状完全消失。

【按】 唐容川在《血症篇》中首创的治出血四大要旨“止血”“消瘀”“宁络”“补虚”，迄今仍有效地指导着临床。患者有高血压、肾病、脑梗等病史，素体肾阴不足，精微下泄，肾气虚弱可知。故方用生地、黄芪、桑寄生养阴益气补肾以固本；湿热内蕴化湿为要，以佩兰、黄芩芳香苦燥，清化气分湿热；以白花蛇舌草、白毛夏枯草、野葡萄藤、碧玉散解毒消肿，清利下焦湿热；尿血不止必须止，乃合荆芥、槐花、金银花、牡丹皮凉血止血，荆芥擅清血分伏热，金银花能“清络中风火湿热”（《重庆堂随笔》）；配郁金、失笑散活血散瘀，行气止血。本案汇凉血止血、调气祛瘀、清利湿热、扶正补虚诸法于一方，历时 3 个月余而收工。（陈岱）

案 17 血尿（湿热瘀阻下焦），慢性肾盂肾炎

陈某，女，49 岁，常州西林镇。

初诊（2011 年 5 月 10 日）

主诉：排尿灼热不畅 1 年余。

2009 年 4 月上旬，因尿频、尿急、尿痛 1 个月，住某医院诊断为“肾盂肾炎、高脂血症”。经用左氧氟沙星、头孢曲松等治疗，及妇科阴道冲洗及塞药，历时二旬，因症状不减而出院。2 年来用过多种抗生素及中药治疗，效果不佳。诊查：尿频不畅，少腹胀痛，腰酸不能久坐，纳食不香、嗳气、胸闷脘痞，或有泛恶，夜寐不宁，便溏 2 日一次，带下色白伴有阴痒。舌暗红，苔厚白腻，脉细。尿检：白细胞酯酶 500，隐血（＋＋＋＋），红细胞 70/μL，白细胞 348/μL，上皮细胞 38/μL，细菌 8 880/μL；红细胞形态计数 7 万/ml，混合型。证属湿热内蕴，三焦阻塞。治以开上疏和，扶正清利。处方：

苦杏仁 6 g，白豆蔻 10 g，生薏仁 30 g，制厚朴 10 g，制半夏 10 g，藿香 10 g，佩兰 10 g，淡竹叶 6 g，土茯苓 30 g，制苍术 10 g，炙鸡内金 10 g，六一散 15 g（包煎），太子参 15 g，白花蛇舌草 30 g。

30 剂。水煎服。

二诊（2011 年 6 月 14 日）

上方连服 30 剂。脘痞松，泛恶止，寐纳均可，仍腰酸乏力，左胁后胀痛，小便灼热不爽，夜尿 2～3 次，带下量少色白，苔厚腻化薄，脉细。尿检：白细胞（＋＋），隐血（＋＋＋），细菌 500/μL，上皮细胞 32/μL，红细胞 30 个/HP；红细胞形态计数 4 万/ml，混合型。改法滋肾健脾，清热利湿治之。处方：

黄柏 10 g，苍术 10 g，知母 10 g，车前子 15 g（包煎），六一散 15 g（包煎），生地 15 g，牡丹皮 10 g，生山药 30 g，太子参 15 g，凤尾草 30 g，蜀羊泉 30 g，土茯苓 30 g，桑寄生 15 g，香附炭 10 g。

三诊（2011 年 7 月 17 日）

连续治疗 2 个月，寐纳二可，大便调，带下少，左腰胁痛轻而未已，溺尾或感隐痛，受寒易于咳嗽，舌暗红，苔薄白，脉象细软。议用补气益肾，活血清利。处方：

黄芪 15 g，太子参 10 g，生白术 10 g，防风 10 g，生地 10 g，牡丹皮 10 g，失笑散 15 g（包

煎),野葡萄藤 30 g,炒槐花 10 g,煅海螵蛸 15 g(先煎),茜草根 30 g,白花蛇舌草 30 g,荆芥 10 g,虎杖 30 g,六一散 15 g(包煎),广郁金 10 g。

守前方加减,调治 3 个月,治疗过程中,下阴发痒加蛇床子、白鲜皮、黄精;鼻塞咽痛咳嗽加牛蒡子、僵蚕、射干、连翘、桔梗;带下多加鸡冠花、椿根皮。尿检白细胞增多加半枝莲、重楼。

自觉症状逐渐减消,面色红润,体重增加 5 千克余。尿常规检查多次正常,红细胞形态计数检查多次,持续 1 万左右/ml,混合型。病情基本稳定。

【按】 患者是家庭主妇,家事操劳过度,以致脾肾俱亏,而见腰酸、纳少便溏,湿热下注膀胱,所以小便频急,此时用药颇费斟酌,滋肾则滞运碍湿,清利则伤阴耗气,当以宣气化为主,故方选三仁汤化裁,轻宣开上,苦辛芳化,运脾淡渗,使三焦宣畅,湿热易清,盖祛邪可以安正。

待气机流畅,寐纳俱佳后,及时转法治之。药用生地、桑寄生滋阴益肾,太子参、生山药、制苍术补气健脾,合黄柏、知母、牡丹皮、凤尾草、车前子、土茯苓、香附炭清利湿热,解毒和络,泻里寓补。

治疗后身心明显改善,下焦湿热未除。究病程欠长,腰胁痛点不移,舌质暗红有紫气,皆是气血瘀滞之征。《素问·至真要大论》所谓"客者除之,留者攻之"。乃以茜草根、失笑散、广郁金、散瘀滞而理其气,白花蛇舌草、炒槐花、荆芥、野葡萄藤清血络而祛风湿,配合参、芪、术、地、防风之属,扶正固卫,标本兼顾。(陈岱)

案 18　血淋(湿热下注),膀胱炎

章某,女,69 岁。

初诊(2009 年 10 月 26 日)

主诉:反复尿频、急、痛伴肉眼血尿 1 个月。

患者 1 个月前因劳累后出现尿频、尿急、尿痛,伴肉眼血尿或夹有血丝,尿后滴沥不尽。外院查尿常规:红细胞(++++),白细胞(+++),尿蛋白(++),予抗炎治疗后症情有所改善,停药后仍觉有尿频、尿急、尿痛,排尿后尿道口不适,输液及口服抗菌药,症状缓解不明显。症见:尿频、急、痛,肉眼血尿,或夹有血丝,尿后滴沥不尽,乏力肢软,胃纳欠香,二便调,夜寐安。舌质淡红,苔薄白。此为患者年老体虚,不慎感受湿热之邪,湿热下注,膀胱气化失司,热伤血络,血溢脉外,湿热困脾,脾失健运,纳食欠佳。治拟清热利湿,凉血通淋,理气健脾。方拟小蓟饮子合四逆散加减。处方:

小蓟 30 g,藕节炭 15 g,通草 5 g,六一散 15 g(包煎),灯心草 5 g,白花蛇舌草 30 g,炒车前子 30 g(包煎),土茯苓 30 g,柴胡 10 g,炒枳壳 10 g,生白芍 10 g,生地 15 g。

水煎服,每次服 80 ml,每日 2 次。

嘱避风寒,清淡饮食,适劳逸,多饮水。

二诊(2009 年 11 月 3 日)

服前方后尿频、尿急、尿道口不适感缓解,胃纳转香,仍感乏力。舌质淡红,苔薄白。

尿常规提示(—),沉渣示:红细胞计数 24.3/μL,白细胞计数 28.1/μL。此湿热之邪基本消退,但气虚不足,升柔无力。当主以增加补气升提之品,稍佐以清化,故拟补中益气汤加减。处方:

生黄芪 30 g,生白术 10 g,广陈皮 10 g,炙升麻 10 g,炒当归 10 g,太子参 15 g,麦冬 10 g,白花蛇舌草 30 g,炒枣仁 30 g,六一散 15 g(包煎),桑螵蛸 10 g,炒车前子 30 g(包煎)。

煎服法同前。

嘱避风寒,清淡饮食,适劳逸,多饮水,如有反复,即随诊。

【按】 膀胱炎多因大肠埃希菌、副大肠埃希菌、变形杆菌、铜绿假单胞菌、粪链球菌、金黄色葡萄球菌所致,表现为尿频、尿急、尿痛,时有肉眼血尿和血块排出,既发生于晚间,也发生于白天,女性多见,患者可感觉到肢软乏力,腰背痛,低热或者高热。本案属中医学"淋证(血淋)"范畴。因患者年老体亏,感受湿热之邪,湿热下注膀胱,热甚灼伤血络,迫血妄行。张志坚认为淋证病有虚有实,且多见于虚实夹杂之证。初起多因湿热为患,正气尚未虚损,故多属实证,但淋久湿热伤正,由肾及脾,每致脾肾两虚,而由实转虚。如邪气未尽,正气渐伤,或虚体受邪,则成虚实夹杂之证。因此淋证多以肾虚为本,膀胱湿热为标,故本案中,初期,张志坚力主清化湿热,予小蓟饮子加减清热化湿通淋,改善患者的尿路刺激症状,后期则重在扶正,补气升提,使得正气盛则邪气自败,治疗过程循序渐进,辨证施治,疗效显著。(郑宏香)

案 19　劳淋(气陷肾亏),慢性尿路感染

孙某,女,45 岁,职工。

初诊(1999 年 6 月 17 日)

主诉:小便淋沥数年。

小便淋沥,数年不已。曾在某医院诊断为"慢性尿路感染",用抗生素治疗不见好转,投中药疏利益增涩滞。诊得形瘦面皖,神萎气短,尿频解而不畅,夜睡轻,溺时腰尻酸痛,小腹坠胀,心悸耳鸣,劳累易发,静坐头晕稍安,小饮口干即已,脉象细软,舌淡苔匀。尿检有少量蛋白、白细胞及红细胞。此系气虚而致下陷,津液少而难上承,心肾交亏,上下痹窒。证属劳淋。治以益气化津,升阳举陷。处方:

黄芪 18 g,党参 15 g,知母 10 g,玄参 10 g,升麻 6 g,柴胡 5 g,桔梗 5 g,潼沙苑 10 g,五味子 10 g,桑寄生 15 g,白花蛇舌草 30 g,龙眼肉 10 g。

5 剂。水煎服。

二诊(1999 年 6 月 23 日)

解溲转畅,频数亦减,虽头晕、腰酸俱轻,但食纳未见增香。尿检(—)。欲拔病根当举气陷,欲举气陷当运中州,仍宜鼓舞中气,佐以和胃磨谷,寓清于补,守旨继进。

原方去龙眼肉、潼沙苑、五味子、桑寄生,加生白术 10 g、炒神曲 10 g、香谷芽 10 g、陈皮 10 g。

5剂。水煎服。

三诊(1999年6月28日)

小便复常,谷食迭增,精神好转,诸恙向安。虽本元胃气均来复,奈根株已深,效难久持。《经》旨"气虚者,宜掣引之",还当恪守。原方加补肾固元之品,以冀续效。处方:

黄芪18 g,党参15 g,知母10 g,玄参10 g,升麻6 g,柴胡5 g,桔梗5 g,白花蛇舌草30 g,生白术10 g,五味子10 g,莲子肉10 g,菟丝子10 g(包煎),陈皮10 g。

5剂。水煎服。

连续诊治6次,服药30余剂而愈。

【按】 本例尿频气短,小腹坠胀,劳累活动后加重,脉软、舌淡。乃属气虚下陷之征。但又有心悸耳鸣、腰尻酸痛、口干少饮等症,是心肾两虚、气不化津所致。故方用升陷汤为主,首诊时加入益肾养心之品;二诊因纳食不香,改增和胃消导药物;三诊加莲肉、菟丝子以为善后,积极提其下陷之气,适当理其中宫之滞,扶其心肾之需,终于病痊而安。(张福产)

案20 劳淋(脾肾亏虚、湿瘀内阻),慢性肾盂肾炎

章某,女,70岁。

初诊(2009年6月5日)

主诉:尿频、尿急、排尿滴沥不尽反复10余年,加重半个月。

患者10余年前无明显诱因出现尿频、尿急、排尿滴沥不尽,小便混浊。尿检:白细胞(+),红细胞(+++),经抗感染治疗好转。后尿频、尿急、排尿滴沥不尽反复发作,尿检白细胞(+)~(+++),自行口服抗生素或静脉滴注抗生素可缓解。2007年3月起患者腰酸痛,且发作频繁,小便混浊。尿检:尿蛋白(+),红细胞(+),经抗感染治疗症状稍减,但劳累则复发。半个月前患者出现两腰酸痛加重,尿频、尿急、排尿滴沥不尽,抗炎治疗效不佳。就诊时尿频、尿急、排尿滴沥不尽,尿色略红,尿道口发酸,尿行灼热感,两腰酸痛,纳欠佳,寐宁,神疲乏力。舌质淡暗红,舌边有齿印,苔薄黄微腻,脉细软。尿常规:白细胞(+),尿蛋白(++),红细胞(+++++),红细胞计数313.7/μL,白细胞计数88.7/μL。患者年老久病,正气亏虚无力抗邪,是发病之关键。虚、湿、瘀贯穿于慢性肾盂肾炎的始终,是其基本病机特点。治拟益肾清利活血。处方:

生地15 g,牡丹皮15 g,炒山药30 g,山茱萸10 g,茯苓30 g,泽泻10 g,石韦30 g,车前子30 g,丹参15 g,土茯苓30 g,川断15 g,桑寄生15 g,王不留行10 g,红景天15 g。

14剂。每剂煎200 ml,每日1剂,分2次服。

慎起居,清淡饮食。

二诊(2009年6月20日)

诉尿频、尿急、排尿滴沥不尽较前好转,夜尿由5次减为3次,尿色淡黄,尿道口发酸、尿行灼热感减轻,两腰酸痛,纳欠佳,寐宁,神疲乏力。尿常规:白细胞(-),尿蛋白(+),红细胞(++),红细胞计数313.7/μL,白细胞计数18.7/μL。

效不更方,守方14剂。

【按】 慢性肾盂肾炎(CPN)指肾脏及肾盂受到细菌感染所致的炎症损害和由此产生的病症,其临床表现复杂,症状多端,以女性患者居多,尤其是绝经期和绝经后的中老年女性。临床表现以尿频、尿急、排尿滴沥不尽,尿痛,尿行灼热感,腰痛为多。病属中医学“劳淋”“腰痛”范畴。正气亏虚无力抗邪,是发病之关键。正如《内经》云“邪之所凑,其气必虚”;湿热之邪趁虚内袭,久延不去;“久病入络”“久病多虚、多瘀”;虚、湿、瘀贯穿于慢性肾盂肾炎的始终,是其基本病机特点。治疗以上益肾清利活血法为其基本治疗大法。病位在脾肾,病性虚实夹杂。方中生地、牡丹皮、炒山药、山茱萸、川断、桑寄生具有健脾益肾固本的作用,现代研究认为具有调节免疫力、增强肌体抵抗力等作用;茯苓、泽泻、石韦、车前子具有清热利湿的作用,现代研究具有一定抗菌、抑菌作用;王不留行、红景天、丹参具有活血化瘀的作用,可以改善尿路局部损害部位的气血流通,使有效药物达到病所,调整局部免疫功能,增强膀胱排空能力,促进炎症吸收。综上所述,益肾清利活血法治疗慢性肾盂肾炎的临床疗效可靠。(王身菊)

案21 热淋(湿热下注),尿路感染

高某,女,79岁。

初诊(2010年3月11日)

主诉:尿频、急、痛4日。

患者于4日前无明显诱因出现尿频、尿急、尿痛,伴有一过性肉眼血尿,全身乏力,夜尿4次,无发热,无咳嗽,无腰痛,无颜面双下肢水肿,在外院予抗炎治疗后,上述症状无明显缓解。查尿常规:白细胞(++),红细胞(++++),白细胞计数101.0 μL,红细胞计数216.0 μL。有高血压病史。舌淡红,苔黄腻,脉弦数。本案为老年女性,脏腑功能下降,脾肾亏虚,感染湿热之邪,蕴结膀胱,肾膀胱气化失常,则发为尿频急痛,湿热盛,灼伤脉络,血不循经,随尿而出。方用八正散加减。处方:

炒车前子30 g(包煎),六一散15 g(包煎),生地15 g,当归10 g,萹蓄30 g,瞿麦30 g,淡黄芩10 g,陈皮10 g,制半夏10 g,夏枯草30 g,牡丹皮10 g,山茱萸10 g。

7剂。水煎服。

二诊(2010年3月18日)

患者仍尿频,夜尿2~3次,无尿痛,尿急,全身乏力。治以补中益气,扶正缩泉。方用补中益气汤加缩泉丸。处方:

生黄芪15 g,生白术10 g,陈皮10 g,炙升麻10 g,柴胡10 g,炒枳壳10 g,党参10 g,炙甘草3 g,当归10 g,覆盆子10 g,菟丝子10 g,桑螵蛸10 g,生地10 g,山茱萸10 g。

10剂。水煎服。

【按】 尿路感染是中老年妇女常见疾病,绝经妇女发病率高,并且容易复发。张志坚认为老年妇女尿路感染具有肾气亏虚,下焦余邪未清的特点,要运用补益肾气兼清利之药治疗。且慢性尿路感染患者有反复发作、病久多虚的特点,所以治疗上不能一味清利,治疗原则当遵循以扶正祛邪,虚实兼顾为法,标本同治。(唐丽君)

案 22 热淋(湿热下注),尿路感染

刁某,女,51 岁。

初诊(2006 年 7 月 7 日)

主诉:尿频、尿急欠爽反复 1 年余,加重伴腰痛 2 日。

患者于 1 年前无明显诱因下出现尿频、尿急欠爽,尿色黄,先后辗转于各家医院求治,考虑为"尿路感染",予抗炎治疗(具体不详),后可缓解;但每于劳累后易复发。2 日前又因工作劳累致尿频急欠爽加重,尿行灼热感,尿色深黄质浑,夜尿 10 余次,伴右侧腰痛,小腹坠胀感,面肢轻肿,遂来我院门诊求治,查尿常规+沉渣分析示:白细胞(+++),红细胞(++),红细胞计数 25.1/μL,白细胞计数 1 889.6/μL,管型 1.28/μL,红细胞计数 4.5/HP,为进一步诊治,予收住入院。就诊时见尿频急欠爽,尿行灼热感,尿色深黄质浑,夹少量泡沫,夜尿 10 余次,伴右侧腰痛,小腹坠胀感,面肢轻肿,纳寐尚可,大便调。舌淡红苔薄黄,脉濡数。证属湿热蕴结下焦,膀胱气化失司。治宜清利湿热,益肾疏和。拟方龙凤清合剂加减。处方:

龙葵 15 g,凤尾草 30 g,炒黄柏 10 g,土茯苓 30 g,车前子 30 g(包煎),六一散 15 g(包煎),炒苍术 10 g,生黄芪 30 g,防风、防己各 10 g,桑寄生 15 g,川断 15 g,猪苓、茯苓各 30 g。

4 剂。水煎服,每日 1 剂。

二诊(2006 年 7 月 11 日)

服上药后尿频急缓解,尿色淡黄质转清,右腰痛减,面肢肿退。

上方去防己、猪苓。

水煎服,每日 1 剂,连服 7 日。

三诊(2006 年 7 月 18 日)

服上药后尿频急基本缓解,尿色淡黄,右侧腰酸,面肢水肿不显。

上方加佩兰化湿和中。

水煎服,每日 1 剂,连服 7 日。

【按】 《诸病源候论·淋病诸候》:"热淋者,三焦有热,气搏于肾,流入于胞而成淋也,其状小便赤涩。"本案患者为病久体亏,复感当令之邪,湿热之邪侵及下焦,膀胱气化不利,而发为尿频、尿急欠爽;湿热壅滞腰府,而发为腰痛;舌淡红苔薄黄,脉濡数则为湿热之邪侵袭之象。故临床多采用清利湿热,益肾疏和之法治疗,拟方龙凤清合剂加减。方中龙葵、凤尾草、炒黄柏、土茯苓、炒车前子、六一散、制苍术清利湿热,桑寄生、川断益肾强腰,猪茯苓、防己利水消肿。二诊诸症有所缓解,水肿退,故去防己、猪苓为治。三诊诸症基本缓解,唯苔薄腻,故加佩兰化湿和中为治。(唐丽君)

案 23 热淋(湿热下注),尿路感染

徐某,女,50 岁。

初诊(2009年7月15日)

主诉：尿频尿急尿痛20余日。

患者于20余日前无明显诱因下出现尿频尿急尿痛，尿行灼热感，尿色黄质浑，夜尿3～4次。在当地医院查尿常规：尿蛋白(±)、白细胞计数12～15/HP，予头孢他啶、左氧氟沙星治疗1周，尿痛缓解。但复查尿常规：红细胞(+)、白细胞(+++)，遂转来我院求治，由门诊收住入院。就诊时见尿频、尿急、尿痛，尿行灼热感，尿色黄，质浑，夜尿3～4次，略腰酸，纳寐尚可，大便调。舌淡红苔薄黄腻，脉濡数。证属湿热蕴结下焦，膀胱气化失司。治宜清化湿热，利尿通淋。拟方八正散加减。处方：

炒车前子30 g(包煎)，虎杖15 g，六一散15 g(包煎)，石韦30 g，瞿麦10 g，灯心草5 g，生地15 g，炒牡丹皮10 g，凤尾草30 g，土茯苓30 g。

5剂。水煎服，每日1剂。

二诊(2009年7月21日)

服上药后尿频急痛不显，尿色淡黄质转清，右腰酸减。

上方去瞿麦、灯心草，加桑寄生、熟黄精、太子参益气养阴壮腰，徐长卿、炒白芍理气缓急，白花蛇舌草清化。

7剂。水煎服，每日1剂。

【按】 本案患者为摄生不慎，感受湿热之邪，蕴结下焦，膀胱气化失司，而发为尿频、尿急、尿痛；腰为肾之府，湿热之邪侵犯于肾，可见腰酸痛；湿热之邪蕴结下焦，清浊不分，则可见尿黄质浑；舌淡红苔薄黄腻，脉濡数则为湿热之邪侵袭之象。故临床多采用清化湿热、利尿通淋之法治疗，拟方八正散加减。方中炒车前子、虎杖、六一散、石韦、瞿麦、灯心草、凤尾草、土茯苓清利湿热，生地、炒牡丹皮养阴和络，防其热盛伤阴。二诊诸症皆有缓解，故加入桑寄生、熟黄精、太子参益气养阴壮腰，徐长卿、炒白芍理气缓急为治，使邪去而正复。(邓祥军)

案24 腰痛(湿热腰痛)，肾盂肾炎

陆某，女，36岁。

初诊(2009年10月28日)

主诉：两腰酸痛半月余。

患者半个月前因劳累致腰酸痛明显，伴尿频、尿急、尿痛，乏力，于10月15日来我院门诊求治，查尿常规+沉渣分析：白细胞(+++)，亚硝酸盐，红细胞(++++)，红细胞计数265.3/μL，白细胞计数552.3/μL，上皮细胞139/μL，细菌22 794.8/μL，红细胞计数47.8/HP。建议住院治疗，因经期至而拒绝。今月经干净3日后来院复诊，由门诊收住入院。就诊时见两腰酸痛，排尿尚畅，尿色黄质浑，易感疲劳，纳寐尚可，大便调。舌淡红苔薄腻微黄，脉细。证属湿热之邪蕴结下焦，腰府失养。治宜清利湿热，益肾强腰。拟方知柏地黄丸加减。处方：

知母10 g，炒黄柏10 g，生地15 g，炒牡丹皮10 g，山茱萸10 g，生山药30 g，茯苓10 g，

泽泻 10 g，桑寄生 15 g，车前子 30 g(包煎)，土茯苓 30 g，凤尾草 30 g。

5 剂。水煎服，每日 1 剂。

二诊(2009 年 11 月 3 日)

服药后两腰酸痛止，排尿畅，尿色转淡黄。

上方去车前子，加太子参 15 g、白花蛇舌草 30 g、六一散 15 g(包煎)益气清化。

7 剂。水煎服，每日 1 剂。

【按】 《杂病源流犀烛·腰脐病源流》指出："腰痛，精气虚而邪客病也……肾虚其本也，风寒湿热痰饮，气滞血瘀闪挫其标也，或从标，或从本，贵无失其宜而已。"本案系素体不足，复感湿热之邪，蕴结下焦，腰府失养，而发为本病。故治疗时标本兼顾，取知柏地黄丸加减。方中知母、黄柏、车前子、土茯苓、凤尾草清化湿热，六味地黄益肾养阴，桑寄生益肾壮腰，全方共奏清利湿热、益肾强腰之效。

腰痛一证，外感内伤皆可产生。《景岳全书·腰痛》："盖此证有表里、虚实、寒热之异，知斯六者，庶乎近矣，而治之亦无难也。"其病理变化常表现出以肾虚为本，感受外邪，跌扑闪挫为标的特点，因此治疗时除散寒行湿，清利湿热，活血祛瘀，舒筋活络外，多配补肾强腰之品，以达扶正祛邪的目的。本案即为典型，清利湿热的同时益肾强腰，达扶正祛邪而起效。(唐丽君)

案 25　腰痛(湿热腰痛)，肾盂肾炎

马某，女，68 岁。

初诊(2006 年 10 月 25 日)

主诉：右腰刺痛 1 周。

患者于 1 周前因劳累发作右腰刺痛，双下肢略肿，尿色黄，夜尿 1～2 次，于 10 月 20 日来我院门诊求治，查尿常规＋沉渣分析示：白细胞(＋＋＋)，白细胞计数 62.9/μL，彩超示：双肾血流阻力增高。建议住院治疗，拒绝，故予中药汤剂滋肾清化、扶正和络治疗 3 日，症状有所缓解；又自行在社区医院静脉滴注左氧氟沙星治疗 3 日，右腰刺痛有所缓解，但双下肢仍肿，为进一步诊治，今再次来我院门诊求治，予收住入院。就诊时见右腰刺痛，双下肢略肿，尿色黄、质尚清，夜尿 1～2 次，纳寐尚可，大便调。舌淡红苔薄黄，脉细弦。证属湿热之邪蕴结下焦，腰府失养。系因患者年老体亏，复感湿热之邪，蕴结下焦，腰府失养，而发为本病。治宜清利湿热，益肾强腰。拟方知柏地黄丸加减。处方：

知母 10 g，炒黄柏 10 g，生地 15 g，炒牡丹皮 10 g，山茱萸 10 g，炒山药 30 g，猪苓、茯苓各 30 g，泽泻 10 g，桑寄生 15 g，杜仲 15 g，土茯苓 30 g，白花蛇舌草 30 g。

6 剂。水煎服，每日 1 剂。

二诊(2006 年 10 月 31 日)

服药后右腰刺痛不显，双下肢肿退，排尿畅。

故予守方递进。

7 剂。水煎服，每日 1 剂。

【按】 本案病因病机同案 26,分析从略。(郑宏香)

案 26 腰痛(湿热腰痛),肾盂肾炎

张某,女,55 岁。

初诊(2010 年 2 月 26 日)

主诉:腰酸痛半个月。

患者于半个月前腰酸痛,全身乏力,尿频,晨起眼睑水肿,在门诊查尿常规:白细胞(+),红细胞计数 31.1/μL,细菌 8 036.1/μL。无发热畏寒,无肉眼血尿,无活动障碍,无咳嗽,无盗汗。舌淡红,苔黄腻,脉数。证属湿热蕴结腰府,肾脏气化功能失常。治拟清利湿热,通络止痛。方用知柏地黄汤加减治疗。处方:

炒黄柏 10 g,知母 10 g,生地 10 g,炒牡丹皮 10 g,猪苓 30 g,茯苓 30 g,炒车前子 30 g,石韦 30 g,六一散 15 g,丹参 10 g,当归 10 g,川断 15 g,杜仲 15 g,白芍 10 g。

7 剂。水煎服。

二诊(2010 年 3 月 5 日)

患者无腰酸痛,无眼睑水肿,夜尿 2 次。舌淡红,苔薄白,脉细。二诊时湿热已去,治疗以补肾为主。处方:

炒黄柏 10 g,知母 10 g,生地 10 g,炒牡丹皮 10 g,茯苓 30 g,炒车前子 30 g,六一散 15 g(包煎),泽泻 10 g,怀牛膝 15 g,山茱萸 10 g,炒山药 30 g。

10 剂。水煎服。

【按】 患者老年女性,机体抵抗力下降,正气不足,肾气亏虚,易感外邪。摄生不慎,感受湿热之邪,湿热蕴结于腰府,经气不通,不通则痛,故腰府疼痛;肾气亏虚,肾脏气化功能失常,水液代谢失衡,故晨起眼睑水肿;尿频多,肾精不足则全身乏力;苔黄腻,脉数,均为湿热之象。本病的病因以肾虚为本,湿热为标,其病理损害有两大特点:一是肾虚贯穿病程的始终;二是湿热壅塞气机,阻碍气化。本病的病位在肾与膀胱,与肝、脾、肺有关,病初多为邪实之证,久病则由实转虚;如邪气未尽,正气已伤,则表现为虚实夹杂的证候。治标用知柏加炒车前子、石韦、六一散等利清利湿热之品,治本贯穿整个治疗过程,用六味地黄汤滋阴补肾。如有尿路梗阻等情况,宜加强活血化瘀、祛浊通络、疏利水道的作用。常用药有王不留行、路路通、牛膝、穿山甲、制大黄、蒲黄等。如有结石可加鸡内金、金钱草、海金沙等。(王身菊)

案 27 腰痛(湿热腰痛),肾盂肾炎

次某,女,16 岁。

初诊(2009 年 2 月 26 日)

主诉:左腰胀痛半个月,加重伴尿频急 3 日。

患者无明显诱因于半个月前开始出现左腰胀痛,呈持续性,活动后明显加重,休息后稍有缓解,伴有尿频、尿急、排尿不痛、头昏、恶心欲吐、肢软乏力。我院门诊 B 超示:左侧

肾脏结石，予输液治疗后缓解，3 日前左腰胀痛又作，伴畏寒发热。刻下左腰胀痛，呈持续性，发热恶寒，头昏，恶心欲吐，肢软乏力，口干欲饮，尿频、尿急、尿色深且混浊，纳差。尿常规示：尿蛋白(＋)，白细胞(＋＋＋)，红细胞(＋＋＋＋)，白细胞计数(＋)；中段尿培养：大肠埃希菌。面色少华，精神欠振。舌淡红，苔薄黄腻。此为感受湿热之邪，壅滞腰府，煎熬尿液，炼化成砂石，砂石阻络，气滞不畅。拟方知柏地黄丸加四金汤。处方：

生地黄 15 g，炒牡丹皮 10 g，茯苓 30 g，泽泻 10 g，山茱萸 10 g，生山药 30 g，炒黄柏 10 g，知母 10 g，金钱草 30 g，海金砂 15 g(包煎)，广郁金 10 g，生鸡内金 10 g，六一散 15 g(包煎)，制延胡索 10 g。

7 剂。水煎服，每日 1 剂。

二诊(2009 年 3 月 5 日)

左腰胀痛缓解，无畏寒发热，稍觉乏力，口干不显，排尿爽，无尿频、急，尿色黄质清。面色少华，精神稍振。舌淡红苔薄白，脉细。B 超示：左肾轻度分离，尿常规(－)。

原方去制延胡索，加太子参 10 g。

14 剂。水煎服。

【按】 本案虽为少年女性，但生活习惯较差，既往曾有相同病史发作。病情反复，肾虚而感受湿热之邪，壅滞腰腹，不通则痛。治以清热化湿，但清热利湿之品多苦寒，易耗气伤精，故选方知柏地黄丸，酌情加入生地、山茱萸、山药等调补气阴之品。结合患者 B 超有肾结石，予排石通淋之四金方，诸药合用，去邪不伤正，扶正不留邪，病情得到控制。考虑治疗时予抗生素治疗，易耗气，故加用太子参以微微补气，以防上火。(张玲)

案 28 腰痛(湿热阻滞)，急性肾盂肾炎

解某，女，61 岁。

初诊(2009 年 11 月 29 日)

主诉：左腰腹疼痛 4 日。

患者 4 日前突发两腰酸痛，牵及腹部，呈持续性，伴尿频、急，发热，自测体温 38.9℃，服用氨酚伪麻美芬片，热度未退。1 日前查尿常规：白细胞(＋＋)，尿蛋白(＋)，红细胞(＋＋＋＋)，红细胞计数 201.9/μL，白细胞计数 212.5/μL。血常规：白细胞计数 13.38×10^9/L，中性粒细胞百分比 79.6%，淋巴细胞百分比 10.3%。予抗感染治疗，症状稍缓解，输液返家后恶心、呕吐胃内容物数次。复查血常规：白细胞计数 13.26×10^9/L。就诊时见左腰腹疼痛，休息无缓解，酸痛为主，伴尿频、急，发热，尿色黄赤，质混，乏力，纳差，恶心、欲吐，大便 3 日未解，夜尿 2～3 次。舌质淡红，舌苔白腻，脉细。证属湿热蕴结下焦，膀胱气化失司。治宜清热利湿，宣畅和中，养阴生津。选方藿朴夏苓汤加减。处方：

藿香、佩兰各 10 g，炒陈皮 10 g，制半夏 10 g，川连 3 g，茯苓 30 g，六一散 15 g(包煎)，太子参 15 g，玄参 10 g，炙鸡内金 10 g，白花蛇舌草 30 g，茵陈 10 g，炙蜂房 10 g，僵蚕 10 g，徐长卿 15 g。

7 剂。水煎服，每日 1 剂。

二诊(2009年12月9日)

服上药1剂热退,3剂后腰腹疼痛止,刻下无腰腹疼痛,排尿爽快,大便调畅。予六味地黄汤平补肾气,扶正固本。处方:

生地15 g,炒牡丹皮10 g,生山药30 g,茯苓30 g,党参10 g,炒白术10 g,桑寄生15 g,制狗脊15 g,珍珠草30 g,凤尾草30 g,六一散15 g(包煎)。

7剂。水煎服,每日1剂。

【按】 急性肾盂肾炎指肾盂黏膜及肾实质的急性感染性疾病,以寒战、高热、疲乏无力、食欲减退等全身感染性症状,及尿频、尿急、尿痛等尿路刺激症状为主要临床表现。患者诊断符合以上特征。此乃湿热为患,湿热蕴结下焦,膀胱气化失司,故见尿频、急;湿犯脾胃,中焦气滞,故见乏力、纳差、恶心、呕吐。本案患者大便不溏,反干结,乃湿热耗伤阴液所致。治宜清热利湿,宣畅和中。选方藿朴夏苓汤加减。方中藿香、佩兰芳化宣透以疏表湿。半夏能胜脾胃之湿;陈皮能散滞气、利水谷;炙鸡内金健脾和胃;茯苓淡渗利湿,使水道畅通,则湿有去路;茵陈清热除湿;露蜂房、僵蚕通络止痛、解毒散结;徐长卿活血利水;太子参益气生津,玄参滋阴降火。“邪之所凑,其气必虚”,故二诊虽诸症已除,但仍以六味地黄汤平补肾气,扶正固本。少佐珍珠草、凤尾草、六一散等清利之品,以资巩固。(郑宏香)

案29 腰痛(肾虚湿热),尿路感染

徐某,女,14岁。

初诊(2009年6月8日)

主诉:两腰酸痛、尿频、急、痛反复2个月余。

患儿2009年3月底出现两腰酸痛,尿色黄赤、尿频、急、痛。于4月6日查尿常规:白细胞(++),红细胞(++),双肾彩超未见明显异常,经抗感染治疗2日。复查尿常规:红细胞(±),又间断抗感染治疗,每因停药两腰酸痛发作。5月底复查尿常规:白细胞(++),红细胞(++),红细胞计数42.8/μL,白细胞计数96.8/μL。就诊时两腰酸痛,尿色黄赤、混浊,尿频、急、痛,白带量多,色白,纳寐可,大便调。舌质淡红,苔薄白,脉细。证属肾虚湿热。治宜滋补肾气,清利湿热。以六味地黄汤补肾,佐以土茯苓、凤尾草、鸭跖草清利下焦。处方:

生地15 g,炒牡丹皮10 g,茯苓30 g,泽泻10 g,山茱萸10 g,生山药30 g,车前子30 g,土茯苓30 g,凤尾草30 g,鸭跖草30 g。

7剂。水煎服,每日1剂。

二诊(2009年6月15日)

尿频、急、痛不显,腰酸痛不显,带下不多,色白,无异味。查尿常规:(—),二诊尿检已正常。

原方续服。

【按】 本案病机乃“肾虚而膀胱热故”。病机关键在于患儿体质未丰,肾气亏虚,下阴

不洁，秽浊之邪侵入膀胱，酿生湿热，湿热阻滞气机，进一步阻碍肾阳温阳化气，不荣则痛，不通则痛，发为腰痛。加之长时间大剂量使用抗生素，病情趋于慢性，此时正虚邪恋，当扶正祛邪相结合，滋补肾气为主，清利湿热为辅。小儿脏腑娇嫩，选用清利之品 2～3 味即可，剂量亦不可过大。初诊以六味地黄汤补肾，佐以土茯苓、凤尾草、鸭跖草清热解毒、利湿通淋。全方共奏益肾补气，利湿通淋之效。（邓祥军）

案 30　腰痛（脾肾亏虚、湿热内蕴），肾结石

王某，女，71 岁。

初诊（2008 年 5 月 26 日）

主诉：反复腰痛半年。

患者半年来腰痛时轻时重，左侧为重。1 个月前经外院彩超：左肾上极结石，直径 0.7 cm。诊断为左肾结石。因患者惧怕手术，故服中药治疗。近 1 周来，小便尿血，左腰疼痛剧烈，发作时沿少腹向下散，腿膝酸软。伴有面足水肿，舌红有紫气，苔薄黄，脉象濡细。左肾上极结石，直径 0.7 cm。尿常规：白细胞（＋），尿蛋白（＋＋），红细胞（＋＋＋＋＋），红细胞计数 333.7/μL，白细胞计数 88.7/μL。证属脾肾亏虚，湿热内蕴。治以益肾健脾，清热渗湿。处方：

生地、熟地各 15 g，川断 15 g，全狗脊 15 g，生山药 15 g，生白术 10 g，茯苓 30 g，黄柏 10 g，金钱草 30 g，生赤芍 10 g，泽泻 10 g，萆薢 30 g，萹蓄 30 g。

14 剂。水煎服。

清淡饮食。

二诊（2008 年 6 月 10 日）

腰腹疼痛竟停，小便转为淡黄，未见有结石排下。面色萎黄虚浮，午后小腿发胀，神疲乏力，易于出汗，纳食不香，腹微胀，睡眠不安。复查尿常规白细胞（－），尿蛋白（－），红细胞（＋＋），红细胞计数 13.7/μL，白细胞计数 18.7/μL。彩超：左肾上极结石，直径0.7 cm。舌淡红胖嫩，脉象濡软。证属气血两虚，脾失健运。患者年老体虚，脾肾亏虚，脾虚生血无源，气血亏虚。改予益气养血，健脾和胃，安神渗湿法。处方：

路党参 15 g，炙黄芪 30 g，全当归 10 g，熟地 15 g，连皮苓 30 g，生白术 15 g，生山药 15 g，炒谷芽 10 g，炒神曲 10 g，夜交藤 30 g，合欢皮 15 g。

14 剂。水煎服。

三诊（2008 年 6 月 25 日）

又服半个月，面色萎黄虚浮、午后小腿发胀及神疲乏力均明显好转，纳食增加，睡眠转安。

效不更方，守方 14 剂。

四诊（2008 年 7 月 10 日）

诸症消失。复查彩超双肾未见明显异常。

【按】　肾结石临床以发作性腰痛、尿频、尿急、尿痛为主要表现。病属中医学“淋

证”“腰痛”范畴。患者年老体虚，脾肾亏虚，加之长期嗜食肥甘，脾虚生湿成热，湿热煎熬尿液结为砂石，砂石阻滞不通则发为疼痛，湿热灼伤血络，发为尿血。病位在肾、膀胱，涉及脾，病性本虚标实。清热渗湿、化结通淋是治疗肾结石和输尿管结石的一般原则。但临床时必须根据具体的病情，灵活应用。本病例在腰腿酸痛显著时以补肾利湿为法；而当神疲乏力、自汗显著时，又以益气渗湿为法。通过整体的调理，可以增强机体的排石能力。应用渗湿利导药要掌握分寸，本病例服药2周后出现明显的疲倦乏力，纳食不香等气虚症状，就是过用利导药物损伤脾胃之气的缘故，转方益气补脾，才使临床症状改善。（王身菊）

案31 癃闭（寒冱关格），前列腺肥大伴感染、继发肾衰

屠某，男，59岁。

初诊（1979年11月8日）

经年会阴灼痛，排尿不畅，旬前小便点滴不通，腹胀难受，以急症住某医院，检诊为：前列腺肥大伴有感染、尿潴留。先予保留导尿，继做膀胱造瘘，术后3日，纳呆、恶心，血压170/108 mmHg；尿检：蛋白（＋＋），红细胞（＋），白细胞（＋＋＋）；血生化：尿素氮22.85 mmol/L，肌酐424.32 μmol/L，二氧化碳结合力16 mmol/L。按尿毒症治疗1周，病情日趋重危。症见：患者面色淡白，神萎形寒，泛恶、呕吐清涎，不思纳食，胸膈痞满，口干少饮，尿量24 h约400 ml，舌质暗，苔薄白腻，脉象沉细。恙系高年肾亏，寒瘀冱结，气化不及州都，厥气浊音干胃。法当温阳化气，补气降逆，以冀吐逆稍平，再商疏养。处方：

红参10 g（另煎兑入），淡吴茱萸9 g，生姜片10 g，红枣5枚（擘），黄连3 g，制半夏10 g，紫苏10 g，茯苓15 g，败酱草30 g。

浓煎，分次小呷。

停用西药。

药后6 h，呕恶见减，1剂而胸次渐宽，2剂而吐逆得平，小溲由赤转淡，唯口渴欲饮，舌苔中剥。此中阳未复，阴液受伤之象。

原方加麦冬15 g、生地12 g、石斛10 g以滋阴养胃。

5剂。水煎服。

二诊（1979年11月13日）

患者食欲增加，精神改善，尿量每日约1 000 ml。守方损益，治疗1周，诸恙稳定，血压正常。复查血生化：尿素氮10.00 mmol/L，肌酐141.44 μmol/L，二氧化碳结合力20 mmol/L。尿检：蛋白少许，白细胞（＋）。

乃改投肾气丸加败酱草30 g以巩固疗效。观察3年，病情基本缓解。

【按】 本例病原癃闭，继发关格。其闭来自高年肾气虚弱，湿热夹瘀交阻；其格因于浊邪寒冱，升降逆乱，手术重其虚，益乱气血。方中吴茱萸汤补元气而降逆，温中阳以散寒；合苏叶、黄连宣通肺卫以启上，反佐苦降以开格。药后格开呕止，幸而中的，为扭转危局奠定基础。重用败酱草取其活血通癃，清毒散结功效，促进前列腺肥大炎变的松解与消

散，以利肾功能的改善。（王身菊）

案32 石淋（湿热蕴结，气机阻滞），泌尿系结石

王某，男，61岁。

初诊（2010年2月26日）

主诉：左腰痛、尿行滴沥2日。

患者2日前突发左腰疼痛，痛剧时身体蜷曲，可稍有缓解，持续隐痛。查彩超：左侧输尿管上段结石伴扩张，左肾轻度积水。就诊时左腰痛，以隐痛为主，放射至会阴部，尿行滴沥，小腹作胀，口干，纳寐一般，大便调。舌质淡红，苔黄微腻，脉细。证属下焦湿热蕴结，煎熬尿液凝结成砂石。治宜清热利湿，通淋排石。方选四金汤加减。患者小便滴沥，小腹作胀，乃肝气郁结、失于疏泄，治当疏调气机，配伍柴胡、延胡索，方中重用生白芍，既可养血柔肝，又可舒经降气、缓急止痛。处方：

金钱草30 g，海金沙30 g（包煎），广郁金10 g，生鸡内金10 g，王不留行10 g，冬葵子10 g，虎杖10 g，柴胡10 g，生白芍20 g，炒枳壳10 g，六一散15 g（包煎），制延胡索10 g。

3剂。水煎服，每日1剂。

二诊（2010年3月1日）

服药后2日即见砂石排出，患者疼痛缓解，尿行爽快。查彩超：双肾、输尿管、膀胱未见异常。

原方生白芍减为10 g。

7剂。水煎服，每日1剂。以资巩固。

【按】 本案患者为湿热蕴结下焦，煎熬尿液凝结成砂石。治疗应以清热利湿、通淋排石为大法。方选四金汤加减。湿热蕴结，势必壅遏气机，气机不畅，膀胱气化失司，故患者小便滴沥、小腹作胀，皆乃肝气郁结、失于疏泄所致。治当疏调气机，配伍柴胡、延胡索。方中重用生白芍，既可养血柔肝，又可舒经降气、缓急止痛。湿热蕴结与气机阻滞互为因果，清利湿热与疏通气机并用，可获“通则不痛”之效。（郑宏香）

案33 尿血（肾气不固），多囊肾伴出血、慢性肾功能不全

苏某，男，58岁。

初诊（2010年3月5日）

主诉：反复肉眼血尿1年，加重1日。

患者于2009年3月劳累后出现肉眼血尿，尿色呈鲜红色，腰酸乏力，休息后可缓解，劳累后加重，无尿频急痛，无发热、咳嗽，无双下肢水肿，无关节疼痛。在外院查尿常规：尿蛋白（＋＋），红细胞（＋＋＋），红细胞计数1 200/μL。彩超示多囊肾，双肾结石。后在我院口服中药汤剂治疗，病情好转。今日无明显诱因下肉眼血尿再作，在门诊查血生化：尿素氮21.7 mmol/L，血肌酐523.2 μmol/L。舌淡，苔白腻，边有齿痕，舌根微黄，

脉细数。证属肾气不固,血不循经。舌根苔微黄,乃湿热之象。方用六味地黄汤及小蓟饮子加减。处方:

生熟地 15 g,炒山药 30 g,炒牡丹皮 10 g,茯苓 30 g,怀牛膝 15 g,杜仲 15 g,淫羊藿 20 g,六月雪 30 g,白花蛇舌草 30 g,藕节炭 30 g,炒蒲黄 10 g,三七粉 3 g,六一散 15 g。(包煎)

7 剂。水煎服。

二诊(2010 年 3 月 13 日)

患者无腰酸乏力,无肉眼血尿,无恶心呕吐,无尿中泡沫,纳可,夜寐可,大便调。

上方有效,去熟地、藕节炭,加生薏苡仁 30 g、炒槐花 10 g、广郁金 10 g、枸杞子 10 g。

15 剂。水煎服。

【按】 中医认为先天性多囊肾属"积聚""腰痛""血尿"范畴。本病的形成,主要是由于先天禀赋不足,加之劳累太过及情志不舒,以致脾肾两亏,脾失健运,肾不主水,水湿瘀积,气机受阻,气滞血瘀,气血水互结为患,终致经络不通,痰浊瘀血留滞于腰部,发为积聚。张志坚在多年的临床实践中发现:肾精亏虚,水湿瘀积,气滞血水互结是多囊肾发病的主要原因。一般初期多属虚证,中期多虚实夹杂,晚期则以正衰邪实为主。通过中药方剂进行补肾益气,活血化瘀、祛湿、通络等方剂在多囊肾的治疗过程中取得了很好的效果。(邓祥军)

案 34 紫癜(风热伤络),过敏性紫癜性肾炎

林某,男,9 岁。

初诊(2008 年 4 月 9 日)

主诉:双下肢皮肤暗红色点片状斑块 11 日。

患者感冒 1 周后无明显诱因出现双下肢皮肤对称性、暗红色斑点状皮疹,小便色黄夹泡沫,外院尿检红细胞(+++),尿蛋白(+++),予地塞米松、氯雷他定、罗红霉素治疗,双下肢斑块有所减退,但复查尿常规红细胞(+++),尿蛋白(+++),遂住院服泼尼松。服药 5 日后查尿常规红细胞(+++++),尿蛋白(++++),红细胞计数 741.9/μL,白细胞计数 27.2/μL,管型 8.05/μL。症见:双下肢皮肤暗红色点片状斑块,小便色黄有泡沫,纳可,大便调。舌质淡红,苔薄白。此为患儿素体不足,肾阴亏虚,不慎感受风热之邪,风热伤络,血溢脉外,瘀阻经络,内伤脾胃,封藏失职,固摄无权,精微下泄。治拟疏风宣肺,清热解毒,凉血化瘀。方拟升降散加犀角地黄汤加减。处方:

僵蚕 10 g,蝉蜕 10 g,广郁金 10 g,熟大黄 4 g,水牛角 30 g(先煎),生地 15 g,赤芍 10 g,炒牡丹皮 10 g,生藕节 30 g,丹参 10 g,白茅根 30 g,乌梅 10 g。

水煎服,每次 80 ml,每日 2 次。

嘱避风寒,优质低蛋白饮食,适劳逸。

二诊(2008 年 4 月 16 日)

服前方后双下肢皮肤无出血点,尿色黄质清无泡沫。舌质淡红,苔薄白。尿常规提

示：尿蛋白（＋＋），红细胞（＋＋＋＋＋），沉渣示红细胞计数 143.1/μL，管型 0.64/μL，白细胞计数 25.8/μL；24 h 尿蛋白定量 1.029 g。此风热之邪得以祛除，但脾肾亏虚，脾失固摄，肾失封藏，精微下泄。当增加滋肾健脾之品。

故前方去炒牡丹皮、生藕节、丹参、白茅根，加益母草 30 g、生黄芪 15 g、炒山药 30 g。

煎服法同前。

嘱避风寒，优质低蛋白饮食，适劳逸，如有反复，即可随诊。

【按】 过敏性紫癜是一种变态反应所致的广泛性毛细血管炎为主要病理基础的全身性疾病，过敏性紫癜引起的肾损害称为紫癜性肾炎——血尿、蛋白尿为其主要表现，是常见的肾小球疾病，属中医“葡萄疫”“水肿”等血热妄行，多因感受风热、湿热、热毒之邪所致。张志坚认为本病的发病与风邪相关，而热毒血瘀则贯穿始终，故清热解毒、活血化瘀是治疗过敏性紫癜性肾炎的基本方。取清代杨栗山《伤寒温病条辨》升降散，清热祛风、升降气机，又含肺主皮毛之意。由蝉蜕、僵蚕、广郁金、大黄四味药组成，蝉蜕甘咸能疏风散热，通散郁热；僵蚕味辛气薄，能升阳中之阳，又祛除风湿，清热解郁；广郁金能行气散结，活血通络，宣通气血；大黄苦寒，能解毒祛火，温里通下，活血化瘀，使热去毒解瘀化，升降散一升一降调畅气机，气分血分药物并用，宣畅卫气营血，诸药合用能清热解毒、活血化瘀、凉血止血、疏风散热之功，使热毒得清，瘀血得散，出血得止；犀角地黄汤由犀角（水牛角代用）、生地、赤芍、牡丹皮组成，清热凉血解毒，生地养阴清热、凉血止血，赤芍、牡丹皮清热凉血，活血散瘀，既能增强凉血之力，又能防止瘀血停滞。（邓祥军）

第二节 内 科 杂 病

案 1 低热（胃弱阴伤，瘀积郁热），肠系膜淋巴结核

连某，女，13 岁，学生。

初诊（1982 年 8 月 25 日）

主诉：身热 7 个月余。

患者低热（37.7～38.0℃）起伏 4 个月，左腹有鸡蛋肿块一枚，红细胞沉降率20 mm/h。经诊断为“肠系膜淋巴结核”，住院用抗痨药治疗 3 个月，低热不退，乃转由中医治疗。症见：身热 7 个月有余，形瘦色黄，肌肤不泽，左下腹癥块大约 6 cm×3 cm，隐隐作胀，按之疼痛。午后颧红，神疲乏力，脘痞少食，睡中汗出，口干且苦。大便常结，脉细软数，舌暗红，苔薄黄。此乃中焦失运，气液两伤。法当平淡养胃，不燥不温为要。望其胃阴与中气振作，方可着手祛邪散结，癥积发热暂不理会。处方：

潞党参 10 g，北沙参 10 g，干石斛 10 g，广陈皮 10 g，香谷芽 10 g，生白芍 10 g，炙鸡内金 6 g，生白术 5 g，粉甘草 3 g，浮小麦 15 g。

5 剂。水煎服。

二诊(1982年9月1日)

脘痞轻,口干减,纳食香,症情已有起色,病根尚未松动。获悉患儿偏食,自幼不进蔬菜,未始非或病之由,乃列茹素之类为食疗。叮嘱务必配合,方能祛病健康。

原方续进5剂。水煎服。

三诊(1982年9月6日)

口干脘痞悉平,食欲更增,大便已畅,胃气已现振奋,气血生化有源,体力稍健,精神略佳,趁此正元向旺之际。亟宜活血化瘀,清润通络。处方:

白芍10 g,赤芍10 g,桃仁10 g,紫丹参10 g,炒山楂10 g,北柴胡10 g,淡黄芩10 g,牡丹皮10 g,细青皮10 g,炒枳壳10 g,炙鳖甲12 g(先煎),生牡蛎30 g(先煎)。

5剂。水煎服。

四诊(1982年9月12日)

低热得退,肿块缩小如弹子,触痛大减,舌转淡红,脉细。有形瘀结开散,已兆正胜邪却。药已中鹄,守旨增损。

方药基本不变,前方去黄芩、柴胡,加䗪虫10 g、生鸡内金10 g、白薇10 g。10剂。水煎服。

五诊(1982年9月23日)

癥块已消,身热未起,诸恙悉已,复查红细胞沉降率正常,乃用逍遥散养肝疏气,补脾和中,以善其后。

半年后随访,病未复发。

【按】 本例证属气血凝结成块,瘀血蒸郁而热,无奈久病阴液亏虚,胃气耗伤,苦降滋腻皆非其治,攻坚散结更伤中气。遂紧扣建中以调五脏,祛邪必先养正治则,运用先事养正,继进攻积方法,应乎以后,接服逍遥散以巩固疗效。(张玲)

案2　低热(营卫乖和,寒湿外袭),功能性发热

费某,男,38岁,职工。

初诊(1982年5月3日)

主诉:低热6个多月。

患者低热(37.5～38.3℃)持续不退,已经6个多月。经胸透、血常规、红细胞沉降率等多项检查未见异常,迭服中西药物病情不减。症见:神疲怯冷,时值初夏,仍着棉袄,腰膝肢节酸痛,微寒微热,有汗不解,舌质淡,苔薄腻,脉细。恙系营卫不和,气阳并亏所致。治拟调和营卫,培补气阳。处方:

桂枝10 g,白芍10 g,防风10 g,生白术10 g,黄芪15 g,制附片5 g(先煎),炙甘草5 g,生姜3片,红枣5枚。

5剂。水煎服。

二诊(1982年5月8日)

汗出恶风十去其七,身热亦轻(体温37.3℃),舌转淡红,苔薄腻见化。唯脉细有数意,

时或心烦，夜寐不宁。此外邪退舍，气阳振奋之象也。

照前方去黄芪、白术、防风、附子，加淮小麦 30 g、合欢皮 15 g、广陈皮 5 g。

7 剂。水煎服。

三诊(1982 年 5 月 15 日)

药后身热得退，棉衣已脱，心不烦，睡眠实，所见脉象细缓，睡中手麻，节骱尚感酸痛，为气血不足，痹邪未清之候。用药一面理虚，一面宣痹，作扶正达邪之治。处方：

黄芪 12 g，白术 10 g，茯苓 10 g，当归 10 g，白芍 10 g，独活 10 g，狗脊 10 g，桑寄生 10 g，怀牛膝 10 g，桂枝 5 g，生甘草 5 g，陈皮 5 g。

10 剂。水煎服。

药后诸恙悉平。

【按】 患者常年行船涉水，湿气袭入而不觉，询得病由深秋作业不慎堕河而得，风、寒、湿三气杂至，非一气独胜之病。病经半年，证易涉虚，营卫不和，气阳并亏可知。所幸纳谷尚可，胃气未惫，病犹在表，故初诊经取《伤寒论》桂枝加附子汤，合玉屏风原方。药后恶风身热俱轻，转见心烦少寐，是正胜邪怯之兆。乃去玉屏风、附子，加合欢皮、淮小麦之类，以养心除烦；三诊时寒热已罢，汗出恶风悉除，营卫转向和谐，遂改法培补气血，以靖痹邪，而为善后。治程中始终着眼于疏补结合，而不以清凉泄热之法。(张玲)

案 3　咳嗽(痰热内蕴)，左中心型肺癌

董某，男，58 岁，常州市帆布厂退休工人。

初诊(1980 年 2 月 2 日)

主诉：咳嗽，伴咯吐痰血 3 个月。

患者于 1979 年 11 月开始咳嗽，咯吐痰血，发热，胸痛。痰色黄白相间，咯血鲜血，量少而稠，寒热起伏不已(体温 38.5℃)，常州某医院 X 线胸片示：左中心型支气管肺癌。经多方药治无效，且不宜手术切除，遂来我院门诊。现证：形体消瘦，呼吸气促，神疲乏力，胸膺隐痛窒闷，口干欲饮，纳食不思，腹胀，大便 4 日未解，舌质红，苔黄腻，脉细滑数。四诊合参，此系痰热内蕴，阻塞气机，浊阴不降，发为息贲。应通腑泄浊，宣气开上，健运中焦，攻毒消症之法。处方：

生大黄 10 g(后下)，炒枳实 10 g，炒荆芥 10 g，光杏仁 10 g，冬瓜子 10 g，制厚朴 6 g，全瓜蒌 15 g，南沙参 15 g，生薏苡仁 15 g，生甘草 3 g。

3 剂。水煎服。

二诊(1980 年 2 月 6 日)

服前方 3 剂，大便已得畅下，形寒稍衰，体温 37℃，腻苔略化，脉数未静，腑气虽通，肺中灼热不清，依然咳逆胸痛，痰黄带红。欲宁络血，当清肺金。姑拟运土和中，清养肺胃，兼参疏化之意。处方：

潞党参 12 g，铁石斛 12 g，生白术 10 g，广陈皮 10 g，竹沥半夏 10 g，香橼皮 10 g，北沙参 10 g，春砂仁 3 g(后下)，炙鸡内金 6 g，生地 15 g。

5剂。水煎服。

三诊(1980年2月12日)

进前药5剂,纳谷转香,口渴十退其七,舌红稍淡,神情已有起色。但内热、咳嗽、脉数如故,毒瘀蕴结,郁热内蒸,邪机尚未松动也。趁此胃气复苏之际,法方清毒化瘀,直捣病巢。处方:

山海螺、瓜蒌皮、猪苓、茜草根、制莪术、半枝莲、白花蛇舌草、生牡蛎(先煎)各30 g,八月札15 g,失笑散(包煎)、生白术、六神曲各10 g,生甘草3 g。

5剂。水煎服。

四诊(1980年2月17日)

药进5剂,寒热竟罢,腻苔亦化,口渴止,膺痛、胸闷、气急次第减轻,尤可喜者,纳谷迭增,且能起床徐步,俱系邪机松达之象。唯咯血不减,瘀块反而增多,此正盛邪却,推荡离经之血外出,非毒热作祟也。不尔,何以身热脉缓乎。

效方不更,前方加生藕节30 g。

5剂。水煎服。

五诊(1980年2月23日)

续进前方5剂,血止咳清,痰少色白,胸膺痛平。除乏力、动则气急外,余无所苦。虽痰热毒瘀大段已去,恐灰中余火尚未熄息。观其舌苔退后,边尖偏红,又是阴气暗耗之兆。兹从虚实兼顾,复法调治,一则疏彻余邪,除其致病之因;一则清养气阴,补其破伤之地。处方:

白花蛇舌草、山海螺、瓜蒌皮、石见穿各30 g,八月札、天冬、北沙参、生地、太子参各15 g,生白术、香谷芽、佛手片各10 g。

5剂。水煎服。

六诊(1980年4月25日)

按前法治疗2个月,咯血未发,咳痰亦已。精神体力均转佳,舌质淡红,苔薄白。险岭已逾,坦途方入。还应寓消于补,调理善后。本院X线胸片复查,肿瘤阴影消失,临床症状消除。处方:

潞党参、炙黄芪、生白术、云茯苓、广陈皮、制半夏、北沙参、明党参各10 g,生薏苡仁、白花蛇舌草、半枝莲各30 g,炙甘草3 g,麦冬、八月札各15 g。

【按】 本案罹病3月有余,久咳伤阴耗气,又有发热、便秘、咯血、痰黄、脉数等痰火灼络之候,乃肺胃之气愆于和降,故首用小承气汤为主方以釜底抽薪,加瓜蒌、杏仁、荆芥宣肺开上,复佐沙参、薏苡仁、冬瓜子、生甘草以化痰畅中,遂浊降清升,幸而中的。

又《内经》明训“得谷者昌,失谷者亡”。若纳谷不启,后天乏养,何敢云治?权衡轻重缓急,还宜养胃为先,故二诊乃择六君子汤以补中虚,鸡金散以通中壅,复加沙参、石斛、生地以濡液润燥,积极生养,以待战机。

及至三诊、四诊,因能食,渴减,胃气已苏,而肺家瘀毒痰热未挫,于是改用清毒化瘀之剂,此由养兵进入决战阶段。一度咯吐血块稍多,查无败象,认为是正胜托邪外出,故仍予原方,仅加藕节一味,资助散血止血,乘胜以清余氛。药后咯血未起,诸症渐次向愈。倘因咯血而改弦易辙，弃清散消癥药不用，必致贻患生变。

五诊时，撷采“养正积自除”“祛邪已存正”二说于一方，着意攻补兼施，疏养结合，顺利功收。

综上表明，治疗癌症，亦须以辨证为依据，本案开首法宗上病下治，继而努力照顾胃气，其次侧重祛邪攻病，再则谨守攻补并行，末用平补气阴以善后，自始至终遵循辨证施治原则，卒能应手取效。（王身菊）

案 4　咳喘（风邪窒肺），急性喘息性支气管炎

何某，女，23 岁，工人。

初诊（1998 年 4 月 12 日）

主诉：呛咳气逆二旬。

感冒咳嗽已经二旬，表邪已罢，呛咳气逆不已，甚则不得平卧，胸闷，喉间哮鸣，痰黄而黏，口干，苔薄黄腻，脉细弦数。证属外感风邪，渐从热化，内有痰浊，阻窒气道。治宜宣降疏解，清里滋养，以散郁闭之邪气，而散欲散之正元。处方：

柴胡 10 g，前胡 10 g，乌梅 10 g，薤白头 10 g，川连须 3 g，南沙参 10 g，杏仁 10 g，桑白皮 10 g，炙紫菀 10 g，生甘草 3 g。

另人中白 3 g(研细)，人工牛黄 0.6 g(研细)，二药和匀，每日 2 次分服。

5 剂。水煎服。

二诊（1998 年 4 月 17 日）

药后，咳嗽气急减轻，胸闷缓解，已能平卧，乃肺气宣展之征，前方合度。

再进 5 剂，症状消失而愈。

【按】 咳嗽、哮喘均不离乎肺。本例因时邪滞留肺中，宣降清肃失常，表现为新感咳嗽，多日不已，咳嗽连续，痰黄黏稠，或气急气喘，哮鸣，用柴前连梅煎加减而效。

方中柴胡、前胡开肺止咳，理气解郁；黄连、人工牛黄（代猪胆汁）清热燥湿，止咳润下。既有黄连之苦寒，又有薤白之辛温；用柴胡之升散，配乌梅之酸收。通过升降共调，寒热并用，散收合投，达到祛邪扶正、咳止喘平的目的。（赵敏）

案 5　咳嗽（肺虚风恋），支气管炎

许某，女，41 岁。

初诊（1979 年 5 月 12 日）

主诉：咳嗽气逆 1 个月。

咳嗽气逆，匝月不已。曾服中西药物治疗，效果欠佳。胸闷咳痰不畅，傍晚形寒畏风，肢节酸楚，鼻窍时寒，小有劳作则汗出，稍多说话则神疲。审得平素体弱易感，舌淡苔薄白，脉来虚细。体温正常。胸透见两侧肺纹理增加。证属肺气虚而宣达失序，风邪郁则营卫两伤。姑拟益肺气，宣壅肺，调营卫治之。处方：

炙黄芪 10 g，桂枝 5 g，白芍 10 g，炙甘草 3 g，桔梗 10 g，蝉蜕 5 g，广陈皮 10 g，青防

风 5 g,生白术 5 g,生姜 3 片,红枣 5 枚。

3 剂。水煎服。

二诊(1979 年 5 月 16 日)

畏风、胸闷等症明显改善,咳嗽仅作于清晨。

守方增损,恙情日有起色,服药 12 剂。

咳嗽止,呼吸畅,形神振作。

【按】 本例久病气虚表疏,又复余邪闭肺,营卫不谐。故以玉屏风散补气固表,合桂枝汤调和营卫,所用蝉蜕、桔梗、防风,旨在宣发肺气,而不是为了解表取汗,药后卒能中的。(殷晓坷)

案 6　心悸(肺痹及心),心肌炎

高某,男,39 岁。

初诊(1982 年 9 月 12 日)

主诉:心慌不安 1 月余。

风温犯肺始愈,继发心慌不安。某医院诊断为感染性心肌炎,病历月余,恙情不减。症见:心悸气短,左胸闷痛,呼吸不利,头昏头痛,神疲乏力,口干且苦,鼻时塞,大便燥,脉细数带结,舌质红少苔。此系温病余邪未尽,肺金失宣,内含心络,气血阻滞,遂令上焦失其清虚灵动之机。法当宣肺以彻上焦,清气而和血脉。处方:

桔梗 10 g,牛蒡子 10 g,连翘 15 g,金银花 10 g,黄芩 10 g,瓜蒌皮 10 g,赤芍 10 g,郁金 10 g,生甘草 5 g。

5 剂。水煎服。

二诊(1982 年 9 月 17 日)

复诊时,腑气行,胸膺闷痛见松,属佳兆。唯心悸未宁,鼻窍通而微衄。处方:

前方去赤芍,加太子参 10 g、麦冬 10 g、五味子 5 g、炒荆芥 10 g 兼顾气阴以达邪。

5 剂。水煎服。

药后心悸消失,脉象和缓,效机已获,未便更章,守方续进 2 周。

2 次复查心电图均属正常范围,随访半年,颇安。

【按】 外邪痹阻气机,治疗以宣畅气机为责。本例心悸,因于余邪未清,肺痹及心,气阴两伤。故径投开竣肺气,宣通上焦。复诊时病有转机,因虑及正虚,增入生脉散寓养于宣。所观鼻衄,非热盛。虚火动血可比,乃肺郁得升。邪机外泄之象,所以添一味荆芥。轻透血脉扶风,因其势而利导之。治程中始终着眼于宣,使邪从肺经而来,仍从肺经而去。对于感后心悸患者,本人多采用重泻轻补,寓补于宣的治疗方法,收效尚称满意。(殷晓坷)

案 7　呃逆(热结阴伤),脑溢血继发呃逆

罗某,男,60 岁。

初诊(1982年6月16日)

主诉：呃逆5日。

平昔肝阳易动，血压偏高，上周劳累后忽然右半身不遂，头痛舌謇，由某医院诊断为脑溢血，迭用中西药物治疗，头痛止而呃逆起，历时5日病情不减。症见：面颧潮红，神清时烦，右侧手足不用，口角向左歪斜，口渴饮水不多而喜温，自觉冷气上冲而呃，连声不辍，大便3日未下，腹满拒按，颇以为苦，舌质偏红，苔黄干厚，脉象弦滑。证属肝阳痰火未靖，热灼阴伤，阳明邪实积滞，气机阻遏。亟宜增液通腑，虚实兼顾。处方：

黑玄参30 g，大生地30 g，麦冬30 g，生栀子10 g，全瓜蒌15 g，生大黄9 g(后下)，鲜竹茹9 g，炒枳实9 g，生甘草3 g。

1剂。水煎服。

另公丁香3 g开水泡5 min，先稍稍呷下，继服汤药。

二诊(1982年6月17日)

上药服1剂，呃感大减，大便畅下，面红渐退，唯苔黄不化，里滞未尽。

原方继进2剂，排出多量黑色垢粪，呃逆全止，腹笥胀消，舌转淡红，黄苔开化，腑气已得通降，液燥下亏未复，尚不可用补阳还五方，易法滋液息风，化痰通络，随证化裁，调理善后。

【按】 本例呃逆系肾阴素亏，风阳僭动，痰滞中阻，热积肠腑，胃气不得下行而上激所致，非纯虚、纯实之呃可比。故用增液承气汤滋其液，通其腑，泄其热，上病下取，釜底抽薪，是病有转机的得力处。之所以取丁香渍服者，一则丁香为降逆止呕的要药，沸水渍服，取气不取味，其效迅捷；一则丁香辛温暖胃，芳香解郁，反佐以为引导，借热药以并热格，为治疗创造有利条件。全方温中降逆治其标，通腑泄热治其本，标本兼顾，正合病情，所以药进3剂而呃逆止。(王身菊)

案8　胃痛(寒犯肝胃)

刘某，男，42岁，农民。

初诊(1979年4月23日)

主诉：胃脘疼痛1月余。

病因感冒风寒而起，缠绵月余，时常举发。胃脘疼痛下引脐周，旁及胁肋。甚则呕吐清水，嗳气，纳食减少，畏寒，口不渴，二便如常。苔白滑腻，脉弦而紧。此系外寒凝聚肝络，木横干犯中土之候。拟法疏肝散寒以通阳，和胃消滞以畅中。处方：

台乌药8 g，川楝子15 g(巴豆15个同炒，候黑色去巴豆)，制香附8 g，广木香5 g，小茴香5 g，桂枝5 g，苏梗8 g，白茯苓10 g，炒赤芍8 g，青皮5 g，槟榔5 g，生姜3片。

2剂。水煎服。

二诊(1979年4月25日)

上方连服2剂，得微汗，大便溏，矢气频仍，疼痛基本消失。

乃用小建中汤加谷芽、广陈皮、缩砂壳之类，以善其后。

【按】 胃脘疼痛证分寒热虚实，治应分别对待。本例系外寒袭聚肝络，木失调达之性，横逆干犯中土，而见脘痛连胁引腹，喜温恶寒，嗳气呕逆，故用天台乌药散疏肝安胃，理气散寒，卒能奏功，倘是阴虚肝火为患，此方便不适用。（王身菊）

案9　胃痛（气滞湿热交阻）

张某，男，37岁，技术员。

初诊（1992年5月24日）

主诉：胃痛3年，加重3个月。

患者胃痛3年，近3个月来，上腹胀痛明显，经胃镜检查为："胃窦部黏膜增粗。"形体消瘦，饮食减少，纳后脘胀加重，嗳气泛恶，晨起口苦，舌苔薄黄腻，脉弦带数。此系肝郁犯胃，浊阴凝滞，郁热中阻之候。当疏肝解郁，升降气机。处方：

柴胡5g，前胡5g，川连须5g，吴茱萸1.5g，乌梅10g，薤白头6g，蒲公英12g，马勃4g（包煎），炙鸡内金10g，炒枳壳10g，白芍10g，制延胡索10g。

水煎服。

守方出入，治疗2个月，胀痛消失，胃纳转香。纤维胃镜复查：黏膜增粗显著改善，随访半年，病未复发。

【按】　本例病由肝胃气滞、湿热交阻所致。方用柴前连梅煎加减，流畅气机，苦辛通降，佐入蒲公英、马勃清疏止血，保护黏膜而收效较捷。若有泛酸，乌梅减半其量。或加煅瓦楞子、海螵蛸之属。（赵敏）

案10　蛔厥（肝胆湿热，蛔虫窜扰），胆道蛔虫症

高某，女，11岁，学生。

初诊（1996年6月19日）

主诉：上腹部阵发绞痛6日。

6日前突然上腹部阵发绞痛，经当地医院诊断为胆道蛔虫症，用驱虫、抗感染等多种方法治疗，疼痛不减，辗转不安，口干且苦，泛恶欲吐，不思饮食，大便干结，体温38℃，苔薄黄腻。此为肝胆湿热内蕴，气郁化火伤阴，以致蛔虫窜扰之象。治拟疏肝利胆，清化养阴，冀得通降下行为顺。处方：

柴胡6g，前胡5g，枳壳10g，乌梅15g，黄连5g，茵陈10g，白芍10g，北沙参10g，生大黄6g，苦楝根皮15g。

2剂。水煎服。

二诊（1996年6月22日）

服药后，腹痛大减，大便通畅，体温下降，苔腻开化，先后排出蛔虫12条。

原方去生大黄、前胡、薤白头，加谷芽10g、麦芽10g。

3剂。水煎服。

痛止思食，病告痊愈。

【按】　蛔厥一般均已乌梅丸为主方。倘若表现为肝胆气滞，湿热蕴阻，此方就不合

适，张志坚用柴前连梅煎加减，也多应手。（赵敏）

案11 泄泻（肠蕴湿热，气阴阴伤），慢性肠炎

罗某，女，31岁，教员。

初诊（2003年6月19日）

2年前菌痢后，大便迄未成形，劳倦或情志不和则症状加重，大便每日1～3次不等，略带黏液，冻腻或黄，脉象弦细，伴见纳呆。证属肝郁乘脾，湿热蕴伏，久泻耗伤营阴。治法：清肠化湿，调气合营。处方：

柴胡5g，前胡5g，黄连5g，乌梅10g，薤白头10g，广木香10g，白芍10g，炒防风5g，炒当归5g，陈皮10g，地锦草30g。

7剂。水煎服。

二诊（2003年6月26日）

服药后，大便每日1～2次，虽未成形，已经稠厚。因思久病及血，多夹瘀滞。

乃于前方加丹参10g、炒山楂10g。7剂。水煎服。

三诊（2003年7月1日）

腹胀隐痛已轻，黄腻苔开化，饮食增加，肠中湿热渐轻。

原方加参苓白术丸10g早服，逍遥丸10g晚服。7剂。水煎服。

泻竟止，追踪观察1年，病未再发。

【按】 泄泻原因多种，治法各不相同。倘是气机郁而阴伤，肠中湿热蕴结，而见肠鸣作胀，腹痛泄泻，用柴前连梅煎化裁，以泄肝养营，清化湿热，确有成效。（张福产）

案12 久泻（水亏燥泻），糖尿病腹泻

赵某，女，49岁。

初诊（1980年9月5日）

年事未逾七七，经水已绝，早先生育数胎，去血过多，下元阴分由此损伤，所以腰常酸，耳时鸣。今春又患消渴，腹泻，服降糖药后，化验基本正常，泻下迄未停止，迭进健脾、渗湿、温肾、固涩之剂，徒耗阴精，益增泄泻，延至仲秋，复上感燥气而咳，以致形色日渐消夺。顷诊：泻下溏薄急迫，一日2～3次，干咳气逆，痰少而黏，咽燥且痒，手足心热，午后低热，偶或两颧红赤，舌红少苔，脉象虚数。此系肾水亏于下，肺金燥于上，固水涸火必浮，津燥气必动，故欲肠安泻止，须去其所以致我浮动者。治法充肾水而润肺金，开天气而收地气，稍参轻宣、凉柔之品，仿钱仲阳地黄丸之意立方。处方：

熟地15g，山茱萸10g，怀山药15g，白茯苓10g，建泽泻10g，牡丹皮10g，冬桑叶10g，玉桔梗10g，连翘壳10g，真阿胶10g。

5剂。水煎服。

二诊（1980年9月11日）

咽痒得已，干咳著减，便溏一日2行，他恙亦有转机，上燥有渐弭之象，肾阴呈来复之

兆。忧思含秋交病，延久无不累及中宫，效方更进一筹，稍佐运脾之属，寓燥于柔，庶乎有济。处方：

上方去桑叶、连翘、桔梗，加制苍术 15 g、北沙参 10 g、甘枸杞子 10 g。

10 剂。水煎服。

咳止气平，大便转稠，药既应手，未变更章，按法施治，头晕、腰酸诸症日渐消失，更衣如常，共服药 29 剂而愈。

【按】 患者始因多产血亏，曾病津涸消渴。所现久泻、低热、腰酸、形瘦、舌红、脉数等症状，皆精血内夺而燥生，肾阴亏而热扰所致。故方用六味地黄汤滋柔肝脾肾，散泄水湿热，更加有情之品阿胶，滋填精血且疗肺燥，共奏益元阴、致津液、奉生气、滋化源之功。初诊因兼凉燥犯肺，故加桑叶、桔梗、连翘以轻透表里。二诊时，外燥得解，而匮乏之真阴难于遽复，效方再为扩充，看意濡养内燥，遵《经》旨："肾苦燥，急食辛以润之。开腠理、致津液、通气也。"于大队滋药中加入一味苍术，取其辛以流津推液，燥可济湿防腻，运能启脾敛清。俾使肾阴来复，津水有源，燥可自润，泄泻自止。（朱美凤）

案 13 晨泄（酒湿伤脾），酒精性肠炎

吉某，男，51 岁。

初诊（1977 年 9 月 13 日）

主诉：大便溏薄 2 年余。

年事甫过半百，平素嗜饮茶酒。形体丰腴，精神萎弱，大便溏薄，两年有余。每于卯辰之分，两下即已，腹无所苦，下肢微肿，脉来细缓，舌淡苔薄白腻。乃茶酒滋湿，湿恋中宫，阳气向衰，水泄大肠之象。法当解酒积以肠中，温脾阳而燥湿。处方：

葛花 10 g，淡干姜 5 g，白豆蔻 3 g（后下），砂仁 3 g（后下），生白术 10 g，黄连 2 g，党参 10 g，陈皮 10 g，茯苓 10 g，炒神曲 10 g，煨草果 5 g，车前子 10 g（包煎）。

7 剂。水煎服。

嘱戒酒忌茶。

二诊（1977 年 9 月 27 日）

守方治疗半个月，大便先干后溏，日仅 1 次，下肢肿消，神疲好转，是脾阳渐展，化机始苏之兆。因汤药不变，为疏丸方以资巩固。

煨葛根 250 g，制茅术 250 g，研为细末。另取经霜莱菔叶 250 g，煎取浓汁泛丸。早晚各服 10 g。

半年后追访，更衣一若常人，病痃未发。

【按】 酒醴嗜饮无度，中焦湿胜阳微，酿湿聚热，影响传导，腑阳不思分利，子后阴泄泻。其泻每发于清晨，亦可见于其他时间。粪质状若稀糊，一般泄无痛苦。治宜辛散以解酒毒，运中而利水湿。葛花解酲汤加黄连主之（葛花缺可用葛根代）。证偏寒湿，干姜用量应大于黄连；证偏湿热，黄连剂量需超过干姜。

经霜莱菔叶功能醒脾化痰，利湿止泻。煎服治疗伤食水泻颇效。用治酒客朝泄，亦有

殊功。然而运中利湿只治其标，戒酒远饮才治其本。（张福产）

案14　晨泄（脾肾阳衰），慢性结肠炎

柳某，男，38岁。

初诊（1979年4月13日）

主诉：腹泻1年余。

腹泻年余，始如鸡鸣，止于阳升，日2～3行，便中夹有少量完谷，感寒饮冷则泻次增多，腹喜温而肠鸣辘辘，形瘦神萎，腰脊不和，小溲清长，舌淡脉弱。经钡餐检查，诊断为慢性结肠炎。此系命门火衰，火不生土，温运无权之候。前案进四神等，正合法度，何以屡用仅取小效。着意审查，诊得舌淡而光暗无津，圊后肛门坠胀。揆度病机，当是阳损及阴，中虚下陷所致。治宜温补脾肾之外，参入养阴升清之品。处方：

补骨脂15 g，煨肉蔻10 g，五味子6 g，淡吴茱萸3 g，淡干姜5 g，潞党参10 g，生于术10 g，炙黄芪10 g，炙甘草3 g，陈皮10 g，生山药15 g，山茱萸15 g，大生地10 g，升麻10 g。

5剂。水煎服。

二诊（1979年4月18日）

药后泻次减少，粪便转稠，命火渐振，肛门坠感时有消失，清阳已显上升之机。

效方不更，增重固脱，补涩并进。

连服48剂，大便复常，诸恙悉除。按法制成丸剂，调制巩固。

【按】　命火式微，土失温煦，中焦健运失职，水谷蒸腐无力，夜半阴寒犯盛，阳不用事而泻。辨证依据：半夜后，黎明前，肠鸣腹泻，天明自止，用健脾药虽可暂缓，但不能杜源，治当益火生土复蒸化。四神丸合理中汤主之，唯病久火衰，非数剂可愈。本例为脾肾阳衰，气陷阴伤之证。故益火兼顾其阴，扶土并助气升，使阳旺阴复，中运气化，其泻遂止。（张福产）

案15　晨泄（肺窒肠泄），肠功能紊乱

屠某，男，34岁。

初诊（1981年10月12日）

主诉：大便溏泄1个月。

病起风温犯肺，大便溏泄，病经匝月。刻下热、咳俱已，晨泄二行，且见耳闭若塞，鼻塞时作，胸闷气短，咽干口渴，午后下肢微肿，傍晚稍有腹胀，舌暗红，苔薄，脉细带数。此系脱泄于下，肺窒于上，治节不行水湿聚，金气不宣传导乱，欲塞其流，先浚其源，拟法：宣肺以畅气机，开上以资固下。处方：

生紫菀10 g，桔梗10 g，生薏苡仁15 g，通草5 g，薄荷5 g（后下），北沙参10 g，连翘10 g，淡黄芩6 g，陈皮10 g，荷叶梗5 g，六一散10 g（包煎）。

3剂。水煎服。

二诊(1981年10月16日)

药后,肺郁开而传导有节,气机化而水湿乃行,是以大便成形,水肿消退,唯口仍干渴,阴伤未复。

前方去六一散;加北沙参至15 g,加石斛10 g、生甘草3 g。

5剂。水煎服。

上窍通,口渴已,诸症消失,晨泄竟痊。

【按】 肺与大肠相表里,肺气窒则下窍闭,小便不利;而金气郁则传导乱,引起泄泻者,亦不鲜见。盖肺气宣布,则一身之气自然旋运,天气开而地气收,不止泻而泻自止,故宣肺可以浚癃通腑,也能缩泉止泄。宣肺药物如前胡、蝉蜕、麻黄、枇杷叶、杏仁、紫菀、薏苡仁、桔梗之类,尚需辨其寒热,消息配伍。(张福产)

案16 晨泄(心脾两虚),慢性肠炎

印某,女,48岁。

初诊(1980年8月11日)

主诉:肠鸣便溏3个月余。

素患胸痹,心悸、心痛止作无常。服冠心苏合丸症状可解。偶缘饮冷脘痞,遂致肠鸣便溏,初法无定时,后作于天明,泻次不等,辗转3月有余。诊得心悸偶作,夜寐欠安,神疲乏力,下肢水肿,虽有胸痛之感,却有窒闷之象,舌质暗红苔薄,脉象细软,偶有结代。此前屡投四君、理中等方,纳虽香而泻不减。用归脾汤损益为治。处方:

炒白术10 g,潞党参15 g,炙绵芪15 g,炒当归10 g,炙甘草5 g,白茯苓15 g,酸枣仁10 g,煨木香10 g,嫩桂枝5 g,紫丹参10 g,檀香10 g,川芎5 g,红花3 g,龙眼肉10 g。

5剂。水煎服。

二诊(1980年8月17日)

服药后,肠鸣始见于息,腹泻已减过半,虽未成形,却亦转厚,心悸、少寐、足肿诸症均有起色,药即应手。

原方再加炒白芍10 g。

7剂。水煎服。

大便基本正常。守法施治,共服药19剂,晨泄痊愈。

【按】 心虚气血不足,心病波及脾运,转输失常,湿从内生,黎明阳气发动之时,水湿傍流而下泻。临床除天明腹泻外,尚有心脾两虚、气血亏乏症状。无论晨泄因于心病及脾或心脾同病者,治法不外养心以安仓廪,健脾不忘养心,归脾汤主之。张介宾所谓:“……心火不足,补火以生脾可也。”堪供临床效法。对于久进益气之剂而不效者,必须伍以养血,庶可有济,这是血中求气的治法。(张福产)

案17 晨泄(肝郁乘脾),过敏性结肠炎

罗某,女,41岁。

初诊(1977年8月23日)

主诉：腹痛泄泻半年。

患者腹痛泄泻已半载，西医诊断为过敏性结肠炎。曾用中药补、涩、疏、清均少效。目前每于寅卯之交，肠中鸣响，腹痛即泻，粪多稀溏，少则1次，多则3次，间或混有黏液，脘闷不饥，嗳气时下，排气腹胀可松。舌红，苔根薄腻黄，脉象细弦。询知病由口角引起，证属肝郁木乘土位，脾虚湿恋中焦。法当泄木扶土，培中疏化。处方：

广陈皮10 g，炒白芍10 g，防风10 g，炒白术10 g，醋柴胡10 g，枳实炭10 g，炙甘草3 g，炙乌梅10 g，白蒺藜15 g，炙鸡内金5 g，白茯苓10 g，焦薏苡仁10 g。

7剂。水煎服。

二诊(1977年8月30日)

药后腹痛轻而未已，晨泄减为1次，纳谷见香，腻苔见化，药已中病，不必更张。

再进7剂。水煎服。

大便成形，诸症亦退，遂用逍遥丸培土疏木，宿疾向愈。

【按】 嗔怒怫郁，肝气不达，寅卯属木，木旺克乘脾土，亦可发生暴泄。这类天明木泄之证，痛泄轻重常随情怀喜怒而反复，治法抑肝扶脾，调气畅中，方选痛泻要方合四逆散化裁。用药疏肝中寓冲和之意，扶脾时遂条达之性，偏寒、偏热均非所宜。倘能开怀怡情，自可信增药效。(王身菊)

案18 腹痛(脾胃虚弱)，慢性胆囊炎、慢性萎缩性胃炎

何某，女，70岁。

初诊(2010年3月17日)

主诉：上腹胀不适，伴乏力、纳差6个月。

患者于6个月前出现上腹胀，隐痛不适，向腰背部放射，伴全身乏力，食欲下降，反酸，嗳气，在院外反复抗炎治疗，上述症状均无明显好转。有心房颤动病史。查胃镜示慢性萎缩性胃炎。舌淡红，苔薄白，脉细弦。

西医诊断为慢性胆囊炎，慢性萎缩性胃炎，中医诊断为痞满，证属脾胃虚弱。患者年老体弱，脏腑功能减退，脾胃虚弱，后天气血生化不足，气机中枢失调则上腹胀，脾胃虚则运化失常，食欲下降，气血生化不足，无以荣养机体则全身乏力，胃气上逆则反酸，嗳气，脾胃久病反侮肝胆，则胆病，故有上腹胀，隐痛不适，向腰背部放射。治以健脾益气，升清降浊。方用补中益气汤加减。处方：

生黄芪30 g，党参10 g，白术10 g，炙甘草5 g，陈皮10 g，柴胡10 g，升麻10 g，炒枳壳10 g，神曲10 g，制半夏10 g。

10剂。水煎服，每日1剂。

二诊(2010年3月27日)

患者上腹隐痛消失，无反酸、嗳气，无全身乏力、食后腹胀，无呕吐，夜寐差。患者有心脏病史，心主神明，心有病则神不安。治以健脾和胃，苦心安神。处方：

上方加蒲公英 30 g、川连 3 g、淡吴茱萸 1 g、白参须 10 g、炒枣仁 30 g、合欢花皮 30 g、远志 10 g。

14 剂。水煎服，每日 1 剂。

【按】 中医认为慢性萎缩性胃炎是因感受外邪、饮食不当、情绪失调、脾胃虚弱引起的。脾胃主管饮食消化、营养吸收，起着维持人体气机升降的作用，当脾胃虚弱后就会出现食欲减退、气息瘀滞等一系列萎缩性胃炎的症状。张志坚认为辨证论治是中医的特色，就是根据患者个体化的情况，针对选择不同的治疗方法，如果患者出现上腹部隐痛、胀痛、喜温喜按、神疲乏力、食欲减退、进食后腹胀、容易腹泻、舌质淡、舌边有齿印、舌苔薄白、脉细等症状时，则判断为脾胃虚弱证，可采取益气健脾的方法进行治疗，可服用方剂：补中益气汤，六君子汤，黄芪建中汤。如果患者出现上腹部胀痛（连及两胁）、胸闷不畅、嗳气较多、喜叹息、症状的发作与加重与情志关系较为显著、舌苔薄白、脉弦等症状时，则判断为肝胃不和证，可采取疏肝和胃的方法进行治疗，可服用柴胡疏肝散。失眠的病因虽多，但以情志、饮食或气血亏虚等内伤病因居多，由这些病因引起心、肝、胆、脾、胃、肾的气血失和，阴阳失调。其基本病机以心血虚、胆虚、脾虚、肾阴亏虚进而导致心失所养及由心火偏亢、肝郁、痰热、胃失和降进而导致心神不安两方面为主。其病位在心，但与肝、胆、脾、胃、肾关系密切。失眠虚证多由心脾两虚，心虚胆怯，阴虚火旺，引起心神失养所致。失眠实证则多由心火炽盛，肝郁化火，痰热内扰，引起心神不安所致。本案采用苦心安神以治疗失眠。（唐丽君）

案 19　疝痛（寒湿侵袭厥阴）

陈某，男，38 岁，农民。

初诊（1980 年 10 月 12 日）

主诉：少腹冷痛拘急。

秋雨季节，连日抢收，夜间又值宿田野，看守稻粮。以致少腹冷痛拘急，左睾偏坠，筋肿掣痛，上引脘腹胸胁，不能行动。食少，形寒肢冷，有时泛恶欲吐，大便带有白色黏液。脉沉细弦，舌苔薄腻。证属寒湿聚于厥阴，肝气失于疏泄，木横侮土，升降不和。治以温通厥阴，和胃化浊。处方：

天台乌药散末 15 g，每服 5 g，生姜三大片煎汤送下。

药后通止厥回，诸症消失，休息数日而愈。

【按】 疝痛一证，有寒热之分，寒者治宜疏肝理气，散寒止痛，当用天台乌药散治疗；热者治宜清肝利胆，化湿泄热，方选龙胆泻肝汤加减。兼血虚者应添当归、白芍，兼气虚者应增黄芪、升麻。本病例系阴寒湿邪，凝聚肝经，气滞经痹所致，故方用天台乌药散直取。以乌药、木香理气温寒为君，茴香、高良姜温中散寒为臣，青皮、槟榔破气下积为佐，炒之以巴豆，取其温下迅烈之性，合以为使。因药证相等，所以应手取效。（张福产）

案 20　胁痛（肺郁及肝）

姚某，女，36 岁。

初诊(1980年4月15日)

主诉：两胁胀痛五旬。

两胁胀痛五旬，气逆填胸阻咽，周身皮肤发紧，微痒微痛，有时小腿作胀，按之不凹，上月二投逍遥散加味，胁痛未瘥。询知皮肤紧甚则胁胀亦甚，胃纳欠香，二便自调，舌淡红，苔薄白，脉象细弦。胁下查无癥块，检验肝功能正常，胸透未见异常。证属肺气壅遏，治节不行，肝失疏泄。法当宣气，行治节，以冀肝用条达。处方：

桔梗10 g，蝉蜕10 g，白僵蚕10 g，白蒺藜10 g，炒枳壳10 g，广郁金10 g，薤白6 g，法半夏6 g，荆芥穗10 g，赤芍、白芍各10 g，生甘草3 g。

5剂。水煎服。

二诊(1980年4月20日)

复诊时，胸次宽泰，胁胀通见松，皮肤和润如常，唯夜寐多梦不安。

前方去荆芥，加合欢皮15 g。

5剂。水煎服。

药后两胁舒坦，腿胀未犯，再去薤白，加细生地10 g。

前后共服药15剂而愈。

【按】 本例胁肋胀痛乃肺室治节违度，无以宣通厥阴之故。与肝郁气滞之胁痛不同，其一，盖以症状每加剧于皮肤紧束增重之际，而无情志不和辄发之象。其二，小腿作胀，固于气机膹郁，水道不利，所以腿虽胀而无压痕。其三，倘系阳虚水泛，则舌色当以淡白而不应淡红，析疑去惑后，按肺气壅郁论治，主用宣行治节法而收功。(殷晓坷)

案21 上腹胀闷(肺郁气滞)，胃窦炎

杨某，男，38岁。

初诊(1983年5月2日)

主诉：胸闷脘痞。

得嗳胸闷稍适，进食脘痞益甚，咳嗽气逆，掣引胁痛，大便不畅，舌淡红，苔薄腻，脉象细软。X线钡餐提示：胃窦炎，合并幽门痉挛。证属肝胃不和，肺气失宣，夹有湿滞。治宜升提上焦气分，疏泄中焦痹阻。处方：

紫菀10 g，桔梗10 g，杭白芍10 g，木蝴蝶5 g，枇杷叶10 g，春柴胡10 g，炒枳壳10 g，炙鸡内金5 g，蒲公英12 g，甘草3 g，瓜蒌皮12 g，浙贝母10 g。

5剂。水煎服。

二诊(1983年5月8日)

药后，痞闷见松，咳逆顿减，大便渐畅，余恙亦有转机。

守方出入，调治月余而瘥。

【按】 叶天士说："上焦不舒"可致"气阻脘痹"，主张开降肺气。本例肺系症状明显；餐后脘痞加重，病在气分；胸闷便结，乃上焦不行，下脘不通所致。故辨证为肺气失宣。主用宣肺法以开上通痹，复加回逆散疏肝和胃，添蒲公英清散滞气，入炙鸡内金兼顾胃呆少

食，庶使肺气宣而中州运，枢机旋而升降和。（朱美凤）

案22 眩晕（中气亏虚，寒瘀内阻），颈椎病

刘某，男，67岁。

初诊（2009年8月28日）

主诉：反复头晕半年，加重1周。

患者长年伏案工作，事务繁忙，积劳成疾，半年前始头晕、头痛。外院颈椎侧位片诊断颈椎病，颈椎CT示颈3、颈4，颈4、颈5及颈5、颈6椎间盘突出。近1周来，长时间劳作于电脑前，加之空调房间，头痛以后脑为甚，BP 140/90 mmHg。诊断为椎基底动脉供血不足，颈椎病。就诊时面黄神疲，肢软乏力，目眩，耳鸣，后脑疼痛，偏右为甚，颈项强直，转动不利，上肢发麻，病情朝轻暮重，平卧症状稍减，舌淡暗红，苔薄白腻，脉浮细弱。证属中气亏虚，寒瘀内阻。治以益气升清为主，佐以辛散风寒之品。益气聪明汤加减。处方：

蔓荆子10 g，炙升麻10 g，葛根30 g，党参10 g，生黄芪15 g，生白芍10 g，炙甘草3 g，细辛3 g，藁本10 g，佛手10 g，桃仁10 g，水蛭10 g，羌活10 g。

10剂。水煎饭后服。

二诊（2009年9月8日）

服10剂后，头晕、目眩基本消失，头痛减半，乏力改善，耳鸣、目眩、颈项强直好转，纳仍未启，效机已获。

前方加炒谷芽、炒麦芽各15 g。

7剂。水煎服。

纳食启，精神振，项强缓解，头痛痊愈。

【按】 颈椎病是由于颈椎骨质增生，或颈椎椎间盘突出压迫神经而出现的临床综合征，临床以眩晕、头痛、项强、耳鸣、上肢麻为主要症状。本患者以头晕为主，伴肢软乏力，目眩，耳鸣，后脑疼痛，偏右为甚，颈项强直，转动不利，上肢发麻，属于“眩晕”范畴。《灵枢·口问》云：“故上气不足，脑为之不满，耳为之苦鸣，头为之苦倾，目为之眩。”患者年逾花甲，操劳过度，中气亏损，清阳不升，故头晕、头痛反复不已，遇劳辄发；风寒袭于经络，阻遏清阳之气，故头晕、头痛加重；舌淡暗红，苔薄白腻，脉浮细弱，为夹有风寒、瘀血之象。益气聪明汤为金代李东垣所创，方由黄芪、人参、葛根、芍药、甘草、升麻、蔓荆子、黄柏8味药组成，具有补养脾胃、益气升清、散风热的作用，主治中气不足、清阳不升、风热上扰之头痛、眩晕，或内障初起视物不清，或耳鸣、耳聋、齿痛等症。方中葛根、升麻、蔓荆子，具有鼓舞胃中清阳之气上升之功。其中葛根甘平，升阳解肌，除烦止渴，为治疗颈项强之要药；蔓荆子、升麻辛散升阳，善于清利头目，苦泄阳明。细辛、藁本为头痛部位选用引经药物，载药直达病所；桃仁、水蛭化瘀通路，羌活散寒除湿，诸药合用收效尤捷。（邓祥军）

案23 眩晕（上气不足），神经根型颈椎病

戴某，女，60岁，工人。

初诊(1982 年 6 月 21 日)

主诉：眩晕、耳鸣 1 周。

在当地医院诊断为“颈椎病”。经用中西药物和按摩牵引等治疗，均无明显好转，遂来我院门诊。诊得：左肩臂酸痛、麻木，颈项不适，反复 15 年，痛时夜寐不安，晕甚泛恶呕吐，活动后痛晕加重，平卧时症状减轻，耳鸣如蝉，纳食欠香，舌淡红，苔白腻，脉象细软。检查：颈部疼痛广泛，活动受限，左侧为著，压顶试验椎间孔挤压试验阳性(左)。X 线显示：下颈椎椎体段有骨质增生，第五、第六、第七颈椎之间伴有游离体，椎间隙变窄。四诊合参，此系上气不足，清阳少升，脉道瘀滞所致。治法：补气升提，活血散滞，缓急止痛。益气聪明汤主之。处方：

黄芪 20 g，党参 15 g，蔓荆子 10 g，粉葛根 30 g，升麻 10 g，白芍 10 g，炙甘草 3 g，鹿衔草 30 g，炒酸枣仁 15 g，合欢皮 15 g，钩藤 10 g。

7 剂。水煎服。

二诊(1982 年 6 月 28 日)

药后，眩晕呕吐消失。

原方续进。

3 周后左臂麻木酸痛显著减轻，寐纳均可，自行停药。

三诊(1982 年 8 月 20 日)

上述症状又作，再投以前方，5 剂后症状好转。连服 1 个月，诸症消失，恢复正常工作，随访 1 年未复发。

【按】 颈椎病属于中医痹证、眩晕等范畴，医者常遵从《证治准绳》“有风、有寒、有湿、有内挫、有血瘀气滞、有痰积皆标也，肾虚其本也”为治则，采用祛风散寒、宣痹通络、平肝潜阳、温通督脉等治法，取得了一定疗效。

笔者在临证中发现，颈椎病多发于 50 岁以上，常有眩晕、耳鸣、头痛等症状特点，审其病因病机，当以中虚气阳少升、血弱脉道愆行为多，似较合乎临床实际。曾应用益气聪明汤加味治疗颈椎病 40 例，结果 38 例有效，仅 2 例无效。取得满意效果。

本例方用党参、黄芪、甘草补中益气、温养脾胃；葛根、升麻、蔓荆子鼓舞清阳、上升头目；以白芍敛养阴血。加大剂量鹿衔草益肾而除筋骨风湿，扶虚尤能活血通络。添酸枣仁、合欢皮、钩藤以安神宁心。近代实验证明，葛根、芍药能改善心脑的供血，缓解脑血管和平滑肌痉挛，对颈项强痛有特殊效。全方补中有散，升里寓降，益气兼顾养血，养血不忘活血，能使中焦元气旺盛冲和，中气既足，上气必充，清阳自升，则九窍通利、头项痛晕等症自然解除。(张玲)

案 24　偏头痛(风痰夹热阻络)

李某，女，78 岁。

初诊(1968 年 9 月 3 日)

主诉：右侧头痛 2 个月。

今年7月初，实发偏右头痛，开始时1日数发，继而发作频繁，病势加重，针灸治疗10余次，西医诊断为三叉神经痛，用过咖啡因麦角胺等止痛、镇静解痉药，初服有小效，曾做局部封闭治疗，止痛效果尚佳，但痛停3日又发，再次局部封闭治疗，作用大减。考虑手术治疗，因望八高龄，体质又弱，而不敢尝试，遂议进中药治疗。诊查：精神萎顿，卧床已久，饮食减少，只能喝稀粥，害怕吃普食，咀嚼则抽搐剧痛，痛如针刺，难以忍受，以致夜不得寐，口干苦少饮，大便干结2～3日一行，舌暗红，苔薄黄，脉细弦带数。BP 130/86 mmHg，血常规、红细胞沉降率均正常。证属风痰夹热阻络，气机升降失常。治拟祛风清络，调气化痰。处方：

黄菊花10 g，白蒺藜10 g，明天麻10 g，牡丹皮10 g，黑栀子10 g，制半夏10 g，茯苓10 g，蝉花10 g，僵蚕10 g，姜黄10 g，熟大黄5 g。

5剂。水煎服。

二诊(1968年9月8日)

代述门诊，服药以后，其媳觅得一外用单方。要求代疏。处方：

荞麦面120 g，胆矾30 g研细末。

冷水调匀，捏成薄饼，贴敷患处。

3剂，每日换1剂。

询知照方制敷后，痛势顿挫，当夜竟能酣睡，连续使用3日，疼痛得止，半年后追访，病未复发。

【按】 此系失败病例。方用牡丹皮、栀子清上，钩藤、白蒺藜息风，半夏、茯苓祛痰，合升降散之宣清导浊，着眼于风阳夹痰，阻碍气机，服药无效，说明辨治不切。

改投敷药外治，病竟霍然而愈，考荞麦开胃宽闷，下气消积，胆矾辛酸且寒，治风痰壅塞。《本草纲目》云：荞麦“能消热肿风痛”，胆矾“涌风热痰涎，发散风木相火”。以药测证，此风痰相火痹阻阳络。前议搜风豁痰不力，用药过于轻宣，所以不效。但从中可以吸取教训，并提示我们临证时别遗忘了“内病外治”这一有效给药途径。(张玲)

案25 虚劳(脾气虚)，胃间质瘤伴肝转移

周某，男，54岁。

初诊(2007年11月29日)

主诉：乏力、纳差5个月余。

患者于2007年6月在我院体检时发现“胃大弯溃疡型癌”，经南京军区总医院病理科会诊倾向为“上皮型胃肠道间质瘤(GIST)(CD117^{+++}、CD34^{++++})”，发现时已伴肝转移，小网膜囊淋巴结肿大，丧失手术机会，曾给予“伊马替尼0.4每日1次”口服治疗，病情一度平稳；但病情逐渐进展，患者乏力、心慌、纳差严重，并逐渐出现柏油样便，胃脘部及左上腹疼痛，予抑酸、止痛、保护胃黏膜等对症处理，效果欠佳，靠哌替啶、吗啡等临时镇痛治疗，今来我院延请张志坚诊治。就诊时见乏力，纳差，头晕，心慌，多动则气急，胃脘及左上腹疼痛，溲调，大便稀，呈柏油样，夜寐尚安。舌淡苔薄微腻，脉细数。证属脾失健运，固摄

无权。治宜补气生血，建中清疏。拟当归补血汤合四君子汤加减。处方：

炙黄芪 30 g，炒当归 10 g，白参须 15 g，麦冬 10 g，炒白术 10 g，茯苓 30 g，炙甘草 3 g，熟黄精 30 g，鸡血藤 30 g，仙鹤草 30 g，阿胶 20 g（另烊），煅海螵蛸 30 g（先煎），露蜂房 10 g，半枝莲 30 g，参三七 6 g（打），白及 15 g，生地榆 15 g。

14 剂。水煎服，每日 1 剂。

二诊（2007 年 12 月 14 日）

服上药后胃脘及左上腹疼痛止，乏力、纳差、头晕、心慌等均有改善。

上方继服。

7 剂。水煎服，每日 1 剂。

【按】 本案辨证时需把握脾虚，气血生化乏源为关键。系因患者久病体亏，脾失健运，水谷精微无以化生气血，四末无以充养，而发为乏力；脾失健运，而出现纳差；气血生化乏源，心血亏虚而致头晕、心慌；气不足而致多动则气短；气不足则血行迟滞，留而化瘀，不通则痛，故可见胃脘及左上腹疼痛；脾气虚，固摄无权，则可见大便稀，呈柏油样；舌淡苔薄微腻，脉细数为脾气虚之象。《慎斋遗言》："脾胃一伤，四脏皆无生气。"确立建中疏和、补气生血为治疗原则，并贯穿疾病始终，组方有如下特点：建中清疏，治病求本，予四君子汤；而当归补血汤配合仙鹤草、白及、地榆补气生血、活血止血同施，补血、止血而不留瘀，化瘀而不动血。同时给予露蜂房理气止痛，缓解其临床症状。（张玲）

第三节　其他疾病

案 1　痹证（痰浊阻滞），痛风性关节炎、痛风性肾病、急性肾功能衰竭

王某，男，29 岁。

初诊（2010 年 3 月 20 日）

主诉：右踝关节内侧下方及足底肿痛 2 日。

患者于 2010 年 3 月 18 日因自觉乏力，晚服"氨酚伪麻美芬片""头孢拉定"，次日晨起出现右踝关节内侧下方及足底肿痛，活动受限。至急诊查血常规：白细胞计数15.6×10^{9}/L，中性粒细胞百分比 74.9%，血红蛋白 161.8 g/L，血小板计数 252.9×10^{9}/L；血生化：尿素氮 10.6 mmol/L，血肌酐 307.2 μmol/L，血尿酸 767.8 μmol/L。静脉滴注头孢吡肟、地塞米松，疼痛无缓解。就诊时右踝内侧下方及足底肿痛，活动受限，局部不红，腰酸隐隐，纳食一般，夜寐安和，大便调。舌质淡红，苔薄白微腻，脉小滑。此乃因患者形体肥胖，素食肥甘厚味，内生湿痰，痰阻气滞，血行不畅，停而为瘀。痰浊致病，多缠绵难愈。治宜化痰泄浊，活血通瘀。拟方二陈汤加减。处方：

制半夏 10 g，广陈皮 10 g，苍术 10 g，黄柏 10 g，绵萆薢 30 g，石韦 30 g，王不留行 10 g，生薏苡仁 30 g，泽泻 10 g，广郁金 10 g，桃仁 10 g，红花 10 g。

3 剂。水煎服，每日 1 剂。

二诊（2010 年 3 月 23 日）

服药后右踝关节及足底不痛，但仍感腰酸隐隐，每日下午右腰疼痛明显，难以忍受。查血常规：白细胞计数 13.48×10^9/L，中性粒细胞百分比 77.5%，淋巴细胞百分比 14.6%。血生化：尿素氮 14.59 mmol/L，血肌酐 348.9 μmol/L，血尿酸 829.3 μmol/L。

原方加入怀牛膝、六月雪、忍冬藤，以化痰泄浊，流畅气机。

7 剂。水煎服，每日 1 剂。

三诊（2010 年 3 月 30 日）

服上药 4 剂后，午后腰痛未作，自觉无明显不适。血常规（—）。血生化：尿素氮 5.21 mmol/L，血肌酐 108.8 μmol/L，血尿酸 492.5 μmol/L。复查肾功能已正常，效不更方。

原方加入茯苓、绞股蓝，以健脾化浊、降血脂。

【按】 患者过食肥甘厚味，湿热内蕴，脾胃受损，津液敷布代谢失常，水谷不能化生气血精微，反而酿生水湿、痰浊、瘀血，留而不去，而致痛风。痰浊致病，多缠绵难愈。临床表现可见素体肥胖、面黄目黯、眩晕呕恶、高脂血症、氮质血症、尿毒症等，肾脏病理可见有肾脏系膜增生、纤维化、硬化等表现。在治疗上，张志坚认为治疗肾脏病，应分清虚实的主次、轻重，做到"扶正而不留邪，祛邪而不伤正"。本案患者病初，以纯实无虚为主，故可以祛邪为重。二诊加入怀牛膝、六月雪、忍冬藤以化痰泄浊，流畅气机。三诊复查肾功能已正常，则效不更方，加入茯苓、绞股蓝以健脾化浊、降血脂。（唐丽君）

案 2 口疮（湿热蕴脾），白塞综合征

胡某，女，36 岁，工人。

初诊（1981 年 10 月 20 日）

主诉：间断发热 3 个月。

患者于 1978 年因间断发热 3 个月，口舌反复糜碎，由常州某医院诊断为白塞综合征。迭经泼尼松、抗感染等治疗，恙势时轻时重，迄未控制。症见：午后低热形寒（体温 37.3～38℃），两目内眦潮红，口腔颊部及舌尖有不规则圆形溃疡，外形溃疡 1 cm×0.5 cm 大小，脘中痞，纳食差，口干苦少饮，咽微红痛，踝膝酸痛，大便易溏，舌淡红苔腻微黄，脉细濡数。此系湿热内蕴，脾虚失运，风毒留恋所致。治拟健脾运湿，辛开苦降为主，疏解风毒为佐。处方：

党参 12 g，苍术 10 g，制半夏 10 g，淡干姜 5 g，黄连 5 g，炙甘草 10 g，黄芩 10 g，蝉蜕 10 g，僵蚕 10 g，片姜黄 10 g，凤凰衣 10 g，鬼箭羽 30 g，红枣 5 枚。

14 剂。水煎服。

另用苦参 30 g，当归尾 30 g，水煎洗外阴。

二诊（1981 年 11 月 4 日）

服药 14 剂，口疮目赤消失，外阴溃疡小减，身热得退，腻苔化。唯便溏，一日 2 行，且

增腹痛。效不更法。处方：

原方去蝉蜕，僵蚕、姜黄，加土茯苓 15 g、炒薏苡仁 30 g、煨木香 10 g。

持续治疗 2 旬，阴部溃疡愈合，余恙明显好转。乃停服汤药，改进香砂六君子丸、逍遥丸，各服 5 g，每日 2 次，调治 1 个月，诸恙次第消失而愈。

2 年后追访，病未复发。

【按】 本病例所现症状，乃脾虚升降失职，湿热与风毒交织为患。故改用甘草泻心汤通上下，交阴阳，参入升降散宣窍化浊泄热，鬼箭羽以消皮肤风邪毒肿，其中凤凰衣一味功能清上生肌敛疡，我们常在辨证的基础上重用此药以治白塞综合征口舌溃疡，颇有效验。（王身菊）

案 3　口疮（阴阳两虚，湿热交结），白塞综合征

贺某，女，37 岁。

初诊（1983 年 6 月 11 日）

主诉：口腔溃疡 1 年，伴下肢红斑半年。

口腔溃疡，缠绵一载，下肢红斑，起伏半年。曾在喉科多次就医，按复发性口腔炎处理，病情不减。后经皮肤科诊断为白塞综合征，服药时虽有小效，停药后症状如故。症见：口腔颊部溃疡散在，色白大如米粒，疼痛不著，月经时行时停，下肢冷麻无力，晨起面浮，情绪抑郁，小腿外侧有结节性红斑多枚，稍隆起，微质痛，纳食可而吞酸，口咽干而少饮，舌红胖，苔薄腻，脉象弦。此乃营分有热，湿毒交结，阴阳虽不足之候。治拟理虚调阴阳，清营除湿毒。处方：

干百合 30 g，淮小麦 30 g，生地 30 g，淫羊藿 30 g，紫草 15 g，土茯苓 15 g，煅海螵蛸 15 g，甘中黄 10 g，凤凰衣 10 g，炒黄柏 10 g，徐长卿 10 g，细辛 3 g。

7 剂。水煎服。

二诊（1983 年 7 月 2 日）

服上方 21 剂后，下肢红斑结节隐消，吞酸面浮等症均减，溃疡已愈过半，但舌尖偏红，心烦失眠。处方：

予原方增损，去黄柏、细辛、紫草，加川连 5 g、肉桂 1.5 g（后下）、白花蛇舌草 30 g。

守方出入，连服 2 个月，口疮消弭，夜寐转宁，余恙基本解除。遂改投知柏地黄丸、乌鸡白凤丸缓图收功。

随访 1 年，月经按时来潮，病情稳定。

【按】 患者年事未逾不惑，而症状颇类更年期综合征。故方用百合、小麦养心安神而调中，加土茯苓搜剔湿毒而入络，添紫草、甘中黄清解脏腑热结，前者长于凉血，后者功专入胃。黄柏、细辛针对口舌生疮，主散浮热。其中生地、淫羊藿温凉同用，对阴阳俱弱之白塞综合征，尤属相宜。（赵敏）

案 4　绝经前后诸证（肾虚阴阳不足，心肝失和，寒热并存），更年期综合征

马某，女，54 岁。

初诊(2009年11月20日)

主诉：乍寒乍热2年余。

患者2年前始乍寒乍热，自汗、盗汗，头面潮红，经闭1年，腰酸，头晕，耳鸣，进食稍不慎则吞酸，纳食不佳，寐少梦多，急躁易怒，外院经多项检查排除有关器质性病变，诊断为更年期综合征。就诊时乍寒、乍热，热多寒少，头面潮红，腰酸，头晕，耳鸣，寐少梦多，急躁易怒，大便溏，进食稍不慎则吞酸，纳食不佳，舌质淡红，苔薄黄，脉细软。证属肾虚阴阳不足，心肝失和，寒热并存。治以燮理阴阳，养心安神。处方：

生地15 g，紫草30 g，淫羊藿10 g，钩藤15 g(后下)，制香附10 g，生麦芽15 g，酸枣仁10 g(炒)，生甘草5 g，淮小麦30 g，红枣5枚，生白芍10 g，糯稻根30 g，桑寄生15 g，炒白术10 g，煅龙骨、煅牡蛎各30 g(先煎)。

10剂。水煎服。

二诊(2009年11月28日)

药后寒热得罢，汗出减半，夜寐转安，效不更章。

原方续进7剂，身和汗止，诸症俱建。

【按】 更年期综合征是由卵巢功能减退，垂体功能亢进，自主神经功能紊乱，从而出现的临床综合征，常见症状为月经变化、面色潮红、心悸、失眠、乏力、抑郁、多虑、情绪不稳定，易激动，注意力难以集中等。妇女更年期症状的出现，即系内在肾虚的反映，肾有阴虚阳虚之分，累及他脏会引起脏气间的失衡。然而阴阳失衡是其常，脏气偏颇是其变，肾亏冲任脉亦亏，所以月经紊乱或绝经。水火之脏不能滋发，阴阳维脉必虚，故见乍寒乍热，筋骨疼痛。耳鸣，寐少梦多，急躁易怒为心肝失和的表现。张志坚自创妇更饮治疗更年期综合征(妇更饮组成：紫草、白薇、生地、炒白芍、炒当归、制香附、钩藤、淫羊藿、生甘草。功能：燮理阴阳)。治肾当用补，贵在燮理阴阳。该病以肾虚为本，治疗以益肾扶元、协调阴阳为原则。妇更饮中予生地、紫草养阴凉血以调阴，淫羊藿温阳，炒白芍、炒当归、制香附调养气血，煅龙骨、煅牡蛎镇心安神敛汗。本患者热多寒少，紫草量大，诸药合用共奏滋水温肾，燮理阴阳，通调气血，拨偏颇返于平衡的功用，以之治疗肾虚精气不足、阴阳俱弱的更年期综合征，确有一定疗效。然而病无常形，医无常方，要在辨证施治，"以平为期"，设若泥方不变，其弊滋多。(王身菊)

案5 行房无精(肝郁精灵阻窒)，功能性不射精

吴某，男，32岁。

初诊(1981年8月8日)

主诉：射精不能3年。

婚后3年，并无生育，夫妻双方经多次生殖系统检查，未见异常。平素体格健壮，入房阳强不倒，射精不能。曾注射大量睾丸激素，并服滋、温阳、填精等中药，效果不佳，而转由我处治疗。患者行房虽不射精，睡中却有下遗，性情忧郁，寡言少欢，脘闷嗳气，舌淡红，苔薄，脉象细弦。证属肝郁精灵阻窒。治宜开肝郁以调气血，交心肾而启精灵。处方：

酒当归 10 g，炒白芍 30 g，炒白术 10 g，茯苓 10 g，炒牡丹皮 10 g，天花粉 6 g，制香附 10 g，石菖蒲 10 g，细辛 1 g，怀牛膝 10 g，生甘草 5 g。

20 剂。水煎服。

二诊(1981 年 9 月 1 日)

上方服 20 剂，房后射精较多，阴茎随即软倒，胸闷松，嗳气已，遗精未作，情绪开朗。

原方去细辛、石菖蒲、怀牛膝，加熟女贞子、枸杞子各 10 g。

继进 1 个月，症状完全消失。1 年后追访，妻已怀孕 7 个月有余。

【按】 本例功能性不射精，经用傅青主“开郁种玉汤”(归、芍、术、苓、牡丹皮、天花粉、香附)加味治疗，效果满意。本方具有疏肝解郁，调养气血，泄热润燥，开关启闭的功用。此方原为女科嫉妒不孕而设，今移治于肝郁所致的男子射精不能亦效，说明辨证施治的重要。另外，服用时间应以 30 剂为 1 个疗程。(殷晓坷)

案 6　肝痈(湿热痰瘀肝络)，肝脓疡

王某，男，55 岁，农民，扬中县人。

初诊(1979 年 8 月 6 日)

主诉：胁痛发热 1 周。

1979 年 7 月中旬，以胁痛发热住当地医院治疗 1 周，病情不减。乃于 23 日至常州某医院诊治。血常规：白细胞计数 15.4×10^9/L，中性粒细胞百分比 84%，淋巴细胞百分比 16%。B 超检查：肝胁下 4 cm，第九肋间见液性平段 2 cm。核素扫描：肝右下叶占位性病变。同时曾做肝穿刺，抽出少许脓液，确诊为肝脓疡。建议住院治疗，因患者有实际困难，且慑于手术，遂予 8 月 6 日转来我院门诊医治。

诊治经过：症见面色晦滞，形瘦神疲，食纳极差，发热两旬有余(体温 38.6℃)，日轻夜重，右胁疼痛拒按，动则更甚，胸闷气短，咳嗽痰黏，口干少饮，时或恶心，大便欠畅，小溲赤涩，舌苔黄腻而厚，脉象弦数无力。此系湿热壅结肝络，痰浊凝于胸膈，三焦不利，瘀滞酿痈。法当疏气以化湿浊，宣肺以通腑滞。俟其气机疏通，再商清减可也。处方：

光杏仁 10 g，白豆蔻 5 g(后下)，生薏苡仁 15 g，藿香梗 10 g，厚朴 5 g，制半夏 10 g，全瓜蒌 30 g，生代赭石 30 g(先煎)，炙苏子 10 g，芒硝 10 g(分 2 次冲)，金银花 30 g，蒲公英 30 g。

2 剂。水煎服。

二诊(1979 年 8 月 9 日)

大便溏薄，畅行数次，胸脘满闷见松，咳痰泛恶亦衰。唯体温不降，至晚高热如疟，胃纳未增，胁下疼痛如前，舌上腻苔转薄，底边红绛，脉细弦数。证属痰湿始化，阴津初伤，邪机郁伏少阳、厥阴。治宜和解枢机，以蠲余湿，疏化瘀热，而养阴液。处方：

柴胡 10 g，黄芩 15 g，制半夏 10 g，六一散 10 g(包煎)，南沙参 15 g，生赤芍、生白芍各 10 g，牡丹皮 10 g，广郁金 10 g，金银花 30 g，红藤 30 g，重楼 10 g。

5 剂。水煎服。

三诊(1979年8月15日)

药后憎寒得罢，身热减半(体温37.8℃)。略有饥意，小溲已畅。但胁痛未平，依然拒按，口虽渴而饮水不多，腻苔化而舌红少津。B超检查：肝于肋下3 cm，肝区液平0.5～1 cm。是少阳之经邪已达，厥阴之热络未清，且病经匝月，阴血受煎，虽逾险岭，未涉坦途。易法清肝泄热，凉血散血，参入和胃之品。处方：

紫花地丁30 g，夏枯草30 g，连翘15 g，红藤30 g，金银花15 g，生地15 g，牡丹皮10 g，生赤芍10 g，生鳖甲15 g(先煎)，生鸡内金10 g，香橼皮10 g，羚羊角粉3 g(分2次口服)。

5剂。水煎服。

四诊(1979年8月20日)

发热已退，胁痛隐约，纳谷增香，神情转爽，舌渐淡而有津，脉象细而无力。胃中阴气渐复，郁热瘀结未澈。亟当疏通瘀热，调畅经气，俾邪机得解乃佳。处方：

全当归10 g，红花5 g，紫丹参10 g，炒山楂10 g，制香附10 g，细青皮10 g，炮山甲10 g(先煎)，炙䗪虫10 g，生牡蛎30 g(先煎)，白芥子10 g，忍冬藤30 g，白花蛇舌草30 g。

7剂。水煎服。

五诊(1979年9月1日)

寒热始终未起，症状次第消除，唯稍感疲乏，脉象平软，舌淡苔薄白。血常规$7.5\times10^9/L$，中性粒细胞百分比68%，淋巴细胞百分比31%，酸性粒细胞百分比1%。B超复查：肝肋下1.5 cm，肝区液平消失。兹值气液因病两伤，不能急切复原，且肝络隐微之邪薮，恐有留遗未净，主法气阴双补，消瘀通络，疏养兼施，以为善后张本。处方：

太子参10 g，生于术10 g，北沙参10 g，赤芍、白芍各10 g，醋柴胡10 g，炒枳壳10 g，生甘草3 g，茯苓10 g，炙鳖甲15 g(先煎)，马鞭草30 g，旋覆花3 g(包煎)。

7剂。水煎服。

六诊(1979年9月8日)

肝区已无压痛，恙情日臻稳定，为巩固疗效，原方续投7剂。前后共服药33剂而愈(限于诸种原因，未做核素肝脏扫描复查)。3个月后追访，体力恢复如前，已从事田间劳动。

【按】 本案系湿热蕴毒，痰瘀阻络，肝叶受烁酿脓，方选张锡纯荡胸汤(姜仁、生赭石、苏子、芒硝)上豁痰开结，彻上通下；配合三仁汤流畅气机，升清降浊；复加大剂金银花，蒲公英以清热解毒，消痈散结。二诊时胸闷宽，咳痰减，腑行畅，为肺气宣肃，治节得行之征象。第热如疟状，舌色红绛，厥阴之脏痈未散，少阳之邪热炽盛，故方取小柴胡汤以和解枢机，加入红藤、重楼，以清热疏瘀，药后应手转机。三诊时热稍降，胃思纳，是正胜邪却之先兆。唯营热瘀络伤阴，所以痛处拒按，舌红少津。于是采用金银花解毒汤(《疡科·心得集》)化裁，着意凉血散瘀，清热解毒。以后数诊，疏养并行，稍寓清意，一则以靖残氛余邪，一则以为善后之计，卒能顺利收功。(朱美凤)

案 7 瘿瘤(痰气交阻),甲状腺腺瘤

王某,女,43 岁,工人。

初诊(1978 年 6 月 7 日)

主诉:左侧结喉肿胀半年。

结喉左旁肿块,肿胀已经半载。由某医院检诊为"甲状腺腺瘤"。诊得:甲状腺结节大如拇指,颈项疼痛,转侧板紧不利,吞咽不爽,胸次痞闷欠舒,舌苔薄白,脉弦带滑。恙系情志不畅,肝郁气滞,痰湿凝聚。治法调气合营,消其痰,散其结,冀其渐化。处方:

海藻 15 g,昆布 15 g,浙贝母 10 g,当归 10 g,白芍 10 g,川芎 3 g,青皮 10 g,制香附 10 g,独活 5 g,连翘 12 g,猫爪草 30 g,法半夏 10 g,甘草 3 g。

7 剂。水煎服。

二诊(1978 年 6 月 15 日)

服药后,虽胸闷略舒,颈项掣痛减轻,但肠中鸣响,便溏一日 2 行。此脾运弱则湿易聚,欲湿之化,必健其运。处方:

原方去当归、连翘、昆布之滑利,加炒白术 10 g、生薏苡仁 30 g、广木香 10 g 以培土。

7 剂。水煎服。

三诊(1978 年 6 月 23 日)

肠鸣已,便溏止,结块缩小,颈项痛平,由于症情稳定,处方无甚变化。

治疗 2 个月,结节消失,疾意全瘳。

【按】 颈部瘿瘤,成因多端,因于痰湿阻滞,气瘀交结者,治法亟宜调气合营,祛瘀散结。倘系气阴不足,痰火炽盛,而见潮热、盗汗、口渴、舌绛者,上方便不合适。还望怡悦性情,畅怀开达,否则难奏全功。(张玲)

案 8 风癣(肝火湿热,外受风毒),玫瑰糠疹

杨某,女,35 岁,工人。

初诊(1979 年 8 月 25 日)

主诉:全身环形红色皮疹 10 日。

全身出现环形红色皮疹 10 日。一旬前,厂内大修,车床喷漆,越 2 日,左胁及左内关穴处起拇指大红色皮疹,微痒。经从某医院诊为玫瑰糠疹,先后服用过扑尔敏等抗过敏药物及紫草合剂,清风散之类,皮损不断蔓延,痒感与日俱增。

症见:躯干、四肢斑疹遍布,上半身尤密,皮疹呈环形,颜色鲜红,附有细薄鳞屑,瘙痒明显。症情骤起,平素任性,口干微苦,常心烦而少寐,小溲赤而欠畅,舌质偏红,苔薄黄腻,脉细弦数。恙系外感风毒湿邪,内因木火伤阴。治法清肝而泄湿火,凉血以达木郁,稍参祛风解毒之品。俾气火得以清泄,风毒得以消弭乃松。处方:

龙胆草 10 g,黑栀子 10 g,黄芩 10 g,生甘草 5 g,生地 30 g,泽泻 10 g,牡丹皮 10 g,土茯苓 15 g,柴胡 10 g,玄参 10 g,当归 10 g,车前子 12 g(包煎),白鲜皮 15 g。

3 剂。水煎服。

二诊(1979 年 9 月 1 日)

痒感十去其八,皮疹逐渐消退,夜寐已宁,脉数趋和,舌淡转红。湿火郁热呈降泄之机,还恐余焰复炽,仍宗前法增损。

原方去土茯苓、车前子,加白蒺藜 30 g、白芍 10 g。

3 剂。水煎服。

药后瘙痒全止,皮损退尽遂瘥。

【按】 玫瑰糠疹类同于中医之“风癣”,病因风毒外感闭于皮肤,血热内感郁于肌腠所致。本例患病前感受漆气,皮疹鲜红,肤痒有屑,舌红,脉数。风邪、血热、湿毒俱备,曾按常法治疗无效。经反复追询、细察,认为是素体肝郁化火,阴伤血热,外感风毒湿邪,郁闭肌腠之证。而木火夹湿热肆横,尤为病机关键,故投龙胆泻肝汤以泻肝火、利湿热,卒能应手取效。

方中以龙胆草清泻肝火,折其升腾之势。合黄芩、栀子苦寒胜热并燥湿;泽泻、车前子、土茯苓渗泄湿火以解毒;牡丹皮、玄参清热凉血,一散血中伏火,一除阴伤浮火;生甘草调药性而护胃;白鲜皮祛风湿以止痒;用柴胡疏肝气以舒松郁火,生地、当归养肝血而扶正达邪。如是泻中寓补,凉里涵湿,使肝火降,湿热清,气机畅,则疹痒自愈。(张玲)

案 9 麻疹(邪毒郁于肺卫)

朱某,女,11 岁。

初诊(1964 年 3 月 16 日)

主诉:口腔黏膜出现白色斑点 5 日。

身热已 5 日,无汗,鼻塞流涕,咳嗽不畅,眼睑微肿,目赤羞明,神疲,食欲不振,大便水样泄泻,日行 2~3 次,咽红充血,扁桃体肿大(+),口腔黏膜有白色斑点(科氏征),脉象浮数,舌苔薄白。体温 39.5℃,两肺听诊呼吸音粗糙。恙系邪毒郁于腠理,肺气宣通不利,阳明传化失职。治宜辛平宣透,外达痧邪,务使疹毒有外出之路。处方:

升麻 5 g,葛根 10 g,赤芍 15 g,荆芥穗 8 g,蝉蜕 8 g,炒牛蒡子 10 g,前胡 8 g,生甘草 5 g,桔梗 5 g,西河柳 15 g,紫背浮萍 5 g,丝瓜络 10 g。

2 剂。水煎服。

二诊(1964 年 3 月 18 日)

药后麻疹密布,高热有汗,口渴欲饮,咳嗽气急,烦躁,舌苔黄腻,脉数。两肺听诊,背底部闻中等湿性啰音。此属痧邪壅盛,外出不畅,热毒内攻,肺金受克所致。拟法宣肺达邪,清热解毒。处方:

麻黄 5 g,生石膏 50 g(碎,先煎),光杏仁 10 g,生甘草 3 g,金银花 12 g,连翘 12 g,黄芩 5 g,紫草 10 g,紫花地丁 12 g,赤芍 6 g,淡竹叶 6 g。

服后症情无甚变动,原方续进 1 剂。

三诊(1964 年 3 月 20 日)

高热已降,体温 37.8℃,疹点渐消,气平咳稀,舌红苔化,泄泻止,知饥欲饮食,显系余邪恋肺未楚之象。

改用竹叶石膏汤加减，清热生津以善其后，不二服而愈。

【按】 麻疹为小儿常见而最易感染的疾病，每流行于冬春季节。本例为学龄儿童，时值当地麻疹流行。

初诊，麻疹欲出未发之际，径投升麻葛根汤、宣毒发表汤加减，宣透病毒，疏表解郁，务使疹子顺利透发。二诊疹点透出，发热较高时，改进麻杏石甘汤、银翘散加减，着重清宣解毒，佐以轻清疏透。三诊疹点逐渐消退，热势减而未彻，表示余邪尚恋，气液有伤。遂用竹叶石膏汤化裁，清澈余温，盖以生津。治程中抓住病机，法随证主，药由法用，诸症得以渐次消除。

笔者体会，麻疹时出现的一般泄泻无须处理，盖泄泻正是机体自卫，排毒的途径之一，大能减轻发疹症状，毒泄则疹自易出。兜清止泻，反而有留邪郁毒之弊；但如倾泻无度而致气液亏脱，或固泻而疹毒内陷不透者，就当根据具体证候分别施治，严重的应住院医疗，否则必致偾事。（赵敏）

第九章 养生感悟

第一节 健康之路，就在你的脚下

人人都向往健康长寿，健康长寿是人类心灵深处的一个美好愿望，千百年来，无数人梦寐以求，积极探索。这条路不是遥不可及，高不可攀的，路，就在脚下，只要你努力，健康之路就不断地进步和延伸。

一、人活百岁不稀奇

人到底能活多少岁？《内经》里早就认为：人可以活到百岁以上，“度百岁乃去”。

1. *老是自然规律，别害怕* 生长衰老是不可抗拒的自然规律，“老”是人生旅途的最后一站，头发白了，两鬓染霜；眼睛花了；记性差了；腿脚不听使唤了，走起路来小心翼翼，这些都是“老”的象征。上自领袖伟人，下至平民百姓，都得过这个站口。

过去人们有一句成语叫做“人生七十古来稀”。人活到50多岁就被看作是老人了。曹操写“老骥伏枥，志在千里，烈士暮年，壮心不已”的时候，只有53岁。鲁迅活了56岁，当时人们尊敬他为“文坛老人”。不过古代长寿的人也不少，例如唐代伟大的医学家孙思邈就享年101岁(581—682)，可见人总是要老的，但通过努力保养，寿命可以延长。

2. *生命在不断延伸* 按照世界卫生组织定义：65岁以前算中年人，65～74岁算青年老年人(初老年)，75岁以上才算是正式老人。

中华人民共和国的建立使我国人口的平均寿命得到迅速提高，据报道，中华人民共和国成立前为35岁，1957年延长到56岁，1963年延长到61岁。改革开放后，人们的生活逐年改善，生命也不断延长，2001年为71.2岁，2003年上升到71.4岁。中国全面建设小康社会，而小康社会健康评价指标包括人群平均期望寿命达到75～79岁。2009年上海女性平均预期寿命达84.1岁(《新民晚报》2010年9月16日)，达到发达国家水平，居全国首位。

如今人们的生活条件好了，保健条件好了，“人生七十古来稀”早已成为过去，再按以往的标准去划分老与不老,已经不适用了,“老”概念要不断赋予新认识。

3. *长寿的因素是多元的*　从世界范围看,平均寿命水平的地理分布和生产力水平几乎是一致的,呈正相关关系,就是说经济发达国家的人口平均寿命较长,经济欠发达国家的人口平均寿命较短。世界平均寿命最高的国家是日本,男性为78.6岁,女性为85.5岁,平均为82.0岁。从我国范围看,沿海、经济发达地区的平均寿命也较高,2003年上海市的人口平均寿命已达到发达国家水平,全市期望寿命达到79、80岁,其中男性为77.78岁,女性高达81.81岁。上海人民的物质生活和自身素质的明显改善,远远超过了偏远的经济不发达地区。但必须指出,良好的地理、山水、生活习惯也能使人长寿。广西省巴马瑶族自治县长寿老人的概率多于全国,高于上海。森下敬一博士和我国长寿研究专家陈进超等人,对巴马的长寿现象进行深入调查研究,据统计百岁以上老人的比例居世界之首,全县110岁以上的寿星有69位,发现巴马人以杂粮、素食为主,油料中又富含不饱和的脂肪酸,而且勤于劳动,认为:“巴马长寿老人离不开巴马土地,这与他们恰到好处地摄入各种微量元素,接受大自然的放射能密不可分。”江苏省长寿之乡如皋,在140多万人口中拥有百岁老人200多位,比率高于联合国颁布的长寿之乡标准,也和优良的环境有关。由此可见人活百岁不是梦,而长寿因素是多元的。

4. *人到底能活多少岁*　一个人活到多大年纪算是生理寿命呢?人的自然寿命是120～125岁,为什么?因为按照自然界的生物原理,哺乳动物的寿命是其生长期的5～7倍,人的生长期是用最后一颗牙齿长出来的时间(20～25)岁来推算的,因此人的寿命应该是120岁。

多数科学家以细胞分裂学说作为计算人的遗传寿命的根据,因为细胞的衰老、凋亡,既是人体衰老的最简单体现,也是最复杂的生理现象。人的肺成纤维细胞的分裂次数是50次左右,平均每次分裂周期为2.4年,人的寿命可达120年左右。这个寿命也就是人的自然寿命,自然寿命也就是著名遗传学家摩尔根说的那个遗传寿命。如果说寿命有遗传的话,指的就是这个寿命,而不是父母辈活了多少年,儿孙们也应活多少年的那个误解了的现实寿命。

人人都应活过百岁,可是我们绝大多数的人并没有达到这个寿数。通常只有70～80岁,整整少了40～50岁,好多人40多岁就不健康,50多岁就患冠心病、高血压等疾病,现在提前得病,提前死亡已成为社会的普遍现象。有人认为那是经济发达了,生活富裕了造成的,这是认识上的错误,必须纠正。现在我们得病越来越多,不是由于物质丰富、生活改善,而是因为精神文明不足,健康知识缺乏,自我保护意识缺乏引起的。古希腊哲学家说:“健康之神不在天上,而在人间,他正是你本人。”也许你还不知道吧!

二、健康面前人人平等

自然界给予人类的寿命、健康是一视同仁的,寿命没有种族之分,健康面前人人平等,健康的大门向所有地球人敞开着。

1. 健康的含义是什么 随着医学科学的发展,人们对健康的含义有了新的认识,世界卫生组织提出的健康的含义是:"健康不仅是没有疾病和虚弱,而是在身体、心理和社会适应上的一种完美状态。"

从中可以看出所谓健康是指:① 同时具备身体健康、心理健康、社会适应能力的健康,并达到一种完美状态。② 健康就是没有疾病,有病就是不健康。③ 健康就是不虚弱,虚弱就不是健康。把良好的适应能力也列入其中。

一个人如果身体强壮,心理平衡,可就是和别人不合群,同事间、邻里间、亲友间很少往来沟通,我行我素,孤芳自赏,缺乏适应能力,也不能称是一个健康人。而良好的社会关系对健康有着非常积极的影响。

2. 关注人体健康十大标准 生命具有多侧面的自私性,你善待它,它就善待你;你不关心它,它就会报复你,要经常关注自己的健康。

世界卫生组织对健康提出如下十条标准:① 精力充沛,对负担日常生活和繁重的工作不感到十分紧张疲劳。② 乐观、积极,乐于承担责任。③ 善于休息,睡眠好。④ 应变能力强,环境适应能力强。⑤ 能抵抗一般疾病。⑥ 体重适当,身体均匀。⑦ 眼睛明亮,应变敏锐。⑧ 牙齿清洁、无疼痛,牙龈颜色正常,无出血现象。⑨ 头发光泽,无头屑。⑩ 肌肉丰满,皮肤富有弹性。

把它当做一面镜子,经常照一照、查一查,发现异常,可以及时纠正、采取措施。

3. 健康的钥匙在自己手里 人体衰老的进程是从发育完成时开始的,因此延缓衰老医学活动包括了青壮年以上各个年龄阶段的患者,而不仅仅是局限于65岁以上的老人。

一些对身体不利因素,包括生活不规律、环境恶劣、病毒与病菌感染、辐射线照射、饮食习惯不良、滥用化学药物等,都能使基因突变,提前老化。

抵抗衰老,才能保持青春,健康的钥匙在你自己手里。世界卫生组织针对影响现代人健康的不良行为与生活方式,提出健康四大基石的概念:合理膳食,适量运动,戒烟限酒,心理平衡。还应保证睡眠充足,重视学习卫生知识,不断增强自我保健能力。

在慢性疾病中,80%是上述那些不利外因造成的,因此可以通过外因调控,就是用科学的生活方式来减少疾病,只要你有信心、恒心,坚持下去,必有好处。坚持科学的生活方式,便能改善生活质量,延长青春的生命活力。

三、亚健康不是好兆头

什么是亚健康状态?所谓亚健康是介于健康与疾病之间机体的一种状态,即没有疾病但有不健康的状态。

打个比喻,白昼与黑夜之间有黎明和黄昏,黎明是介于黑夜与白昼之间的中间过渡状态,黄昏是介于白昼与黑夜之间的中间过渡状态,如果以白昼比作健康,黑夜比作疾病,那么黎明即是向健康状态方面发展的亚健康状态,而黄昏则是向疾病方面发展的亚健康状态,所以国内有位学者将它称作机体的"第三状态"。

据报道，我国目前真正生病的人数占15％，真正健康的人也只占15％，70％的人都处于亚健康状态，已引起我国医学界的重视，而亚健康本人更要高度警惕。

怎样测知亚健康？亚健康在临床上常被诊断为疲劳综合征，内分泌失调，神经衰弱，更年期综合征等。其具体表现是：① 容易疲劳，腿软乏力。② 活动时气短、汗出，上楼梯感到吃力、心慌、胸闷。③ 腰、腿、颈、肩部位常常酸痛。④ 精神不振，情绪低沉，反应迟钝。⑤ 注意力不集中，记忆力明显减退，工作效率降低。⑥ 心烦意乱，焦虑，忧郁，情绪极不稳定。⑦ 体质虚弱，易于感冒。⑧ 失眠、多梦、不易入睡或白天打瞌睡。⑨ 经常头痛、头晕或耳鸣。⑩ 食欲不振，消化不良。⑪ 女性月经不调。⑫ 皮肤干燥，洗头时较多头发脱落，性功能障碍。

如果您有一种或多种以上症状，说明您的身体已处于亚健康状态，亚健康状态往往是疾病的先兆，现代人健康的隐患，千万不可等闲等之。

如何摆脱亚健康状态？亚健康状态并非常态，它具有双向转化特点，既可以向第一态健康转化，也可以向第二态转化。而各种仪器或生化检查又往往很难发现器质性病变。怎样才能从亚健康的阴影中解脱出来呢？

1. *注重劳逸结合* 工作之余要懂得用娱乐调节身体的紧张状态，或安排一定时间去亲近大自然，去观看飞瀑流泉，去欣赏海浪沙滩，这些是缓解亚健康状态的绝妙措施。一味地扑在工作上，不参加任何娱乐活动，是一种得不偿失的做法。

2. *学会调控情绪* 要主动寻求愉快，遇到烦恼事、惹气事，不妨先冷却一下再处理，心往宽处想，眼往远处看，忧愁还需自己解。其次，再忙也要抽时间和家人聊聊天，打开心扉，倾诉遇到的麻烦和不快，既亲密和谐了家庭关系，又可以增强生命的抵抗力。最后是接受心理治疗，由心理医生引用语言和非语言的交流方式，改变其不正确的认知活动，解决其心理上的矛盾。

3. *保证睡眠充足* 睡眠是一种生理和心理的活动，充足的睡眠，不仅可以消除疲劳，而且可重新获得人体必需的重要物质，以保证充沛的精力和体力。为此，我们的生活要有规律，建立规律的睡眠时间，同一时间上床，同一时间起床，就寝时间规律，睡眠时间就会规律，懂得并在行动上为自己积蓄体力和精力。睡眠不足、睡眠质量欠佳，长期累积下来“睡眠债”，对人大健康影响很大。

4. *平衡膳食营养* 不合理的饮食习惯和嗜好，如偏食、贪食或暴饮，或摄入过多的高胆固醇食物等，都会损害身体的有关器官。要合理进行膳食营养搭配，什么都吃，什么都不多吃，广泛摄取营养，少吃过咸食物及甜食，少吃大鱼大肉。特别要教育孩子，远离汉堡、薯条、可乐。

戒除吸烟坏习惯，不仅对自己的健康有利，也是对家人爱的表现。不酗酒，一定要控制饮酒量，记住“过则为灾”，能不喝最好。

5. *坚持适当劳动* 每日进行30 min适量运动，以步行、打太极拳为最好。也可做体操，慢慢做各种动作，让人感到轻松快乐，能够增强体质、增强自信心。但要锻炼不辍，持之以恒，对改善亚健康也大有好处。

四、健康是最大的幸福

1. 健康是1,其余是0　现代社会日益加快的生活节奏,是人们越来越感到健康的重要,越来越注意自己的健康。人生什么最幸福,有人生动地比喻:把健康作为1,其余名誉、地位、权利、金钱作为0,只有当健康这个1存在时,后面的0越多,数值才越大;若失去健康这个1时,其他如金钱、权利、地位等0再多,实质上都统统等于0。

千百年来,逢年过节时人们见面的传统习惯是拱手祝福:恭喜发财!现在人们观念转变了,意识到健康才是巨大的财富,而代之以“恭喜健康”来相互祝贺,既有时代气息,有充满亲切之情。

黄金有值,健康无价,金钱无法让人买到健康,因为健康是我们身体的一部分,是我们生命的一部分,生命兼职无限,健康属于自己!

2. 什么是财富与包袱的分水岭　一个经验丰富,学识渊博,能力卓越的人,健康的身体是最根本的。

如果健康的话,就是自己的财富,家庭的财富,社会的财富;相反,染病失去健康,就是自己的包袱,家庭的包袱,社会的包袱。

健康是财富与包袱的分水岭,健康的身体是财富之本,不重视健康、不重视生命的人,是最短见的人。你没有钱,朋友亲戚可以借给你,你没有健康,谁又能给你呢?

3. 关心生命,舍得投资　怎样关心生命,为健康投资呢?一是观念投资。养生必须有术,保健当有方法,要挤点时间、花些钱,走进健康大课堂,买些保健书籍,学点健康知识。这就叫健康观念投资。有人说:“我忙得很,没有时间!”或者说:“我现在身体蛮好,瞎忙啥!”对保健漠不关心。再看看去听健康教育课的人,大多数是老年人,中青年人寥寥无几,人们对健康生命的关注相当淡漠。健康要靠自己打造,强身防病的关键是要具有健康的观念,健康的知识。二是毅力投资。懂得养身方法后,就要身体力行,落实在日常生活活动中,不能想着照办,忙了不干,三天打鱼、两天晒网,坚信它能帮助你将自己的生理功能维持在最佳状态,用行动来把握自己的健康。

4. 健康是福　幸福是什么?幸福是人们对生活满意程度的一种主观感受。每个人的感受不同,幸福的理念也就各异。

一般观念认为有钱是幸福的。衣、食、住、行,哪一样都不能没有钱,增加财富就以为增加幸福。

有人认为拥有唯一伴侣最幸福。国外学者调查发现:无论富人和穷人在性生活上不会有任何差别,无论是家财万贯,还是身无分文,90%都认为拥有唯一伴侣最幸福。

“有渴望,才有幸福。”持这种观念者,也大有人在。一个13岁因骨癌截去下肢的女孩王雨露告诉我们:“一定要战胜病魔,一定要努力康复,走出人生的阴霾,争取考出好成绩,为需要帮助的人做些什么。渴望冲出逆境。”

花花公子不快乐,那些到色情场所去寻找刺激的人,显然都感到不够幸福,那些男人和女人都觉得日复一日地上班下班最缺乏乐趣。没有积极的渴望,哪来幸福?

汪洋中的一盏灯塔,是夜航者的幸福;沙漠中的一抹绿色,是旅行者的幸福;工作认真,事业有成是创业者的幸福……说千种道万种幸福,最大的幸福是健康。奔小康,先健康,没有健康难小康。全民族健康素质普遍提高,精神抖擞,工作有劲,生产建设、国民经济就蒸蒸日上。家庭同样如此,如果家里有一个人病了,要上医院看病、要花钱,一家人围着病号转,忙里忙外,哪有心思工作,还谈什么幸福呢?

某乡镇企业的一位老板,白手起家,艰苦创业,没日没夜地忙碌奔波,工厂扩大了,产品适销对路,拥有100多名员工,年年翻番赢利,资产超过了3 000万元,金钱、名誉、地位接踵而来,妻子持家有方,儿子成绩优良,父母双双健在,人间荣华富贵样样俱全。长期的劳累,过度的健康透支,他开始感到精神疲倦,办事力不从心,体重有所下降,在家人都催促下,百忙中抽时间体检,诊断的结论是:肝癌晚期,广泛转移。这一诊断对他对全家无疑是一个晴天霹雳,致命的宣判。有人给编了顺口溜:创业的时候,要钱不要命;经济宽裕了,要钱也要命;发财致富后,要命不要钱。健康只有在失去的时候才晓得它的幸福,求生的本能促使他广泛求医,积极治疗,不惜重金邀请沪、宁、京等地的著名专家会诊……现实是残酷的,你用生命去挣钱,指望年老的时候用钱买回健康,是不可能的。临终前夕,他让家人生了一盆炭火,将钞票一张一张投入火中,无情地呆视着纸张燃烧,烟气缭绕,火光闪烁……宣泄着心中最后的悔恨、痛苦和绝望。

健康是你的,生命是你的,健康地生存才能健康地发展,当你有了健康之后,才能拥有爱一切的根本,健康就是福。

五、转变不良的观念——积极离开伤害

追求理想的健康要从转变观念开始,有了健康的思考、健康的理念,才会有健康的体魄。改变旧有思维模式,改变意识中的一切错误习惯,改变一切导致人类自身疾病痛苦、偏见的言行、心理和习气,应从多方面入手。

(一) 唯药观念——扼杀了自己的本能,必须转变

当前,我国滥用药物现象严重,合理用药意识淡薄,既影响着大众和患者的健康,并造成了重大的经济损失。表现为:

1. *生病就用抗生素* 许多人认为抗生素是退热药,随便使用,一有感冒发热,就服抗生素,其实常见的感冒多由病毒所致,应用抗生素是没有作用的,应用中药及解热镇痛药大多有效。不少人为了"谨慎"随意使用抗生素预防软组织损伤、脑梗死等。据报道我国每年有8万人死于抗生素滥用,听力致残人约2 000万,儿童受害最大。每年由于滥用抗生素所致的耐药菌感染造成的经济损失就达百亿元以上。

2. *中药安全无毒* 中医中药为保健事业所做的巨大贡献,是有目共睹的,在岁月的沉淀中人们还逐渐形成了"中药安全有效,毒副作用少"的概念,这是片面的认识。首先,中

药也是药，“是药三分毒”，古训不可忘，中药和西药一样具有两面性，既可治病，同时还有一定的毒副作用，有些中药厂商，在利益驱动下，往往吹嘘其产品为“纯中药制剂，绝无副作用”，误导了消费者。其次，要辨证用药。有是证，用是药，乱用药物，必然后患无穷。西方某国个别医生用龙胆泻肝丸减肥，结果出了毛病，发生急性肾衰，于是就有个别学者跟着起哄，不负责任地传播中药有毒，会引起中药肾衰等说法，一时间舆论哗然，批评者有之，反对者有之……古方龙胆泻肝丸(汤)，功能清泻肝经湿热，适用于心烦内热，胁痛口苦，小便赤涩，舌红苔黄腻症状，没有上述肝经湿热症状不可服用，更不可长期持续应用，违规用药，当然要出乱子。其三，要掌握好用法剂量和疗程。千万不要认为中药无毒就擅自加大剂量，任意延长用药疗程，虽然中药的毒副作用相对较小，但长期应用也会因药量蓄积过多而导致毒副作用或慢性中毒。即使药物无毒，由于长期投入，“气增而久，夭之由也”。药性的持续作用，导致内环境的平衡失调，同样会使人生病。此外还有体质过敏因素、农药的残留影响、西药成分的掺入，等等，都会增添中药毒副作用的产生，故服用中药必须遵照医嘱，或在医生指导下进行。

3. “体虚”好用补药　不少人总认为自己“体虚”该用补药，补药有益无害，多多益善，于是自行购服人参、蜂王浆、蜂胶、鹿茸精、冬虫夏草等不一而足，结果事与愿违，身体越补越虚，为什么会这样呢？因为对补药认识不足，缺乏辨证观点，是滥用补药造成的。《清宫秘史》里有一个故事，话说光绪皇帝患了脘腹胀痛、食纳减少、痰涎壅盛之证，要太医开补药，太医遵旨开给补药，皇帝服了病势非但没有减轻，反而加重，后来太医院的下级医生在煎药时加入一把莱菔子，光绪服下汤药后，症状居然明显减轻，连进 3 剂，症状就缓解了。究其原因，光绪当时得的是饮食伤中、脾胃失调、痰浊阻滞的病症，而莱菔子能够行气开胃、消食化痰，所以皇帝服后，药到病除，此案例告诫人们补药不可乱服滥用。以此类推，诸如多种维生素、微量元素、蛋白粉、氨基酸等，补得太过，同样会损害内脏，引起中毒。可见，不论中、西补药都要对症，并最好在医生指导下进补。

4. 用药崇尚多、贵、新、洋　有些人患了感冒，心里害怕，急于退热，一日多次就医，服药、打针、输液，多管齐下，认为这样比较保险，感冒好得就快。其实如此治疗病程不会因此缩短。也有个别医疗单位，小病大治，撒网检查，开大处方，一个普通感冒，得花上好几百元，让患者叫苦不迭。治病用药要掌握少而精的原则，不是“韩信用兵，多多益善”。因为过多用药，不仅费用增大，浪费药材，而且会引起药物之间药性的相互干扰、降效，甚至引起毒副作用——多药其实有害。

“便宜无好货”是人们生活中的观念之一，经济宽裕的及有医保的部分患者就认为便宜的药治不好病，价格高的药自然就好，以价格的高低来区分药物的优劣，这是一种认识误区，因为任何一种药都有治疗作用和毒副作用，而药品的疗效和价格并不呈正比关系，建议在用药时把握二点：一是治什么疾病(处方药由医生决定)；二是注意看药品使用说明书。不对症而盲目使用贵药，仿佛“高射炮打蚊子”，既浪费又无好结果——贵药难符效果。

新药的不断诞生，表示医药事业的进步。于是不少医疗单位，崇尚更新换代，或出于利益驱动，置价廉、有效的传统药于不顾，有些患者也就认为新药一定比老药强，喜新厌旧，跟着制药广告走。其实新药在临床应用时间尚少，观察时间还短，其毒副作用和耐药性需要继续发现、积累、认识——新药尚需观察。

崇洋观念正悄悄地占领人们的思想领域，不分青红皂白地认为"洋药"疗效比"国药"好，是不可取的。如有位慢性胃炎患者，受寒、吃冷饮食即发，因迷信"洋药"花高价服用进口药半个多月，病痛不减，改服胃苏冲剂后，3 日就缓解了症状，一味"贪洋"不仅浪费钱财，而且不一定能解决问题——洋药未必可靠。

总之治病用药，医患双方都应该从实际出发，坚持合理用药，要以符合安全、有效、经济为综合目标。因为最好的医生是自己，自己的本能，最好的药物产自体内，时刻保卫着自身。过多的药物摄取会伤害本能，干扰自己的健康。

（二）重治轻防观念——违背治未病精神，亟待换位

医药最崇高的目的是防病，其次才是治病。我们的先贤在《内经》中特别强调疾病预防的重要性，指出："圣人不治已病，治未病……夫病已成而后药之……不亦晚乎！"

生了病吃药打针，花了钱财，身体遭殃。曾有专家研究得出结论，花 1 元钱预防，能省下 8.59 元医疗费，同时测算出可以省下 100 元的病危抢救费。所以有人说："一分预防，胜过十分治疗。"由于我们轻视和无知，很多人付出了沉重的代价，甚至人财两空。

现实生活表明，重治轻防思潮还在泛滥，医院越建越大，患者越治越多。广大民众对疾病的预防及健康知识还非常肤浅。而我们拥有的许多现成的、良好养身防病方法，却搁置着不去宣传、推广、运用，实在令人可惜。

美国 CPC 报告认为：如果运用美国的医疗高科技，使美国人的寿命延长 1 岁，将花费数千亿元，而运用中国古人的预防养生不用花什么钱，可以使人的寿命延长 10 年。

预防并不难，难的是坚持，持之以恒！我国"预防为主"的卫生方针，通过实践证明是行之有效的。当前，大多数人对健康的关注还只停留在化验检查阶段。我们需要更多的重视及更加有效的投入，如健康讲座的长年定期举办，保健知识的普及宣传不断。积极提高和加强人们对自身健康的认识和家人的健康管理——养生可以预防疾病的发生，预防疾病就是养生。

（三）不药观念——等于盲人骑瞎马，必须纠正

我国经济发展迅速，老百姓袋里的钱多了，物质生活水平提高了，可是人们的疾病却并不减少，为什么？这是因为物质文明虽有改善，而精神文明不足，保健知识没有跟上的缘故。

如有人自恃身体很棒，平时不注意体格检查，生了病不去就医，不相信吃药治疗，认为忍一忍就过去了，往往小病熬成了大病，轻病忍成重病，小洞不补，大洞吃苦，结果是身体受累，多花钱财。

还有一小部分人，信巫，迷于某功法，说什么人的生病是由于前世造了孽，害病痛苦就

是消业、该受的折磨，吃药打针是对抗消业，疾病是好不了的，蛊惑人心，一派胡言。笔者有个亲戚，从事农业技术，因迷信“某功法”，患了肝硬化，不上医院治疗，早晚练功不辍，相当辛苦，既过多消耗体能又耽误了治疗时间，慢慢地出现了腹水，接着食管静脉破裂出血……过早地失去了生命，教训惨重！临终时才认识到不去治疗的错误，但为时已晚，信巫危险，有害无益！

传统的正规的宗教是不排斥医药的，我国的道教里就有许多著名医药大家，如葛洪、孙思邈等。佛教始主释迦牟尼曾多次告诫信徒说：“药力不可思议，不可思议！”此外还有药师佛，专门主张以药治病。可见不药观念是非常错误的，千万要不得。

（四）提高养生保健观念

养生保健靠自己。自己的身体自己关心，平时就要维护保养好，别等不健康了再引起重视，那就比较被动。当生了病后及时医治并注意今后保养也是可取的，亡羊补牢不算晚，亡了羊又不补牢那就惨了！

不要讳疾忌医。生长衰老是自然规律，谁也阻挡不了。工作压力大，身心负担重，加上不合理的生活方式，有几个人不生病？有人觉得生病不光彩，或者对自己的病不理不睬，拖拖拉拉治疗。要尊重客观，面对现实，有病就认真对待、及时治疗。懂得关爱自己，对家庭负责，别让家人操心！

（五）建立长寿观念

要更新观念，树立信心。相信人体有很大的可塑性，生命也有很大的延展性。不要囿于“人生七十古来稀”这一旧观念，它误导人们局限于满足这个寿数，使很多人一到这个年龄就意志消沉，不求进取，抱着活一天算一天的念头，消极度日，而年轻人看到父母年近古稀，也认为不错了，于是放松了对长辈的爱护，这种观念必须更新。

争取活得更长寿。人活 70 只能说是上了年纪，不是生命的限制，因为最强大的自然康复能力和生命延续能力来自我们的信念，它就是自信。关爱健康，关爱生命，必须变狭隘的个体保健为全民投入，要求群策群力，集体参与，这样，我们的健康状况、生命年限就会活得更高的水平——人活百岁不是梦，争取活到 120 岁。

六、遵守有益的戒律，努力保卫自己

国有国法，厂有厂规……从而保障并维系着国家的兴旺发达，各项事业的日新月异。人体同样如此，如有规律的进餐，劳逸的妥善安排，拒绝不良行为和有害刺激，遵守种种有益的戒律，以保卫自己、不受伤害。

（一）戒吸毒——让生活变得美满

1. 珍爱生命，拒绝毒品　毒品是人类的大敌。毒品泛指鸦片、海洛因、冰毒、吗啡、大麻、可卡因及摇头丸等，能够麻醉精神，使人依赖成瘾的药品。毒品泛滥往往毁掉一个人、一个家庭，使国家和民族蒙受灾难。目前，全世界有 2 亿多人在吸毒，我国吸毒人数已达百万之多。毒品不仅损害人体健康，而且影响社会安宁。为此联合国每年的 6 月 26 日定为“国际禁毒日”，并提出了“爱生命，不吸毒”的口号。

吸毒的人有些什么表现呢？① 精神萎靡，哈欠连连，坐立不安，或喜怒无常。② 无故旷工，工作效率低。③ 面色灰暗，食欲不振，消瘦。④ 不合群，喜欢独处。⑤ 好穿长袖衫（掩盖皮肤的针孔）；爱戴太阳镜（掩盖收缩的瞳孔）。

有些女性吸毒者“以淫养吸”，加上卫生观念差，使艾滋病病毒感染率的风险提高。

吸毒会严重危害人的身心健康，降低人的免疫能力和生殖能力，甚至导致过早死亡。爱生命，别吸毒！

吸毒就是犯罪。一个人一旦吸上毒品，就会人格丧失，道德沦落，越吸瘾头越大，钞票越花越多，瘾君子为了获得毒资，什么越轨行为都干得出来，于是变卖家产，偷盗抢劫，于是“贩毒养毒”，或“卖淫养毒”，严重危害着人民财产和社会治安，给国家经济建设带来极大的损失。

遗憾的是，现在我国刑法规定，吸毒不为刑事犯罪，非法持有毒品为刑事罪。但是在现实的毒品犯罪案件中，所有犯罪分子都将非法持有的毒品，称为“自己吸用的”，“不是贩卖”，以此来逃避法律的制裁。于是瘾民越来越多，毒害屡禁不止……好在我国有胆识的法律专家正在一致呼吁，应将吸毒立法为犯罪。相信不久是会付诸实施的，这一天不会太远！

2. *戒毒必须坚决*　吸毒容易戒毒难，只要吸上一口它就缠着你不放，带来身体上的伤害，心理上的诱惑，念念不忘而成瘾。

戒断毒品，一要有决心，二要有恒心。在戒毒过程中，先要度过戒断反应期，脱离毒品造成的生理上的痛苦，解除吸毒者身体上的戒断症状，只要痛下决心、脱离毒品，所有不适症状都会逐渐轻消。其次要消除吸毒者的毒瘾、心理上的念头，以巩固戒毒的效果，这就需要有恒心，打持久战，来不得半点含糊。戒毒成功的过来人有一个共同的体会，脱毒容易脱瘾难，体瘾易断，心瘾难戒，值得警惕玩味。

3. *禁毒任重道远*　由于受国际毒潮泛滥和国内毒品问题蔓延等多种因素的影响，禁毒工作面临的形式仍相当严峻，任重而道远，要求举国上下共同参与。

公安部门的长期扫毒，严厉打击毒品违法犯罪，严格执法，强制切断毒害。我们国家的举措，深得民心。

广泛开展禁毒宣传教育活动，动员全社会力量，禁毒宣传进万家，不断提高居民的禁毒、防毒意识。

深入学校宣传毒品的危害，给学生上禁毒教育课，全面提高学生的防毒、拒毒认识，做到校园无毒品，学生不吸毒，帮助广大青少年朝着健康向上的方向发展。

全社会都关心并投身戒毒工作，中国政府和人民有能力铲除“毒瘤”，造福子孙后代！

（二）戒吸烟——为国富民强添加活力

吸烟是一种习惯、嗜好。据报道全世界约有13亿烟民，中国约有2.7亿吸烟者。烟草不是好东西，既花钱又伤人。为此世界卫生组织建议，将每年的5月31日定为“世界无烟日”，号召全世界人民“控制吸烟，减少贫困”。

（1）烟草中潜藏杀手。烟草含有毒成分，里面藏有三大杀手：尼古丁、焦油和内毒素，还含有砷、汞、铅等有害物质。一旦点燃，烟雾缭绕中毒物漫布。研究显示：1支烟中的尼古丁可毒死一只老鼠，25支烟中的尼古丁可毒死一头牛。烟雾中含有大量内毒素，能够引发呼吸道的炎症反应；焦油是一种很强的致癌物质。燃烧之间，生命就在流失。报道指出，全球每年死于吸烟的人数为300万，中国约有120万人因吸烟而死亡。中国是世界上最大的烟草生产国、消费国，也是最大的烟草受害国，数字触目惊心，不能再麻木不仁了，拒绝吸烟，告别杀手，人民才有活力！

（2）吸烟有哪些害处？吸烟有害健康，害处很多，主要有：

1）增加癌变危险。香烟中含有40多种致癌物质，所以吸烟草者的癌症发生率较高，调查表明，癌症患者中有2/5与吸烟有关，而吸烟是肺癌的罪魁祸首。

2）易致心血管疾病。有人报道吸烟的冠心患者，比不吸烟的死亡率高5倍。吸烟对年轻人的心脏同样有害，现在不显，时辰未到！

3）出现过早衰老。烟雾中的有害物质阻碍皮肤血管的流畅，影响皮肤的给养和胶原蛋白的形成，从而使面色晦暗，皮肤失去弹性和光泽，皱纹呈现。吸烟会干扰体内多种激素的平衡，加快人体的衰老。

4）引起呼吸系疾病。烟雾中含有好多烟尘颗粒，据测定每吸入1 ml烟雾，可串进多达50亿烟尘颗粒。长期的烟雾刺激，极易引起咽喉炎、气管炎、支气管哮喘、肺气肿、肺源性心脏病等。

5）易患消化系疾病。一般认为吸烟只是伤肺，其实也伤胃。因为烟雾会随吞咽动作而进入胃部，直接刺激并损害胃黏膜，进而导致胃炎、胃部溃疡的发生。其发病率高于不吸烟者的2倍。

6）损害神经系统。烟草中的氢氰酸铵是一种有毒物质，随着烟雾进入血液，能损害神经中枢的功能，引起记忆力减退，推理能力下降。打乱了大脑兴奋和抑制的动力平衡，影响学习和工作。

7）不利优生优育。孕妇吸烟，烟毒使血氧含量降低，子宫动脉收缩，使流产、早产、畸形的危险性加大。与不吸烟妇女相比，吸烟妇女患不孕症的可能性要高2.7倍。

男性吸烟会损害精子，降低精子数量，给下一代造成潜在影响。

8）降低药物功用。吸烟使人酒量增大，实验表明吸烟会减弱酒精对人体的作用，从而使酒量增大。吸烟会降低抗酸药、降糖药、镇痛药、安神药等药物的功效。冠心病、心绞痛患者在服硝苯地平、普萘洛尔类药物时，必须立即戒烟才会减少心绞痛发作次数，心功能得到改善。

口服避孕药的妇女，一定要禁止吸烟，否则会增加心肌梗死的发生率。

总之，服药期间最好戒烟，主动回避消极因素。

9）其他。妇女吸烟会提前进入更年期。烟瘾较重的女性，绝经期提前的概率更是接近普通人的2倍。吸烟易致老年人视网膜黄斑退化，出现视力下降，甚至失明。还可能加重牛皮癣，吸得越多，病情越重。

（3）吸烟危及社会。吸烟不仅害己，还害人，害社会！

1）国家贫穷落后。烟草造成人的死亡和引致疾病的数量有据可查，而烟草导致贫困方面的作用都没有引起足够的重视。全世界有75%吸烟者分布在发展中国家，哪里贫穷、哪里落后，哪里吸烟的人数众多。吸烟要花钱，开支相当多，势必减少了家庭的生活、教育等正常费用。中国有2.7亿烟民，抽掉了世界1/3的香烟，带来的是人民体弱多病，国家发展滞后！

2）种植烟草还会危害环境，烤烟需要消耗森林资源，给国家的经济、人民的健康造成可怕的负面影响。

3）乱扔烟头引发火灾。大家不会忘记，我国兴安岭有场森林大火，烧了数十日，毁掉大量森林资源，经军、民几千人，昼夜奋战不息，才将火害扑灭。起火原因正是森林工人违纪吸烟引起，使国家资源、经济遭受莫大的损失。因乱扔烟头引发火灾的案例，每年都有报道。火灾发生后不但毁物，有毒气体也伤人，灾情较重的如吉林市中百商厦的大火灾，死了53人，受伤70人。据查使有人在仓库丢了一个烟头，教训惨重，吸烟害人！

4）自身受害，殃及他人。吸烟不仅燃掉了自己健康，还会殃及他人，尤其是家人和孩子，一人吸烟，祸及全家。吸烟有害，被动吸烟亦有害，被动呼吸就是“二手烟”，据上海市调查报告，10个新生儿有6个被动吸烟，家庭是儿童被动吸烟的主要场所。被动地吸进烟雾，可以引起并加重慢性疾病的发生、发展，并使孩子智力下降。孕妇被动吸烟，胎儿在子宫内也被动吸烟，导致出生体重低和先天畸形、发育迟缓、婴儿猝死等。婴儿猝死俗称摇篮死，指健康婴儿在睡眠中突然死亡，研究表明：母亲吸烟及母亲被动吸烟和婴儿猝死有明显因果关系。

（4）戒烟越早越好，为创造健康生活，减少贫困。必须：

1）国家立法，全社会行动。我国已经采取不少措施，出台了《中华人民共和国烟草专卖法》，实施《未成年人保护法》。禁止向未成年人出售香烟；禁止香烟广告；宣传被动吸烟对儿童的危害；营造不吸烟的社会气氛；禁止或限制在公共交通工具和公共场所吸烟；禁止教师、医生吸烟；创造无烟幼儿园、学校、医院、无烟社会。不少国家把禁烟作政治活动的内容之一，如美国前总统夫人希拉里定下了“白宫是无烟区”的规矩。新任总统奥巴马入住白宫，第一考验就是戒烟。

禁烟在行动，但有关法律法规的细则中，没有明确交代，谁来管，怎么管，内容模糊，执法主体不明，可操作性不强，所以收效自然不大。

2）只争朝夕，戒烟从我做起。烟草缠身等于透支明天。吸烟损害身体是一个慢过程，开始不会有什么感觉，几年后，吸烟伤害才会接踵而来，所以烟戒得越早，损害就越小，健康透支也越少。

戒烟就在眼下,当机立断:家中不备香烟,对来访者概不敬烟,说明情况,请予谅解。有人在家里抽烟后,要及时通风换气。不在孩子面前吸烟,爱孩子就得从不吸烟开始。教育孩子就得从不吸烟开始。教育孩子吸烟危害健康,让他们从小就形成不吸烟、不被动吸烟的良好观念。医方人员必须做不吸烟的表率,树立好形象,否则会动摇烟民们戒烟的决心。

3)几招戒烟方法。① 鱼腥草饮。鱼腥草 100 g,加水煎成 250～300 ml,当茶饮,每日 1 剂。有一定帮助戒烟的效果。② 耳压法。王不留行 25 g(药店有售),取双侧耳穴,神门、肺、内分泌。用探针(火柴圆头亦可)选择最高点,局部常规消毒,以一粒王不留行籽压在该穴位上,贴上胶布,固定。每当有吸烟念头时,即以示指按揉所选穴位,双侧同时进行,压至局部疼痛为度,注意不要压破皮肤。5 日更换 1 次,10 日为 1 个疗程。③ 戒烟期的饮食。多吃水果蔬菜,少吃肉类,尽量少吃辣椒、胡椒、咖喱等刺激性香辣调味品。戒饮咖啡、酒类,即使喝少量酒也会增加尼古丁给人带来的快感,所以很多人酒后爱吸烟。④ 多做有益身心的运动。餐后应出去散散步,可帮助离开诱使你吸烟的地方,换个环境少思量。参加体育运动,如打羽毛球、跑步、游泳等,对戒烟非常有益。⑤ 抓住时机戒烟。人们在发热或出现吐泻等肠胃炎症状时,吸烟往往续而无味,甚至讨厌烟味。要抓住这一时机戒烟,趁势断绝烟害,常可收到事半功倍的效果。⑥ 戒烟的绝招——愿望、决心和毅力。拒绝第一口烟。烟草中的尼古丁对大脑有强烈的刺激和麻醉作用,是吸烟成瘾的根源。少量使人兴奋,大量引起中毒,即使吸一口烟,也会伤害脱氧核糖核酸(DNA),所以这第一口吸不得,千万警惕。

4)牢记三大绝招:首先要有戒烟的愿望,没有愿望,不谈后果;其次要有决心,决心克服烟瘾,改变抽烟习惯;最后要有持久的毅力,千万不可月月戒烟月月抽,戒到后来还是一个大烟鬼。

一句话,戒烟道路千万条,唯有决心是正道。

(三)戒酗酒——可减少不安定因素

逢年过节,喜庆吉日,总离不开请酒。

酒的种类很多,大体上有白酒(烧酒)、黄酒、啤酒、葡萄酒及果酒之分。但无论哪种酒,其主要成分均是乙醇(俗称酒),酒为含乙醇的饮料,离开乙醇不叫酒。

各类酒的含乙醇量是不同的,白酒为 50%～65%,黄酒为 16%～20%,啤酒为 3%～7%,果酒为 16%～40%,乙醇含量越高,酒的度数越大,作用也越强。

酒是一把双刃剑,有益处也有害处。

1. 适量饮酒益健康

(1)热闹气氛,联络感情。新春、佳节亲朋欢聚,家人团圆时,喝上几杯助助兴,增添不少愉悦气氛。

(2)提神欣快助消化。《本草纲目》载道:“面曲之酒,少饮则和血养气,壮神御寒。”

“老酒和血养气，暖胃脾寒。”喝少量低度酒，如黄酒、葡萄酒，有活跃思维、轻度欣快、温中暖脾、增进食欲等作用。

（3）保护心脏助寿长。据报道：红葡萄酒中含有一种白藜芦醇物质，能降低血小板凝聚活性，防止血栓形成和动脉粥样硬化的发生，可有效地预防心血管疾病。澳大利亚学者认为，适量饮用对健康长寿有一定帮助。

（4）葡萄酒能防治龋齿。葡萄酒含有抗菌成分，能杀死链球菌和葡萄球菌，对护牙有很好的效果。意大利学者报道，每日喝上一杯红酒，就不必担心成为牙医的常客。

（5）啤酒可以防辐射。日本学者发现：啤酒所含的假尿嘧啶和褪黑素、甜菜碱等成分，最多可使变异的血液细胞染色体减少34%，能在一定程度上减轻辐射对人体所产生的危害。

（6）其他作用。酒在日常生活中还有许多用处，高度酒在民间用以解毒杀菌如漱口、创口淋洗；75%乙醇用以消毒，低于60%或高于80%者功效较低；乙醇（或高度酒）局部擦于皮肤，可以加速热的挥发，可用于高热患者，降低体温。

2. 饮酒过度害处多　元代忽思慧在所著《饮膳正要》中说：“酒味甘辛，大热有毒，主行药势，杀百邪，通血脉，厚胃肠，消忧愁，少饮为佳，多饮伤神损寿，易人本性，其毒甚也。”明确指出了酒的利、害关系。

（1）损害骨骼健康。酗酒会导致骨质流失，使骨骼变得脆弱，容易发生骨折，并减慢骨骼断裂后的愈合速度。长期过量饮酒，尤其是烈性酒，是导致股骨头坏死的主要原因。

（2）过量饮酒会伤脑。酒精具有神经毒性作用，口服经胃黏膜直接吸收入血，进入大脑伤害脑细胞。中年时期过度饮酒者到老年时，其记忆力和理解力等功能的减退是不喝酒者的4倍。长期大量饮酒者会加速脑萎缩的进程，出现幻听、幻觉等精神异常症状，甚至发生饮酒性痴呆。

（3）酗酒伤害肝脏。摄入体内的乙醇95%以上通过肝脏代谢分解。长期酗酒，会影响肝脏对脂肪的分解代谢，使脂肪在肝细胞内沉积导致脂肪肝。中青年脂肪肝发病率高达10%以上，饮酒是主要原因。倘仍不控制饮酒，有20%～30%的人将发展为肝硬化，甚至肝癌。

（4）诱发糖尿病。长期过量嗜酒不仅干扰了肝脏对脂肪的分解，而且影响肝脏对胰岛素的吸收减少、调节失常，从而降低胰岛素在血液中的代谢清除，导致高胰岛素血症，最后发生糖尿病。

引发心脑血管疾病。酒精会促使交感神经兴奋，诱发心脑血管疾病、脑出血甚至猝死。饮酒量与血压水平呈正相关，也就是说酒喝得越多，血压就越高。

（5）降低性欲，殃及后代。酒精是一种性腺毒素，过量饮酒可使血中睾丸酮水平达70%～80%，精子发育不良、活力降低。如每日喝白酒250 ml连续1年以上，会导致性欲减退，睾丸萎缩、阳痿。

酒精对卵子也有毒害，妇女贪杯可引起月经不调、不孕、性欲淡漠，并导致胎儿畸形、低能等。

典型事例：东晋诗人陶渊明，才华横溢，一生好酒，生有五子，个个智力低下，起初他还责怪儿子不上进，到了晚年，才感悟到儿子的智障无能是自己长期酗酒所造成的，他悔恨地写道："后代之鲁钝，盖缘于杯中物所贻害。"这一生动的事例告诫我们：不要贪杯，酗酒伤身害后代！

引发胃肠疾病。酒精对胃及食管黏膜的刺激很大，过量饮酒尤其是高度酒，促使胃和十二指肠黏膜充血、胃酸分泌增加，引致慢性胃炎、消化性溃疡等疾病，出现食欲减退、上腹胀痛、泛酸等症状，有的还会发生酒精性腹泻。

(6) 诱发癌症。酒精具有氧化作用，可能会损伤细胞中遗传物质，导致细胞病变，引起癌症。过多饮用啤酒会增加患肺癌的风险；饮酒量中等的妇女，产生乳腺癌的危险比滴酒不沾的妇女高出近 50%。

此外，长期饮用啤酒造成体内脂肪堆积，大腹便便，俗称"啤酒肚"。多饮啤酒会使人体的尿酸量增加，促进胆肾结石的形成，并诱发痛风。

(7) 降低工作、学习效率。饮酒后神经反射的速度显著减慢，学习工作效率降低。大量饮酒的青少年表现成绩差，而且会对人的认识能力造成长久的不良后果。

(8) 促使行为犯罪，影响和谐安定。长期酗酒会带来无法自控的精神障碍，表现为情绪抑郁、焦虑，容易激怒及人格改变，严重危害着人们的道德行为。常见的是：工作失职、家庭不和；酒后驾车肇事。据报道每年有数万起交通事故，其中驾驶员死亡的档案中竟有 59%与酒后驾车有关，害人害己，严重地影响着社会的安定；纵酒好斗伤人；借酒壮胆、以性犯罪，甚至奸后抢劫，罪上加罪。与其事后悔恨，不如及早远酒！

3. 远离酒害的关键是什么？要想远离酒害必须全社会行动起来

(1) 广泛宣传，提高认识。人们对酗酒的危害，仍然缺足够的认识，无节制的饮酒势必对健康造成长远的不良影响，为了我们自身后代的身体健康，为了周围人群的正常工作和生活，为了整个社会的和谐发展，我们每一个人都应认清酗酒带来的灾难——酗酒有害，花钱伤身。

在无可奈何，必须以酒应酬的场合，要掌握好一个底线，三个度。三个度是：尽量喝低度酒(20 度以下)；掌握好度(不要喝过度、喝过量)；饮酒速度慢(量少、时间长)。一个底线：40 g 纯酒精/日(即便是低度酒)。每日喝下的饮料中纯酒精总量不得超过 40 g。

(2) 家庭亲情的规劝。酗酒使人情绪冲动、失控，引发暴力行为，往往给家庭带来不幸，但对其进行劝说、制约的最好环境也是家庭。因此，家庭成员应主动帮助"酒客"，让他了解酒精中毒的危害，树立起戒酒的决心和信心，并与他签订协约，定时限量喝酒，循序渐进地戒除酒瘾。用亲情、温情去解除"酒客"的心里疙瘩，使他感到家庭的温暖。

(3) 立法规范饮酒行为。党风廉政建设应将戒酒列为主要内容之一，以法律法规形式公诸天下，国家领导带头禁酒，以示范天下；党员干部率先禁酒，应作出榜样；公务员联合禁酒，以树立形象；党政机关禁酒，以刹住腐败之风。如此这般做出成绩来，人民的文化和健康素质就能升华向上，老百姓肯定是会拍手叫好的。

(4) 他山之石，可以攻玉。俄罗斯人民喜欢豪饮是举世闻名的，街头巷尾，角里角落都有人在喝酒，据报道当地男性的平均寿命为58岁，不少专家指出酒精中毒是俄罗斯人平均寿命偏低的重要原因，为此国家下院杜马，通过一项禁酒法律，禁止在街头、公园等公共场所饮酒。值得我们借鉴深思，从中吸取教训，并作出相应的措施来。

4. 解除酒害如何入手　一次大量饮酒可引起急性酒精中毒，一般表现为：兴奋激动，和步履蹒跚，嗜睡、昏迷三个阶段，甚至中毒死亡。长期过量饮酒可致慢性酒精中毒，引发肝、胆、心、肾等脏器的损害。为了对付酒害，人们通过不断的实践，已摸索出一些方法，力图将酒精中的痛楚、伤害减少到最小。

(1) 懂得自我保护。对于“应酬族”来说，自我保护尤为重要。不要空腹饮酒。在喝酒前先吃点点心，如饼干、蛋糕之类——最佳吃法。只喝20度以下的低度酒，如葡萄酒、啤酒之类——最佳酒类。1日喝下去的酒精总量不超过40 g。就餐前先喝一杯水，酒中加水或冰块，尽量慢喝，延长时间，边喝酒边饮果汁和饮料——最佳饮量。饮酒的同时吃些碱性食物，如新鲜蔬菜、水果——最佳佐餐。下午两点以后饮酒较安全，因此时胃中能分解酒精的酶(酒精脱氢酶)浓度较高——最佳时间。为什么有的人沾酒就醉，有人喝半斤也没事。因为体内酒精脱氢酶缺乏者，一喝就容易醉，而酒精脱氢酶含量多、活性高的人，可以喝很多酒。过量饮酒导致醉酒，醉酒即酒精中毒，重度酒精中毒，应及时送医院救治。轻度醉酒一般无须药物治疗，让其安静入睡，注意保暖，就会自然清醒，结合一些解酒饮食，有助于减轻症状，提早解除不适。

(2) 哪些食物可以辅助醒酒？梨、藕、葡萄、西瓜、西红柿、芹菜，每取1～2样，用适量水洗净，榨汁饮服。既能补充水分，生津止渴，又有清凉除烦作用。取香蕉2～3根，去皮立即吃下，可减轻酒后胸闷、心悸症状。取蜂蜜50 ml，加水适量饮服，能缓解酒后头痛，还有催眠安神作用。取粳米100 g，清水略洗，加水煎煮浓米汤，缓缓喝下，酒后肠胃不适，服之有效。上述醒酒饮食，可任选一二种，不必全都用上。

(3) 哪些药物可辅助醒酒？全世界都知道酗酒有害无益，都有一套自己沿用的醒酒方法。我国人民在实践中也早就发现了一些中药可以减轻酒醉带来的痛苦。

葛花：葛花30 g，加水煎服。用于酒后头痛昏胀、胸膈饱闷等症。葛根、葛谷(种子)也有醒酒作用。

枳椇子：枳椇子15 g，水煎服。用于醉酒烦渴、呕逆，有一定效果。鲜枳椇果，形似鸡爪，味甜如蜜，亦能解酒醉，但用量需加倍。

瓜蒂酒：瓜蒂(甜瓜蒂)0.8 g，白酒500 ml，浸泡半个月后饮服，1日饮酒不可超过100 ml。瓜蒂性味苦寒，有小毒。酒浸后味极苦，不适于口，酒客服后，心生厌恶，每日酒量会逐渐减少，直到最后自发地憎恨喝酒，约有20%可完全戒掉。

此外，民间还有许多醒酒方法，如绿豆、甘草、酸奶、柚子、橄榄、桑椹、萝卜等，都仍被人们选用着。

(4) 解酒灵丹哪里有？

不能自控者应戒酒。喝酒本来是件高兴事，小饮小酌，限量饮酒，对身心都是有益的。但一个意志虚弱的人，不能自控的人，有酒必饮，饮必过瘾，饮酒必醉，好事就变成坏事，身心都会遭殃。因此，最好不要喝酒，喝上瘾的，要马上戒掉。解酒药不能解酒。所有解酒药，“醒久宝”“酒侣”“海王金樽”……商家厂家出于利益驱动，往往宣传过头，说什么“能彻底解决酒精残余问题”“可以放开喝酒，不伤身体，不会醉”“喝前吃保肝，喝后吃解渴”……大搞忽悠。实践证明，吃解酒药不过是一种自我心理安慰，解酒药不能解酒，也不能养生。少饮酒或不饮酒才是保护身体最好的方法。

酒瘾易戒，心瘾难断，俗话说得好，“酒不醉人人自醉”。你不惹它，它不惹你，你长期缠着它不放，它就伤你的肝害你的心。目前还没有真正药准字号的解酒药——能对酒精进入身体产生的副作用起到预防或阻断作用。所以不要指望解酒药帮你解酒，解铃还须系铃人，解酒还得靠自己。

多年形成的酗酒恶习，不是一朝一夕，说戒就戒掉的，既要有戒酒信心，还要有承受“酒瘾”考验的思想准备，要闯过灾难的 7 日，度过痛苦的 1 个月。在戒酒的第一周里，会频繁地出现酒精戒断综合征：心慌、恶心、手抖、周身不适，甚至发生幻觉等。每当这个时候就想喝酒，如果喝酒就意味着戒酒失败。唯一克服的办法是想想这个家及孩子、妻子、父母，想想自己身体的健康和事业的未来，下决心把酒戒掉。悬崖勒马！

虽然熬过 1 周，但一看到酒，心底里还想喝，必须警惕自己，举起慧剑斩酒魔。所以室内不可摆放任何酒类饮品，远离恶性刺激。一般需要挨过苦难的 1 个月，才算摆脱了生理上的酒瘾，而心理上的酒瘾要戒一辈子。

斩酒魔的慧剑是什么？发自酗酒者内心的忏悔和感悟后的泪水！

5. 纠正糊涂认识　酒是一种文化，喝酒时一种学问，随之而来出现的一些糊涂认识，应该予以纠正。

(1) 以酒御寒：酒精可以使皮肤血管扩张，血流量增加，让人有一种暖热的感觉，不过时间很短暂，并不能真正的御寒，因为皮肤扩张，血流加快的同时，散发的热量也增多，反而会体温下降出现“酒后寒”，所以喝酒时不能保暖、御寒的。

(2) 以酒催眠：有些睡眠不好的人，爱在睡前喝上一杯酒，以帮助入眠。酒精对中枢神经有一定镇静、麻醉作用，但时间一长，大脑对酒精的耐受性越来越大，酒的镇静麻醉作用就会逐渐减弱，不得不加大饮酒量来维持睡眠，长期如此恶性循环，形成难以摆脱的“酒依赖”，失眠变得更难解决，所以神经衰弱的人，大忌借酒催眠。

(3) 以酒消愁：人们在七情刺激、事与愿违，忧愁郁闷时，往往会自饮自酌，希望饮酒能解闷消愁，可是喝酒多后，反而引起一连串不顺心事，以致情绪不能自控，兴奋多语，举止失态，或号啕大哭，或喜笑不已……说明喝酒不能解真愁，以酒浇愁愁更愁。

(4) 以酒助兴：酒既能助兴又可伐性，少量饮酒可振奋精神，有助于促进性欲和性兴奋。但如果把酒当成性刺激饮品，长期乐此不停，害处很大。因为酒精是一种性腺毒素，若每日喝白酒半斤(250 ml)，连续 1～5 年，能抑制性功能，导致睾丸萎缩，完全性阳痿。嗜酒女性可引起月经停止、性淡漠、性高潮缺乏。还会殃及后代，造成胎儿发育迟缓，先天畸形，后天智力障碍。

(5) 以酒止痛：饮酒可以防治风寒湿痹和胸痹心痛，减少关节炎、冠心病发作概率。

但是其作用只是暂时的，对阻止病情的发展没有帮助。因为资料表明，心脑血管的死亡率与酒量呈正相关，且死亡率明显高于非饮酒人群。风湿痹也不会得到改善。

（6）以酒解暑：天气炎热有人爱喝啤酒以解暑，认为啤酒有解渴、生津消暑的功效。可是，啤酒的酒精含量虽然少，如果过量饮用，进入人体的酒精量就多，其结果和白酒是一样的。夏天气候炎热，人们出汗多、消耗大、易疲乏，倘若再多喝啤酒，出汗、口渴将更加厉害，因此不可以啤酒来解渴、消暑。

（7）浓茶醒酒：许多人都以为酒后喝浓茶可以醒酒，这是很不妥当的。因为饮酒后，酒中乙醇经消化道进入血液，在肝脏先转化为乙醛，再转化为乙酸，然后分解成二氧化碳和水，经肾脏排出体外。酒后喝浓茶，茶中的茶碱等有显著利尿作用，会将尚未分解的乙醛，过早地输入肾脏，乙醛对肾有较大刺激损害作用，所以酒后喝浓茶对身体有害。

（8）咖啡醒酒：过量饮酒会导致体内代谢紊乱，大脑先兴奋后抑制，如果“美酒加咖啡，一杯再一杯”，咖啡中的咖啡因，会加快新陈代谢，使大脑从抑制转兴奋，血管扩张、血流加速，加重了心血管负担，对人体造成的伤害会超过单纯喝酒的许多倍，危险性反而更大。

6. 坚持几个别喝

（1）睡前不宜饮酒。睡前饮酒，酒精迅速被肠道吸收，使血中酒精浓度增高，促使交感神经兴奋，心跳加快，血压升高，容易使硬化变脆的脑血管破裂，引起脑出血，会使打鼾现象加重，反射性地使冠状动脉痉变，引发心绞痛、心肌梗死。

（2）打鼾者别多喝。打鼾者睡眠后，喉头黏膜松弛，上气道变窄，随着呼气空气出入而发声。酒后入睡，酒精对上气道肌肉有直接麻痹和松弛作用，使狭窄的上气道发生反复塌陷、阻塞出现频繁的窒息现象，所以打鼾加重，往往伴有短暂间歇。大量饮酒，大脑对窒息缺氧的唤醒反应变得迟钝，停息现象延长，尤其是下半夜更加严重，这就是“酒后睡眠窒息综合征”，甚至有发生睡眠猝死的危险。

（3）患有胃炎、胃溃疡、食管炎、消化道出血、肠炎等疾病的患者，都不宜饮酒。防止酒精对消化道黏膜造成更大的刺激和伤害。

（4）肝脏病患者别喝酒。患有肝炎、肝硬化、脂肪肝的患者，肝脏本身的代谢功能就比正常人差，如果不节制饮酒，必然增加肝脏分解酒精毒性的负荷，就像疲马加鞭，忌酒才是养生的举措。

（5）有严重高血压、心脑血管疾病的人别喝。酒精使人兴奋激动，心跳加快，血压升高，多喝了等于火上加油，原则上是忌酒的。

（6）股骨头坏死者别喝。患者大部分是男性，一旦确诊，应戒烟或戒酒，以免损害的股骨头上再雪上加霜。

（7）酒精过敏的人别喝。有些人喝酒之后，皮肤瘙痒，泛起风疹疙瘩，胸闷气短，甚至口腔刺痛，舌头肿大，这是对酒精过敏的反应，必须立即停止喝酒，并注意今后戒酒，警惕发生意外。

（8）痛风、痛风性肾病的患者别喝。酒精会抑制尿酸排泄，故痛风、痛风性肾病患者不宜饮酒。啤酒内含有钙、草酸及鸟核苷酸和大量嘌呤成分，能使体内尿酸含量增加 1 倍多，容易导致痛风发作，应绝对忌服。

(9) 糖尿病患者别喝。偶然喝少量低度酒对糖尿病虽无大碍，可是一旦喝酒成瘾，长期地、多量饮酒会损害胰岛功能，引起血糖升高，病情加重。

此外，如患有肾炎、泌尿系结石、前列腺炎等慢性疾病的，也都不宜饮酒。

7. 喝酒须知

(1) 酒后不可运动。酒后立即运动对身体有害无益。其一，酒精抑制心肌收缩，减少血量输出，反应性地促使心跳加速、血流加快。其二，运动时，身体动员大量血液布散到肢体全身，从而减少了对肝脏的血液供应，妨碍肝脏对酒精的解毒作用。其三，饮酒会影响肢体的维持平衡、手眼功能的协调，运动时容易发生意外，所以喝酒后别运动。

(2) 酒后不宜洗澡。酒后洗澡有很多害处。首先，洗澡时汗出较多，血液中酒精浓度相对增高；其次，热水促进血液循环加快，血管扩张，心跳加快，血黏度增高，血压往往下降；同时，洗澡时能量大量消耗，酒精抑制了肝脏的生理活动，影响着体内葡萄糖的储备恢复。因此机体难以适应，容易引起心脑血管疾病的发生。

(3) 酒后不宜服药。正在服药的患者最好不要喝酒助兴，因为好多药是不宜在酒后服用的，否则不仅影响药效，还会引起不良后果。如降糖药、降压药、抗抑郁药、抗溃疡药、抗结核药、中枢抑制药、抗痉挛药、抗生素药等，都不宜酒后服用。

有位酒客，平时酒量很大，半斤白酒不在话下，有次亲友聚会时，只是一两(55.5 ml)白酒下肚，不到 0.5 h 就出现头晕、胸闷、恶心呕吐、语言含糊之类症状，立即送医院救治，2 h 症状才基本缓解，经医生追问，方知 2 日前，患者因感冒咽痛在当地医院挂了 2 日“头孢”。因头孢类抗生素能抑制酒精的氧化代谢，导致人体内乙醇的积蓄而出现醉酒样反应。

8. 喝酒应忌哪些食物

(1) 喝酒时别吃胡萝卜。胡萝卜是公认的保健品，不过“胡萝卜下酒”就不利健康，因为胡萝卜中丰富的胡萝卜素和酒精一同进入人体，就在肝脏内产生毒素，引起肝脏病变，所以胡萝卜不宜做下酒菜。尤其是饮用胡萝卜汁后，不要马上喝酒，以免危害健康。

(2) 喝葡萄酒时别吃海鲜。葡萄含有丰富的单宁，高含量的单宁会严重破坏海鲜的口味，甚至产生令人讨厌的金属味，引起肠胃不适。

(3) 白酒与啤酒别同饮。啤酒属于发酵酒，白酒属于蒸馏酒，两者在体内的反应是不一样的，如果同时饮用，会引起头痛、恶心等不良反应，而且容易醉酒。

(4) 白酒别与汽水同饮。同饮后很快使酒精在全身挥发，并产生大量二氧化碳，对胃肠等器官有严重危害。

(5) 喝白酒宜适当加温。白酒除乙醇外还含有一些其他有害物质，如甲醇、杂醇油等。甲醇毒性很强，能侵害视神经，致人失明，甲醇的沸点是 64℃，因此应将白酒加温至 65～70℃，待甲醇蒸发后饮用才好。但注意不要太热，以免烫伤上消化道。

(6) 歌唱艺人别喝酒。酒性温热辛辣、芳香走窜，酒精的长期刺激，会使咽喉黏膜充血、肿胀，形成咽喉炎，甚至会引致声带质变、粗糙，影响发育。嗓子是艺人的生命，爱护嗓子请别喝酒。

有一位青年锡剧演员，因嗓音清脆响亮，唱腔圆滑而走红艺台，捧场的人一多，应酬机会频繁，初起小饮小酌，后来喝上了瘾，嗜酒成癖，慢慢地声音变得嘶哑起来，票房价值直线下降，屡经医治没有效果。可怜酒精毁嗓子，断送功名到白头，过早地离开了舞台。

(7) 大烟大酒命不长久。美酒爽口，乙醇伤肝。吸烟伤肺易成癌，饮酒加吸烟，双管齐下，两害相加，不仅使致癌风险增加，而且使烟酒中的各种毒素易于通过黏膜层扩散到血液中，给健康造成很多危害。《红楼梦》作者曹雪芹，好喝酒，整日口不离酒，结果当他 40 岁时便离开了人世。

总之，要想健康长寿，切忌“烟酒同行”！

(四) 戒过劳

《素问·宣明五气》将体力性疲劳归纳为五劳所伤：“久视伤血，久卧伤气，久坐伤肉，久站伤骨，久行伤筋。”指出不适当的活动和超负荷的劳累，对人体是一种伤害。对健康不利。

1. *五劳所伤*

(1) 久视伤血(目)：眼睛是心灵的窗户，中医学认为：“目者，心使也。”肝开窍于目，“肝受血能视”。双目依赖气血的供养而能视物辨色。

长时间用眼，如操作电脑、绘画制图、看电视、看文件等重复劳作，眼睛过度疲劳，会伤肝耗血损目，导致眼球酸胀、视物模糊、二眼干涩、近视，甚至有可能造成永久性视力伤害。

对策：不久视。

1) 护目：看书报、电视或使用电脑 1 h，就要让眼睛休息 10 min。

2) 远望：清晨起床后自然站立窗前，极目远眺，凝视天际某一固定目标，高山、宝塔、烟囱、树梢等，每次 1～2 min，能增强视力。

3) 运目：站立或正坐，头部不动，慢慢转动眼睛，先顺时针转眼球 10 次，再逆时针转动 10 次。闭目养睛 10 s 即可。

(2) 久坐伤肉：长时间坐着不动，会损伤人体的颈、腰等部位的肌肉组织，引起局部疲劳。

由于久坐，气血流行不畅，缺少运动，而使肌肉松弛，弹性减退，功能趋向退化，出现肌肉酸痛麻木，甚至发僵、萎缩。

由于久坐，颈部、腰部肌肉保持着一定的张力，由紧张、而疲劳、而松弛，易致颈肌、腰肌劳损，颈或腰椎间盘突出，骨质增生、退化，出现颈项强痛、头晕或腰腿酸痛甚至俯仰转身困难。

久坐不动，还会使胃肠蠕动减弱，消化液分泌减少，引发慢性胃炎、消化道溃疡。出现食欲不振、脘腹饱胀等症状。

对策：不久坐。

1）工作需要久坐的人，要求每 1 h 应站立起来，伸伸懒腰动动腿，自由走动一下。

2）伏案 2 h 后，应起身进行 10 min 的活动，做广播操、扩胸运动，或来回走动走动。

3）玩扑克、打麻将、下棋的朋友们，休闲久坐的时间不要太长。

（3）久卧伤气。长时间卧床，缺少活动，引起正气涣散，使人精神萎靡，肢软乏力，易致肥胖、心血管疾病。

患病后卧床越久，健康状况越差，因为久卧，气弱血运迟缓，容易发生下肢静脉血栓，受压迫部位易致褥疮。

对策：不久卧。

1）增加活动度。活动可消耗能量，改善睡眠质量，良好的睡眠可以恢复元气，充沛体力，所谓"少卧养气"。

2）卧床患者不要老是一个姿势躺着。重症患者要经常翻身、拍背、按摩，或扶着稍坐片刻。轻症患者可由家人搀着缓慢步行，有助于病情的恢复。

3）有病不一定长期卧床，能活动的尽量适当活动，否则，不但影响康复，还会加重心理负担。

（4）久行伤筋。行走是人的一种生存方式，但长时间行走，会使筋肉受到伤害。长途跋涉、登山旅游、双足超负荷活动，可使下肢肌肉、韧带、筋膜等软组织劳伤及膝、踝关节的磨损，引起下肢疲劳、酸痛，腿、膝关节质变，或重力性水肿。

对策：不久行。

1）停止或避免过度行走，减轻腿膝、肌肉、关节的负担。

2）晚上用热水洗脚，以促进脚部的血液循环，减少局部肌酸的堆积，有助于减轻疲劳，防止下肢关节、肌肉的酸痛。

3）体育锻炼要量力而行，根据自己的实际情况选择运动项目，不可逞能勉强。

4）老年人适度步行有益健康，但距离不可过远。

（5）久立伤骨。骨骼支持形体为人身的支架。适当的站立，可锻炼骨的承载负重，增大骨骼密度，增强骨骼改变，使骨骼肌产生伸缩运动。但长期、持久的站立，骨骼超重负荷，会导致骨或关节的劳伤疼痛或畸形，支撑骨骼的肌肉疲劳，所以说"久立伤骨"。

对策：不久立。

1）站立时重心要保持动态平衡。上身不要倾斜，而下肢受力要均匀，重心左右移动，而脚轮换休息。

2）如有可能，应调节工作时间，站立 1～2 h 后休息几分钟或于其他体位工作，轮换进行。

3）游泳保养骨头。游泳时水的浮力，可以抵消人体久站时关节承受的体重负担。有益于预防骨关节、腰部劳损。以仰泳为主，根据体力决定游泳时间。

4）进行悬垂运动。双手抓住单杠，两足离地向后微屈，感到上肢难以支持时，两足放下站地，松手休息后，再练 2 遍，早晚各活动 1 次。

以上视、坐、卧、行、立是人类生存的最基本活动，活动适当有益身体，活动过度不利健康。

(6) 过劳危险：疲劳是人体体力和精力需要恢复的正常反应。人体在日常的新陈代谢过程中会产生二氧化碳、非蛋白氮之类废物，这些废物积累到一定程度，人就会感到疲劳不适，适当休息可使废物及时排出，疲劳感也就消失。

从劳累到过劳，过劳到死亡，是一个漫长的过程，从劳累到过劳只是量变，从过劳到死亡则是质变了。

警惕过劳信号。工作狂、生活忙的人，请警惕以下危险信号的出现。① 记忆力减退。② 注意力不集中。③ 情绪难以控制，做事经常后悔，烦躁、易怒、悲观。④ “将军肚”早现。⑤ 脱发、斑秃、早秃。⑥ 性能力下降。⑦ 频频上厕所。⑧ 心算能力越来越差。⑨ 睡眠时间越来越差，醒来也不解乏。⑩ 经常头痛、目眩、耳鸣(检查没有结果)。

出现上述两项信号时，为健康“警告期”，应予以适当休息；具有 3～5 项者为“红灯期”，说明已经具备“过度疲劳”的征兆，应改善不良生活习惯，给予相应的处理，不要再硬撑下去，以免积劳成疾。出现 6 项以上者为进入“危险期”，必须高度重视，并马上开始干预，积极治疗，因为“过劳死”随时可能发生。

(五) 戒过逸

正常的劳动，有助于气血流畅，精神振奋，身心健康。我国伟大的医学、养生家孙思邈早就提出：“养性之道。常欲小劳。”清代名医陆九芝讲得更明确：“世只知有劳病，而不知有逸病，然而逸之为病正不少也。”过分的安逸是衰老的催化剂，可引发不少疾病。

(1) 影响消化功能，出现上腹饱胀，纳食减少及大便秘结等症。

(2) 妨碍气血流行。过度安逸，久则气滞血瘀、痰湿内生，可致形体肥胖、腹大臃肿、血脂偏高等。可致神气衰弱。不用脑，不用力，破坏体内生物钟正常节律，表现为白天打哈哈，晚上睡不好，精神疲倦，头脑昏沉，反应迟钝。

(3) 易使正气不足。过分安逸，“久卧伤气”“久坐伤肉”，则正气不足，免疫功能下降，容易感冒，或一动就心跳气短，全身乏力。

可见，过逸不健康，懒散易生病，过劳过逸都伤人。克服的办法是注意劳逸结合：① 用眼过度。看书写字超过 1 h，应闭目养神 5～10 min。② 动静结合。久静后要动，以动制静；久动后要静，以静制动；动静结合才有益健康。③ 劳逸适度。上班时集中精力，紧张劳动，下班后学会放松，和亲友聊天，与家人散散步，或养花种草，或唱歌、下棋、拉二胡……以愉悦心神，消除疲劳。④ 睡眠充足。良好的睡眠是消除疲劳、保护眼睛的最好方法。

总之，劳逸适度才符合养生之道。

(六) 戒纵欲

戒纵欲有二重意思，一是戒欲望，二是戒色欲，其实色欲就在欲望里，没有欲望，哪有色欲。

1. 欲念的危害　人不可能没有欲望、没有追求，适当的欲望和追求并不是坏事，倘若想得不切实际，求得好高骛远，那就适得其反了，会产生一些情绪波动，如健忘、忧思、焦虑不安、心烦焦虑等，必然影响工作、生活及身体。

改革开放后，物质生活丰富，也撩起了人们更多的欲望，如部分经济富裕的人，大鱼大肉不离口，陶醉于膏粱厚味，迷恋于歌舞声色，结果营养失调、过剩，血脂、血糖、血压增高，引发种种富贵病。

对策：

(1) 寡欲可长寿：中医学里有三寡养生经验，“寡欲以养精，寡言以养气，寡思以养神。”精气神是人体三宝，精充、气足、神旺，是身体健康的标志，而精亏、气虚、神弱，则是早衰生病的根源。平时能做到“三寡养生”，便能健康长寿。

(2) 清心最养生：佛家倡导八戒，一戒杀生，二戒偷盗，三戒淫，四戒妄语，五戒饮酒，六戒着香华，七戒坐卧高广大床，八戒非时食。佛家把色作为物质存在的总称，所以八戒简称色戒。“八”代表的不是数量，而是内心深处的“杂念”，“戒”的是自我。如果人们能有一点“八戒”意识，对人际和谐、社会安定是非常有益的。

元代养生大家丘处机提示人们：“淡食能多补，无心得大补。”粗茶淡饭有益身体，清心寡欲可得长寿，值得我们思考、效法。及时清心、保持心态平衡，退一步自我反省，许多疙瘩就会迎刃而解。

2. 色欲的危害　性欲是人类生存、繁衍后代的本能。正常的性生活不仅能健身，而且对很多病症有缓解作用。好处是：促进精神愉悦，可以改善睡眠，让人头脑聪明，有助皮肤健康，提高免疫功能，减轻肢体疼痛，减轻妇女痛经。可见和谐的性爱能养生保健，还有助于不少慢性病的恢复。

纵欲害煞人，纵欲害人有两大表现：① 过早衰老。纵欲必丢精，也损及五脏六腑之精，导致机体内分泌紊乱，影响消化、神经等系统。在男性表现为：腰膝酸软，头晕目眩，遗精、尿频，心悸失眠，精神不振，阳痿早泄。在女子可见面黄疲倦，腰酸带下，月经不调，经闭、不孕，或流产等。《类经・摄生》指出：“欲不可纵，纵则精竭，精不可竭，竭则真散。”所以古人把房事过度称作“伐性之斧”，能破伤人体，造成未老先衰。② 缩短寿命。孙思邈在《千金方》里明确指出：“恣其情欲，则命同朝落也。”认为纵情房事，生命就像早上的露水，太阳一照就消失了。

古代皇帝多短命。有人统计了有据可查的皇帝 209 人，其中寿过古稀的仅 8 人，只占 4%，平均寿命为 39 岁。皇帝短命的主要原因是后宫嫔妃成群，斫丧太过。其中乾隆皇帝的寿命最长，活了 89 岁。为什么？因为他平时讲究保健，50 岁以后就惜精节欲，非常注重养生了。

现代人生活节奏快，工作压力大，身心长期处于疲劳状态，既使免疫能力下降，也会影响人的性能力，身心已经疲惫，如果再不节制性爱，无疑是饮鸩止渴。

对策：节欲的常数和变数。

明代《养生八笺》中说道：“阴阳好合，接御有度可以延年。”认为有规律的性生活能够养生益寿。

节欲保健有一定常数，但不是一成不变：

应根据年龄而异。不同的年龄，性爱要求也不同，民间有句谚语，说道是："二更更，三暝暝，四数钱，五烧香，六拜年。"形象地描述了人们随着年龄的变化而有频率的差异。

男子20岁时，血气方刚，性激素分泌旺盛，表现为强烈的性欲望，每2 h可有一次性要求。30岁左右男子性欲虽开始减弱，但每晚都可交合。女性到这个年龄阶段，才逐步感觉性需要。40岁男子，性欲开始低下，雄性激素分泌减少，性爱要像数钱那样"一五、一十"，隔5日同房1次。男子50岁，各项生理减退，要像烧香拜佛那样，每逢"初一""十五"进行，即每隔半个月1次。女性在度过更年期后，性爱要求有所增强。到了60岁，男子性欲日渐减少，要像拜年那样，一年一度为合适。

以上说明年龄和性生活频率改变的一般情况，必须量力而行，实事求是，因为随着物质文化生活的改善，人的寿命在延长，性生活的频率在增加，40岁的中年男性，只要身体健壮，每日行房未尝不可。80岁的老人，雄风不减，而再次结婚也大有人在，性生活和年龄没有必然联系，不过，适当节欲，保养身体，可千万不要轻视。

(1) 当知节欲有变数。如有下列情况必须节欲。

1) 过度疲劳是不宜同房。俗话说："百里不同房，同房不百里。"是指剧烈运动后，或身体极度劳累时，不宜马上性爱；反过来，性爱后，不要再劳累、远行。否则更伤身体。

2) 急性热病者不宜同房，违者将使病情加重。

3) 肾功能严重损害时不宜同房，以免加速病情恶化。

4) 体质极度虚弱时不宜同房。

5) 出血倾向明显时不宜同房，防止加重出血。

6) 性生活后疲劳难以恢复者，慎行房事。性爱1周后，疲劳仍未解除的，应减少性交次数。

(2) 禁欲不科学：《内经》里有句名言，"阴平阳秘，精神乃治"。人体内部需要阴阳平衡，男女之间同样需阴阳协调，才能维持身心健康，促使家庭和谐。有些人过于强调固精，认为禁欲可以强身长寿，早早分床而睡，终止了性爱，结果：

导致腰背酸痛。由于没有性爱活动，性器官的兴奋处于压抑状态，使腰骶以下局部充血，阻滞气机流通，以致产生腰酸、背痛等症状。

影响夫妻感情。长期禁欲，生活没有激情，不利于夫妻之间的感情交流，双方关系变得平淡。

有碍养生保健。性器官和性腺过早地萎缩、退化，机体的适应能力减弱，情绪也变消极、低沉。

有研究显示：有配偶的老人比无配偶者长寿；其中性和谐者又比无性生活，或性生活不和谐者寿命更长。

（七）戒熬忍

人体具有一定的适应和承受能力，经常遇事硬挺硬忍，超过了正常的"应答"范围，对身体健康来说是非常不利的。

1. 戒熬夜　由于职业和工作的原因，部分人经常熬夜，也有一些人喜欢昼夜上网，通宵娱乐，从医学角度讲，熬夜是在和自己的身体开玩笑，拿健康作赌注。因为长期熬夜或“挑灯夜战”，必然睡眠不足。体力透支，损精、耗气伤神，可致神经、内分泌及代谢功能、生物钟的紊乱，使人处于亚健康的状态，表现为精神涣散、疲乏无力、记忆减退、失眠多梦、心烦急躁、腰背酸痛、皮肤干燥等症状。学生长期熬夜不仅学习成绩上不去，而且会影响生长发育。

因此，夜间无论干什么，都不能持续时间太长，睡得过晚。晚上读书学习，以 2～3 h 为宜，上床睡觉不得晚于 23 点。打牌、上网娱乐不要超过 24 点；坚决抵制不正当的熬夜，建立有规律的作息秩序，因公不得不熬夜，应在熬夜过程中，安排时间休息 30 min。

对策：把失去的时间补回来。抓紧时间睡眠。熬夜时要注意补充水分。枸杞子、菊花、桑叶泡水饮服既滋补又去火。进食适量水果。如苹果、香蕉、橙子、葡萄、猕猴桃、黄瓜之类，以补充消耗的维生素和微量元素。保持室内空气流通。熬夜时大脑需氧量增大，应该让室内保持空气流通，并有一定湿度。

2. 戒熬尿　经常强忍小便不及时排泄，会使膀胱黏膜抵抗力降低，给细菌以有机可乘，出现尿频、尿急、尿痛、小腹胀痛等症状。如果长期习惯于熬尿，就会发生膀胱颈受阻症状，如排尿困难、不畅等。经常储尿时间太长，会导致膀胱损伤，括约肌松弛，出现漏尿或失禁。尿液中含有大量代谢废物，长期熬尿，这些有害物质会对人体产生不利影响。

对策：为了保护你的肾脏，有了尿意就应立即小便，改掉熬尿坏习惯。出现尿路刺激症状，应马上就医治疗，不可硬拖。

3. 戒熬便　大肠有吸收水分，传送糟粕，排出粪便的作用。长时间抑制便意，不按时排便，会造成习惯行便秘、痔疮、脱肛、肛裂等症。粪便里存在不少有害物质及大量细菌，因为熬便而蓄积体内，时间一长，本应排出的毒素会被吸收并威胁人体的健康，甚至诱发直肠癌变。

对策：要养成定期大便的良好习惯。因工作久坐少动，引起的职业性便秘，要增加工间体操活动，帮助肠道运动。常食香蕉、荸荠、蜂蜜之类润肠导便。

4. 戒熬饿　肚子饿了应该进食，不要随便推迟进食时间，饿了硬忍，胃蠕动加快，能引起腹痛、血糖降低、头昏眼花、手脚疲软发抖，甚至晕倒。

经常忍饥不进食，恣意硬熬，胃液长期刺激胃黏膜，会导致胃炎、胃溃疡、消化不良等症。

对策：按时进食，养成习惯。健身族在晨练前适量进食并不耽误时间。上班族，吃了早饭才上班，别空腹工作。确实特别忙，也得事先准备好餐点，及时为身体“加油”。

5. 戒熬渴　水是人体需要的物质。口渴是人体缺水的信号，表示体内细胞处于脱水状态，此时，新陈代谢的水平，会比原先降低 2%。渴了不方便喝水，硬熬下去会影响健康。

对策：养成定时饮水的习惯。饭前饭后都应补充大量的水分，每日饮水不得少于 3

杯(6杯正好)。避免饮服含有咖啡因的饮料,因为在咖啡因的作用下,身体只会吸收一半的水分。所以口渴重的时候喝这类饮料并不合适。

6. *戒熬病* 有些人对头痛、发热、咳嗽、腰酸、无力、全身不适等症状不重视,认为没关系,熬熬就过去了,由于强忍、硬熬耽误了时间,结果使小病变成了大病,轻病酿成重病。过去,个别领导把“带病工作”作为对下级的一种表彰,这是认识上的错误,必须纠正。

对策:有病不可硬熬,应及早到医院诊治,以利身体早日康复。此外还有憋屁、忍悲,憋屁没必要,该放就放;忍悲太辛苦,该哭就哭,哭够了,心胸反而舒畅。总之,强忍硬熬是养生保健的大忌,千万不可故意冒犯。

还有应欢乐自寻,戒情绪低沉;应文明娱乐,戒赌博消遣;应遵纪守法,戒任意违章;应节俭自爱,戒贪污浪费……这些都是养生之道中的戒律,不妨借鉴参考。

(张志坚)

第二节 注意必要的忌口——为健康护航

一、什么叫“忌口”

“忌口”指的是人们不该吃的东西,包括饮食、药物等。吃了这些东西,会对人的健康不利;会降低药物功效;或产生一些副作用,这就叫“忌口”。可见,“忌口”就是为健康护航。俗话说“吃药不忌嘴,跑断医生腿”是有一定道理的。

中医学非常重视忌口,群众间也流传着一些忌口常识。比如小儿发麻疹时,忌吃鸡、肉、鱼、虾;得了伤寒忌吃荤腥发物……

哪些算是发物?发物的种类很多,范围也广,根据传统习惯,发物大致分为三类。荤腥类:如羊肉,狗肉,牛肉,猪蹄,公鸡,鹅,海鱼,虾蟹等;蔬菜类:如笋,荠菜,雪里蕻,韭菜,蘑菇等;还有辛辣类:如胡椒,辣椒,葱,蒜,姜等。

可是日常生活中,以上食物绝大部分人吃了都没有反应,没有不适感,为什么?因为发物致病是多种因素综合作用的结果,即与体质、年龄、情绪、平素习惯、天时气候、病程及病性等有关。

中医学历来主张辨证处理问题,要辨证论治、辨证施食,忌口也要辨证,所以发物是否要忌,该忌什么,不搞千篇一律,要做到这一点,就先要了解食物(含药物)的四气五味。

二、你知道“四气”“五味”吗

许多中药既是食物又是药物,很多食物本身就是中药材,食物和中药大部分没有绝对的分界，不论是五谷杂粮、蔬菜水果，还是鸡鸭鱼肉、海洋生物都具有一定的食疗作用。例如山药、薏苡仁，山药可以充饥，补脾益肾，又能治口渴、尿多；薏苡仁是杂粮中的佳品，既能补益脾胃，还可除湿、消水肿。亦药亦食，药食两用，所以中医学有“药食同源”的说法。

先贤在实践中发现每种食物（含药物）具有不同的性和味，并把它归纳为“四气”和“五味”。

（一）食物的“四气”

“四气”又称为“四性”，指的是寒、热、温、凉四种性质。

寒性和凉性的食物，一般有清热、泻火解毒的作用，如菊花、绿豆性质寒凉。炎热的夏天泡杯菊花茶，喝点绿豆汤，能够消暑解热，生津止渴，使人精神一爽。

温性和热性的食物，具有温中除寒作用，如羊肉、狗肉、生姜性质温热，天寒地冻时，来碗羊肉生姜汤，健脾补虚，温热去寒，立马感到周身内外暖洋洋，非常惬意。

总之，食养调理时要注意，具有温里散寒助阳作用的药食，可以用来治疗寒证、阴证；具有清热泻火解毒作用的药食，可以用来治疗热证、阳证。食物除四气（性）外，还有性质平和的食物，如米、麦、谷类等，这类“平性”食物主要作用是补益身体。

（二）食物的“五味”

辛、甘、酸、苦、咸简称“五味”。我们的饮食生活离不开五味，离开了它就变得淡而无味。它不仅是人类饮食的调味品，也是药物性能的标志，更是人体不可缺少的物质，不同的性味对人体的作用是不一样的。

1. 辛味食物　辛味能发散风寒，行气止痛。辛味多辣，辛辣食物多属辛热之品，如生姜、大蒜、大葱、胡椒之类。辛味都具有一定刺激性，故痔疮发作、热证口渴、胃病出血时，都不宜食用。

2. 酸味食物　酸味能健脾开胃，收敛固涩。如山楂、乌梅、五味子、石榴、食醋等。进食过多酸味，可致胃液大量分泌，小便排出延缓，故胃酸过多、前列腺肥大者应该远离酸味食品。

3. 甘味食物　上口宜人，营养丰富。能补养调和，解痉止痛，如葡萄、甘蔗、大枣、甘草、蜂蜜、饴糖、糯米等。但是长期过量吃食甜味也不利健康，往往会滞气生湿，使人脘胀，苔腻，身体肥胖，血压升高。儿童多食甜食易致龋齿。

4. 苦味食物　苦味能清热燥湿，解毒通便。多数苦味药食，不招人喜欢，如苦瓜、苦丁茶、咖啡、绿茶、黄连等。但是苦味的功用也很广泛，尤其是苦瓜，既可作为清爽的菜肴，又有很好的降血糖功效；黄连清热解毒，并能降压；绿茶、咖啡都是提神醒脑的佳茗，并有助于延缓衰老和软化血管。所以群众有句口头语，叫作“良药苦口利于病”。不过苦味食品多寒凉，吃过了头，是要损伤脾胃的，饮茶过多同样有害。

5. 咸味食物　咸味能软坚散结，潜降润下。如海带、海藻、紫菜、海蜇、牡蛎和中药芒硝之类。适量咸味可增加食欲和滋养身体。而长期过量食用过咸的食物，害处也多。会诱发高血压,水肿,故肾病和心血管疾病患者,应限制食盐量的摄入,否则会加重病情。

我们对“四气”“五味”又了大概认识,才能有针对性地选择食物来调理身体,防治疾病,并把发物的不良反应降低到最少、最小。

三、忌口先得过三关

生了病必须注意病程、年龄、性别的差异,并结合食物的性味来加以决定饮食的宜忌。

1. 留心病程关　疾病发生后的全部过程的调护,关系着病情的好坏和康复,俗话说“三分治疗七分调养”,其中忌口就是调养的重要一环。

不管生了什么病,都不可暴饮暴食,任性地偏嗜五味中任何一味,不可过多地进食油腻、腥肥、油炸类食物,以免增加肠胃负担,影响疾病恢复。酗酒、嗜烟也是不可取的。

热病初期,要给予清淡,易于消化而富有营养的食物,适量摄取新鲜的蔬菜、水果,要求温食。给予米粥、麦糊等半流饮食,忌肥腻、黏滞、辛辣之品,暂不食肉类、鱼虾,忌食生冷。

热病初愈,可逐步改为普食,但亦忌油腻、肉类、辛辣食品,如羊肉、猪肉、姜、椒等。

久病不愈者,忌食猪头肉、母猪肉、鹅肉、海腥类发物,以免加重病情,引起反复。

2. 注意年龄关　不同年龄的饮食宜忌是有差别的,老年人有老年的要求,孩童有孩童的禁忌。

(1) 年老,体质虚弱的人,忌食油炸、油煎的肉类、羊肉串、年糕、方便面之类。忌食不易消化的食物及一切生冷、坚硬、冷饮、生菜等。老年人的饮食以温、热、熟、软为宜,进食时不能吃得过饱,以八成饱为限。老年人以素食清淡为主,荤食为辅最合适,做到荤素搭配,吃饭时要细嚼慢咽,大忌餐次多,食量多,这样才对健康有利。

(2) 儿童食养有五忌口。① 忌零食。爱吃零食的小孩,饮食没有规律,影响脾胃的消化,容易引起营养不良,甚至妨碍智力发育,有句俗话说得好:“贪吃的孩子易傻。”② 忌暴食。吃喝过多,消化功能受伤,往往会造成积食。③ 忌多糖。糖类食物最容易引起蛀牙,睡前更不能吃糖果。④ 忌精食。家长为了孩子健壮,尽量给予鸡鱼蛋肉等食品,结果营养过剩,帮了倒忙,身体发胖,毛病上身(脂肪肝,血糖高)。⑤ 忌逼食。孩子吃饭可能会有起伏,有时吃得香,有时吃得少,不要逼迫或责骂他,使之情绪紧张、郁闷,有时引起厌食,消化不良,让孩子自由选食,健康效果会更好。

小儿生病后,忌进腥荤厚味,防止进食过多。害了麻疹,应忌食脂肪、腥腻、香甜黏滞、燥热辛辣类食品,尤忌海鲜发物。少食生冷及酸味食物以免影响药物解表透疹功效。

3. 分清性别关　由于生理上的差异,女性在月经期、怀孕、产后和更年期的饮食宜忌,有其特殊要求。

(1) 经期饮食卫生要留意。月经是女子的生理现象,在行经期间,身体抵抗力相对较弱,不仅要避免过度疲劳,剧烈运动,更应保持精神愉快。忌食生冷,酸辣及有刺激性的食物,宜吃易于消化而又富有营养的东西。如黄鳝甘温能走血脉,苦瓜苦寒,生吃清热泻火,月经期最好暂时停食几日。

月经早来者，宜少吃辛辣香料调味，如姜葱、洋葱、青椒，多食绿色蔬菜，少吃肉。

月经迟来者，应多吃肉类，少进冷饮食，如经行的第一至第二日，最好吃些生姜炒鸡肝、炒猪肝之类，以养血补血。

经行腹痛。此时要特别注意饮食调节，忌吃生冷、冰冻食物如冷饮、雪糕、冰西瓜之类；而辣椒、胡椒、咖喱等辛辣大热之品，也应远离。建议痛经女性，每日吃 2～3 个香蕉，每晚睡前喝一杯加一勺蜂蜜的热牛奶，可帮助减轻疼痛，不妨一试。

(2) 准妈妈也要适当控制饮食。怀孕后的确需要增加一点营养，但是营养过多，容易引发难产，并发糖尿病等。反而给自己及腹中的宝宝带来伤害。只要正常饮食，防止偏食，注意荤素搭配，保证营养平衡，就是合理饮食。

如果发现体重增长过快，就要适当限制主食的摄入，少吃甜食及高脂类食品。节制辛辣刺激性食物，否则会引起胎动不安。

(3) 产后食养有讲究。产后宜温，忌食寒冷饮食，犯之则寒凝血滞，引起小腹疼痛。刚从产房出来，又干又渴又累，可先喝一小碗红糖汤，切忌依着性子喝冷饮。产后应注意营养，可喝一些鸡汤、鲫鱼汤及蛋类。但是一次不要吃得太多，以免损伤脾胃。切忌摄食过多蛋白。一日吃鸡蛋以 2～3 只为合适。蛋类吃得过多，会干扰乳腺正常分泌，减少乳汁分泌量，乳少了必然影响婴儿发育，请注意不管什么代乳品，都替代不了母乳的营养。一定要摄入绿色蔬菜，以保障维生素、微量元素的供给，蔬菜吃得少会影响乳汁分泌。

(4) 更年期的饮食宜忌，女性进入更年期应注意主食的摄取量，少吃糖和甜味食品，限制动物脂肪和肥肉的摄取量。多食新鲜蔬菜、水果，以补充维生素，如西红柿、油菜、白菜、青椒、山楂、柠檬、大枣、莲子，以及黑米、黑芝麻、黑木耳等，这样有助于延缓衰老。

(5) 男性尤当把好饮食关。中年男性中约有 2/3 的人患有慢性病，都与饮食不当有关，头脑里缺少了合理饮食的保健意识，往往蛋白质过多，热量过高，营养素不全，加上熟食品中人工添加剂繁多，结果造成机体的代谢功能紊乱，肥胖症增多，糖尿病，心血管疾病也多了。怎么办呢?

对策是：粗茶淡饭，清淡饮食。少吃熏烤油炸食品，膏脂海味；切忌高糖、高脂肪、高蛋白食物偏多；每日必须摄食蔬菜、豆制品及藻类，菌类。搭配适量的肉类食品，每日不要超过 50 g，淡水鱼肉应控制在 100 g 之内(每日)。

只要平衡饮食，就能吃出健康来。

四、忌口不分疾病——瞎忌

忌口是一门学问，不同疾病有不同的忌口，可是疾病种类繁多，只能择要介绍如下。

1. *心血管疾病* 严格限制高脂肪、高胆固醇食物的摄入，如动物内脏、猪脑、蛋黄之类。切忌暴饮暴食，晚餐不要吃得过饱。不要酗酒，忌喝烈性酒，严禁吸烟。提倡清淡饮食，炒菜时盐要少放，每日以 5～6 g 为最好。多吃绿叶蔬菜、西红柿、胡萝卜、水果和豆制品，配合少量瘦肉、禽、鱼肉之类。

2. 慢性肝病　忌食高脂肪食物。如肥肉、炸羊肉、炸猪排等，及动物内脏之类，均以少吃为妙。忌过甜过咸。吃糖过多，糖分会转化成脂肪，对肝脏不利。伴有腹水者，盐量要掌握在每日 3 g 以内。忌过多食用蛋白质，吃多了伤肝，会产生过多的氨，引起副作用——昏迷。忌辛辣食物，如辣椒、芥末、葱、蒜及麻辣火锅等。戒烟忌酒，喝酒伤肝，肝病喝酒等于雪上加霜。多食蔬菜水果和适量优质蛋白，如奶类、鱼、瘦肉和蛋类。绿色蔬菜是保肝养肝的最佳选择。

3. 慢性胃病　忌食饮无节，饮食过饱、过饥、狼吞虎咽都伤胃。忌烟戒酒，吸烟不仅对心肺有害，对胃也有损伤。忌过冷过烫食物。慎食油腻，难消化食物。忌喝咖啡，碳酸饮料，浓茶。忌空腹喝牛奶，因牛奶会促进胃酸分泌，吃些点心再喝比较好。三餐进食有规律，饮食以清淡软熟，温热适中为好。

4. 慢性咳喘病　戒绝烟酒，不肯戒烟，莫谈养肺。避免刺激食物，如辛辣、芥末、咖喱粉等辛辣食品，远离为上。忌油腻发物，少吃海鲜荤腥，如海鱼、虾、蟹、肥肉等，不要吃油炸煎烤食物。少饮碳酸饮料，可乐、汽水喝多了，会产生频繁嗳气，加重呼吸困难。

忌进食不分病情寒热。寒性咳喘，手足不温，遇冷症状加重者，忌凉性食物，如西瓜、苦瓜、绿豆、白木耳、荸荠、鸭肉、蟹肉等；热性哮喘，口干，手足心热者，忌温热食物，如羊肉、狗肉、核桃、韭菜、胡椒、辣椒、生姜等。

饮食以清淡软烂为宜。多吃新鲜蔬菜，进食适量高蛋白质食物，如瘦肉、蛋类、猪蹄、豆制品等。口味过咸、过甜都会加重咳喘。

5. 慢性肾病　① 忌辛辣发物食品。忌食羊肉、鹿肉、狗肉等大热之品；忌吃胡椒、辣椒、韭、蒜、葱等辛辣刺激性食物。海鲜、鱼、虾也应少食为宜。② 忌饮食太咸。每日食盐控制在 5 g 以下，若水肿明显，每日盐量应低于 3 g。③ 忌蛋白质吃得太多，每日进食的蛋白质量最好掌握在，体重(kg)×0.8 g=每日摄入量。蛋白质太多会加重肾脏负担。④ 忌饮食太过油腻。不要吃肥肉、猪油、奶油等食品。油炸食品如炸鸡，油条也应避免食用。⑤ 忌暴饮暴食。⑥ 忌滥用药物。大部分药物及其分解产物都要经过肾脏向外排泄，有了肾病再乱用药物，好像是火上浇油。⑦ 饮食宜清淡，少吃腌制品。多吃蔬菜水果，限制饮酒吸烟，少吃腌制品。

6. 外科疖肿疮疡　① 忌膏粱厚味。肥肉、猪蹄、鸡蛋等高脂肪，高热量食物，会促进火毒内生，疮疡加重，必须禁食。② 忌海腥发物。海鱼、虾、蟹、鸡、鹅、鱼类、蘑菇等品，发物生风，风助火势，会加重毒热炎症。有一传说：明太祖做了皇帝后为保江山杀功臣，得知徐达元帅得了“发背”(蜂窝织炎)，发背是忌吃荤腥的，朱元璋却下旨赐鹅，并命令太监监督吃掉，“君要臣死，臣不得不死”。徐达吃下后，当夜“发背”暴散而死。传说证明了忌口的重要性。③ 忌辛辣刺激食品。如葱、蒜、韭菜、生姜、辣胡椒等，及橘子、荔枝和各种酒类。④ 忌早投补药。疮疡余毒未净之际，切勿过早服用补品，如燕窝、蜂王浆、冬虫夏草、人参之类，以免火毒重炽，死灰复燃。

建议多吃蔬菜，多饮水，还要少管闲事，少思虑。

五、要辨清体质忌口

中医学将人的体质大致分划为八类，也有分为十二类，不同体质的忌口是不一样的，忌口不辨体质，只会给健康添乱。现择要如下。

(1) 气虚体质主要表现为神疲乏力，气短，容易出汗。忌食肥厚滋腻食物，如鸭肉、甲鱼肉、牡蛎、芝麻之类。生萝卜、空心菜、芹菜、金针菜等，难以消化的食品也以少食为好。

(2) 血虚体质主要表现为面色无华，头昏眼花，皮肤干燥，心悸少寐。忌食辛香酸辣等调味品，如茴香、生姜、咖喱粉、山楂等。也不宜吃苦瓜、牛蒡根、郁李、乌蛇肉等偏于凉性的食物。

(3) 阳虚体质主要表现为手足不温，怕冷喜暖，大便溏薄，舌淡苔白。忌食寒冷之品，如丝瓜、银耳、西瓜、绿豆、甲鱼、螃蟹、鸭肉等。绿茶也应少喝。

(4) 阴虚体质主要表现为形瘦，手足心热，口干，心烦，舌红。忌食羊肉、狗肉、鹿肉、鸡肉、黄鳝、虾、带鱼、韭菜、刀豆、核桃、茴香等温阳生火的食品。

(5) 气郁体质主要表现为情绪低弱，频频叹气，胸胁胀痛，心烦少寐。忌食油腻、辛辣的食品，如鸡、鹅、带鱼、黄鳝、韭菜、辣椒、胡椒、生姜等。此外还宜远离烟酒。

(6) 血瘀体质主要表现为颜面、口唇偏暗，皮肤常现青斑，性情急躁，舌色暗红边有紫点。忌食猪肉、牛肉、鸡肉、虾蟹、鱼、核桃、韭菜、蜂蜜等肥厚滋腻之品。

(7) 痰湿体质主要表现为体形肥胖，周身困重，口黏有痰，舌苔厚腻。忌食肥肉、羊肉、芝麻、韭菜、鸡、鹅等甜黏食物，也不可进食油炸、烧烤等燥热食品。

(8) 平和体质主要表现为精力充沛，很少发病，睡眠饮食均正常。不要过饱过饥，少食过于油腻及辛辣之品。

六、饮食搭配不合理——有害

每一种食物各有其特性和包容性。两种食物配合得当，相互补充和包容，功效增加，对身体是有益的。倘若两者搭配后，互相抵制和排斥，不仅削弱了自身优势，甚至产生负面物质就有损健康了，列举如下。

(1) 忌鸡蛋与豆浆同食：豆浆中含有一种胰蛋白酶，会和鸡蛋蛋清里的黏液蛋白互相结合，产生不易被人体吸收的物质，造成营养成分的损失，反而降低两者原有的营养功用。据研究报道，豆浆中的营养因子(如胰蛋白酶、单宁、大豆皂苷等)含量极为有限，经加热煮沸，加水稀释后其活性成分就消失，不会妨碍营养素的吸收。关键是：加热煮沸、煮透，加水不少于20倍。

(2) 忌土豆烧牛肉：以前土豆烧牛肉是苏联作为生活改善的象征之一。牛肉营养价值很高，但纤维较粗，消化较慢，土豆也含有很多营养素，二味同烧，口感不错。可是两者所需的胃酸浓度不同，会延长胃的消化，吸收时间，因此只宜少吃，不可多食。

(3) 忌菠菜烧豆腐：菠菜——红嘴绿鹦哥，惹人爱吃惹人看。可是它有一个特点，就是含有大量草酸，与豆腐中的钙结合，会形成不溶性草酸钙，人体无法吸收利用而使钙缺乏。怎样趋利避害呢？先将菠菜在开水中焯一下，2～3 min，100℃的温度可以破坏草酸，并把开水倒掉；然后菠菜与豆腐同煮，如此既能消除草酸对人体的不利影响，又是一道美味菜。

(4) 忌茶叶煮蛋。茶叶中大量的鞣酸和生物碱，与蛋白质结合形成鞣酸蛋白，使肠道蠕动减慢，容易导致便秘。与鸡蛋里的铁元素结合对胃有刺激，且不利于消化、吸收。

(5) 忌煮牛奶时加糖。牛奶在加热时，所含赖氨酸会与糖发生反应，生成有毒的果糖基赖氨酸，对人体健康不利。所以牛奶烧煮时不要加糖，等稍凉再加糖，就不犯忌了。

(6) 忌红白萝卜同吃。白萝卜具有丰富的维生素 C，而红萝卜中却含有很多抗坏血酸酶，它会破坏白萝卜中的维生素 C，所以红白萝卜最好不要在同一日里佐餐。

(7) 忌螃蟹与柿子混吃。柿子里含有后大量鞣酸、果酸，与蟹肉满盛的蛋白质，会凝结成不溶性物质，加上柿子、螃蟹均性寒，容易引起腹胀、腹痛、腹泻症状。

(8) 忌胡萝卜与白萝卜一起吃。胡萝卜、白萝卜对人体都有很多好处，胡萝卜富含胡萝卜素及维生素 A 等多种脂溶性维生素，一般提倡油炒或肉炒，生吃不科学，熟吃更营养。白萝卜有一定的助消化作用，并含有干扰素诱生剂，能刺激肠胃产生干扰素，起到抑制肿瘤功效。不过其助消化，防癌肿效用最好生吃。可见，若将胡萝卜、白萝卜放在一起调制凉菜或一起烧炖热菜，都会导致其中一种萝卜营养价值的降低。

食物的组合非常丰富，平时只要稍加注意，就既可获得美味的享受，又能避免不合理的搭配，将影响健康的不利饮食因素降到最低。

七、吃药不忌口——功效打折扣

服用中药讲究忌口，注意饮食的配合、禁忌，否则会影响中药有效成分的吸收，并减低疗效。

服用何首乌、地黄，忌食葱蒜、萝卜。服用人参、党参时，最好少吃萝卜。服用黄连、甘草时，忌食乌梅、猪肉。服用薄荷时，忌食鱼、蟹、鳖肉。服用鳖甲时，忌食苋菜。服用白术、苍术时，忌食桃、李、杏。服用人参、黄芪、何首乌、地黄、鹿茸等，忌食水果、海带等碱性食物。服用丹参、茯苓时，忌食醋。服用荆芥时，忌食虾、蟹等海鲜。服用厚朴时，忌食煎炒豆类。服用中药时，不要喝浓茶。服中药时，不要在汤药里加糖，也不要用糖水过口，以白开水过口最安全。

最后指出，忌口请记住三不要。

(1) 不要不相信“忌口”。“忌口”知识是前人实践的积累，其中不可避免地夹杂着不少偶然性，需要我们继续实践，加以整理提高，但大部分是值得参考的。

(2) 不要过分扩大“忌口”。把“忌口”的范围扩大，这样不能吃，那样该禁食，限制了饮食营养的正常摄取，反而会使病情加重，不利于身体健康。

(3) 不要把“忌口”看得固定不变。人体是一个活动的有机体，经过合理的生活安排，药食的恰当调理，体质是会发生良性改变的，原来经常感冒的，现在不轻易感冒了，过去一吃某些食物就犯病，现在吃这些食物也没关系，说明“忌口”不是一成不变的。

（张志坚）

第三节　吞津功的养生效用和练习方法

唾液俗称口水，是人体津液的一部分。津液是人身之宝，乃精气所化，中医学历来对唾液的作用非常重视，唐代寿逾百岁的名医孙思邈说：“人当朝朝服食玉泉，啄齿，使人丁壮，有颜色，去三虫而坚齿。”唾液是生命的活水，并有“琼浆”“金津玉液”“玉泉”“甘露”“神水”“华池之水”“天池水”“延年药”等叫法，这些都是先哲们对唾液的重要性和价值高的赞美称号。随着医学的进步，人们对唾液的成分和效用的认识正在不断深化。

一、唾液的活性成分

中国伟大的医药家李时珍在《本草纲目》中说：“人舌下有四窍，两窍通心气，两窍通肾液。心气流入舌下为神水，肾液流入舌下为灵液。”可见唾液充足是肾经充盈、心气旺盛、身体健康的象征；唾液不足，是肾水不能上达，心气不能下输，身体亏损的先兆。

现代医药研究认为：唾液是由三对唾液腺即腮腺、腭下腺和舌下腺所分泌的液体混合而成。

唾液的分泌是在清醒的状态下进行的，中午和进食是分泌的高峰期，夜晚入睡时几乎不分泌。因此早晨方醒之际人们往往有口咽干燥的感觉。正常人每日分泌的唾液有1 000～1 500 ml，其中99%～98.5%是水；其余是含钠、钾、钙、氯、镁等离子的盐类；还含有淀粉酶、过氧化物酶、溶菌酶等多种生物酶，以及免疫球蛋白、氨基酸和激素等。这些都是人体健康所必需的有效成分，它们对调节生理平衡、增强免疫能力、激发细胞活动、促进健康生长、防止过早衰老都具有十分重要的意义。

二、唾液的养生效用

1. 保护口腔卫生　唾液的基本功能是湿润和清洁口腔，滋养喉舌，湿化食物以利发声和食物吞咽。唾液对细菌在口腔内产生的酸有中和作用；所含的溶菌酶等还能抑制口腔内的细菌生长；唾液内含脯氨酸的钙结合唾液蛋白，可在牙齿上形成保护膜，对保护牙齿有益，协同起着维护口腔卫生、洁净牙齿、预防龋齿发生的作用。

所以，人在唾液分泌减少时或热病口干者，细菌便容易繁殖，出现口臭、牙龈发炎、口腔溃疡等病症。

2. 增进消化功能　唾液含有黏蛋白，它不仅能黏食物使之成团，轻易地从口腔、食管滑进胃里，而且能中和胃酸，增强胃黏膜对胃酸腐蚀的抵抗力。唾液内的淀粉酶有帮助消化、增进食欲的作用，米面类食物经唾液中的淀粉酶的分解，才能将淀粉变成易为人体进一步消化吸收的麦芽糖。

如果唾液中的淀粉酶减少，就会影响食物的消化，降低人的食欲，并由于无法有力保护胃黏膜免受胃酸损害，极易导致胃肠炎症或溃疡的发生。

3. 修复皮肤损害　生活中经常碰到这样一些真实的事情，猫狗等动物受伤后，马上用舌头去舔伤口，让唾液反复遍布创口；舌尖或嘴唇被不慎咬伤后，伤口的愈合速度往往比其他部位快得多；皮肤被蚊虫叮咬引起的红肿疼痒，抹一些口水可以消减；有时婴儿患眼疾，在药物不能奏效时，做母亲的清净口腔后用舌头去舔却能奏效（仅限于无医无药的紧急情况下）。实践表明，唾液中含有多种抗菌、疗创成分，具有消炎、止痛、止血、杀菌作用。

据报道，德国有家皮肤病医院，用乳牛的舌头舔患者皮肤，治疗神经性皮炎、头皮癣和一些顽固性皮肤病，获得很好疗效。美国科恩博士研究发现，唾液中有两种特殊蛋白质，即表皮生长因子（EGF）和神经生长因子（KGF）。前者能促进细胞的增殖分化，让新生活力的细胞代替衰老、死亡的细胞，具有促进伤口周围毛细血管网的形成，加速皮肤和黏膜创伤的愈合，修复和防止溃疡等功效；后者能促使神经纤维生长，延伸断裂的神经末梢，把离断的神经纤维"焊接"起来，使受伤的皮肤早日恢复感觉和运动功能。

综上可知，唾液的修复伤口，促进愈合，解毒疗疾，是无可争辩的事实。

4. 悦泽容颜肌肤　爱美人之常情，姑娘们尤为突出，其实美颜无上妙品就在自己身上——口中活水。

明代养生家冷谦在《修龄要旨》中说："每晨静坐闭目，凝神存养，神气冲赡，自内达外，以两手搓热，拂面七次，仍以漱津涂面，搓拂数次。依按此法，行之半月，则皮肤光润，容颜悦泽，大过异常矣。"这是古人外涂唾液可以美容的经验之谈。

中医学早有"津血同源"之说。现代医学研究表明，唾液是以血浆为原料生成的，如球蛋白、氨基酸和激素等存在血浆中的物质，也能在唾液里找到，其中一些成分还是皮肤细胞的良好营养物，而且不会引起皮肤过敏；唾液中的多种生物酶，呈弱碱性，不仅可以消除面部皮肤的油脂，还可以杀灭面部的一些细菌，避免毛囊发炎、长疖生斑，因此，用唾液涂抹面部，其护肤作用常令人惊讶！

5. 抵抗致癌因子　唾液成分复杂，与人体健康息息相关。日本科学家西周教授等研究表明：人的唾液是一种防癌剂。他们将致癌物质黄曲霉素与唾液混合，再作用于动物体细胞，结果其较强的致癌毒性几乎全部丧失；将亚硝基化合物（多见于腌制食品）、苯并芘（多见熏烤鱼、肉焦化部分）等致癌物质，同健康人的唾液混合，发现唾液有很强的灭活灭毒作用。

目前医界公认，超氧自由基能够致癌。而唾液中的过氧化物酶是强有力的消毒剂，可以清除有害的自由基，发挥着防癌养生功效。

6. *维护健康长寿* 古人将唾液比作琼浆玉液，说它是生命之水的上源，延年益寿的药物。现代医学发现，由腮腺分泌的腮腺激素，有很好的延缓衰老、葆青春作用，认为它是返老还童的激素。腮腺激素分泌旺盛，血管、皮肤、肌肉的弹性良好，结缔组织功能加强，骨骼、牙齿充实健壮。腮腺激素分泌减少，血管、皮肤的弹性减退，结缔组织活力下降，疲倦乏力，性欲淡漠和骨骼软弱变形等。

据观察报道，注射腮腺激素后，能使人消除疲劳，改善皮肤、血管、软骨的弹性，还能有效地治疗老年变形性关节炎，更年期腰痛，及脊柱过早弯曲等病症。

此外，法国科研人员发现，人类唾液中的一种物质有止痛作用，其止痛效果是吗啡的 6 倍，远远超过吗啡。

由上可知，人体蕴藏着延缓衰老的巨大潜力，建议大家：常饮天池水，留住好青春！

三、唾液的吞咽技巧

唾液的养生保健功用，自古就受到重视与肯定，以下推荐四种吞津方法，供日常应用（可任选一种）。

1. *咀嚼生津法* 进食时细嚼慢咽，让食物与唾液完全混合，摄入一口食物最好能咀嚼 20～30 次，以消除食物中的超氧自由基。养成充分咀嚼慢慢咽的习惯，既可防癌，又可减少疾病，还能延缓衰老，所以有人夸张地说："一嚼值千金！"

此外，还有一种咀嚼干果法，通过咀嚼核桃仁、芝麻、杏仁、红枣之类干果，以促进唾液分泌，并增强牙齿的弹力。说吃干果增寿，其实道理就在吞咽津液加上干果本身的滋养，但要注意适可而止，不可过量！

2. *叩齿生津法* 叩齿是我国传统的养生艺术之一，源远流长，具体方法：首先用清水漱洗一下口腔，口唇轻闭，精神放松，思想集中，其次有节奏地叩击上下牙齿，先叩两侧臼齿 72 次，再叩门齿 72 次，叩闭后用舌尖遍舐牙齿和牙床；接着把在此过程中分泌的大量唾液，当作净水进行漱口（鼓漱）18 次，最后分 3 次将唾液徐徐咽下，并用意念引经下丹田（小腹）。常引此法，可保持牙齿坚固，预防牙病发生，增进食欲。叩齿花费时间不多，每次 5 min 左右即可，一日进行 2 次。常叩齿，身体好，坚持进行，可添活力！

3. *舌舐上腭法* 每日早晨按时静坐闭目，舌抵上腭，调匀呼吸，收敛心神活动，停止任何杂念，然后以舌尖轻舔上腭，片刻后，即口中津液缓慢渗出，待津液满口时，分 3 次慢慢咽下。此法行之日久，可使气血顺畅，百脉调和，祛病抗老。

4. *赤龙搅海法* 因为舌体呈红色，所以将它比喻为赤龙，口腔就是海洋。方法是：口唇微合，用口尖在口内轻轻舔摩齿龈面侧，按从左到右、由上到下的顺序，舔摩 9 圈；然后再用舌尖舔摩外一侧齿龈，按从左到右，由上到下的顺序，舔摩 9 圈。待口中津液充满后，分 3 次咽下。久行此法，可收固齿健胃、祛病轻身之功效。叩齿、动舌伴随着面部肌肉的运动，可减缓面部皱纹的出现，有利于美容。

四、咽津的几点说明

要珍惜唾液。古人提倡的咽津养生法，今日仍然行之有效。口腔中有了唾液，千万不要随意吐出，先贤曾说：“人若终日不唾，则精气长留，颜色不槁。”提示我们爱护唾液就是爱护生命。

咀嚼干果虽能生津，但要看咀嚼什么干果，如咀嚼带壳瓜子，就宜少不宜多，因为吐出的瓜子壳上，必然带有少量唾液，瓜子吃得越多，唾液丢失得越多，实在是得不偿失！

急性感染时暂停咽津养生。上呼吸道感染发热及其他急性炎症如扁桃体炎、牙龈发炎、肺部感染和肠道感染等，均应停止吞津活动，否则非但不能够养生，反而会加重病情。

运动舌体形式不一，作用大致相同。除上述所述，还有几种运舌功法，如赤龙出海（将舌尖伸出口外，舔上下舌唇），赤龙吐信（张口将舌体尽量向外伸出，又尽量缩回口中），鼓漱华池（舌体连同唾液在口中前后、左右伸缩、翻腾），活动的方式虽然多样，但利用津液的养生保健功效基本一致。值得一提的是运舌功的特点，在于能够防止和延缓口舌黏膜、咀嚼肌的萎缩退化，有效地改善老年的味觉迟钝，舌体僵硬及齿舌活动不协调经常咬碎舌头等情况，坚持运舌吞津动作，常有意想不到的效果。

（张志坚）

第四节　静坐保健功的养生效用和练习方法

每日醒来就是动，家务，公务，工作，学习，思考问题，肢动，劳动……人们除睡眠外都处于动态，机体各器官都在满负荷地运行，紧张超过放松，一旦动静失衡，健康就悄悄地离你而去！

古代医家和养生家们，共同认为并经反复实践证明，静坐能使人体阴阳燮理，气血调和，经络疏通，正气充沛，达到改善体质、防病治病的目的。

一、清净的好处

清心静坐能够颐养身心，体现在以下几个方面。

（一）绽放心神智慧

1. 静心为爱打开大门　通过深入的静心，爱就会呈现，静心使你爱，爱使你静心，当你的爱是无条件的，不乞求任何回报，而只是给予，只是无私的奉献，你会变得快乐起来，没有理由的持久快乐，那就是慈悲，慈悲是人类心灵的最高境界。佛陀将慈悲开示为“爱加上静心”。

2. 静心使你安住当下　通过深入的静心，平常心会慢慢呈现，注重当下的生活，寻找当下的快乐，不过高期望着未来，不沉湎辉煌的过去，从期望或沉湎的念虑摆脱出来。以平常心对待生活中的穷达否泰，福至而不傲慢矜夸，祸来而不怨天尤人，一切随遇而安，清醒的认识，当下的生活是最重要的。

3. 静心观照出宽容　通过深入的静心，宽容就会呈现。守住一份宁静，迎来一份自我反省，观照自身，没有压力，没有束缚，不为失败而害羞，不为误知而恐惧，超出自我怪圈，内心升起光明，气度豁达容人，忘记宠辱，忘记恩怨，忘记了生活中的烦恼，剩下的只是自由洒脱！

4. 静心寂虑智慧来　通过深入的静心，让散乱的念虑静止，智慧就会显现。在名的驱使、利的诱惑、欲的满足等因素的干扰下，人们会有贪婪、嫉妒、嗔怒等情绪变化，放下这些蒙蔽觉知的执着，撤走这些阻碍智慧的垃圾，人们就会恢复聪明、智慧，而得到心身的轻松、快乐！所谓：“水静则澄清，人静则神明。”

5. 静心造就不忍而忍　通过深入的静心，会呈现没有丝毫怨恨的忍心。每一次静坐都是一次考验，克服妄念，破除私心，不断磨炼，不断的忍，静心的过程，就是生命的过程，只顾耕耘，不问收获，静心只是手段，健康才是目的，长期的静心，坚持不懈，才能逐步成就生命质量和价值的不断升华！

（二）练就身体健康

1. 降低血压　清心静坐，心平气和，亢盛的阳气会降下来。长期练习静坐能有效舒缓压力，降低交感神经的异常兴奋，减少紧张激素的产生，全身的血管处于舒张状态，有助于血压趋向平稳。日常生活空闲时，将意念放在足底涌泉穴，也有降压作用，但用意不要过重，就像蜻蜓点水那样，不时关照一下即可。

2. 远离疼痛　肩、臂、腿、膝等处的疼痛，可以静坐中得到减轻或解除，方法有三：① 放松紧张情绪，把心放下来。② 减慢呼吸可帮助人们缓解疼痛。③ 把注意力带到痛处，放松疼痛部位，接受并感知疼痛，不排斥痛苦，放走恐惧，让疼痛自由漂浮，一旦熬过这个阶段，脑内啡肽就会大量分泌，脑内啡肽具有强力镇痛作用，于是疼痛就悄然离去，而且心情非常愉快！

2. 改善睡眠　一心清静，万念俱寂，大脑皮层出于保护性抑制状态，皮层功能同步化增强，脑内褪黑色素分泌增多，这种物质既能改善睡眠，减少噩梦，还有助于消减精神压力。只要坚持静坐，完全可以从不寐的困境中解脱出来。

3. 增进食欲　静坐可以澄心，心平则气和，脾胃升降活动正常，促使胃液分泌增加，肠道蠕动有序，食欲增加，大便通畅。耐心静坐，还对因情绪不良引起的不思饮食、脘腹作胀等症状有明显的疗效。

4. 防病抗老　精神压力过重，会使细胞老化，给健康亮起红灯，让人加速衰老。静坐放松，脑内会分泌许多有益激素，会全身舒畅，心生善乐，可有效提高人体的免疫功能，减少疾病。每个人都会面对各种压力，挣脱压力的束缚，是精神放松的最起码的要求，学会静坐放松，付出就有回报——留住青春，延伸生命。

5. 清心　静坐时，大脑得以休息，协调整体功能；随着放松深入，心身宁谧，机体、各脏器的协调活动更加协调有效。所以，静坐不仅能降压、止痛、安神、健胃、养生，还有助于神经衰弱、心脏病、肺结核、慢性肾病等疾病的防治，且对增强耐寒，预防感冒很有好处。

二、清净的方法

静坐的方法很多，大体上有五个方面，即调境、调时、调身、调心、调息，现略述如下。

1. 环境要清静——调境　找一个合适的地方。没有噪声干扰，远离嘈杂喧闹，力求"耳根清净"；室内光线要柔和，太暗、太明都不合适，布置陈设以简单朴实为宜，力求"眼根清净"；空气要流通，周围没有污秽杂物，没有异样刺激性气味，力求"鼻根清净"。

2. 时间要合适——调时　静坐以清晨或睡前为宜。每日静坐时间最好不少于 0.5 h。清晨 3～5 点，正值气血旺盛地流注于肺经，寅时静坐有助于肺气的充沛，肾气的恢复。此时万籁尚寂，没有搅扰，所以养生家都喜好选择此时打坐，尤其适合于慢性肾病的防治。

据报道：人体血液中 17-羟皮质酮在凌晨 4 时开始增加，表明肾上腺皮质功能趋向活跃，但需要一定的酶去激发，而唾液中的某些酶有加速肾的分泌上述物质的作用，因此挑选寅时静坐，可以防止肾脏病。

时间安排必须结合实际情况，身体条件差就不能多做，就清心 0.5 h，能坚持 15 min 也好。时间是挤出来的，贵在坚持不懈，静坐所费的那点时间，是对我们生命的拯救和保健的需要。

3. 形态要舒服——调身

(1) 选好坐姿：平坐在椅子上。体质虚弱不能坐的，平卧亦可静心。平素习惯于盘腿坐的仍旧盘腿静坐。老人或腰腿不容易盘起的人，以平坐为好。

(2) 宽衣松带：脱掉皮鞋，松开裤带、领带、衬衫、扣子，取下手表、眼镜、戒指之类的物品，不让身体部位受到压迫，力求做到"身根清净"。

(3) 坐得舒服：身体端正平坐，双手平放膝上，坐后切忌动摇不定，坐姿不是关键，坐得舒服才是要紧的，因为"形静则神聚，神聚则气生"。

(4) 注意保暖：天气寒冷，座位上最好铺上垫子，既有利于久坐，又防寒保暖。室内空气要流通，但不可迎风而坐。

此外，眼要微闭，稍露一线弱光，眼充分闭合，容易入睡，睡着了便失去了打坐的意义。唇要轻合，舌抵上颚，以利津液的产生。

4. 呼吸要自然——调息　调息是古代养生方法的一种，通过对呼吸的不同调节，使人体进入精满、气足、神旺的理想境地。

调息的基本要求是，全身放松，呼吸缓慢，求自然，不用劲。调息方法很多，现则要介绍如下。

(1) 观照鼻孔呼吸：观照是观察、体验、留意的意思。用心留意鼻孔一来一往的呼吸之气，觉知呼吸的出入口——鼻孔，感知气体的吸进来、呼出去，要保持警觉，不应该发生在无意识状态中，关注着呼吸的唯细唯慢、绵绵若存。随着呼吸相互交替、缓慢进行，头脑会变得安静，心会定下来。继续关照鼻孔呼吸，直到整个身体感觉气息鼓荡，等待自我的消失。

(2) 观照腹部呼吸：把注意力集中于脐下三寸横指的部位，这个位置便是丹田，如觉得难以操作，就观照腹部的起伏，吸气时你的腹部开始隆起，呼气时你的腹部恢复原状。觉知腹部的隆起和回落，只要关注自己的一呼一吸，上下起落就可以了。不断地观照呼吸，你会觉知自己和气融在一起。唯有你的气的吸入和呼出才是你的世界，气的吸入是新生，气的呼出是死亡，观照呼吸中的空隙，生命就在一呼一吸之间。

(3) 观照数息：息是指用鼻进行的呼吸，一呼一吸谓之息。养成一个良好的呼吸习惯，会令你受益匪浅。全身放松，放松了呼吸才能平稳。"数息"就是数呼吸。注意鼻孔的呼吸及呼吸的次数，简称"观照数息"。一般要求静心默数 360 息(周天数)，但实行起来比较困难，易为杂念打断。可行的方法是，以 10 为单位，从 1 数至 10，再从 1 数至 10，如此循环默数，收效较好。

用鼻进行自然呼吸，不可出入有声、用力过大，不要故意憋气，憋气是难受的。鼻息要缓慢自然，功夫深了呼吸还会逐渐细缓深长；层次高了，呼吸就绵绵若存若亡。不断观照默数，数着数着就忘掉了数字，忘掉了呼吸，大脑一无杂念，但仍有觉知，觉知全身毛孔开合。气息出入，上下浑然一体，全身气血流畅，忘掉了身体的存在。等待的那个伟大时刻到了——进入了静心之门。可见，呼吸是精心的桥梁，你将获得新生。所谓"轻盈悠然呼吸中，祛病强身天地宽"。

以上三种调息方法，可以任选一种，或兼习两种，没有严格限制。但要记住，方法宜精不宜博，掌握一种方法足够了，一通百通嘛！

5. 精神要内守——调心　中医学经典《内经》提到"恬惔虚无，真气从之，精神内守，病安从来"。说的是只要心地清静，精神安神，没有欲念困惑，就能真气充沛，健康无病。突出了养生的关键是"调心"。

后世的任何静坐方法，气功流派，都是围绕"恬惔虚无，精神内守"展开的。

(1) 静心的要求：观照在睡眠与清醒之间。怎样做到入静呢？其一是形体舒静；其二清心寡欲，停止散乱的念虑，给自己的精神减压；其三，使神志处于清醒和睡眠的中间状态。在睡而未眠，而醒已在消失的时刻，就像河里的水，波平如镜，水清见底，照见天上的月影，光亮耀眼，于是灵感产生，往往有明智的抉择，精确的判断，伴随着免疫功能的提高，身体素质的改善。必须指出，静心不是刻意追求就能得来的，只顾耕耘，不问收获，只要你辛苦耕耘，迟早会有静心的收获。

入静的方法不论是坐功、静功，其实都是放松入静，忘我无为进入一种深层意识状态，但是要让思想静下来，确实不是一件容易的事，建议从以下几个方面入手。

1) 练功先练人：练功重在磨性，学功先学做人，修性的核心是修德，人若不做好事，静功是练不成的。① 走在开心的大道上。② 不要伤害他人：注意日常生活中的养德，不违法乱纪，尊敬长辈，关爱弱小，不阳奉阴违，不说谎话，诚实为人。③ 要助人为乐：要开心就要会给予，会施舍，而且施舍不求回报，不分对象，当我们关爱他人，给予别人开心时，自己的心情也一定很开心。④ 原谅他人、反省自己：宽容待人，对待伤害过自己的人不可斤斤计较，否则每一次想到那人，等于再一次被伤害。反省要与日常工作和生活结合起来，忏悔完之后，就得放下担子，不要老挂在心上。⑤ 一路欢快不断找笑。知足常乐。每日入睡前，回想一天来值得庆幸的事，凡事多往好的方面想，身在福中要知福，父母、亲人、健康是福，合家平安是福……拥有一颗感恩的心，快乐就无所不在。⑥ 心平气和，喜乐自生：快乐的人做事常留有余地，清晨起来提醒自己，不要说抱怨的话，快乐比什么都重要。快乐有个方程式，快乐等于物质数量除以欲望，快乐与物质数量成正比，与欲望成反比，欲望越小，人生越幸福，欲望越大，人生越不快乐。心理平衡气血和，于是态度和蔼，心底充满喜乐爱。⑦ 快乐的微笑值千金：苏联生理学家巴甫洛夫说过："忧愁悲伤能损坏身体，从而为各种疾病打开方便之门，可是愉快能使你生活更加充实，能使你的体质发展和增强。""药物中最好的就是愉快和欢笑。"快乐的微笑不仅具有医疗功能，还是给家庭带来幸福、友好的信号，给失意带来鼓励和光明。热爱生活，关护生命，就得自己去寻找快乐，感受快乐！

2）建树三个基本条件：练习静坐必须建立、具备三个基本条件。

首先树立信心：相信静心能够强身防病，相信经过努力这个愿望能够实现，有句名言说得对，有个相信的开始，等于成功的一半。

其次下定决心：信念愈足，决心愈大。爱因斯坦曾说："人类所能做和所想的一切，都关系到要满足迫切的需要和减轻痛苦。"为了工作出色，生活幸福，必须拥有健康的体魄，于是静心养生，要达到这一目的，就得付出，要下决心抽出一定时间，排除下杂念，让心灵超越肉体的欲望。

最后还得持有恒心：不急不躁地持之以恒，你可以渴望，但不能急躁，因为欲速则不达，一切事都需要时间，需要有个过程，没有坚定不移恒心的人，是什么事也做不成的。"三天打鱼，两天晒网"是绝不会有大收获的。功到自然成，静心只会发生在持之以恒不求结果的人身上。

只有真正树立了具备了信心、决心和恒心，才能早日入静。

（2）放下心来便是静心：人生道路上不如意事常有八九，如晋升加薪、子女升学、人际关系、生老病死等问题，这些问题处理不好，往往会影响身心健康。这些问题的解决，要不看结果，要不看过程，所谓过程，就是你该做的做了，该努力的已经努力了，不管你的努力是否成功，都不要有失落感，因为，结果不是你说了算的，而有些不是单靠个人力量所能达到的。要拿得起放得下，不要沉迷于渴望、欲念、贪求、名利得失，放下心来便是静心，放下心来便是悟！

6. 静坐收工　感觉该收工了，就意念一下我要收工了。然后轻松、和缓地呼吸 10 次；互搓双手互热，以手掌按摩面部 4～5 次；双手握拳，轻轻敲打胸部、大腿；站起来活动活动下肢。即可恢复身体正常活动。

三、清静的注意事项

(1) 要恪守“多知为败”原则。清心静坐可以选择一种或两种方法，恪守“多知为败”“多求为败”原则，只要能帮助你取得宁静就是好方法，方法越简单越好，越真切，所谓“大道至简”。

(2) 掌握两个“三七开”。即动静“三七开”和修炼“三七开”。① 动静三七开：活动锻炼和静坐清心的时间分配上要“动三静七”，静坐时间不得少于 70%，配合 30%的活动锻炼。静坐时间过长，气血运行不畅，不利于养生延年，活动时间过长，消耗体能过多，违背保健要求。② 修炼“三七开”：“三七炼”是按时进行调心、调息、调身锻炼。“七分修”是在日常生活中，要广结人缘，磨炼心性，对一切外在事物保持波澜不惊，在平凡中求证不平凡的人格。

(3) 情绪波动激烈时，不宜静坐。一定要等待情绪稳定下来后才坐，否则草草坐下来，心像奔马，杂念丛生，是不会取得静心效果的。

(4) 娱乐活动宜少不宜多。为了保持心境平静，尽可能减少参加或不参加竞争性活动，如打麻将、玩扑克、参加舞会、观看武打格斗等，这类活动兴奋、恼怒、焦急，严重地干扰静心者的“六根清净”。

(5) 不要排斥医药治疗。有病就得治疗，该吃药就吃药，该打针就打针。认为只要练好静坐，就可以治愈疾病或不生疾病的看法是片面的，疾病的痊愈和健康的保持，有赖于多种因素的综合，有病不要硬撑，应该及时治疗。

(6) 素食易于静心。素食者血液中血清素含量较高，心神易于安定；血液偏于弱碱性，血管壁胆固醇积累较少，肌肉容易放松；血液黏度低，血行流畅，呼吸较平稳。

肉食者血清素含量低，氨基酸含量高，性情暴躁，易于激动，心神定不下来；血液偏于酸性，血脂含量高，肌肉易于疲劳，难以放松，血液黏度增高，血行不畅，练功时呼吸较快。

总之，素食对清心静坐很有帮助，但不必完全断绝，建议掌握“以素为主，配合少量荤食”的饮食原则。倘系生下来就嗜荤，或者完全肉食者，以练习动功为好，不适合清心静坐。

(7) 以下情况暂停静坐。风雨交加，雷鸣闪动时不宜练功；过饱、过饥时不应练功；过度劳累时不宜练功；性生活不宜马上练功，间隔 1～2 时再上座入静。为的是保护机体，减少伤害。

(8) 时间是挤出来的——行住坐卧，不离这个。清代养生大家黄元吉要求门徒习静时“行住坐卧，不离这个”。不离这个就是时时观照，观照也可理解为关注觉知。淡淡的观照身体上的某一点、某一个空间、某一部位，这样不仅可以减少能量的消耗，而且会促进能量储备，时日优化生命。观照部位是次要的，观照才是主要的，观照可以节能减耗。人生谁能离开行住坐卧，善于在日常生活中养生，观照自身，既方便又实用，这就是静心，就这么简单。

工余闲暇时，漫步在静静的小道上，放下包袱静静地呼吸吐纳，你会感到真我的回复。每日傍晚时分，望夕阳西下的天空，彩霞慢飘，倦鸟返飞，轻轻地习练调息，抛却世俗的庸碌烦恼，身心会慢慢安静下来。无论工作多忙，睡前都应打坐静心，放松自己，可以驱散生活中的躁动之气，让人神清气爽，换来明日的朝气蓬勃，快乐工作！选个晴朗的天气，寻间幽静的茶室，泡一壶清茶，临窗慢慢品尝，放下牵挂、执着，你会觉得心胸开朗，一身自在。

付出就有回报，天天挤点时间静心，你会获得身心健康！活得洒脱与幸福！

（赵敏）

第十章　常见疾病的生活调理

第一节　急 性 肾 炎

急性肾小球肾炎简称急性肾炎。以起病急、血尿、蛋白尿、水肿和高血压为主要表现，并可有一过性氮质血症的一组疾病。儿童多见，男性多于女性，由于多发生于链球菌感染后，所以又称为链球菌感染后急性肾小球肾炎。其他细菌、病毒等也可能引起。该病虽有自发缓解趋向，但目前尚无特殊疗法，除药物治疗及休息外，自我调理也很重要。

一、生 活 调 理

1. 卧床休息　一般起病1～2周不论病情轻重均应卧床休息，卧床休息能够改善肾血流量和减少并发症的发生。水肿消退、肉眼血尿消失、血压接近正常后，即可下床室内活动或到户外散步。红细胞沉降率正常时可恢复上学，但应避免剧烈活动。1年后可正常活动。

2. 预防呼吸道感染　本病是一种自限性疾病，强调控制患儿活动是控制疾病进展的主要措施，尤其是前2周，急性肾小球肾炎虽然90%以上能治愈，但若不注意预防感染，也会转为慢性肾小球肾炎。经常锻炼身体，增强体质，避免上呼吸道感染，主要是链球菌感染，是预防的关键，如患扁桃体炎等疾患时要进行及时彻底的治疗，并定期门诊随诊，定期查尿常规。

3. 保持皮肤清洁、预防皮肤感染　急性肾炎患者机体抵抗力降低，易发生感染，常见感染有疖、痈、蜂窝织炎等。患者皮肤抵抗力低，弹性逐渐丧失，容易损伤和感染。因此，需要加强皮肤的清洁护理，宜勤擦洗，勤换衣服，并保持床单清洁干净，增强皮肤的抵抗力，保持被褥干燥、平整，预防褥疮发生。即使是急性肾炎恢复期也应注意预防皮肤感染，防止感染导致肾炎复发，所以有疖、痈、蜂窝织炎等皮肤感染时要进行及时彻底的治疗。

二、精 神 调 理

1. 重视疾病，切莫焦虑　小孩患肾炎，患儿家长难免会紧张、焦虑，殊不知若调护得当，急性肾小球肾炎90%以上能治愈，基本不转为慢性，故没有必要紧张、焦虑；且家长的紧张焦虑情绪，易使患儿受到暗示，使患儿不能配合治疗，所以家长在思想上要重视，但切忌焦虑。

2. 患儿应配合治疗　爱哭闹、好动、不愿吃药打针是儿童、青少年的天性。针对这种情况家长应耐心向患儿解释，让患儿树立战胜疾病的信心，积极配合护理治疗。

三、饮食调理

1. 食养原则　急性肾炎饮食疗法的基本原则是"忌食发物、低盐、低蛋白、高热量、控制水分的摄入"。

(1) 限制蛋白质：急性肾小球肾炎发病3～6日，肾小球滤过率下降，会产生一过性的氮质血症，因此应限制蛋白质饮食，在限制的范围内应设法选食优质蛋白质食物，如牛奶、鸡蛋、瘦肉、鱼等。当病情好转，尿量增多时，每日尿量>1 000 ml，可开始逐渐增加蛋白质量，但每日不得超过0.8 g/kg体重，低蛋白饮食，每日蛋白质应在30～40 g，每千克体重0.5 g以下。待病情稳定2～3个月后，才可逐步恢复正常量。

(2) 低盐低钠饮食：有水肿和高血压的患者应采用低盐，无盐或低钠膳食。低盐膳食一般每日用食盐小于3 g或酱油10～15 ml，凡含盐多的食品均应避免食用，如咸菜、泡菜、咸蛋、松花蛋、腌肉、海味、咸面、挂面等。无盐饮食是烹调时不加食盐和酱油。除上述含盐较多的食品应避免食用外，可用糖、醋、芝麻酱、番茄酱来调味。低钠膳食是除烹调时不加食盐和酱油以外，凡含钠高的食品及蔬菜也应限制，如用发酵粉或碱制作的馒头、糕点、饼干、挂面等，蔬菜中凡含钠100 mg/100 g以上者均应填用，全日膳食中含钠最好不超过500 mg。

(3) 限制高钾食物：当出现少尿、无尿或血钾升高时，应限制含钾丰富的蔬菜及水果，如黄豆芽、韭菜、青蒜、芹菜、菜花、香椿、菠菜、冬笋、春笋、百合、干红枣、鲜蘑菇、紫菜、榨菜、川冬菜、玉兰片、冬菇、杏、藕、高粱、玉米、扁豆、番茄、丝瓜、苦瓜等。

(4) 限制入液量：应根据每日的尿量多少来控制入液量。一般的补充方法是除补充前一日排出尿量以外，再多摄入液体500～1 000 ml。如果尿量少或伴有水肿者，每日摄入的液体量应不超过1 000 ml。

(5) 供给适量热能和脂肪：急性肾小球肾炎的患者应卧床休息，但热能不要过高，脂肪的含量不宜多，成人每日105～126 kJ(25～30 kcal/kg体重)。能量的主要来源淀粉和脂肪约占总能量的90%以上。应多食用含不饱和脂肪酸丰富的油脂类，也就是说以植物油为主。

(6) 供给充足的维生素：由于限制含钾较多的食物，摄入的蔬菜和水果就要减少，维生素的摄入明显减少，容易造成维生素缺乏症，应补充各种维生素制剂，尤其维生素C对抗过敏反应有利，每日不应少于300 mg。

2. 食疗方法

(1) 淡菜皮蛋粥

[用料]　淡菜30 g，皮蛋1只，大米80 g。

[制作服法] 淡菜 30 g 洗净切碎、皮蛋 1 只剥壳后切成小块，与淘过的大米同置锅中煲粥，粥成即可食之。

[功效] 去火除烦，滋肾降压，利尿消肿。

[适应证] 急性肾炎，证属肝肾不足，虚火上冲者，症见眼睑及下肢水肿、头痛、头晕，视物模糊，手足心热、口渴、心烦、耳鸣，舌质偏红，苔薄少。

(2) 鲜白茅根饮

[用料] 鲜白茅根 50 g，玉米须 50 g。

[制作服法] 将白茅根、玉米洗净后用水煎汁，或单味白茅根 60 g 煎水。代茶饮，每日 3～5 次。

[功效] 清热解毒，利尿消肿。

[适应证] 急性肾炎颜面水肿，恶寒发热，小便不利。

(3) 葱白灯心丝瓜汤

[用料] 葱白 3 根，丝瓜 150～200 g，灯心草 50 g。

[制作服法] 用灯心草 50 g，葱白 3 根，丝瓜 150～200 g(洗净切成小块)，加水 3 碗煎至碗半。

[功效] 清热解毒，通阳利水，降压。

[适应证] 急性肾炎水肿明显，心烦，尿短赤，形寒怕冷。

[说明] 葱白性温，味辛，有通阳利水之功。灯心草性寒，味甘淡，功能清心降火、利尿通淋。丝瓜性凉，味甘，能清热解毒。

(4) 鲫鱼蒸砂仁

[用料] 鲫鱼 1 尾 100～200 g，砂仁 6 g，甘草末 3 g。

[制作服法] 用鲫鱼 1 尾 100～200 g，去鳃，除脏、洗净。先用豆油将砂仁 6 g、甘草末 3 g 炒熟拌匀，纳入鱼腹，用线缚扎，隔水蒸烂后，食肉喝汤。

[功效] 健脾益胃，利水消肿。

[适应证] 急性肾炎脾胃虚弱、脾虚水肿证，症见水肿、纳差、腹胀、尿少。

(5) 赤小豆煲鸡

[用料] 赤小豆 60 g，母鸡肉 500 g。

[制作服法] 用赤小豆 60 g，母鸡肉 500 g 煲烂，食之。

[功效] 强身滋补，利尿消肿，解毒。

[适应证] 急性肾炎气虚水肿，症见水肿、乏力。

(6) 赤小豆煲乌鱼

[用料] 乌鱼 1 尾重 250～500 g，赤小豆 60 g，葱头 5 g。

[制作服法] 新鲜乌鱼 1 尾 250～500 g，去鳃和内脏，赤小豆 60 g，加葱头 5 根和水，煲汤服食，不加盐佐餐食。另一制作法：将乌鱼剖腹，去内什留鳞，取赤小豆填入鱼腹，用厚粗纸包裹数层，以铜或铁丝缚牢，放清水中浸至内外湿透，置炭火中煨热，取出淡食，分数次 1 日内服完，每日 1 条，连吃数日。

［功效］ 健脾,清热,和胃,利尿,消肿解毒。

［适应证］ 急性肾炎脾虚胃热之水肿。

(7) 玉米须茶

［用料］ 玉米须 50 g。

［制作服法］ 用玉米须 50 g,水 300 ml 煎取汁。

［功效］ 利水消肿。

［适应证］ 急性肾炎水肿明显者。

(8) 三皮饮

［用料］ 冬瓜皮、西瓜皮、葫芦皮各 50 g。

［制作服法］ 冬瓜皮、西瓜皮、葫芦皮等量,水煎取汁。

［功效］ 淡渗利湿,利水消肿。

［适应证］ 急性肾炎水湿壅盛证,症见周身水肿、口黏、口腻、苔白。

(9) 三豆饮

［用料］ 绿豆、黑大豆、赤小豆各 50 g。

［制作服法］ 上述用量水煎至豆粒开花,喝汤。

［功效］ 清热利湿,排尿消肿。

［适应证］ 急性肾炎湿热内蕴证,症见周身肿,皮色光亮,舌质红,苔黄腻,脉滑。

(10) 赤小豆冬瓜煲生鱼

［用料］ 新鲜生鱼(即黑鱼)一条,冬瓜带嫩皮 500 g,赤小豆 6 g,加葱头 5 根。

［制作服法］ 新鲜生鱼(即黑鱼)一条,100～200 g,去鱼鳞和内脏,冬瓜带嫩皮 500 g,赤小豆 6 g,加葱头 5 根,清水适量,不加盐,煲汤服食。

［功效］ 健脾利水,排尿消肿,纠正低蛋白血症。

［适应证］ 脾虚水肿重者,症见水肿、乏力、腹胀、纳差、尿少。

(11) 白茯苓粥

［用料］ 白茯苓 15 g,粳米 100 g。

［制作服法］ 白茯苓汤 15 g,粳米 100 g,胡椒粉、盐、味精少许。先淘洗干净粳米,与茯苓同放入锅内,加水适量,用武火煮沸后,转用文火烧至米烂,再加味精、盐、胡椒粉。

［功效］ 健脾利水。

［适应证］ 急性肾炎脾虚水肿,症见水肿、纳差、乏力、舌淡红、苔薄白、脉细。

(12) 黄芪茯苓鲤鱼汤

［用料］ 鲤鱼一条,重 500 g,黄芪 25 g,白术 15 g,茯苓 15 g,砂仁 5 g,生姜皮 5 g,苏叶 5 g,陈皮 10 g。

［制作服法］ 上述用量加水适量,同熬,取文火久煎,少加盐调味,服汤。

［功效］ 补气健脾,利水消肿,增加血浆蛋白。

［适应证］ 急性肾炎气虚水肿者,症见颜面水肿、下肢肿、神疲乏力、气短、纳差、腹

胀、便溏。

四、注意事项

(1) 预防感染：本病是一种自限性疾病，强调控制患儿活动是控制疾病进展的主要措施，尤其是前2周。经常锻炼身体，增强体质，避免上呼吸道感染，主要是链球菌感染，是预防的关键，如患扁桃体炎、皮肤感染等疾患时要进行及时彻底的治疗，并定期门诊随诊，定期查尿常规。

(2) 定期门诊随诊：当临床症状消失后，蛋白尿、血尿等可能仍然存在，故应定期随访，监测病情。

(3) 忌发物：禁食辛辣食物，如酒、葱、韭、大蒜、辣椒等，禁食海腥、虾、蟹、羊肉。

(4) 注意个人卫生，按医嘱坚持肾炎饮食和药物治疗，定期复查。避免应用对肾脏有损害的药物，适当参加体育锻炼，增强机体抵抗力，利于身体的恢复和健康。

(5) 家长的配合：急性肾小球肾炎，虽痊愈率高达90%以上，但治疗与休息不佳往往可以转为慢性。家长的情绪，将会直接影响患儿的情绪，没有家长积极主动的配合，是无法对患儿进行有效的治疗。家长有一个正确的认识，稳定的情绪，减少对患儿的不良诱导和暗示。

（张玲）

第二节 慢性肾炎

目前我国肾脏病患者人数呈逐年上升趋势，据不完全统计约有8 000多万人，每年用于防治肾脏病的费用高达200多亿。为什么肾脏病发病率在逐年升高呢？一个重大原因与患者平时的不良生活习性和对健康的不重视有关；其次是生了肾脏病后不知如何摄生调理。当然，诸如环境污染、工作压力等因素，也都会对肾脏造成伤害。

一旦生了肾脏病，不必惊慌失措，只要在思想上有足够的重视，认真治疗，关注生活调养，积极保护好肾脏，肾脏病就会远离我们。

一、生活调理

1. 冷暖适宜　注意气候的寒暖变化，及时增减衣服以适应外界，保护自身。秋冬寒冷季节，更应注意保暖，外出要戴口罩，这段时间里慢性肾炎病情加重，肾衰者肾功能恶化，都远远超过其他季节，原因是低温使血管收缩，血压上升，尿量减少，血液凝固力变强，容易损害肾脏功能。初春时令，气温尚低，要当心保暖腰部，外出要戴口罩，以免风寒侵袭，使肾脏受损。暑热天气，不宜过于贪凉，防止凉风直接吹向身体，避免外邪伤人，以保持肾脏的血液循环良好，维护机体的防御能力。少去公共场所，防止接触感染，减少外感疾病的发生，以利肾病的康复。

2. *劳逸结合* 生活要有规律，避免过度劳累，放慢快节奏的生活，以保持良好的体质。劳累过度会使机体免疫功能减弱，容易感染发病。

慢性肾炎需要休息，休息可以增加重要脏器（包括肾脏）的血液供应，减轻身体负荷，有利于健康恢复。倘若出现：下肢水肿，按之凹陷，或水肿蔓延全身，甚至兼有胸水、腹水；水肿而有心慌、胸闷气短，可能有心力衰竭时；咳嗽、痰多、气急，肺部有感染时；血压升高，并有头痛、头晕时；尿量明显减少，每日排尿量在 500 ml 左右，或出现肉眼血尿；血生化检验异常，血尿素氮、尿酸、肌酐明显升高，表示肾功能不良时。凡出现上述一种情况，都应卧床休息，或住院治疗。

慢性肾炎仅有轻度水肿，如晨起睑浮，或水肿局限于踝部，不必卧床休息，不要经常以卧床作消遣。对于体质虚弱者，虽以静养为主，但也应在室内或床上做内养功、放松功等保健活动。

慢性肾炎水肿消退，血压恢复正常，尿蛋白减少，尿中红细胞、管型消失，肾功能基本正常时，可恢复日常轻工作。

另一方面也应作适当的运动，如做广播操、打太极拳，早晚在户外散步，呼吸新鲜空气，可增强血液循环，改善体质。但要严格掌握一个度，运动量以微汗出为适度，以不感疲劳为原则，切不可剧烈运动，如跑步、打球之类。长时间、出大汗的运动，对肾病是有害的。

3. *注意卫生* 肾脏患者发生呼吸道感染、肠道感染时，尿蛋白或血尿常见加剧，症状多有加重，有时还促使肾功能下降，所以平时要认真注意预防，从居室环境和个人卫生等方面入手。

(1) 卧室要适宜：保证室内清洁卫生，居室环境要定期清扫，避免接触尘螨，消灭蚊蝇，防止传染病的播散。安静的环境有助于患者修养，噪声的刺激常使人心烦意乱，要设法减轻或消除一切杂音。要经常通风换气，使室内秽浊之气，及时排除屋外，通风时要根据季节的变化而有所差异；切忌对流风直接吹向患者。尽量避免去超市、影院等人多嘈杂、空气污浊或封闭等场所。

控制室内的温、湿度。室内温度以 18～20℃为宜，湿度一般保持在 50%～60%。还应按气候不同，病症差异而予以调节，如阳虚患者多寒而偏湿，湿度宜低，温度应偏高些；阴虚患者多热而偏燥，湿度宜高，温度可略低些。

居处光线要适宜，一般室内要求阳光充足，使患者感到舒适愉快，但不宜让阳光直接照射患者的头面部。此外，阴虚患者不要多晒太阳。

(2) 床位安置好：床位安置应根据肾病性质不同而定，如肾阳亏虚者多见畏寒怕冷，卧床应安置在向阳温暖的室内，使患者感到温暖、舒适；肾阴不足者，多见恶热喜凉，床位应放在背阴凉快的房间，让患者感到清凉舒爽。

(3) 个人讲卫生：保持口腔清洁，进食以后，要用清水漱口，将口腔、齿缝、咽部漱洗干净，避免食物残渣匿藏，增加细菌感染的机会。

勤晒被褥，人体每日排出 0.5～1 kg 的汗水，睡觉可使被褥受潮，经常翻晒被褥，可让太阳光中的紫外线把细菌、病毒杀死，并除去水分湿气，这对预防感冒很有好处。

注意皮肤的清洁卫生。勤洗澡换衣，勤剪指甲、理发，保持皮肤清洁。皮肤受汗液浸渍，最易招致细菌和真菌的感染，引起毛囊炎、脓疱疮、体癣等，因此适当清洗，非常重要，但清洗动作要轻柔，防止损伤皮肤。慢性肾炎外感发热时或水肿严重者，不应洗澡；肾性高血压、高压达 180 mmHg 时，也不宜洗澡，以免发生意外。

女性，尤其是老年患者，要保持会阴部的清洁，避免因感染而加重病情。

4. *睡眠充足*　充足的睡眠是维持健康的基本条件之一，睡眠不足是养生之大患，睡不好，催人老！肾脏病患者更要注重睡眠，良好的睡眠不仅可以消除疲劳，而且能让更多的血液回流肾脏，有利于肾单位的修复、肾功能的改善。

要想睡得好，建议从以下几点做起：养成定时睡眠的良好习惯；睡眠环境要安静；睡前不要喝咖啡、茶水及含酒精饮料；临睡不吃食物；睡前可用温水泡脚（或配合按摩涌泉穴），以帮助睡眠。安定情绪，放下工作，忘掉一切烦恼，以利入睡。不要轻易使用镇静催眠药，以免成瘾伤身。

5. *远离烟酒*　烟草中所含的尼古丁，对中枢神经系统有强烈刺激和麻醉作用，吸烟时产生的一氧化碳和有毒烟雾，严重削弱红细胞的携氧能力，伤害动脉血管，间接伤害肾脏组织，关爱肾脏，请勿吸烟！

长期大量饮酒会损害健康的脑组织，容易出现精神障碍，造成家庭和社会的不安；还会引起酒精性肝硬化、脂肪肝……对肾脏的损害更不容忽视，会诱发前列腺炎加重病情；会继发性功能障碍以致性欲低下，甚至阳痿；会伤害精子，影响优生优育。建议：慢性肾炎患者不要喝酒，伴有高血压者一定要戒酒。当然在特殊情况下，喝一点红葡萄酒未尝不可，“一点”以控制在 50 ml 为准，不要任性犯戒！

6. *节欲保精*　精、气、神乃人体之三宝。节欲为了保精，保精可以强身。得了慢性肾炎更要保精。一般每周可以过正常夫妻生活，但以不出现疲劳为度，倘见严重的蛋白尿、血尿，或血压明显增高者，应暂停性生活。

如果病情活动，有明显的症状体征时，尿蛋白中等以上时，则不宜结婚，待病情基本控制稳定后再进行。女性患者应注意清洁和避孕。

二、精神调理

应该从“一种精神”“三个要”方面努力。

（一）“一种精神”

首先要保持一种愉悦的精神。调理好精神，对帮你治好肾脏病非常重要。快快乐乐过好每一日，不论财富、年龄，快乐人生才能体现生活的高质量。

人生道路上，哪有不受挫折的，工作竞争激烈，生活压力较大，只要振奋精神，勇于迎战，没有过不去的坎。

生了肾病，应积极面对，要愉快地生活、就医，培养抗挫折能力。愉悦的精神可以提高自身的抗病能力，有利于疾病的改善和康复；而紧张、激动、忧郁的情绪，会引起血管紧张，小动脉异常收缩，极易损害肾脏组织，导致免疫功能下降，使病情向负面发展。

（二）“三个要”

其次应做到三个要：

1. *要关爱自己* 要爱护自己，爱护自己的肾脏。发现小便异常，就得积极医治，不要马大哈、无所谓，早发现，早治疗，有利于缓解病情，避免高度发展。

爱护肾脏不要乱吃药，若有身体不适时，应把肾炎病史告诉医生，尽量选用对肾脏损害小的药物，大忌自作聪明对症服药，以免药物伤肾。

留意自己的病情变化，定期测量血压，发现血压升高，应及时服药；保持小便通畅，发生小便不利时，应适量多饮水，以助排泄，并在医生指导下用药；及时控制感染，发生呼吸道感染、肠道感染，或尿道感染时，要马上就医治疗。

2. *要充满信心* 要相信自己能够战胜疾病，只有自己才是最好的医生。信心可以增强人的内在精神力量，激发人体自身的生理调控机制，从而摆脱疾病的苦恼，迈向可贵的健康。

不要跟着诱人的广告走，不要听信偏方，目前还没有哪一种药物能在短期内治愈肾脏病的。所有包治肾病的广告、宣传，都是坑害患者的谎言、骗局！

认准一个有资质的医生，并配合治疗，以保证治疗的系统性。频繁更换医生，造成医疗方案的多变，只会耽误治疗时机。

要相信医学科学，千万不可弃医求神，迷信巫婆神汉，急功近利利何在，结果害得是自己！

3. *要持久防治* 慢性肾炎病程长、反复多，要持久的调养预防，坚持治疗，不要轻言放弃，坚持就是胜利。医者在辨治无误的前提下，要守法守方，不可随意变换。患者不要认为医生用药老一套，是不负责任，期望短时间内就取得疗效是不切实际的。而不规则的医治，也是会耽误病情的。有耐心地、坚持服用一段时间的拟定方药，才是奏效的上策。

培养愉快的精神，拥有良好的心态，可以助你治好肾脏病，取得令人满意的疗效。作为家属应给予患者更多的关心、安慰，鼓励患者以乐观愉快的心情对待疾病。

三、饮食调理

饮食调理对控制慢性肾病的病情很有帮助。合理的饮食调养可以减少体内代谢废物的积聚，改善临床症状，又不会导致营养不良的发生。

1. 食养要点 原则上要求吃清淡饮食，以利健康恢复，即不要太油腻、太咸、吃过多的动物性食物和烟熏食物，更不要吃不干净、不卫生、未煮熟的食物，以免引起胃肠道感染。

具体的可从以下几点来调节饮食、控制病情。

(1) 低蛋白饮食：慢性肾炎一般都有低蛋白血症，需要适当的补充。可是高蛋白饮食会加重肾小球的硬化，加重肾小管的损伤。而低蛋白的饮食可以降低肾小球内高压，高灌注和高滤过状态，延缓肾小球的硬化和肾功能的减退，有助于减少尿蛋白质的流失。

低蛋白饮食如何掌握呢？蛋白的摄入量应控制在每日、每千克体重 0.8 g 左右为宜。以体重 60 kg 为例，每日需要摄入的蛋白质总量为 48 g(不得超过 60 g)。其中 60%以上应为优质蛋白，如牛奶、鸡蛋、鱼肉、瘦肉等，相当于牛奶 1 袋(250 ml)、鸡蛋 1 只、精肉 50 g、鱼肉 100 g、米面 300 g。加上适量的含蛋白质低的食物如白菜、卷心菜、番茄、菠菜、瓜类等。

不要以为限制蛋白膳食，就是不吃鸡蛋，不吃鱼，或不吃肉，这是错误的，因为过分的限制蛋白的摄入，很难纠正患者营养不良和高度水肿。一般情况下，保证每日每千克体重摄取 0.8 g 蛋白质就不容易发生营养不良。

条件许可的话，在进行低蛋白饮食的同时可加用复方 α 酮酸片，能减少蛋白尿，保护肾脏功能。

(2) 充足的碳水化合物：碳水化合物是人体热量之源，主要来自植物性食物，如谷类、薯类、豆类等。每日膳食中热量的一半以上是由粮食提供的。

慢性肾炎患者由于限制蛋白质的摄入，热能主要由碳水化合物供给，充足的热能供给可减少蛋白质的消耗，减轻肾脏的负担，使摄入的少量蛋白质完全用于组织的修复和生长。为保证患者的热能摄入，应用一些热量高而蛋白质含量低的食品做热量来源，如土豆、红薯、山药、南瓜、粉丝、粉皮、藕粉等，其他如甘蔗、甜水果，也可适量取食。罐头水果添加了糖分，热量比新鲜水果高，可作为辅助饮料。

1 g 碳水化合物约能够提供 4 kcal 的热量，以 60 kg 患者为例，每日热量需求为 30～35 cal/kg，其中碳水化合物提供的热量应在 1 半以上，需进食米面 300 g 左右，如果食用过量碳水化合物，多余的热量将会转化成脂肪，对病情很为不利。故高血脂、肥胖、血糖偏高的患者应避免进食过量的碳水化合物。

(3) 注意脂肪的摄入：慢性肾病患者要少进饱和脂肪酸和胆固醇含量高的食物，进食过多易引起高三酰甘油及胆固醇血症。肾病综合征合并有高脂血症，或已服激素，更要严格控制高脂饮食，以减缓肾病的进展。

动物性脂肪(猪油、鸡油、牛油)含有 50%以上饱和脂肪酸及多量胆固醇。植物性脂肪(花生油、豆油、葵花籽油、玉米胚油、芝麻油)含有单元和多元不饱和脂肪酸。故慢性肾病患者应食用植物油脂(椰子油、棕榈油除外)，不宜食用动物油脂(深海鱼脂除外)。不过植物油的摄取也应适度，不是越多越好，一般每日应控制在 30 ml 为宜。

(4) 限制钠盐：盐的摄入量应根据水肿和血压的情况而定。慢性肾炎患者若无明显水肿和高血压，每日可补充 3～5 g 食盐。如果有水肿、血压升高，应采用低盐饮食，每日要控制在 3 g 以下。

味精、酱油及各种酱料均应少食；避免选用高盐分的食品，如腌鱼、咸肉、榨菜、咸菜等；市售代盐、无盐酱油含大量钾盐，肾病患者不宜使用。

慢性肾炎患者要限盐，不是绝对的“忌盐”“禁盐”，长期禁盐不仅起不到缓解病情的作用，反而会引致许多脏器功能下降，使病情迁延，影响恢复。

(5) 补充维生素：维生素参与人体的新陈代谢，为生命活动所必需，应予以充分供给。要进食富含维生素 A、B 族维生素及维生素 C 的食物，如新鲜蔬菜和水果，以防维生素的缺乏。油菜、西红柿、草莓、柑橘含有丰富的维生素 C；胡萝卜、小白菜、菠菜、奶类、蛋类富含维生素 A；糙米、花生、蛋、蔬菜中，B 族维生素含量丰富。

(6) 适量饮水：肾病患者可以适量饮水，一般不加限制；如果伴有明显水肿，少尿症状时，就应控制饮水量，每日约 1 000 ml。

计算每日饮水量以“量出为入”为原则，即前一日尿量再加上 400～500 ml，排出多少，补充多少，以维持体液的平衡。

为避免口渴，可采取以下方法：① 拒绝使用腌制过的配料及高盐分的调味品。② 在饮料中加入柠檬汁或薄荷叶，或将其做成冰块，取一小块冰块含在口中，有较佳的止渴效果，此法适用于控制饮水量的患者。

(7) 其他：慢性肾炎患者常伴有贫血症状，应补充造血原料维生素 B_{12} 和铁的缺乏，如：鸡蛋、适量猪肝、西红柿、红枣及绿叶蔬菜等。建议用铁锅烹饪，这是简便的补充铁元素来源的方法之一。

钾参与细胞内外酸碱平衡的调节，是人体必需的无机盐之一，血钾过高过低都对人体不利。钾的来源依靠食物供给。含钾较高的食物，如奶类，五谷根茎类(马铃薯、甘薯、南瓜)，鱼肉，豆蛋类，蔬菜类，水果类，干果类(花生、杏仁、红枣、开心果)等。

钠为钾的有力对抗者，肾病患者限制了钠盐的摄入，体内钾盐就相应升高，可采用下列方法减少钾的摄取量：① 选择含钾低的食物，如米饭、面条、藕粉、玉米粉、粉丝、粉皮；大白菜、冬瓜、西葫芦、梨、西瓜、国光苹果、蜂蜜等。② 白开水是最好饮料，避免饮用咖啡、茶、运动饮料。③ 蔬菜应用开水烫过后捞起，再行拌、炒。避免食用菜汤及生菜。④ 不要食用鱼汤、鸡汤、肉汁拌饭。⑤ 根茎类菜如胡萝卜、土豆、红白萝卜等，应去皮、切片，浸水后再做菜。

血磷过高对受损肾脏有进一步伤害作用，但是通过限制蛋白质的摄入，有助于减轻高磷血症。此外还应减少食用含磷高的食物。如：乳制品、干豆类、内脏类、坚果类、全谷类(糙米、全麦制品、莲子、薏苡仁)以及可乐、可可、蛋黄、鱼卵、肉松、酵母粉等。

2. 食疗方法 不少食物既能养生充饥，又可防治疾病，采用相应的药膳，对改善肾脏病病情，消减症状很有帮助。

(1) 鲤鱼赤豆汤

[用料] 鲤鱼 1 条(约 500 g)，赤小豆 50 g，葱白 5 个。

[制作服法] 鲤鱼去鳃及肠杂、鱼鳞，洗净，加水放入赤小豆、葱白、黄酒少许，武火煮

沸后，文火焖煮赤小豆熟烂。即可食用，亦可蘸醋佐食。

［功效］ 健脾化湿，通阳利水。

［适应证］ 慢性肾炎水肿，证属脾胃虚弱，水湿停聚，症见面色㿠白，水肿胀满，小便不利，或气逆咳嗽者。

(2) 大蒜炖鸭

［用料］ 绿颈鸭1只(约1 000 g)，大蒜15 g(紫皮独头者佳)。

［制作服法］ 将绿颈鸭宰杀后，去毛，剖腹，弃脏杂，洗净。大蒜剥去外衣，洗净，填入鸭腹内。放锅内，加水约2 000 ml，黄酒适量。急火烧开后，改用小火慢慢煨至鸭肉熟烂。用低钠盐调味，食肉喝汤，每2日吃1只，连吃6日。

［功效］ 滋肾暖脾，利水消肿。

［适应证］ 慢性肾炎，证属脾肾两虚，腰膝酸软，神疲乏力，水肿尿少，舌质淡，脉细软。

(3) 双豆红枣汤

［用料］ 蚕豆50 g，黑豆50 g，红枣50 g。

［制作服法］ 将三味洗净，放入锅内，加水1 500 ml，浸泡1 h，先用大火煮沸，再改用小火慢煮，煮至双豆熟烂，即可食用。早晚2次分服，每日1剂。

［功效］ 健脾益肾，利水消肿。

［适应证］ 慢性肾炎，证属脾肾两亏，气血虚弱。症见水肿迁延，日久不愈，面色无华，神疲乏力，腰腿酸软，舌淡、脉细。

［说明］ 对蚕豆过敏者禁用。

(4) 黄芪粳米汤

［用料］ 生黄芪30 g，粳米100 g。

［制作服法］ 先用清水冲洗黄芪，再将粳米淘洗干净；将黄芪放锅内，加水400 ml，先用大火煮沸，再改用小火慢煎30 min，过滤取药液150 ml；将粳米、黄芪煎液一起放入锅内，再加水800 ml，慢火熬粥。每日1剂，分2次服，30日为1个疗程。

［功效］ 补中益气，利水敛精(降尿蛋白)。

［适应证］ 慢性肾炎，证属中气不足，精泄水聚。症见气短乏力，尿蛋白持续不消，大便溏薄，下肢或肿，舌质淡苔薄白，脉细软。

［说明］ 遇有感冒发热，或咽喉肿痛，应暂停几日。

(5) 芡实粳米粥

［用料］ 芡实30 g，白果10粒，粳米50 g。

［制作服法］ 芡实拣干净，白果(银杏)去硬壳，连粳米一同洗净后，加水煮粥，分2次食用，每日1剂，连服10日。

［功效］ 补气健脾，益肾涩精，消蛋白尿。

［适应证］ 慢性肾炎，证属脾肾两亏，精微不固。症见持续尿蛋白，腰腿酸软，遗精、滑精，大便溏薄，舌淡苔白，脉软。

［说明］ 不要任意加大白果用量，以免引起不良反应。大便闭结者也不宜服。

(6) 菊叶炒芹菜

［用料］ 鲜芹菜 150 g，菊脑（菊叶头）150 g。

［制作服法］ 二味分别拣净，洗净，切段，一并下锅加热炒熟，加适量调味，即可食用。1 日内佐餐吃完。

［功效］ 清热利水，祛脂降压。

［适应证］ 慢性肾炎高血压，证属肾亏肝旺，肝阳上亢。症见头痛、头晕，眼花耳鸣，下肢或有轻度水肿，舌质红，苔薄少，脉细弦。

［说明］ 鲜芹菜 0.5 kg，去杂，洗净，捣烂，加入蜂蜜，一日内 3 次分服，降压利水效果亦佳。

(7) 荠菜豆腐汤

［用料］ 荠菜 200 g，嫩豆腐 100 g，香菇 15 g，胡萝卜 30 g。

［制作服法］ 将荠菜、香菇、胡萝卜分别洗净、切细，加水及所有用料，烧开后加调味、姜末，用淀粉做成羹，出锅淋上麻油，佐餐食用，每日 1 剂。

［功效］ 补中益气，清热止血，降压降脂。

［适应证］ 慢性肾炎高血压，证属气阴两虚，肝脏偏旺者。症见腰酸、头晕，疲倦乏力，舌质红，脉细弦。

［说明］ 本方常作为高血压、高血脂的保健食品。因有一定的降尿蛋白的作用，亦可用为慢性肾炎蛋白尿患者的日常菜肴。

(8) 决明菊花茶

［用料］ 决明子 10 g，白菊花 15 g，生山楂 15 g。

［制作服法］ 三味加水同煎，去渣取汁，加入适量冰糖。代茶饮，一日内多次饮服。

［功效］ 清肝明目，化瘀消食，降压降脂。

［适应证］ 慢性肾炎高血压，证属肝阳上亢者。症见头晕、头痛，眼花，大便不畅，舌红苔腻，脉弦。体形肥胖者尤为合适。

［说明］ 大便溏稀者决明子应酌减。本方兼有减少尿蛋白的功效。

(9) 马齿苋藕汁

［用料］ 连节鲜藕 150 g，鲜马齿苋 150 g。

［制作服法］ 二味分别清洗，切段，勿去藕节，加水煎取药液 300 ml，一日内分 3 次饮用。藕肉可吃，食之更效。7 日为 1 个疗程。

［功效］ 凉血止血，清热生津。

［适应证］ 慢性肾炎血尿，证属阴津不足，虚火伤络。症见口干舌燥，小便短赤，心烦内热，舌红苔少，脉细数。

［说明］ ① 本方不适合用于怕冷不渴、肾阳亏虚引起的小便出血。② 尿路感染，尿频急痛伴有血尿者，应用本方亦常有效。

(10) 荠菜栗子粥

［用料］ 荠菜 50 g，栗子 50 g，粳米 100 g。

［制作服法］ 荠菜、粳米分别淘洗干净，栗子去壳取肉，加水煎煮成粥。早晚空腹，2 次分服。

［功效］ 健脾补肾，止血和络。

［适应证］ 慢性肾炎血尿，证属脾肾两亏，气虚血络。症见腰脚软弱，大便易溏。舌淡红，苔薄白，脉软。

［说明］ 荠菜性凉而散，栗子性温而收，二味配合，温凉互制，散收相济，使药粥性质趋于和平，故亦可用于肾亏阳虚引致的血尿。

（11）水陆二仙饮

［用料］ 金樱子 30 g，芡实 30 g，冰糖适量。

［制作服法］ 二味分别拣杂，洗净，先将金樱子加水 300 ml，煎煮 30 min，过滤取汁，放入芡实再煮至烂，兑入冰糖融化即可。一日内 2 次分服。

［功效］ 固精止遗，消蛋白尿。

［适应证］ 慢性肾炎伴有遗精，证属肾虚精关不固。症见腰腿酸软乏力，遗精、滑精，尿频遗尿，舌淡苔白，脉软。

（12）黄精莲肉粥

［用料］ 黄精 20 g，带心莲子 20 g，粳米 50 g，冰糖适量。

［制作服法］ 将二味洗净，莲肉勿去心，加水浸泡 0.5 h，共煮为粥。一日内分 2 次吃完。

［功效］ 益肾补阴，清心止遗。

［适应证］ 慢性肾炎伴有遗精，证属阴虚火旺，精关不固。症见腰酸遗精，口干心烦，夜寐不安，神疲乏力。

［说明］ 如嫌莲子心味苦，喝粥时可以吐掉。

（13）芡实莲肉粥

［用料］ 莲肉 0.5 kg，芡实 0.5 kg，蜂蜜 0.5 kg。

［制作服法］ 莲肉去心，芡实去杂，二味洗净。加水 1 000 ml，煮至熟烂，加入蜂蜜，调匀即成。每日早晚各服 1 匙，开水冲服。

［功效］ 补脾止泻，养心益肾。

［适应证］ 慢性肾炎伴有大便溏结，证属脾肾二亏。症见腰膝酸软，大便稀溏，夜寐多梦，遗精、遗尿，舌淡苔白，脉细。

［说明］ 本方对消减蛋白尿亦有一定的作用。

（14）葡萄红枣粥

［用料］ 葡萄干 30 g，粳米 60 g，红枣 10 枚。

［制作服法］ 数味分别冲洗干净，不宜反复淘、搓，加水煮粥。一日内分 2 次服下，连服 2～3 周。

［功效］ 健脾益肾，补气养血。改善贫血，减蛋白尿。

［适应证］ 慢性肾炎伴有贫血，证属脾肾两虚，气血不足。症见腰腿酸软，面黄无华，

肢软乏力。

(15) 猪肝炒木耳

[用料] 鲜猪肝 100 g,黑木耳 10 g,生姜 5 g,葱白 5 g,大蒜 5 g。

[制作服法] 先将黑木耳用温水泡开、洗净。其余分别洗清。猪肝切片,葱切段,姜、蒜切开。下锅旺火爆炒,加调料、少许味精。一日内 2 次分食。

[功效] 养血补血,祛脂抗凝。

[适应证] 慢性肾炎伴有贫血,证属肾亏血虚。症见面色苍白,头晕眼花,疲倦乏力,舌淡白,脉细。

[说明] 猪肝补血养血是其长处,但胆固醇含量很高;而黑木耳有抗凝、降低血黏度的作用,加上姜、葱、蒜的祛脂,净化血液功效,正好弥补了这一缺陷,但也不要天天进食,以一周佐餐 2~3 次为合适。

(16) 芝麻葡核散

[用料] 黑芝麻 500 g,核桃仁 500 g,葡萄干 500 g。

[制作服法] 分别拣杂,清水冲洗,晾干,烘脆。共研细末。每次 20 g,温开水送服,每日 3 次。

[功效] 补肾养心,养血润肠,消蛋白尿。

[适应证] 慢性肾炎蛋白尿,证属脾肾两亏,气血不足。症见腰腿酸软,筋骨疼痛,面黄,不寐,夜尿较多,动则气短。

[说明] 本方含有丰富的不饱和脂肪酸,故亦可用于防治心脑血管疾病。患有上呼吸道感染时忌服,腹痛泄泻时禁食。

(17) 生姜红糖汤

[用料] 葱头 7~8 根,生姜 3 大片,红糖 30 g。

[制作服法] 清洗葱、姜,加水煎至一小碗,加糖溶化。乘热 1 次服下,每日 2 次。

[功效] 辛温解表。

[适应证] 慢性肾炎伴有感冒,证属风寒感冒。症见鼻塞流清涕,恶寒,不口渴,头痛,周身不适,舌苔薄白,脉浮。

症状较重,有高热、严重咳嗽时,要到医院去诊治。

四、注意事项

1. 小心药物伤肾　是药三分毒。关爱你的肾脏,不要随便用药。大约 90%的药物都必须通过肾脏才能排出体外,因此尽量不要伤害它。如止痛药、感冒药(含氯芬黄敏、阿昔洛韦等)都有肾脏毒性;如关木通、马兜铃、山慈菇、青木香、斑蝥、草乌等,尽可能少用或不用;仔细阅读药物说明书,了解药物副作用及其禁忌证,不要轻信大肆渲染的补药。

谨慎使用抗菌药物。如磺胺类、庆大霉素、丁胺卡那、先锋霉素、链霉素等药物,都对肾脏有损害。若病情需要,一定要在医生指导下使用。

优先选用纯中药药物，患上感冒或肠胃炎，不要马上就用抗生素，可对证服用中药汤剂或纯中药制剂。病情较重者应由肾科医师选用毒性较小的抗菌药物。

2. 了解忌口要点 不要暴饮暴食。否则会加重肾脏负担，经常如此，有损肾脏。

少吃垃圾食品如方便面、薯片等，多吃会影响消化功能，使血脂增高，不利肾脏康复。

尽量少吃发物。民间泛指的发物如海鲜、羊肉、牛肉、猪头肉、公鸡、鹅、虾、蟹以及雪里蕻、韭菜等，这些不仅含有大量蛋白质，还可刺激机体产生激发反应，而肾脏病原是一种变态反应性疾病，且不宜多吃蛋白质，所以上述发物原则上应该少吃或不吃。

此外，肾炎伴发上呼吸道感染时，饮食则以清淡为主，必须少食生冷及酸味食物，以免影响邪热的散发；如果在服解表发汗药物，更要注意及此。

由于忌口太过降低食欲，时间一长，会影响肾炎康复，适当地配合食用一些患者觉得可口的食物，有利于改善食欲和情绪，掌握原则，灵活变通，也是很有必要的。

3. 走出饮食误区 吃猪肾补肾。中医有以脏补脏的说法，民间一直有吃猪肾补肾的流传。凡是有腰酸、腰痛、膝软乏力等肾虚症状，而肾功能正常，没有器质性病变者，吃食猪肾可以改善症状，所以很多人把猪肾视为补肾佳品。但是，猪肾含有丰富的蛋白质和较高的尿酸和嘌呤，因此慢性肾炎患者只可适量间食；而患有结石和痛风者，及有肾功能损害时，吃了就会加重病情，必须禁食。

只吃素菜不吃荤。慢性肾炎患者的营养摄入，应以既满足人体的需要，又不增加肾脏负担为原则。过分强调吃素，使丢失的蛋白质不能及时得到补充，会引起营养不良、抵抗力下降，容易合并感染，不利于疾病的康复。

（张玲）

第三节 尿路感染

尿路感染又称泌尿系感染，是最常见的感染性疾病。泌尿系感染多见于女性，每年约有20%的女性至少发生一次泌尿系感染，而男性的发病率仅为0.1%。根据感染部位的不同，可分为上尿路感染和下尿路感染，前者是常见的肾盂肾炎，后者是常见的膀胱炎。根据致病微生物的不同，可分为细菌型和真菌性尿路感染，但以细菌性尿路感染（尤以大肠埃希菌多见）为最常见。

由于大多数患者是在门诊看病，家庭治疗，所以家庭内的生活调理显得格外重要。

一、生活调理

1. 注意休息 急性感染期，尿路刺激（尿频、急、痛）症状很明显，或伴有发热时，应卧床休息，这是治疗的重要环节。中医素有“卧则血归肝肾”之说，认为人在卧床时可增加肝肾的血液循环，有利于增加体内抵抗力，促进病变的修复。症状减轻，体温恢复正常后，可下床活动。一般急性膀胱炎休息3～5日，肾盂肾炎休息7～10日。症状消失后，可恢复正常活动，慢性患者应根据病情注意适当休息，避免过度疲劳。

2. 保证睡眠充足　良好的睡眠可使身心充分休息，体力得到恢复，睡得好还能提高机体的免疫功能，促使巨噬细胞活跃，增强内脏解毒功能，有助于将侵入体内的细菌和病毒消灭。

要想睡个好觉，有几点简单要求：① 睡眠定时。有规律的生活作息，要和人体生物钟节律相一致。节约能量，减少消耗，示心理、生理都处于和谐状态。② 睡前2 h不吃食物。晚餐后不喝咖啡、浓茶等有提神作用的饮料。保持卧室清静。避免各种刺激，如强光、噪声、空气污染等干扰因素，均应尽量消除减少。睡前用温热水洗脚。

3. 做到防寒保暖　气候多变，乍暖还寒时，若骤减衣服，极易降低人体免疫力，使病原体得以侵入，多发为呼吸道感染，继而影响全身。如果有慢性尿路感染病史者，容易因此诱发。人们要保持高度警惕，提高防范意识，应根据天气变化，适时增减衣服，夏天不要赤脚，长时间吹电扇，泡在冷水中，空调温度过低。

在呼吸道传染病多发期，尽量少到人群密集和通风效果差的公共场所去，以免交叉感染。

4. 讲究个人卫生

(1) 保持阴部清洁：女性在排尿或排便后，应用消毒手纸从前到后揩清会阴部和肛门周围，避免把胃肠道细菌引入尿道。

每日至少清洗一次会阴部，避免使用刺激性肥皂、泡沫剂等。清洗时不宜坐浴，因为坐浴时水中的细菌易进入阴道。有条件的，每次大小便后，最好用流动的温开水，从前向后冲洗阴部，然后用煮沸过的干净毛巾擦干。

提倡淋浴勤洗澡，不要用盆浴，尤其是浴室中的集体浴池，防止反复感染。

(2) 衣着适当：避免穿过紧的衣裤，内衣内裤以棉制品为好。要勤换内裤，每日换洗一次，防止逆行性感染。

(3) 不可憋尿：憋尿是女性常见的不良习惯。憋尿可引发膀胱和肾盂肾炎。因为憋尿，尿液在膀胱内停留，使入侵的少量细菌有繁殖时间，致成膀胱炎，此其一。膀胱盈满，压力增高，尿液会逆流向上至输尿管，将细菌送到上游位置，引发肾盂肾炎，此其二。解决的方法是有尿就排，养成勤上厕所不憋尿的好习惯。

5. 性生活的宜忌和防护措施　据统计在有尿路刺激症状的妇女中，40%与性生活有关，可见，性生活是女性尿路感染的重要发病因素，因此，女性应增强自我保护意识，采取以下预防措施。

(1) 处理好性生活和感染的关系：了解女性罹患尿路感染明显多于男性。为什么呢？因为：① 女性尿道较男短且宽，细菌易于进入。② 女性的尿道口与阴道、肛门距离很近，而肛门周围、阴道都有大量细菌，入侵尿道的机会多。③ 月经血是细菌最好的培养基。④ 性交活动可以把前尿道的细菌推进到后尿道和膀胱。⑤ 妊娠怀孕时，增大的子宫会压迫膀胱和输尿管，加上内分泌的变化使输尿管舒张和蠕动减慢，导致尿流减慢，或形成轻度的积液，使细菌得以侵入和繁殖。⑥ 熬尿。

（2）性生活时尿路感染的预防：婚前双方体检应包括尿常规，如有异常应做细菌培养，倘若是无症状性菌尿者应积极治疗，尿培养 3 次阴性方能结婚；同房前夫妻应进行沐浴，重视会阴部卫生清洁。男性外生殖器尤其是阴茎包皮下的污垢中含有大量细菌，必须认真清洗；性交前饮一杯开水，以补充水分增加尿量；女性在性交结束后，用洁净手纸，从前往后擦除阴道分泌物，以免将肛门周围的细菌带入尿道口。接着马上小便一次，使可能侵入尿道的细菌及时排出体外。

性爱频繁易得尿路感染，性活动是夫妻生活的重要部分，但每周性生活超过 3 次的人，较容易发生尿路感染。一般说来，每周达 4～5 次，或每次性生活时间太长，都算在“过度”之列，过度性生活造成细菌侵入尿道甚至上行到膀胱的机会就多，可导致大部分女性尿路感染。

杜绝不良性生活习惯。口交是西方较为普遍的一种性爱方式，这种方式很不卫生，容易引起尿路感染，增加性传染病播散的机会，不宜提倡，应该拒绝。

经常更换性伴侣，或实施婚外恋情，也容易得尿路感染。

使用杀精子避孕药，也会助长尿路感染。

（3）处理好病情和性生活的关系：尿路感染期应禁房事。因为性交可引起尿道口损伤，甚至可将尿道和尿道口周围细菌挤进后尿道和膀胱，加重尿路感染。

尿路感染恢复期，尽管症状已经消除，仍当禁止性生活，因为性爱活动消耗体力很大，既会加重肾脏负担，又创造不卫生机会，健康一方也应体贴患者，节制性生活。

尿路感染治愈后，在 3 个月内如有性生活，在房事后，建议服一定剂量的有效抗菌药物，以资预防。

反复房后尿路感染，除加强会阴部清洁外，房事前宜饮一杯开水，房后马上解小便，再选用复方新诺明、吡哌酸、氨苄青霉素中的一种，可于房事后或临睡前服用一定剂量的抗菌药，如无不良反应，可持续服 3 个月，预防效果良好。

此外，如果使用子宫帽等避孕工具而引起的尿路感染，应改变避孕方法。

二、精神调理

当前人们普遍重视药物治疗，而忽略精神情绪对病情的促进作用，由于泌尿系感染的发生与抵抗力下降和精神紧张有密切关系。因此，精神调理是预防尿路感染反复发作的最基本条件。

要静下心来治疗。现今社会竞争十分激烈，生活节奏紧张，需要拥有健康的体魄才能适应。害了尿路感染，该马上医，不可硬撑延误时间，更不可为名利所累，没有时间就医。虚名算什么？寂寞身后事。金钱算什么？临走带不去。人的欲望没有止境，倘以有限的生命去追求无穷的物质利益，势必劳神伤身，损害健康。静下心来治疗，收事半功倍之效。

面对现实不抱怨。不要抱怨“真倒霉！怎么生这种病”？抱怨牢骚是心理失衡的一种不健康状态，心不平，气难和，影响疾病的好转、康复。平静地面对生病这个现实，停止抱怨，自我放松，才是快乐的开始，而愉快的心情可以促使大脑和免疫系统的优化活动，对疾病的康复非常有益。

三、饮食调理

1. *食养原则*　尿路感染急性期多属“膀胱湿热”，病情迁延影响肾脏，则属“肾虚湿热”，饮食调理时有所区别。合理的食疗对尿路感染的防治非常有益。

食疗要点：注意忌口饮食应保持清淡，忌食羊肉、狗肉、兔肉等温性食品，少吃海性发物，忌辛辣刺激之品，如辣椒、胡椒、韭菜、姜、葱、蒜及咖啡等。

不要喝酒：酒能助长湿热，加重病情，尤其是烈性酒。

多量饮水：每日饮水量要达 1 500 ml 以上，大量饮水，使尿量增多，每 2～3 h 排尿 1 次，不断冲洗后，促进废物排出，可降低尿路感染发病率。

2. *食疗方法*

(1) 金银花竹叶饮

[用料]　金银花 30 g，淡竹叶 30 g。

[制作服法]　二味略加冲洗，放入热水瓶，用沸水冲满，加盖 0.5 h，即可随意饮用，每日不得少于一热水瓶。

[功效]　清热解毒，利水通淋。

[适应证]　尿路感染，证属膀胱湿热者。症见尿频、尿急、尿痛，小便短赤。

(2) 鹅肠草煎

[用料]　鹅肠草 50 g。

[制作服法]　清洗，加水煎成 300 ml，每日 3 次分服。

[功效]　清热利尿，凉血解毒。

[适应证]　尿路感染急性期，症见尿频、尿急、尿痛、小便不利者。

[说明]　鹅肠草药名繁缕，民间叫它“鸡肚肠草”，嫩草可作菜肴，鲜软可口。叶橘泉认为“本品对阑尾炎有妙效，功用与白花蛇舌草相似”。

(3) 鸭跖草饮

[用料]　鸭跖草 30 g。

[制作服法]　洗净，剪碎，放入热水瓶，加盖 0.5 h，代茶饮用，一日内分次服完。

[功效]　清热解毒，消炎利尿。

[适应证]　尿路感染急性期，症见尿频、尿急、尿痛，小便不利，或伴有发热。

[说明]　鸭跖草又名竹叶菜、竹节菜，生于田野阴湿地，嫩苗可食，有较强的抗菌消炎作用，对上呼吸道感染，尿路感染等急性炎症均有效。此外，中草药如金钱草、萹蓄草、车前草、凤尾草等，可任选一种，如法制作饮服，每周交换一种，长期应用，可以预防尿路感染。其中金钱草能够通淋化石，对尿路湿热伴有结石者尤为适用。

(4) 苹果黄瓜汁

[用料] 苹果 100 g,鲜黄瓜 100 g。

[制作服法] 洗净,切碎,压榨取汁去渣,一日内分 2 次服完。

[功效] 清热解毒,滋养利水。

[适应证] 尿路感染伴有口渴,小便短少。

[说明] 新鲜蔬菜汁,如西瓜、生藕、葡萄、胡萝卜、萝卜、黄瓜、梨等任取一种,榨汁代饮,可以碱化小便,减轻尿频、尿急症状。水果蔬菜属碱性食品,饭后吃些水果,或多食蔬菜,使尿液经常保持弱碱性,有助于增强抗菌药物的效果,控制泌尿系细菌的繁殖。

(5) 清炒绿豆芽

[用料] 绿豆芽 250 g,植物油少量。

[制作服法] 将绿豆芽洗净,起油锅炒热,加适量糖盐调味即可,佐餐食用。

[功效] 清热利湿。

[适应证] 尿路感染属膀胱湿热者,症见小便灼热不利,或频涩痛。

(6) 凉拌莴苣丝

[用料] 鲜莴苣 250 g,食盐适量。

[制作服法] 鲜莴苣去皮,用冷开水洗净,加食盐少许、麻油拌匀,即可随量食用或佐餐。

[功效] 清热利尿。

[适应证] 尿路感染属膀胱湿热者,症见尿频、尿急、尿痛、小便短赤。

[说明] 莴苣清脆细嫩,生吃热炒均宜。既能治疗尿路感染,对防治高血压和心脏病也很有益。由于莴苣中某些物质对视神经有刺激作用,因此有眼疾,特别是夜盲的不宜多食。

(7) 荠菜拌马兰

[用料] 荠菜 100 g,马兰 100 g。

[制作服法] 分别拣清洗净,放锅中加水煮沸后,捞出淋干切碎,加适量盐、糖、味精、麻油等调料,拌匀取食,连吃 1 周。

[功效] 清热解毒,利尿降压。

[适应证] 尿路感染属膀胱湿热者,症见小便短赤不利,或尿频涩痛,或伴有高血压。

(8) 杜仲烧猪肾

[用料] 猪肾 1 只,杜仲 15 g。

[制作服法] 洗清猪肾,将猪肾剖开,用清水浸 0.5 h,以去尿味,放沸水锅中焯一下,捞出洗净,切片。另起油锅,将生姜煸香,放入猪肾,加水、料酒、杜仲,文火炖至肾片热透,捞出杜仲、姜片,加入调料即成,每日佐餐食用,1 周为 1 个疗程。

[功效] 益肾壮腰,强筋降压。

[适应证] 慢性肾盂肾炎属肾虚骨弱者,症见腰痛脚痿,筋骨疼痛,小便频数,尿检正常,或血压偏高。

(9) 双豆甜粥

[用料] 赤小豆 50 g,绿豆 50 g,薏苡仁 30 g,红枣 10 枚,红糖 20 g。

［制作服法］ 将赤小豆、绿豆、薏苡仁、红枣洗清，一同放入砂锅，加水浸泡 1 h，先用文火煮沸，再用文火煮到豆烂，加入红糖，调匀即成。每日 1 次，可当早餐食用。

［功效］ 清热解毒，健脾利水。

［适应证］ 尿路感染缓解期。

四、注 意 事 项

1. 去除慢性感染因素 积极治疗慢性结肠炎、慢性妇科炎症、糖尿病、高血压、慢性肾脏病等易发生尿路感染的疾病，是预防复发的重要措施。此外，因尽量避免使用尿路器械和插管。

2. 坚持治疗 诊断明确后，即开始消炎治疗，所用药物要吃足规定的疗程，大忌吃吃停停，这样会造成病情反复和菌群紊乱，反而影响疗效。

慢性尿路感染患者，要耐心按医嘱坚持治疗，不要随便停药，即使症状消失，也要定期到医院复查，直至多次尿培养细菌数在正常范围后停药，或按计划用药疗程结束后未再复发者，才可终止治疗。

3. 夫妻应当同治 男性患尿道炎或前列腺炎可以传染给妻子，同样，女性患有尿路感染或生殖道炎症也可以传给丈夫。因此，夫妻中任何一方换了尿路感染，配偶也应去医院检查，发现感染因夫妻同治以防后患。

4. 老年女性好发尿路感染 尿路感染是老年人常见的疾病，发病率为 15%～20%，其原因与免疫功能和应激能力下降，内脏器官的退行性变，导致膀胱肌退化，松弛无力，尿液不能排尽，以及并存有其他疾病等因素有关。

在老年尿路感染患者中，女性比例远远大于男性，通常为 3∶1～2∶1。老年女性好发尿路感染的原因，除了上述几种因素外，还与雌激素分泌和活性降低，老年女性子宫脱垂发生率高有关。所以在正规治疗的同时，一定要积极消除致病因素，加强卫生保健，以防止其反复发作。

5. 中医中药的优势 由于抗生素的广泛应用，急性尿路感染单纯用中医药治疗的越来越少，而来求治者，多为病史长，病情反复。寒热错杂的慢性尿路感染（含慢性膀胱炎、慢性肾盂肾炎、尿道综合征、慢性前列腺炎等），其主要表现为小便频数涩痛，每因过劳、外感、情志刺激后则明显发作，中医称为“老淋”。此时应用抗生素效果差，或停药后即复发。而中医中药治疗“老淋”，不仅可以有效地缓解尿路症状，而且能调节患者的综合状态，改善身体素质，提高抗病能力，减少或防止复发，体现出抗生素无法替代的独特优势。

（张玲）

第四节 尿 毒 症

慢性肾功能衰竭又简称慢性肾衰，是由多种慢性疾病引起肾脏损害和进行性恶化的结果，使机体在排泄代谢废物和调节水、电解质、酸碱平衡等方面出现紊乱的临床综合征，是威胁生命的重要病症之一。慢性肾衰的终末期，人们往往又称为尿毒症。大多数尿毒症患者经过一段时间的保守疗法后都要面对血液透析治疗，患者很难接受，但可以采用中医养生方法，把自己当成一个健康人，还要注意饮食，控制体重，预防感冒，避免劳累和节欲等，如果出现一些并发症，也不要惊慌、失望和悲观，持之以恒同疾病做斗争。

一、生活调理

1. 保持清洁　一定要重视各方面的清洁。① 肌体清洁。在肌体卫生方面，如果获得医师许可，就寝前应轻轻沐浴，不但可保持身体的清洁，还可促进血液循环，容易入眠。未获医师许可沐浴的人，在气温暖和的下午或在室温 18℃以上的室内，可用温水擦拭全身，然后尽快穿上衣服，以防止体热的散发。此外，也可在就寝前把脚浸泡在热水之中，可兼收清洁和保暖的效果，使人易入睡。尤其是下阴的卫生，特别是于行房、月经、胎产前后期间，更应注意清洁。对于排泄后的清洁尤应注意。当然这是指不能沐浴或必须使用便器、尿器排泄的人而言，此时黏膜的分泌物会积存下来，有时尿、粪便都无法完全拭净。最好每日使用沾有过氧化氢的棉花擦拭 1 次，另外当肾脏病患者出现水肿时，皮肤的状况极为不佳，所以容易受伤，此时应经常修剪指甲，以保持清洁。而且为防止生褥疮，被褥的厚度必须平均，不使某部分加重压力，至于突出的骨头部分，可在下方垫个小垫子，而且最好经常变换身体的卧姿，这样就不容易长褥疮。② 要保持口腔的清洁，增强口腔、咽部黏膜的抵抗力。最好早晚必刷牙，不使食物残渣停留在牙缝或牙龈里。外出回来或在公共场合、学校、工作地点饭后，应在洗手间漱口，这不但能保持清洁。还要善于使用口罩，除可保护气管外，还具有不吸入细菌的作用。不过，为不使细菌透过口罩纱布，纱布必须有 8 层以上，否则没有任何效果。而且，如果使用口罩时，整日使用一个或一会儿拿掉一会儿戴上反复使用的话，使得纱布潮湿，也都无法达到预期的效果。所以，应保持口罩的干爽及厚度，并经常换用新的，才可以发生作用。

2. 注意保暖　罹患尿毒症时，若没有一定而且充足的血液流动，肾脏便无法发挥其功能。表面血管的每次收缩，都能使大量的血液流进肾脏中，而导致肾组织的疲劳。过热或过寒都会使血压上升，因此那些和血液循环有关的心脏、血管、肾脏等脏器，都会变得非常的疲劳。由于不慎受凉的机会比受高温刺激的机会多，所以我们要将注意保暖特意提出来，提醒肾脏病患者高度重视。

(1) 衣着：养成不要赤脚的习惯，不但外出时要看天加衣，而且半夜从被褥中起来上洗手间时，要另外加一件衣服以保暖。此外，早晨前往气温寒冷的地方或天气转为寒冷时，都应戴上口罩，不使寒冷的空气进入气管中。夜晚睡眠时，腹上一定要加盖被单，即使是轻薄的被单也可以。

(2) 正确使用空调和电风扇：随着人们生活水平的提高，天热时家里都安装了空调或风扇，因此，要正确使用这些降温设施。在气温方面，冬季 18～22℃，夏季 19～25℃，而且没有湿气的话，算是非常宜人的。使用保暖器具时，需作预防危险措施(如瓦斯中毒、火伤、烫伤、失火等)。不要在冷气很强的室内待太久，或整日吹电扇。在冷气很强的房间进进出出时，留意不受寒气的突然吹袭，若是自己的住家，最好在室内准备一个温度表，使用电扇时，考虑室内空气的流通性，做好有效的运用，不使风直接吹在身上。

(3) 正确使用热水袋：热水袋是用以加温的常备物品，在使用时，首先要注意的是热水的温度，一般是 60～80℃。普通所盛的水量是容量的 2/3。热水袋要上栓以前，首需将热水袋内的空气完全排除，否则热水袋会膨胀而极易使栓蹦开，或者水分会从周围溢出，而导致烫伤或使枕头潮湿。放置热水袋时，尽量不要贴近皮肤。袋套必须选用较厚的棉织品，而且要使用干净的袋套，因为湿的袋套较易热。

3. 注意劳逸结合　患了尿毒症以后，病情轻时或恢复期，可以承担一些力所能及的工作。在急性发作期间应适当卧床休息，症状严重时要绝对卧床休息。慢性者宜劳逸结合，消除顾虑，保持身心愉快，避免劳力、劳神及房劳过度。在进行家庭自疗的整个过程中，保持安静是相当重要的，日常生活中，应尽量减少外来的物理性刺激，例如灯光、噪声、人声、风声、闷热、严寒等。收音机、电视机、唱机或说话等音量都不要太大，而且尽可能不要谈得太晚，对患者构成焦虑或不安的话题，也都要避免。患者卧床时的照明，最好将灯光挂在头前方，而不直接挂在头上方。

4. 不抽烟　香烟中的有害物质有 2 000 多种，最主要的有害物质是烟焦油和一氧化碳，其中的成瘾物质是尼古丁。吸烟时间越长，烟量越大，吸烟的危害越大。被动吸烟同样危害身体健康。吸烟可能会使你身患肺癌、冠心病、支气管炎和肺气肿、高血压等疾病，对肾脏有害无益。

5. 避免有损肾脏的化学物质　已经在一般家庭用品中发现一些化学元素与急性和慢性肾病有关联，只要仔细阅读产品的说明，多采取一些预防措施，是可以避免这些有害物质的。要避免含有镉、氯仿、乙烯乙二醇和四氯乙烯的用品和环境。它们一般存在于杀虫剂、汽车尾气、涂料、建筑物和家用清洁剂中。

6. 中医保健操　① 腰部按摩操：两手掌对搓至手心热后，分别放至腰部，手掌向皮肤，上下按摩腰部，至有热感为止，可早晚各一遍，每遍约 200 次，此运动可补肾纳气。② 脚心按摩法：每日临睡前用温水泡脚，再用手互相擦热后，用左手心按摩右脚心，右手心按摩左脚心，每次 100 下以上，以搓热双脚为宜。此法有强肾滋阴降火之功效，对中老年人常见的虚热症效果甚佳。③ 经络按摩，保健肾脏主要有两条经络：一个是膀胱经，主要是天柱穴和委中穴；一个是肾经，涌泉是第一大穴。天柱穴：在我们的后颈部，后发际正中线上半寸处，往两旁各 1.3 寸(同身寸，中指第二节为 1 寸)各有 1 穴。靠在椅子上，先把两手掌互相搓两三分钟，搓热之后，两手五指在脑后交叉，用两掌心分别去捂后颈部的左右两个天柱穴。每次捂两三分钟，重复 3 次以上。委中穴：位于膝关节后面，屈膝时腘窝横纹的中点处，此穴很好刺激，用手抓住膝盖上面的大腿部，左腿用左手，右腿用右手，拇指在上，其他四指向下，中指去点按穴位，每次 3 min，每日 1 次。涌泉穴：位于前脚掌心，脚趾用力往下抓，这时前脚掌中会出现一个小窝，这就是涌泉。可以把两个保健球放在水盆里用热水暖热。将两个球踩在前脚掌心涌泉穴处，微微用力，让球慢慢地在盆地滚动 15 min。

二、精神调理

1. *做好思想准备，树立治疗信心* 多数刚进入尿毒症患者，因为对此病缺乏足够的了解和思想准备，或耳闻目睹过其他类似患者的病情状况，感到非常恐惧焦虑，患者要充分了解自己的病情，正确对待疾病，缓解恐惧、焦虑情绪，树立战胜疾病的信心，主动配合治疗。

2. *尿毒症治疗耐心很重要* 由于病情反复或保守治疗效果不理想，患者容易悲观、失望、情绪不稳定、易冲动、暴躁或抑郁，家属及医护人员应关心、同情、体贴患者，经常和患者谈心，说服患者遵照医嘱坚持治疗，调动患者的积极性，或与相似病例的病友多做交流，增加治疗经验，保持乐观主义精神，树立信心。

3. *家属的重要性* 家属应该了解尿毒症的确是一种很复杂，治疗很困难的疾病对患者及家人都是很大的负担，对家庭生活也会产生比较大的影响。家人、朋友的支持有助于帮助患者树立信心，缓解苦闷。患者要及时将自己的感受、想法告诉家人、朋友和您的医生，即使您的家人也无法完全了解您的心理、想法。

三、饮食调理

1. *食养原则* 进行透析阶段的患者，不应再过于严格限制蛋白质摄入，一方面透析替代了肾脏的排泄功能，另一方面透析本身也是一个消耗和丢失蛋白质的过程，所以血透患者饮食中蛋白质维持在每千克体重每日 1.0～1.2 g，腹透患者应在 1.2～1.5 g，这样才可使患者维持良好的营养状态。

保证能量摄入。若蛋白质摄入不足，会导致肌原纤维分解，肌肉减少；如果蛋白质和热量摄入均不足，为了保证身体重要器官能量供应，会使蛋白质合成减少和肌蛋白分解增加，血肌酐更加升高。因此患者有足够的热量摄入是尿毒症饮食最基本的原则，一般认为能量摄入应为每千克 104～146 kJ。

未进行透析治疗阶段的尿毒症患者，应给予优质低蛋白饮食，一方面可减轻尿毒症症状，另一方面可延缓慢性肾衰时肾功能的进行性恶化。一般认为每千克体重每日蛋白质摄入量 0.5 g，可以维持患者氮平衡。如同时补充必需氨基酸，则蛋白质可限至更低。蛋白质中 65%～75%应为优质动物蛋白，并分配在三餐中，食物应以奶、蛋等蛋白质和麦淀粉为主，限制植物蛋白质比例。

尿量少者应限制水分和钠盐摄入，一般食盐量每日少于 3 g。明显水肿、高血压、心衰时更应严格控制水钠摄入，一般少于每日 1～2 g。根据血钾水平和尿量控制钾的摄入，使其每日在 2.5 g 以下，有尿者每排 1 000 ml 尿，可增 1 g 钾摄入。每日补充钙1.2～1.5 g，每日磷的摄入控制在0.9～1.2 g。膳食中应注意补给富含维生素B和维生素C的食物，还应适当补充微量元素锌和铁。

2. 食疗方法

(1) 补髓汤

［用料］ 鳖(甲鱼)1只，猪骨髓200 g，葱、姜、味精适量。

［制作方法］ 先将甲鱼用开水烫死，揭去鳖甲，去内脏和头，将猪骨髓洗净，放入碗内。在鳖肉放铝锅内，加调料，大火煮沸，小火待鳖肉煮熟，再放猪骨髓，煮熟加味精制成。

［功效］ 滋阴补肾，填精补髓。

［适应证］ 慢性肾衰阴虚火旺者。

(2) 紫苏粥

［用料］ 白米50 g，紫苏叶10 g。

［制作方法］ 白米煮粥，临熟时入紫苏叶，趁热食用。

［功效］ 理气和胃，降逆止呕。

［适应证］ 慢性肾衰由于湿浊中阻，清阳不升，浊阴不降，胃气上逆，或湿浊化热导致呕吐者。

(3) 人参虫草炖鸡

［用料］ 鸡1只(约重1 000 g)人参、冬虫夏草各10 g，食盐极少量。

［制作］ 上物共煮清炖，吃肉喝汤。

［功效］ 健脾益肾补虚。

［适应证］ 慢性肾衰虚证。

(4) 伏龙肝粥

［用料］ 伏龙肝(灶心黄土)200 g，粳米100 g。

［制作方法］ 先将伏龙肝煎汤，滤取上清液，而后用此水熬粥；亦可用此水煎服中药。

［功效］ 调中和胃，运脾消食。

［适应证］ 尿毒症，长期胃纳欠佳者。

(5) 陈皮苏叶粥

［组成］ 陈皮15 g，苏叶15 g，粳米50 g。

［制作］ 以上先将粳米熬粥，快熟时加入陈皮、紫苏叶，盖紧盖闷5～10 min即可。

［功效］ 降逆和胃。

［适应证］ 尿毒症患者时作恶心，饮食不进，食欲不振者。

四、注意事项

(1) 慢性肾功能衰竭一般透析指征为血尿素氮36 mmol/L具有明显的尿毒症表现者；血肌酐707.2 μmol/L以上；内生肌酐清除率＜10 ml/min；合并充血性心力衰竭或有尿毒症性心包炎者；明显的神经系统症状；需施行较大手术的尿毒症患者，可用血液透析改善全身情况。

(2) 尿毒症患者要保护好心脏

1) 控制体重研究表明：体重增加10%，胆固醇平均增加18.5%，冠心病危险增加38%；体重增加20%，冠心病危险增加86%，有糖尿病的高血压患者比没有糖尿病的高血压患者冠心病患病率增加1倍。

2) 戒烟吸烟是造成心绞痛发作和突然死亡的重要原因。

3) 戒酒酗酒不仅会加重心脏的负担，甚至会导致心律失常，并影响脂肪代谢，促进动脉硬化的形成。

4) 改善生活环境污染严重及噪声强度较大的地方，可能诱发心脏病。因此改善居住环境，扩大绿化面积，降低噪声，防止各种污染。

5) 避免拥挤，避免到人员拥挤的地方去。

6) 养成健康的生活习惯：生活有规律，心情愉快，避免情绪激动和过度劳累。

（张玲）

第五节　狼疮性肾炎

狼疮性肾炎是一种自身免疫性疾病，病变累及多个脏器系统，常伴有发热、关节炎、皮肤红斑等表现。好发于青年女性，男性患者也屡见不鲜，男女发病率为1∶9。本病呈慢性演变，反复发作，病情缠绵，治疗比较棘手。但只要积极的治疗，加上良好的生活调理，可以缓解症状，稳定病情，甚至逐渐恢复健康。

一、生活调理

1. *衣着不要太暖和*　本病以阴虚血热病理为多，全身新陈代谢加快，红细胞沉降率偏高，属热较多，生活调理以低温养生为贵，穿得太多过多，体温偏高，细胞分裂快，代谢快，病情进展也快，少穿一件衣服能降低你的体温，细胞分裂就慢，新陈代谢也慢，对稳定病情有帮助。居室中的温度不应超过24℃。洗澡时的水温，以能够适应不觉寒凉的温浴最好。居室、洗浴的温度要掌握适应度，以免过冷受寒而感冒。阳虚怕冷患者要注意保暖，衣服、被褥不能少穿少盖，居室温度应适当提高。

2. *力求防晒避光*　日晒可以激发或加重病情。紫外线照射可使DNA抗原性加强并激发肾炎。在紫外线强烈的环境下，不论男女均应做好防晒措施，尤其是长期从事露天作业的人员，如建筑、体育、勘探等工作者。

由于日晒引发疾病是一种全身反应，仅仅遮住面部是远远不够的。夏季光照特别强，上午9时到下午3时是紫外线最强的时候，若无特殊情况不要外出，必须外出一定要做好全身防护，戴上宽边帽子，穿好浅色长袖上衣和长裤，或撑上浅色雨伞等。不仅要避免受日光暴晒，春季日光的波长已渐增加，所以要从春季开始就注意防护。

3. *戒烟禁酒*　酒精损害肝功能，加快心跳，促进新陈代谢，影响性功能，伤害肾脏。烟雾之中含有约 4 000 种化学物质，吸烟对心脏同样有害，烟毒会引起气管炎、肝癌，破坏胃黏膜引发胃溃疡，还能降低生育能力，所以狼疮性肾炎患者必须戒烟禁酒。

4. *远离油漆等刺激性化学物质*　油漆里大都含有甲醛、乙醚、丙酮等助溶剂，加上颜料，这些刺激性化学物质大都有毒，会伤害人体的免疫功能，必须尽量远离。从事这项工作的人，要及时调换工种。近期内居室不要粉饰装修，以免影响病情。

卧室里不宜放樟木家具，因为樟木挥发的气体含有樟脑等有机物成分，具有强心升压等兴奋作用，会影响睡眠质量，加重疾病。

5. *禁用诱发性药物*　具有致系统性红斑狼疮产生的药物，如肼苯哒嗪、普鲁卡因酰胺、异烟肼、抗癫痫等，必须禁用。能够诱发症状的药物，如青霉素、磺胺药、保泰松等，要求慎用或不用。

6. *生活要有规律*　保证充足的睡眠。睡眠对于恢复机体的免疫功能，修复破损的肌肤非常重要，所以狼疮性肾炎患者一定要保证充足的睡眠，因为进入睡眠状态，各种有助于增强免疫功能的活动随即开始。

进行适当活动。选择适当的锻炼项目，如散步、慢跑、骑自行车、打太极拳、广播操等。选择健身项目，可依据个人爱好，锻炼时要注意方式、时间、温度和自己的身体状况，以活动后身体舒服而不疲劳为佳，要量力而行，确保安全第一。

避免过度劳累。患病后要卧床休息，避免烦劳过度。病情稳定后可适当做一些轻工作。留出修整的空间，不把工作中的压力带到防治疾病中来，关键是不要让你的工作左右你，你要自己安排你的事，身体好了有你干不完的事。

注意节制房事。适度的性生活可以给人带来愉悦、轻松、对身体与养生均有好处。但是如果恣情纵欲，不知节制，必然伤精丢液，大量消耗体能，就会损害身体健康。所以患者一定要注意节制，不可任性追求刺激。

7. *妊娠必备条件*　年轻女性患上狼疮性肾炎，原则上主张避免妊娠，以免引起病情复发和恶化。但只要符合以下条件是可以妊娠的：临床症状消失（无关节痛、无发热、无面部红斑等），血压正常，有关检验值正常（每月尿检 1 次，持续 12 次正常，肾功能正常 1 年），相关血清学检查转阴 1 年；细胞毒类药物（如环磷酰胺等）停用 1 年以上。符合上述条件的妊娠，对母亲和胎儿的健康均无影响，一般不会增加病情的重新活动率。不过还需征得肾内科医生的同意，并在妇产科医生的观察指示下妊娠才好。

8. *妥善保护皮肤*　要保护皮肤，避免各种刺激，如热水烫洗、纹身、外伤、针刺等，皮肤瘙痒切忌乱抓、防止激化皮损，导致皮损加重。皮损处理不当常引起继发感染而使病情恶化。

二、精神调理

1. *自我减压，愉快生活*　愉快的好心情对身体健康的重要性胜过医生对你的帮助。

我们拿起一杯水并不觉得重，拿一分钟没问题，拿的时间越久，就越觉得重，就像生病后的精神压力一样，如果我们一直把压力放在心上，就会觉得沉重得无法承受，只有卸掉思想负担，树立治疗信心，生活才会变得喜洋洋。别总想这个病会不会好？今后会发展为怎么样？不着边际地胡乱猜疑，不少癌症患者就是这样自己把自己吓死的。心里负担过重害煞人。古人说得好："肩上百斤不算重，心头四两重千斤。"放下包袱，明天就会健康，丢掉心累，带病也能长寿。

2. 真诚奉献，帮助别人 俗话说："积得积福，积得者寿。"听起来，有点唯心色彩。其实积德积福就是做好事，行善事。奉献应该是真诚的，奉献不一定是物质上、金钱上的给予，而是付出一片真诚的。当人们在助人为乐的时候，精神上产生愉悦和快乐，没有杂念，各项生理活动协调平衡。美国加州大学研究发现乐善好施比那些不愿送东西给他人的"小气鬼"要健康得多。有能力、有资本的可以做多种奉献，没有能力资本的也照样可以奉献，邻里间、同志间的尽力；他人遭到了挫折，给人以安慰和鼓励……奉献讲求真诚、无私，所以乐于助人者，心灵得到锤炼和净化，并从奉献中获得快乐和健康。

3. 丰富生活内容，转移消极情志 病情较轻者，可以恢复轻工作，参加一些力所能及的活动(包括家务劳动)，培养业余爱好，如养鸟、赏花、练书法、弹琴、集邮等，以增添生活情趣，适度的活动，可以帮助情绪的稳定，忘却寂寞和病苦，稍微忙一点，比过度清闲好。

在治疗过程中，家庭成员一定要有耐心、关心、理解和同情患者。家庭的任何不良刺激、不良行为都可以促使疾病的发展，家人应陪其谈心、聊天、进行开导，减轻其情绪焦虑、分散其对疾病的注意力。

三、饮食调理

1. 食养原则 宜进清淡养阴之品、低盐、低钠、低蛋白饮食(每日每千克体重可摄食 0.6～0.8 g 优质蛋白质)。越冬蔬菜如大白菜、萝卜，水生植物如稻米、藕等；体温偏低的素食，如水鸭、有鳞河鱼；成熟于冬季的水果有冬梨、冬枣；背阴避阳生长的冬菇、蘑菇可适量食用。富含优质蛋白的禽兽瘦肉可间断少量摄入。

忌辛辣温燥食物。辛辣温燥食物会增进内热，促使毒火上升，体温增高，症状加重，如大蒜、韭菜、辣椒、胡椒、茴香、桂枝等调味品，要求禁食或少食，以免对病情不利。

忌吃海腥发物。海鱼、海虾、海蟹等海腥，含有大量异性蛋白及一定量的化学污染物质，其致敏性强，必须远离不食。比如猪头肉亦属发物之列，宜避免食用。倘系阳虚怕冷的患者，就应作相应的调整，一味强调寒凉养阴反而有害身体。

2. 食疗方法

(1) 雪羹汤

[用料] 荸荠 50 g，海蜇头 50 g。

[制作服法] 荸荠削去嫩芽、霉斑、污渍、连皮清水洗净；海蜇头入清水内浸漂，换水 3～4 次，除尽咸味沙子，切碎用。加水 150 ml 煮汤，去蜇食荠、喝汤，一日内分 2 次服

完，连服 7 日。

［功效］ 清热解毒，祛痰通便。

［适应证］ 狼疮性肾炎，证属血热伤津，痰湿内蕴者。症见内热、口干、面部或皮肤红斑，大便不畅，舌红苔黄腻，脉弦数。

［说明］ ① 海蜇味咸软坚，清热化痰，消积通便；荸荠甘寒生津，清热消痰，化积涌下。两味合用又能降血脂，降血压。但脾胃虚寒及血亏者慎用。② 雪羹汤亦可当作菜肴吃：海蜇洗净切丝，荸荠去皮切片，放清水适量，加蒜、盐、料酒、葱、姜等，煮熟后拣出葱、姜，一日内吃完。

（2）茄汁炒茭白

［用料］ 茭白 500 g，番茄酱 50 g。

［制作方法］ 茭白洗切后下油锅炸至外皮略黄，捞起沥油。番茄酱放入油锅中炒拌，随即投下茭白，加适量水合调料，用温火闷烧至汤汁稠浓，起锅。当菜肴，分次吃。

［功效］ 清热解毒，降压利水。

［适应证］ 慢性肾炎，证属阴虚内热，肝旺水聚。症见心烦内热，口干，头晕，尿少水肿，舌质偏红，脉细弦数，血压偏高。

（3）芹菜炒菊脑

［用料］ 芹菜 250 g，菊脑（菊花嫩头）100 g。

［制作服法］ 两位分别清洗，切断，一起下油锅，煸炒几下，加适量水、调料，烧开后即成，当菜肴吃。

［功效］ 清热利尿，平肝降脂。

［适应证］ 慢性肾炎，证属肝阳偏盛。症见头晕面赤、舌红苔黄腻、脉弦，兼有高血压或高血脂者。

（4）蜜汁糖藕粥

［用料］ 鲜藕 200 g，糯米 50 g，白糖 15 g，蜂蜜 5 g。

［制作服法］ 糯米淘洗，鲜藕洗清切段，加水 300 ml，先武后文火烧煮，待米化藕烂，再放入白糖蜂蜜，融开调匀后取食。

［功效］ 滋阴泄热，清胃降火。

［适应证］ 狼疮性肾炎，证属阴伤内热，虚火上炎。症见口腔唇舌溃疡，鼻出血，口干欲饮，大便干结不畅，舌红，脉细数。

［说明］ 不要用铁锅、铝锅熬粥，防止藕肉变黑，鲜藕富含维生素 C、K 和 B 族维生素，可促进口腔黏膜上皮修复；加速溃疡面愈合；鲜藕富含大量膳食纤维，能起到清肠通便作用。

（5）虫草煨鸭

［用料］ 绿豆鸭一只（约重 1 000 g），冬虫夏草 10 g。

［制作服法］ 将绿豆鸭宰杀后，去毛，剖腹、弃内脏，洗净；清水另冲虫草，放入鸭腹内，用线缚好；加入黄酒适量，不放盐，小火煨至鸭肉熟烂。以少量佐料调味食用，喝汤、吃

肉连虫草,分 3～4 日服食。

［功效］ 益肾补脾,养血利尿。

［适应证］ 狼疮性肾炎,证属脾肾两损,精血亏虚。症见面色苍白,神疲乏力,腰膝酸软,足胫或肿、尿有蛋白,舌淡苔白,脉象细软。

［说明］ 虫草补肺益肾,对慢性肾炎、保护肾功能有一定功用,但资源日少,价格昂贵,非工薪阶层所能承受。故用枸杞子 50 g、白木耳 5 g 替代之。

(6) 黄芪煨鲤鱼

［用料］ 炙黄芪 50 g,活鲤鱼一条(约重 500 g),香菇 15 g。

［制作服法］ 将鲤鱼去鳞、腮、剖腹、去内脏,洗净;黄芪清水另冲;生姜 15 g,适量葱、蒜、洗清切片或段;用植物油将鲤鱼炸成淡黄色,沥去油,加水适量,下姜、葱、蒜、香菇及黄芪;煮开后,改用小火煨,待汤汁稠浓,鱼肉熟烂,去黄芪。调入适量味精(或佐料)即成。一日分两次服,佐餐服用。

［功效］ 温脾补肾,利水消肿。

［适应证］ 狼疮性肾炎,证属脾肾阳虚,水湿泛滥。症见高度水肿,反复不愈,腰背酸痛,四末不温,小便短少,大便稀溏,舌质淡红,苔薄白,脉沉细软。

(7) 土茯苓猪脊汤

［用料］ 猪脊骨 500 g,土茯苓 30 g。

［制作服法］ 清洗猪脊骨,加水适量,煎成 3 小碗,去猪骨和上浮油末;清水冲洗土茯苓,加入骨汤中,小火煎至 2 小碗。早晚分两次服。

［功效］ 健脾利湿,补肾益髓。

［适应证］ 狼疮性肾炎,证属脾肾两亏者,症见腰膝酸痛,筋骨软弱乏力,关节肿痛,小便不利,舌淡,脉细。

［说明］ 猪脊骨补骨髓,益虚劳。土茯苓健脾利水,袪风通络。二味煎汤,对狼疮性肾炎体虚尿少伴有关节肿痛时,有较好的止痛消肿、补虚利尿作用。

(8) 小米枣仁粥

［用料］ 小米(黄米、北秫米)60 g,酸枣仁 30 g。

［制作方法］ 清水另冲酸枣仁,加水三小碗,煎至两小碗,去渣留汁备用。小米淘洗后,加水煮粥,临熟加入酸枣仁,再煮 3～5 min。早晚两次分服,或当晚餐一次喝下。

［功效］ 健脾养心,宁心安神。

［适应证］ 慢性肾炎,证属心脾血虚,心神不宁。症见心烦不寐,心悸盗汗,头目眩晕。

［说明］ 小米枣仁粥,味酸,胃病吞酸,服后吐酸加重上腹疼痛者,应停止服食。可去酸枣仁,用浮小麦 30 g 代替。同样有用。

(9) 当归生姜羊肉汤

［用料］ 精羊肉 200 g,生姜 15 g,当归 10 g。

［制作服法］ 当归冲洗一下,装入纱布药袋,扎紧袋口;将羊肉洗净,放入沸水锅内,

透、去红色，捞出羊肉切成 2 cm 小块；在砂锅内放清水适量，投入羊肉块、纱布药袋，下生姜、料酒，盐少量；用大火煮沸后，改小火煨至羊肉酥烂。弃药袋、吃肉喝酒，每日两次，2日 1 剂。

［功效］ 温阳补血，暖脾通络。

［适应证］ 狼疮性肾炎，证属脾肾阳虚。症见面色无华，畏寒肢冷，脉细舌淡。

(10) 山药核桃煨猪肾

［用料］ 山药 30 g，核桃肉 15 g，猪肾 1 只。

［制作服法］ 将猪肾剖开去筋膜，洗净，放清水中浸 1 h 以去原味，切片加水适量。放入山药、核桃肉，加少量生姜、料酒；煮开后文火煨至熟透，调味分次服食。隔日 1 剂，连服 7 日。

［功效］ 益肾壮腰，健脾补气。

［适应证］ 慢性肾炎，证属脾肾两亏，气血不足者。症见腰脊酸痛，疲倦乏力，头晕耳聋，小便多沫，脉软，舌淡红，苔白。

［说明］ 本菜肴对狼疮性肾炎蛋白尿有一定疗效。若血肌酐、尿素氮偏高者，宜减少服食次数，每周以 1～2 次为宜。

四、注意事项

1. *一定要注意预防* 许多就医患者病情都比较重，治疗相对棘手，因此早期发现，早期治疗，显得非常重要。平时注意养生，防病于未然，患病者要积极治疗，防其传变，以免发生或推迟出现多脏器损害。

2. *狼疮不会传染* 狼疮是一种自身免疫性疾病不会传染；狼疮性肾炎本身并没有传染性，与狼疮患者密切接触也不会被传染。

狼疮与遗传有一定关系，狼疮患者的近亲发病率为 5%～12%，同卵生的双胞胎的发病率可高达 23%～69%。但并不是说父母患狼疮性肾炎，子女就一定会同样生病，只能说发病的可能性比其他人大一些。而营造并恪守良好的生活方式，坚持有益的防治是可以减少发病率、降低遗传概率的。

3. *要求辨证食疗* 贪图口福，任意挑食，只会影响健康，伤害身体。辨证地摄入，个性化饮食，有助于疾病的康复。以下就四种证候提出相关的食疗建议，以便参考选择。

(1) 热毒炽盛(相当于急性活动期)：症见发热，红斑红疹，口干喜冷饮，关节疼痛，小便短赤，舌红，舌苔黄腻，脉数。饮食以清热解毒，凉血生津为宜。果蔬可选用梨、西瓜、猕猴桃、荸荠(马蹄)、黄瓜、西红柿、生菜、萝卜、芹菜、丝瓜、冬瓜、海带等。粮食如小米、绿豆、薏苡仁、豌豆、豇豆，豆制品如豆腐亦可食用。

(2) 阴虚内热(相当于慢性活动期)：症见长期低热、手足心热、口渴欲饮、面部红斑、皮疹，时有咽干、咽痛，关节或痛，对光敏感，舌红苔黄，脉细数。饮食以养阴清热、活血通络为宜。果蔬可选用甘蔗汁、鲜藕、山楂、酸梅(或汤)、黄瓜、大白菜、白木耳、菊脑、枸杞菜、百合。粮食如玉米、小米、薏苡仁、豇豆、土豆、牛乳、豆浆。荤食有瘦猪肉、猪皮、鸭蛋、泥鳅、鳖等。

(3) 气阴两虚(相当于缓解期):症见患病日久,面色不华,肢软乏力,夜寐不宁,口干多饮,头发稀少,怕冷又怕热,下冷水则手指苍白(雷诺现象),月经不调,舌淡暗红,边有齿痕,苔薄或剥,脉细软。饮食以益气补血,养阴扶正为宜。果蔬可选用冬瓜、大白菜、番茄、香菇、豌豆苗、土豆。粮食如大米、玉米、山药、牛乳、豆浆。荤食有乌鸡、水鸭、鲤鱼等。其他如龙眼、大枣也可选食。

(4) 脾肾两虚(相当于久病迁延):症见久病不愈,面色苍白,神疲乏力,腰酸腰痛,下肢水肿,小便短少,尿多泡沫,舌质淡胖,苔薄白腻,脉细。饮食以益肾健脾、温阳利水为宜。果蔬可选用包菜、油菜、空心菜、茼蒿、核桃、腰果、栗子、连肉、葡萄、苹果。粮食如大米、面粉、玉米、山药、西瓜。荤食有母鸡、羊肉、猪肾、鲢鱼、鲫鱼等。

(张玲)

第六节 紫癜性肾炎

紫癜是一种毛细血管受损害的疾病,累及并损害肾脏时,可出现皮疹、蛋白尿、关节炎、肠胃道症状等表现,这种肾脏病简称紫癜性肾炎。

本病好发于儿童、青少年,20岁以上成年人少见。多数发于寒冷季节,发病前常有过敏史,过敏原如食物、花粉、药物、感染、虫咬、疫苗接种等。一般预后良好,但也有反复发作,或迁延不愈的。

一、生活调理

1. 注意防寒保暖 关注气候变化,及时增减衣服,注意预防感冒。避免感受外邪,避免接触各种"不正之气",是预防紫癜发生的重要措施。

寒冷天气时,早晨起床后,可用手指按摩鼻旁迎香穴至局部微热,再喝杯温开水,外出要戴口罩、帽子、围巾,做好防寒保暖。在空调环境内时间不宜过长。洗澡时间尽量缩短,洗后擦干身体,避免受风。

2. 远离致病因素 春夏或初秋时的花粉、生活中油漆(含居家装修)、汽油等必须避开。

彻底防螨是避免过敏的首要关键。每隔两周用高温之水清洗床单、枕套、被套,可有效杀死螨虫;经常清洗冷气滤网;以湿布清理床铺,避免堆积灰尘。

要求选用纯棉衣服,常洗常清,以避免对皮肤的不良刺激。按时打扫室内外卫生,开窗流通空气,保持居住清洁,空气新鲜。

3. 保护皮肤紫斑 紫癜性肾炎的皮疹可有痒感,一般不需处理。要求勤剪指甲,防止抓伤,继发感染。避免接触过冷、过热、过硬的物理性刺激和伤害。

4. *避免过度劳累* 患病后要卧床休息,及时治疗。禁止性生活,病情稳定后也要节制房事;防止过度劳累,减少能量消耗,勿使正气受伤,以利疾病早日康复。

睡前娱乐要有限度,看电视应控制好时间,不宜长时间坐在电视屏幕前,也不要看过于刺激的节目,以免影响睡眠。茶、咖啡、巧克力、可乐等,有兴奋作用,使人头脑清醒,因此不宜多吃,尤其睡前不喝(吃)为好,否则会降低睡眠质量。

5. *关注口腔卫生* 本病常伴有齿衄,以致口有异味,牙龈发炎,可用温凉开水漱口,一日 2～3 次。少用有刺激性的药物牙膏。

6. *远离烟酒* 烟雾性热有毒,耗气伤阴,热感动血,毒伤肾脏。酒性辛热,乙醇伤肝及肾,辛散耗气,热扰血络,对紫癜性肾炎非常不利。

二、精神调理

1. *学会轻松生活* 紫癜性肾炎患者,一般预后良好,不要惊恐失措。一切不良因素,如工作压力过重、思想上的忧虑、烦恼、急躁等,都会导致气血紊乱,影响体内激素的分泌,使免疫力变差,引发各类过敏反应,促使疾病的发生和复发。所以必须学会轻松生活,以平和放松的心态来看待自己的疾病,因为心情开朗、情绪调整,也是有益的治疗。

2. *抓紧时间治疗* 生了紫癜性肾炎要予以足够的重视,坚持服药治疗。不要因为此病不痛不痒,预后又好,而心生麻痹,要知道如果因循不治,有 10%～15%的病例,可发展成尿毒症,所以千万不可大意马虎;切忌看到紫斑则用药,紫斑消失就停药,这样容易引起疾病的迁延、反跳,向坏的方面发展。

三、饮食调理

本病除辨证治疗外,根据病情的虚实,适当配合食疗,往往有助于收到理想的效果。

1. *食养原则*

(1) 饮食宜清淡,以富于营养而容易消化的食物为主。少吃糖类,避免高油、高热量。

(2) 暂时禁食生葱、生蒜、辣椒、酒类等香燥刺激性食品。少吃煎炒、炙煿、油炸食物。

(3) 平时少进寒凉饮食,如冷饮、冰激凌、可乐、冰水果及苦瓜等。

(4) 拒绝过敏性食物,如海鲜发物、虾蟹,以及记住会引起症状加重的食物,做到短时间内尽量少吃或不吃。

(5) 不要吃不清洁食品,避免肠道寄生虫感染。

2. *食疗方法*

(1) 牛蒡烧豆豉

[用料] 牛蒡根 50 g,淡豆豉 10 g。

［制作服法］ 二味分别用水洗清，先将牛蒡放锅中加清水煮开；弃水，取牛蒡切片或开段，起油锅，炒至略黄；放入淡豆豉，加水适量，煮至牛蒡熟烂，用少量调料拌匀后即可取食。每日 1 剂，连服 3～5 日。

［功效］ 宣表解毒，清热除烦。

［适应证］ 紫癜性肾炎初起，证属邪热外感，动扰血络。症见皮肤斑疹鲜红，头痛，头晕，咽喉红肿，或有寒热，胸闷心烦，舌质红苔薄白，脉浮数等症状。

(2) 红枣汤

［用料］ 红枣 20 枚。

［制作服法］ 用水冲洗，分别掰开，加水 100 ml，煎煮，一日内分 2 次连汤带肉（去核）服下。

［功效］ 补脾和胃，养血益气。

［适应证］ 过敏性紫癜性肾炎，证属气血不足。症见纳食不香，心悸易惊，大便溏薄，紫癜颜色暗淡，舌淡，脉细等症状。

［说明］ ① 红枣一定要掰开，因为不掰开的枣的总煎出物，只有开枣的 1/6。② 大枣味甘，有助湿碍气之嫌，多吃易出现脘腹胀满，故感冒发热，咳嗽痰多，食少纳呆者宜慎用或不用。③ 大枣有抗过敏作用，对过敏性疾患如荨麻疹，输血反应，过敏性紫癜等有一定防治功效。④ 花生衣可治疗各种出血症，治疗血小板减少性紫癜效果满意，和红枣合用可提高过敏性紫癜的疗效。不过，若以单味花生衣防治本病，作用就不理想了。

(3) 藕节莱菔饮

［用料］ 带节鲜藕 200 g，莱菔（萝卜）200 g。

［制作服法］ 二味清洗后，榨汁，一日内分 2～3 次饮服。

［功效］ 清热散瘀，祛痰下气。

［适应证］ 过敏性紫癜性肾炎，证属邪热伤里，瘀血阻络。症见皮肤斑疹鲜红，脘痞纳差，或有咳嗽、痰多等症状。

(4) 赤豆茅根汤

［用料］ 赤豆（赤小豆）50 g，白茅根 50 g。

［制作服法］ 清洗后，加水适量煎煮，至赤豆熟烂，挑去茅根，连汤带豆服下。

［功效］ 清热解毒，利水活血。

［适应证］ 过敏性紫癜性肾炎。证属邪热下注，毒瘀阻络。表现为皮肤斑疹色红，尿少短赤或小便不利，舌红苔黄，脉数等症状。

［说明］ 倘同时伴有关节肿痛，可加薏苡仁 30 g 煮粥喝，以增加祛风胜湿止痛作用。

(5) 田七乌鸡煲

［用料］ 乌骨鸡 1 只，田七 6 g。

［制作服法］ 宰杀乌骨鸡，去毛、杂、内脏，清洗后，取半只鸡，加田七、适量清水、黄酒，用煲熬煮，待乌鸡熟烂后，放适量调料，熬开后即可取食。喝汤吃肉，一日内分次服食。

［功效］ 健脾滋肾，祛瘀清热。

［适应证］ 紫癜性肾炎，证属阴虚内热，脾肾两亏。症见紫癜反复不消，纳食不香，大便溏薄，口干内热，或有盗汗，舌红脉数等症状。

(6) 瘦肉阿胶煲

［用料］ 瘦猪肉 50 g，阿胶 6 g，龙眼肉 10 g，生山楂 3 g。

［制作服法］ 数味分别冲洗干净。用黄酒将阿胶烊开备用。将瘦肉切块，放入煲内(壁较陡直的锅，有陶煲、铜煲等)，加水先煮，待水开数滚后，倒掉煮肉水，入山楂，加水适量，用火煎煮，待瘦肉半熟，倒入阿胶液、龙眼肉，继续文火焖烧，直至肉已熟烂，加调料搅匀即成。一日内分 2 次吃下。

［功效］ 滋阴补血，益气散瘀。

［适应证］ 紫癜性肾炎，证属气血两亏，阴伤夹瘀。症见面黄少华，皮肤紫斑颜色淡暗，日久迟迟不退，头晕乏力，夜寐不宁，有时心悸，舌淡暗，脉细。

［说明］ 本品酸甜腻补，不适宜用于风热咳嗽或痰火壅盛之证。

四、注 意 事 项

1. *环境污染易生病* 近年来，过敏性紫癜的发病率有增高倾向，除身心劳累，饮食偏嗜，体质禀赋特异等因素外，和大气污染、环境恶劣、毒邪伤人也密切相关。

2. *过敏体质会遗传* 我国过敏性疾病的发生率正在逐年增加，父母双方都是哮喘的患者，其孩子有 50%～70%的可能是过敏体质。这种体质遇到外界环境中相应的过敏原就会表现出来。

3. *不要口渴了才喝水* 喝进足够的水，既能减少细胞之间的裂隙，扎好防护篱笆，不使花粉等外来物质穿透细胞间的裂隙，引起过敏反应；又可及时清扫体内垃圾，排出体外，从而减少发病机会。

4. *改善鼻孔对冷热温差的适应* 肺开窍于鼻，鼻是抵御外邪的第一道防线，经常用冷水清洗，哪怕是寒冬腊月也要坚持不懈，不仅保持鼻腔清洁、没有污垢，而且锻炼鼻孔对冷热气候变化的适应，提高其免疫力，减少过敏反应。

(殷晓坷)

第七节 糖尿病肾病

糖尿病是目前世界范围内的常见病和高发病，严重威胁着人类的健康和生命。40%的糖尿病患者如果不及时进行控制及治疗，最后都会损伤肾脏，导致糖尿病肾病，其中 10%会发展成肾衰竭。

仅仅依靠药物治疗糖尿病肾病是远远不够的，还必须加强干预措施，注意生活调理。

一、生活调理

1. *适当运动，散步最好* 防治糖尿病肾病关键在于控制血糖和血脂，运动是控制血糖，治疗糖尿病的基本方法，运动能够促进肌糖原和血液中的葡萄糖的利用；抑制饭后血糖升高；减少胰岛素消耗量；降低血脂使血液变稀；减少糖尿病并发症的发生。

糖尿病肾病患者应尽量选择广播操、太极拳等轻度活动，不适合快走、慢跑、骑车、爬楼梯、健身操等中等强度运动。

散步是治疗糖尿病肾病的良药，散步是最简便易行，又轻松自如的运动方式，每日进行 2 次，每次持续 20～30 min，不仅能减肥，而且会产生相应的治疗效果，对改善病情非常有益。

2. *防寒保暖，护足为要* 要有防病意识，根据季节的变化，及时增减衣服，尽量避免受凉感冒，不要去人员密集的剧院、歌舞厅等场所。保持室内空气新鲜，经常到宽敞有日照、空气清新的地方活动。

冬季寒冷刺激会使血管收缩，血压升高，尤其要预防腰部和脚部受寒，腰部受寒血流减少，会影响肾脏的生理功能。脚不暖则易感冒，俗语说“寒从脚起”，因为脚部表面脂肪层薄，保温性能差，所以容易受寒冷的侵扰；脚部有丰富的血管和神经，对温度比较敏感，极易受寒着凉，因此秋冬季节要防止冷辐射对身体的伤害，更应注意脚部保暖。

3. *糖尿病足，贵在预防* 据统计有 15%的糖尿病患者并发糖尿病足，初期表现为局部麻木、发凉、感觉减低，易受伤，伤口不易愈合等情况，养护不当，致残率很高，所以要高度警惕糖尿病足的发生，早发现，早防护，护理方法是：

(1) 冬季足部保暖，避免发生冻伤，冬夜足冷可用多层外套保暖，改善局部血液循环，忌用电热毯、热水袋捂脚，以免烫伤。

(2) 每晚用 40℃温水泡脚，并轻度按摩、揉搓足心，以促进下肢血液循环，改善局部症状。

(3) 选择质地柔软的鞋子，透气性好，大小适中，及时清除鞋内沙粒等异物，以防磨损足部，切忌走远路。

(4) 注意足部卫生，洗脚后要擦干水分，并检查有无外伤和破损，趾(指)甲不要剪得太短，以免损伤皮肤。

发现皮肤有小伤口，应小心处理，用消毒剂(忌用碘酒、紫药水)彻底清洁伤口，并以无菌纱布盖好，如果 5～7 日仍不见好，要及时就医，不可麻痹大意。

4. *动静结合，避免过劳* 过度的体力劳动，脑力劳动以及过度的运动会对身体造成损伤，耗能急剧增加并产生大量活性氧，导致免疫力下降，器官老化，对病情恢复非常不利。

要积极消除过劳的原因：

(1) 调整生活习惯，充分的休养和睡眠。

（2）娱乐要有节制，看电视、打麻将、玩扑克以1～2 h为宜，不要计较输赢，不要过于激动。否则会伤害身体，影响睡眠。

（3）工作要量力而行，糖尿病肾病患者不适宜满负荷工作。

5. *不要抽烟、喝酒*　吸烟有害健康，吸烟不仅伤肺，烟毒害严重伤害心肾血管，使小血管痉挛，加重下肢缺血、缺氧，所以糖尿病肾病患者大忌抽烟，戒烟越早越好。饮酒会引起血压升高，影响生殖功能，抑制蛋白合成，伤害神经系统，酗酒必然伤害肾脏。已知肾脏病，糖尿病存在有广泛的血管内皮功能的病变，犯病后还贪杯，无异于火上添油，所以戒酒刻不容缓。

6. *保持大便通畅*　养成良好的排便习惯，方法是：提前起床0.5 h，无论工作多忙，经肠道一个便前调解活动准备时间；晨起喝冷开水一杯，如果脾胃虚寒不耐受凉者，可以饮温水；坚持力所能及的运动，运动对促进排便很有帮助；按摩腹部，以脐为中心，用手掌作顺时针方向按摩，每摩50圈，每日1～2次；多吃含维生素多的食物，以刺激大肠的蠕动；尽量少用通便药，防止药物依赖。

由于便秘可影响血糖代谢，干扰药物的有效吸收和发挥，恶化情绪和睡眠，对病情非常不利，因此保持大便通畅非常重要。

二、精神调理

保持良好的心态俗语说“三分治疗，七分养”。过度的喜怒和悲伤等情绪波动，都可引起肾病的不良变化，而乐观的情绪特别有利健康。不断的自我调节，时刻保持乐观的心态，是情绪是总处于良好稳定状态，有利于糖、蛋白质、脂肪代谢失调的改善，有利于五脏六腑的功能协调。

1. *认识疾病，坚持防治*　要使患者和家属了解，糖尿病肾病的长期性和复杂性，随着病程的延长，各种并发症的发生率增加，而积极配合防治，是控制病情进展的最有效方法，时间越早越好，因为症状减轻，指标降低，病情长期稳定，保持生活的高质量，并达到健康长寿是完全可能的。患者和家属应该认识到对本病的防治必须长期坚持，即使病情缓解也应该持之以恒。

2. *正规治疗，小心上当*　现实生活中有些就医者按照广告信息去外地求诊，碰上的却是家非法医院，无行医执照的医生；那些医托和游医，利用患者病急乱投医的心理，大行欺诈之道；扛着家传秘方的幌子吸引患者，牟取暴利；吹嘘“某科研单位”研制的特效新药，坑害患者。建议最好到正规医院就诊，接受系统正规的治疗为好。

3. *要有坚强的信心，相信自己能够战胜糖尿病肾病*　信心会使大脑产生希望和期待的良好兴奋灶，使人产生积极向上的精神，从而可增强大脑皮质和整个神经系统的功能，提高人体免疫功能和抗病能力，并能有效而充分地调动机体的巨大潜力，使各器官间的活动趋于协调。用坚强的信心防治疾病，是一种最信息的内反馈疗法，能够最大限度地提高好转、治愈率。

三、饮食调理

饮食调理是防治糖尿病肾病的手段之一，目前研究证实，血糖在糖尿病肾病早期损害的发生率起重要作用，所以强化血糖控制较常规治疗的益处仍不容忽视。

1. 食养要点

(1) 合理的饮食和结构，适当节制饮食，糖尿病肾病患者一定要重视食物调养。一般年老体胖而无症状，或症状很少的轻型患者，经节制饮食后，血糖保持平稳者，可不服降糖药物，肾病也就缓解；对于重视或幼年型糖尿病，除了降糖药治疗外，更应严格控制饮食。饮食中必须含有足够的营养，糖、蛋白质、脂肪的摄入比例要合理。倘若饮食控制不严格，饮食结构不合理，任何治疗均不能奏效。

(2) 控制每日进食的总热量。用每日设伏的总热量来维持标准体重。标准体重的计算是：身高(cm)－105＝体重(kg)。一个中等活动量的成年人，每日每千克体重需热量约 25 kcal；劳动强度大，生长发育的青少年、孕妇、乳母可适当提高热量；营养不良及有消耗性疾病者亦应酌情增加；超重和肥胖的人应减少热量，每日每千克体重 12 kcal。总之，要根据营养状态，工作强度、生活习惯等情况作个体的合理调整。

(3) 三大营养素的分配比例和热量计算。在要求控制的总热量中，脂肪占 20%～30%，蛋白质占 16%，糖占 55%～60%。违背这一摄入比例，营养素就会在肝脏内互相转化，要耗费掉很多能量。

每克糖在体内可以产生 4 kcal 热量，每克脂肪产生 9 kcal 热量，每克蛋白质产生 4 kcal热量。根据所需热量，便可计算出各种食物的分量。

(4) 适当限制蛋白质的摄入量。合理制定每日蛋白质的食量非常重要，糖尿病肾病肾功能正常者，每日蛋白质以每千克体重 0.8 g 为宜；肾功能不全非透析以每千克 0.6 g 为好。蛋白质过多对糖尿病不但没有好处，反而会加重肾脏的负担，加速糖尿病肾病的发生。得了糖尿病肾病，再多吃高蛋白的饮食，会促进肾功能的恶化，使体内尿素氮迅速提高。

(5) 碳水化合物(糖类)的限制。在低蛋白膳食时热量供给必须充足以维持正常的生理活动，每日摄入 30～35 kcal/kg 体重的热量。糖尿病肾病饮食中，碳水化合物占总热量的 50%～60%，折合主食 250～400 g。一般宜选用多糖类的富含碳水化合物，如各种粮食和薯类。

忌食容易吸收的糖，如蔗糖、蜂蜜、各种糖果、甜点心、饼干、冰激凌、含糖饮料等，香蕉含糖量高，亦应禁食。因为这些糖均属单糖、双糖，不仅吸收快，血糖高峰明显，而且易使三酰甘油升高，对患者很不利。

(6) 脂肪和胆固醇的限量。① 坚持低脂肪的摄入，每日脂肪的摄入尽量不应超过总热量的 30%，一般不超过 1 g/(kg・d)，通常要低于每日 50 g，肥胖者每日不宜超过 40 g。且以不饱和脂肪酸为主，如植物油、家禽类脂肪。室温下为固体的油，像牛、猪、羊油含饱和脂肪酸，应尽量少吃。合理的脂肪饮食，有利于改善脂代谢紊乱。② 控制胆固醇水平。高胆固醇血症也是发生蛋白尿的危险因素，控制好血胆固醇水平是治疗糖尿病肾病的一项必要措施。每日胆固醇的摄入量，最好不要超过 300 mg。无论什么年龄的患者，都不要选择高胆固醇食物，如蛋黄、黄油、甲壳类鱼和动物内脏（特别是心、肝、肠、脑）。

(7) 增加粗纤维食品，粗纤维食品包括谷物（稻米、大麦、小麦、燕麦、玉米），豆类、山药、南瓜和绿色蔬菜，每日进食不应少于 50 g，绿色蔬菜则更要多吃。研究证实纤维素能改善血糖状态，减少胰岛素和口服降糖药的用量，减慢糖的吸收，增强胰岛素的敏感性。

(8) 限制钠盐的摄入。钠盐吃得过多，会加重心脏和肾脏负担，容易引起高血压和心血管并发症。糖尿病肾病患者每日的食盐量不应超过 3 g，如果已有高血压，每日的食盐量应少于 2 g。总之限制食盐尽量可以有效防止糖尿病肾病并发症进展。

(9) 每日热量的分配。通常按生活习惯分配饮食，一般早餐占热量的 1/5，午餐及晚餐各占 2/5。也有三餐平均分配的。喜欢吃零食的人，可分为四餐，1/7、2/7、2/7、2/7。

(10) 糖尿病肾病患者的食谱举例（以 60 kg 体重计）：总热量约 1 400 kcal，计蛋白质 50 g，脂肪 40 g，碳水化合物 200 g。

每日可食谷类 250 g，蔬菜 500 g，瘦肉类（含蛋奶）3 份，烹调油 15 g。

具体分配如表 10－1。

表 10－1　糖尿病肾病患者热量分配

项目／食物种类	白米 250 g	蔬菜 500 g	瘦肉类 50 g	鸡蛋 1只	鲜奶 250 g	烹调油 15 g	热值
碳水化合物	190 g	15 g			11 g		864 kcal
蛋白质	20 g	5 g	9 g	9 g	9 g		220 kcal
脂　肪	5 g		5 g	5 g	5 g	13.5 g	328.5 kcal

总热量 1 412.5 kcal。

2. *食疗方法*　要制止糖尿病肾病进展，应实行综合治疗，其中饮食治疗是一个重要环节。

(1) 山药黄芪汤

[用料]　生山药 100 g，生黄芪 30 g。

[制作服法]　二味煎汤，喝汤，吃山药，一日内食完。

[功效]　健脾益气，降低血糖。

[适应证]　糖尿病，糖尿病肾病（各个阶段均可应用）。

[说明]　本方即可降血糖，并有消减蛋白尿作用。

(2) 枸杞子炒猪胰

[用料]　枸杞子 25 g，猪胰 50 g，葱适量。

[制作服法]　三味常规烹饪，加少许黄酒，盐，不放糖。一日内 2 次分服。

［功效］ 糖尿病，糖尿病肾病（无论阴虚，阳虚皆可应用）。

［说明］ 猪胰有调节人体的胰腺功能；枸杞子有降低血糖，降低血中胆固醇及防治动脉粥样硬化之功。两者合用，对防治糖尿病、糖尿病肾病有积极的作用。

（3）南瓜炒香葱

［用料］ 南瓜 250 g，香葱 30 g。

［制作服法］ 二味烧汤，不用加作料。一日内分两次吃完。

［功效］ 补中益气，祛脂降糖。

［适应证］ 糖尿病，糖尿病肾病（各个阶段均可应用）。

［说明］ 南瓜含有很丰富的多种维生素，而蛋白质，脂肪含量较低，故可作为慢性肾炎的理想膳食之一。南瓜中大量的果胶可延缓肠道对糖的吸收，丰富的微量元素，能促进体内胰岛素的分泌，加上香葱里有降糖作用的葱辣素，坚持食用或长期佐餐，对糖尿病肾病有良好的防治作用。

（4）洋葱炒鳝丝（片）

［用料］ 洋葱 50 g，黄鳝肉 50 g。

［制作服法］ 黄鳝肉切成丝或片，洋葱切片，适量植物油、调料，急火爆炒，佐餐食用。

［功效］ 降血糖，降血脂。

［适应证］ 糖尿病，糖尿病肾病，证属肾阳不足。症见怕冷，小便频数，性欲减退，舌淡苔白，脉弱。

［说明］ 本菜肴性偏温，洋葱含有 S-甲基半胱氨酸亚砜，磺脲丁酸和前列腺素 A，具有降血糖、降血脂、降低血液黏稠度、防止动脉硬化和改善前列腺功能等作用。鳝鱼中的黄鳝鱼素 A 和黄鳝鱼素 B，能够显著降低血糖，帮助血糖正常调节功能的恢复。

（5）荠菜豆腐汤

［用料］ 嫩豆腐 150 g，荠菜 100 g。

［制作服法］ 荠菜洗净切碎，植物油适量，加入荠菜，炒至七成熟，加豆腐、姜末等调味料，烧开后，用水淀粉作羹，起锅淋上麻油。一日内分次服食。

［功效］ 补中气，降血压。

［适应证］ 糖尿病，糖尿病肾病兼有高血压者。

（6）炒苦瓜

［用料］ 苦瓜 150 g。

［制作服法］ 鲜苦瓜去瓤子，洗净，切片。植物油适量，炒至七成熟，下苦瓜炒熟，善加调料，勿放糖，一日内佐餐食用。

［功效］ 清热解暑，降糖降脂。

［适应证］ 糖尿病，糖尿病肾病。症见口渴，易饥或食欲正常，大便不畅，舌红，脉数，心烦怕热等津伤内热者。

［说明］ 苦瓜中所含苦瓜皂苷，不仅有类似胰岛素的作用，而且还可刺激胰岛素释放，有非常明显的降血糖作用，故称其为“植物胰岛素”。但苦瓜性质苦寒，故脾胃虚寒，纳

差，便溏者不宜多吃。

(7) 玉米冬瓜粥

［用料］ 玉米 60 g，冬瓜(连皮)250 g，鸡肉 90 g，姜葱少许。

［制作服法］ 洗净后放入瓦锅内，加清水适量，武火煮沸后，改文火煮至玉米熟烂，放入姜葱等调味，即可食用。

［功效］ 糖尿病肾病，证属肺肾阴虚者。症见口渴心烦，小便频数，量少，水肿，舌嫩红苔薄白，脉象细数。

(8) 凉拌三丝

［用料］ 白萝卜 150 g，海带 150 g，芹菜 150 g。

［制作服法］ 三味分别洗净后，切成大小均匀的细丝，然后在沸水中焯后迅速捞作，将三丝混匀，加入适量食盐、作料即可食用。

［功效］ 降压降脂，祛痰化食。

［适应证］ 糖尿病，糖尿病肾病。证属阴伤内热，痰湿内盛者。症见口干，腹胀、痰多，舌红苔腻，脉濡。

［说明］ 海带、芹菜、萝卜均有降血压作用，海带还能降血脂，白萝卜可以祛痰消滞。

四、注意事项

1. *积极控制血糖* 糖尿病肾病的发生发展与血糖控制的好坏密切相关，血糖控制达标可减少并发症约 2/3。西药降糖效果明显，但维持达标困难，为什么？因为影响血糖还有许多潜在因素，如情绪(抑郁、焦虑)、失眠、便秘、慢性感染等，这些因素可通过神经、内分泌的反馈活动，使胰高血糖素、糖皮质激素分泌增加，促使血糖增高。

中医药的辨证治疗和对症食疗，以及生活上的干预，有利于控制病情发展和延缓并发症的发生，达到控制血糖，甚而减少西药用量的目的。

2. *把好饮食关* 许多患者忽视饮食治疗，不注意控制饮食，而想通过多服降糖药来控制病情，这是认识上的错误。实践反复证明不把好饮食关，仅依靠口服降糖药治疗，通常是要失败的。

3. *糖尿病肾病可以吃南瓜吗* 回答是肯定吃。有人说南瓜含糖量不低，对糖尿病患者有害。其实这仅是从含糖的角度来理解的。最新研究表明：① 南瓜含的主要是果糖，果糖属于左旋糖，不会被人体利用。② 南瓜含有大量的果胶，在肠道会形成凝胶物质及能减少、延缓肠道对糖的吸收。③ 含有丰富的钴元素，是胰岛素合成的必需元素，能促进胰岛素分泌。④ 还有人体必需的 8 种氨基酸。因此糖尿病肾病可以放心吃南瓜。

4. *食物温度要适中* 糖尿病肾病者多说喜欢凉一些的食物，长期如此，会损伤胃中阳气，甚至诱发络脉瘀阻，倘若持续嗜好热烫食物，又可能损耗津液。建议饮食入口以不烫唇，不冰齿为原则。

5. *糖尿病肾病不吃主食行吗* 不吃主食无益于控制病情，即使吃南瓜也要同时摄入一定量的主食,因为糖尿病肾病并不都是吃出来的。长期不吃主食,会使人体质下降,抵抗力减弱,容易出现种种并发症。不吃主食也可出现高血糖,因为不吃主食没有葡萄糖来源,人体需要热量就动用蛋白质、脂肪使之转化为葡萄糖,以维持能量的缺乏。所以糖尿病肾病患者,不可以不吃主食,每日主食的摄入量不应少于 150 g。

(殷晓坷)

第八节 尿酸性肾病

痛风是嘌呤代谢紊乱所致的一种疾病,近年在我国人群中的发病率呈上升趋势,病理损害首先出现关节炎症,其次便是引起肾病,称为痛风性肾病。

痛风性肾病多见于中老年患者,男性多于女性。痛风性肾病的防治最关键的一点是控制高尿酸血症。西药治疗疗效显著,但毒副反应很大,倘忽略生活饮食调理等综合预防措施,病情是不可能得到控制的。

一、生活调理

1. *避免过度劳累* 要保持健康,首先从消除疲劳开始做起,因为疲劳使机体的活力下降,功能减弱,很多疾病的发生多少都与疲劳有关。生活要有规律,注意劳逸结合,不可迷恋多彩的夜生活,忘记休息,逢年过节,应尽量用电话拜年、问好,关注自己的腿,以免频繁走动,过度劳累,这样才可大大减少痛风的发作,有利于肾损害的恢复。

2. *适当运动有益* 病情缓解后,除药物外,适当运动对免疫功能的恢复有明显促进作用,也是预防复发走向健康的重要措施。痛风伴有高血压时,要坚持少量多次活动,每日 4 次每次 10 min 短距离散步,降压效果很好。此外,学练太极拳也是有益的健身方法。球类、爬山、跳跃等剧烈运动使体内乳酸产生增加,可抑制肾小管排泄尿酸,而使血尿酸升高,运动量大,出汗过多,使血容量、肾血流量减低而影响尿酸排泄,因此尿酸性肾病患者不宜剧烈运动。

3. *小心预防感冒* 受寒,冒风可使人体自主神经调节紊乱,易致体表及肾脏血管收缩,从而引起尿酸排泄减少。所以痛风性肾病患者,在寒冷季节要穿暖和些,避免受寒,高温天气防止过度吹空调、吹电扇,也应注意适当保暖;定时打开门窗通风换气,保持居室空气清新;注意个人卫生,经常洗手,防止接触感染;按摩鼻子防感冒(用两手拇指按摩鼻翼两侧的迎香穴 30 次,每日早晚各 1 次)。坚持养成习惯,自然远离感冒。

4. *大便宜通畅* 便秘有害健康,会影响肾脏的尿酸的正常排泄,对病情非常不利。可按以下方法进行自我简便的调理。

(1) 养成定时排便的习惯。

(2) 多饮水。每日喝水不少于 1 500 ml,以清洗刺激胃肠道,软化粪便。

(3) 饭后适当运动，散步 15 min，以加强肠道蠕动。

(4) 增加纤维素摄入量，如玉米、番薯、糙米等，多吃新鲜蔬菜。

(5) 自我按摩脐部，将掌心按在脐上，先逆时针按摩 72 次，再顺时针按摩 72 次，能行气通便。依法调理，便秘依然不能改善时，应该到医院进行诊治。

5. 睡眠要充足　睡眠不足精神差，整日疲乏无力，会加重痛风性肾病，调理的方法是：

(1) 固定作息时间。有规律的起床有助于晚上有规律的入睡，感到有睡意时要立即上床。

(2) 睡前不吃兴奋性饮食。咖啡、巧克力、可口可乐和浓茶等刺激兴奋的东西，尽量在早上、白天饮用，否则会延迟睡眠时间，影响睡眠质量。

(3) 卧室温度要舒适。不要把房间温度弄得过高，保持 15～16℃的温度，对睡眠比较合适。

(4) 睡前灯光别太亮。卧室里安装可以调节的灯有助于睡眠，或者开一盏 15 W 的灯就足够了。

(5) 晚饭前做轻微活动。临睡前散散步，做一些轻微活动有助于催眠，缓解疲劳。

(6) 安心下来入睡。睡前 0.5 h，摆脱外界干扰，比如关上电视，不听喧闹的音乐，不与别人争论等。

6. 多行足浴好　由于人体的足部处于下肢末端，远离心脏，血液循环较差，脚趾温度较低，痛风患者的血尿酸容易沉积该处，跖趾关节的红肿热痛。建议经常热水浴或用热水泡脚，将水温调节至与体温相同(37℃)，使肌肉组织处于松弛状态，以促进血液循环，减少尿酸的沉积，缓解关节炎症，倘加入适量小苏打以利中和尿酸，效果更好。

二、精神调理

尿酸性肾病的关节炎变，除尿酸理化因素引致的疼痛外，还可因不良的心理因素刺激引起使疼痛加重。在治疗的同时改善心理状态，恢复乐观情绪，其效果会事半功倍。

(1) 自己找快乐，过好每一日。不要过多关注疾病，关注身上的疼痛的发生，老想着倒霉的事情。要想办法尽可能把日子过得丰富多彩，用愉快的心情去发现和欣赏许多美好的东西，清脆的鸟鸣，盛开的花朵，都会使人神清气爽。

(2) 让生活多一些变换，改变一下生活方式，如买本菜谱，尝试着做一些新的菜肴，换换口味，借此欣赏一下自己的厨艺；找点理由，全家来一顿烛光晚餐，活跃家庭气氛；买一条金鱼回来试养，鱼在缸里游弋，人的视线跟着跳跃……小小的改变往往能启动好的心情。

(3) 寻觅一两知己聊天。聊天内容广泛，上至天文地理，下到柴米油盐糖酱醋。还可交流饮食保健知识和延年益寿经验，从治疗中增长见识，获得信息。朋友的理解能给你支持和鼓励，海阔天空时可将忧愁、病苦抛至九霄云外。聊天不单可排遣寂寞，对调节情绪，增加机体免疫能力、减轻疼痛大有好处。防治痛风性肾病，不能单靠药物去缓解疼痛，还必须与精神、心理的调节结合起来，才能取得较好的治疗效果。

三、饮食调理

痛风性肾病除选用不同的治疗方法和药物外，还需要饮食的调节，不注意合理的饮食，常会诱发疼痛，且可能使病程延长，饮食调理得法对控制病情发展十分重要。

饮食的基本原则：牢记并掌握好“四不一多”原则，即不吃动物内脏，不喝肉类汤汁，不吃海产品、不喝酒，一要多喝水。

1. 饮食的具体要求

(1) 低嘌呤：合理的饮食结构是防治痛风的关键，限制嘌呤的摄入，忌嘴是个大问题。嘌呤是尿酸生成的来源，嘌呤是细胞核中的一种成分，只要有细胞的食物就含有嘌呤，而以动物性食品中含量为多。如肉类(牛、羊、猪、鸡、鹅、鸭、鸽等)、虾蟹类、鱼类及海鲜等。贝壳类，以及豆类食物、扁豆、蘑菇、紫草等，要少吃或不吃，要禁食动物内脏。

(2) 低脂肪：脂肪会减少尿酸的排出，所以痛风患者要限制脂肪的摄入，并发高脂血症者更要注意控制。每日只能吃 40～50 g 的脂肪。烹调时尽量不用油炸、油煎食物，应改为蒸、煮、炖等用油少的方法。

(3) 低食盐：少吃盐，每日限制在 2～5 g。对合并高血压、高血脂、心脏病者，更要严格掌握。

(4) 不喝酒：喝酒会引起痛风急性发作，为什么？因为抑制尿酸排泄；促进尿酸增加，提供嘌呤原料，尤其是啤酒，含有大量嘌呤成分。因此禁止喝酒，有助于控制症状、缓解病情。

(5) 多饮水：多饮水可以增加尿量，稀释尿液，促进尿酸排泄，是防治肾损害不可忽视的措施之一。每日饮水量应保持在 2 000 ml 以上，维持一定的尿量是整个饮食治疗中的重要环节。

(6) 充足的碳水化合物：痛风患者的主食应以碳水化合物为主，可选用大米、玉米、面粉及其制品。因为碳水化合物可促进尿酸排出，防止阻止分解代谢产生酮体，故作为热量的主要来源。但过多摄入会使体重增加，对病情不利。

(7) 多吃蔬菜水果：新鲜蔬菜和水果等碱性食物，既有利尿作用，又能促进尿酸溶解和排出，减少肾损害；且蔬果含有丰富的维生素 C，有助于组织中瘀积的尿酸盐的溶解，有利于改善痛风症状。

(8) 茶、咖啡、可可不必禁饮，可以适当饮服。

2. 了解食物中的嘌呤量

(1) 低嘌呤食物：指每 100 g 食物中含嘌呤低于 25 mg，可以放心食用。如主食类(米、麦、薯类等)、奶类、蛋类、蔬菜、水果类。

(2) 中等嘌呤食物：指每 100 g 食物中含嘌呤超过 25～150 mg，应适当限制。如豆制品、豆苗、黄豆芽，干豆类(绿豆、赤豆、蚕豆)，肉类(畜肉、禽肉)，水产类(草鱼、鲤鱼、鲈鱼、刀鱼、鳕鱼、鳝鱼、鳗鱼、螃蟹、田螺、鲍鱼等)，蔬菜类(菠菜、笋)，豆类(四季豆、青豆、菜豆、豌豆、豇豆)及海带、金针菜、银耳、蘑菇、菜花。干果类(花生、腰果、芝麻、杏仁、莲子、栗子)。

(3) 高嘌呤食物：指每100 g食物中含嘌呤超过150～1 000 mg,必须禁止使用。如豆类及蔬菜类(黄豆、黑豆、扁豆、紫菜、香菇)、动物内脏及肉脯、浓肉汁等、水产类(鲢鱼、乌鱼、凤尾鱼、带鱼、沙丁鱼、鲳鱼及鱼卵、鱼干)、贝壳类(牡蛎、蛤蜊、淡菜、干贝)、虾类、海产等。上述食物中嘌呤含量的高中低分类,不是精确的测试,只是原则估计,需要在实践中按实际情况作必要的调整。

3. 不同病理的饮食方案

(1) 急性期：应严格限制嘌呤的摄入,每日在150 mg以下,可少量选用低嘌呤食物,禁用高嘌呤食物。液体进量不少于每日3 000 ml。

(2) 缓解期：禁用高嘌呤食物。适当选择新鲜猪肉、鸡肉、淡水鱼以及奶类来补充一定的蛋白质。但仍要控制用量。吃肉时先用清水煮滚,然后倒掉煮肉水,进一步烹调后食用,浓汤肉汁也应少吃为妙。低嘌呤食物可以选用。

4. 食疗方法　痛风的饮食调理方法很多,除平常饮食外,也可加少量中药,以达到食养和治疗的双重目的,下面择要介绍数则供大家参考。

(1) 玉山煎

[用料]　玉米须30 g,山慈菇15 g。

[制作服法]　加水煎煮,分2～3次饮服,每日1剂。

[功效]　清热解毒,祛风利水。

[适应证]　痛风发作期,关节炎症状明显。

[说明]　山慈菇含有秋水碱成分,降低血尿酸有殊效,玉米须利水消肿,促进尿酸排泄,二味合用能有效地缓解痛风发作。山慈菇有小毒,不可久服多服,痛止后即应改用其他食疗方法。

(2) 百合薏仁粥

[用料]　百合30 g,薏苡仁30 g,粳米100 g。

[制作服法]　先将百合、薏苡仁洗净,用水浸泡2 h;粳米淘洗后,浸泡0.5 h;然后混合三者,加水适量,一起熬煮成稠粥,分两次食用。每日1剂,可长期服用。

[功效]　润肺安神,去痹除湿。

[适应证]　痛风、痛风性肾病伴有心烦不寐时。

[说明]　百合含有秋水碱等成分,对痛风性关节炎有防治作用,以用于痛风缓解期为合适。

(3) 薏苡仁茯苓粥

[用料]　薏苡仁100 g,茯苓50 g,糙米200 g。

[制作服法]　薏苡仁洗清用水浸泡1～2 h,淘洗茯苓、粳米,合并三味,加水适量,一起煮,一日内分次服用,可长期服用。

[功效]　健脾养胃,渗湿化浊。

［适应证］　痛风、痛风性肾病缓解期。

(4) 金钱双皮饮

［用料］　金钱草 15 g，陈皮 5 g，青皮 5 g。

［制作服法］　三味稍加冲洗，晾干，开水冲洗、代茶，可以常服。

［功效］　清热调气，利水排石。

［适应证］　痛风缓解期。

［说明］　青皮、陈皮泡水代饮可以使尿液碱化；金钱草增加尿酸排泄，降低血尿酸，三味合用能防止痛风石的形成。

(5) 山楂海带丝

［用料］　水发海带丝 300 g，鲜山楂 100 g，姜、葱、白糖、料酒等调料适量。

［制作服法］　海带洗净，放锅中，加适量清水、葱、姜、料酒，旺火烧开后，改用小火煮烂，捞出。山楂去核，切成丝。取海带丝加白糖拌匀，撒上山楂丝，再撒上一层白糖即可食用。倘不喜甜味及并发糖尿病者，改用适量食盐亦可。

［功效］　祛脂化瘀，开郁消滞。

［适应证］　痛风性肾病，证属痰湿瘀滞，体形肥胖，血脂偏高者。

［说明］　海带抗凝降脂；山楂活血化瘀，还有很好的降脂降压作用，但脾胃虚弱者应少吃，慎用。

(6) 决明枸杞茶

［用料］　决明子 15 g，枸杞子 15 g

［制作服法］　决明子微火炒香。二味放置茶杯中，以开水冲泡，达 20 min，水色由黄转红，气味甜润芳香，喝到 1/3 时，可再加开水。

［功效］　滋肾柔肝，降压降脂。

［适应证］　痛风性肾病，证属肝肾不足、阳元浊聚。症见头昏眼花，腰肾酸痛，大便干结，脉弦，血压偏高。

［说明］　枸杞子是著名滋补强壮药，阴虚阳虚皆可用；加上决明子的清肝明目，润肠通府，二味合用，降脂降压作用明显。对痛风性肾病合并高血压、高血脂、高血糖者，均有很好疗效。

(7) 红烧冬瓜

［用料］　冬瓜 500 g，车前子 30 g。

［制作服法］　先取车前子包扎好，冲洗，煎汤代水，备用。再将冬瓜去皮洗净、切块。取植物油少量，烧至五成熟，加葱、姜末。然后加入冬瓜、酱油、清水(车前子水)适量，用小火烧至冬瓜软烂时，加入味精，用湿淀粉调匀，起锅盛盘，即可供餐食用。

［功效］　降脂减肥，利水消痰。

［适应证］　痛风性肾病。证属痰湿内咸，表现为体形肥胖，咳嗽痰多，肢体水肿，舌苔浊腻。

［说明］　冬瓜和车前子均有较好的祛痰止咳、化湿利水作用。既符合中医学所说的："胖人多痰湿"病机，又可促进尿酸的排泄。口服性质和平缓慢，久食才能收效。

(8) 生菜牛奶

［用料］ 牛奶 200 ml，生菜 100 g。

［制作服法］ 生菜清洗干净，切碎，加调料佐餐食用。牛奶睡前饮服。

［功效］ 镇静安神。

［适应证］ 痛风性肾病伴有失眠。

四、注意事项

1. *远离高敏食物* 据统计在所有痛风发作的诱因中，以啤酒最为常见（占 60%），其次为海产品（18%），内脏食物（14%），豆制品很少，引起痛风发作（2%，干黄豆除外）。除严格控制这些高嘌呤含量的食物外，还要禁食引起发作的过敏食物，如有人多次吃了三颗荔枝就发病，有人一吃猪耳就疼痛……哪些确实引起过您痛风发作的食物，也应加以忌口，管住自己的嘴，远离高敏食物。

2. *谨慎使用药物* 忌用抑制尿酸排泄、分泌及增加尿酸合成的药物，如利尿剂、乙胺丁醇、阿司匹林等药物，和不明成分的中成药，尽量避免使用对肾功能有损害的药物。

3. *忌口影响食欲怎么办* 痛风性肾病呈慢性过程，长期的低嘌呤饮食，往往影响食欲，减少营养摄入，使人有气无力。针对这种不妨权益如下。

(1) 选择 1～2 样平时喜爱的食物，先将食物用清水煮一下，使 50%的嘌呤溶解水内，然后弃水，烹调食用。

(2) 每周只可采用 1～2 日。

(3) 严格掌握进量，不可任性贪嘴。

(4) 适合于病情缓解期。

4. *尿酸有过也有功* 人们常把尿酸看成是有过无功的代谢产物，长期高尿酸血症可引起痛风、痛风性肾病，这是其有害之处。活性氧会造成细胞组织的损伤，成为老化癌症以及生活方式病的发生原因，而尿酸具有消除体内活性氧的作用；尿酸具有抗氧化、防细胞突变的作用，可抑制机体癌细胞的发生，血中尿酸值偏低，可能成为癌症发生的原因，这是其有益之处。可见，尿酸多了有害，少了也不行，保持一切物质的平衡，才是健康的基本前提。

5. *水果好吃，适量为宜* 水果可使尿液碱性化，促进尿酸盐溶解和排出。但水果中含果糖较多，果糖能增加腺嘌呤核苷酸分解，加速尿酸合成，所以水果可以吃，但是要有限度，不能摄入过多。

（殷晓坷）

第九节 泌尿系结石

泌尿系结石，又称尿石症，属中医“石淋”“腰痛”范畴。肾盂及肾盏内的结石称为肾结石。肾结石的病因及形成过程与社会环境、自然环境、种族遗传、饮食习惯、代谢异常、疾病、用药、泌尿系梗阻、感染、异物、肾的损害及尿液变化等因素有关。肾结石患病率和治疗以后的复发率很高,由于结石可能损害肾功能和合并感染,长期存在的结石还可能尿路上皮肿瘤,因此泌尿系结石需予多方面进行预防和调护。合理的饮食、生活习惯可减少发病率。

一、生活调理

1. *避免长期高温下工作生活* 泌尿系结石在热带和亚热带比较多发,我国受地域、自然环境影响,结石的发病南北差异较大,南方诸省包括江西、贵州、广西、广东、海南一带结石发病率很高,结石患者占泌尿外科患者的 30%以上,有些地方例如广东,可以达到半数。我国尿石症的发病南方明显高于北方,提示气候条件在结石的形成过程中起到一定的作用。在干热缺水的气候、山区、沙漠地区或热带地区人群需适当增加水分摄入。故根据以上发病规律,高温下生活和工作易导致身体失水,尿流量减少,结石成分易于在肾脏停积,有利于结石形成。

2. *养成多饮水习惯* 大多数泌尿系结石患者都没有多饮水的习惯,而结石在未形成及结石较小的情况下只要养成多喝水的习惯,尿液稀释可减少钙盐、尿酸等在尿液中的饱和度,延缓结石再发,或不至于发展成较大的结石,造成梗阻、肾积水、肾绞痛的发生。尤其是家族中有类似病史发作的,必须养成每日饮水 2 000～3 000 ml 的习惯。如有条件,当饮用矿化水。

3. *戒烟限酒* 因吸烟易引起血管的收缩,饮酒易导致尿酸增高,对泌尿系结石的形成有推波助澜的作用,严重者醉酒易致呕吐、脱水的发生,更易增加结石发生的机会。所以对结石易发体质要做到戒烟限酒。

4. *合理运动* 在结石形成早期及非结石活动阶段,应注意适当的运动,如跑跳、体操,选择适合自己的有助于结石排出的方式,不至于过劳,但又能通过运动促进结石的排出,一般认为跳跃运动有一定的帮助。

二、精神调理

避免纵劳过度,保持心情舒畅,以提高机体免疫力。解除思想顾虑,特别是年老体弱、反复发作者,容易对治疗失去信心,意志消沉,情绪低落,该类患者要经常自我调摄,需正确对待疾病,增强信心,以愉快的心情接受治疗。不要焦躁,病急乱投医,轻信一些非正规医疗机构,服用非正规药物,延误病机或出现不必要的后果。

三、饮食调理

饮食结构是决定一个地区尿石症发病率的基础,种族、职业、经济条件对结石形成的影响，都离不开生活方式和饮食结构的影响。调查发现动物蛋白和糖摄入过多，富含纤维素的食物摄食过少与肾结石的发生有关。过多食用动物蛋白能使尿中钙、尿酸和草酸的排泄量增加。动物蛋白摄入减少时，尿中钙、尿酸和草酸排泄量减少，结石形成的危险性降低。口服糖类，尤其是单糖和乳糖都可能促进肠道内钙的吸收，继而引起草酸的吸收增加，增加尿内草酸钙结晶的危险因素，过多摄入蔗糖，还可能对肾小管细胞造成损害，导致结石患病的危险性提高。食物中纤维素含量过少，则食物在肠道中停留的时间长，增加食物中各种物质的吸收量。蔬菜中菠菜、扁豆、番茄、芹菜、青椒、草莓、豆腐、巧克力、浓茶中草酸含量较高，豆制品、糖、肉类中钙含量较高，动物内脏、肉类中尿酸成分较多，过多食入上述食物，结石的危险性都可以增加。同时某些事物中可能含有抑制结石形成的物质，如米糠中的籽酸，可以与钙结合减少肠道内钙的吸收，但是可能引起草酸的吸收增加。素食者上尿路结石发病率较低，可能与植物纤维摄入多能够增加枸橼酸分泌有关。脂肪的消化不良可导致草酸盐的吸收增多，可能是由于未消化吸收的脂肪从结肠排出过程中与钙离子结合，阻碍了钙与草酸的结合，肠道内可溶性草酸盐增加，草酸盐的吸收也随之增加，过量吸收的草酸盐从尿液排出，增大草酸盐结石形成的危险。富含二十碳五烯酸的脂肪，例如鱼油可降低结石形成的危险性。动物内脏、海产品、花生和菠菜等食物中富含嘌呤类物质，嘌呤代谢的最终产物是尿酸，经尿液排泄，过多食入上述物质使尿中尿酸增加，增加尿酸结石形成的危险性，同时高尿酸尿可以促进草酸盐的浓缩，加速草酸钙结石的形成。食物中缺乏维生素A时，能引起尿路黏膜上皮细胞出现病变，形成细胞碎片，成为结石的核心，从而促进结石的形成。过量摄入维生素C可导致高草酸尿的发生，但一般饮食中的维生素C并不会引起高草酸尿。

主要注意环节包括：① 液体摄入：饮水量应该保证每日尿量2～2.5 L，1日饮水量平均分配，尤其注意夜间饮水。清晨饮水量可达500～1 000 ml。为了保持夜间尿量，睡前饮水500 ml，睡眠中起床排尿后再饮水300～500 ml。饮水主要包括自来水、水果、草本饮料，尽量戒除咖啡、茶和酒。② 食物摄入：正常混合食物和素食，每日动物蛋白不超过100 g，减少脂肪和糖的摄入，每日食盐总量不超过5 g。③ 生活方式：少吃多餐，尽可能不用泻药，要有足够的娱乐与睡眠。

1. 食养原则　宜进清淡之品、低盐、低钠。忌辛辣温燥食物。辛辣温燥食物会增进内热，促使毒火上升，体温增高，症状加重，如大蒜、韭菜、辣椒、胡椒、茴香、桂枝等调味品，要求禁食或少食，以免对病情不利。忌吃海腥发物。海鱼、海虾、海蟹等海腥，必须远离不食。比如猪头肉亦属发物之列，宜避免食用。

2. 食疗方法

(1) 桃仁冰糖糊

[用料]　胡桃仁200 g，麻油200 g，冰糖200 g。

[制作方法]　用麻油将胡桃仁炸酥，研细末，与冰糖调成乳状。每日1剂，分3次服。

[功效]　补肾通淋排石。

[适应证]　肾结石，属实证型，尿中时夹砂石，小便艰涩，少腹拘急，尿中带血，有时腰

部绞痛者。

［说明］ 对于泌尿系各部之结石，一般在服药后数日即能1次或多次排石，且较服药前缩小而变软，或分解于尿液中而呈乳白色。因此，认为本品可能有溶石作用。当尿路结石阴虚火旺者，表现有牙龈肿痛、小便少赤、痰浓色黄等，则忌用本方。

(2) 鸡内金(鸡肫皮)饮

［用料］ 鸡肫皮1～2枚。

［制作方法］ 鸡内金煎汁饮服。

［功效］ 化石排石。

［适应证］ 泌尿系结石。

［说明］ 亦可合其他新鲜蔬菜烧汤1碗佐餐，亦可单用。一般不宜久煮，否则会破坏其有效成分。

(3) 玉米须茶

［用料］ 玉米须。

［制作方法］ 日取玉米须或玉米芯50 g，水煎去渣。温服，亦用玉米根90～150 g漂洗干净后，用水煎汁饮服。

［功效］ 利尿排石。

［适应证］ 泌尿系结石。

［说明］ 玉米的须、根、芯都有很好的利尿利胆作用，除了能消除尿路结石外，还有医治肾炎、糖尿病以及高血压等疾病的功效。

(4) 内金鱼脑饮

［用料］ 生鸡内金、鱼脑石各100 g。

［制作方法］ 将鱼脑石置铁锅中武火煅炒，取出后冷却，和生鸡内金共研细末。每日3次，每次6 g，以蜂蜜1盅调和，开水冲服。服后多饮水，多活动。

［功效］ 化石排石。

［适应证］ 泌尿系结石。

(5) 刺猬皮内金饮

［用料］ 刺猬皮、生鸡内金各50 g，蜂蜜500 g。

［制作方法］ 将刺猬皮和生鸡内金共研细末，加入蜂蜜中调和均匀，煮沸后放入防腐剂，装瓶贮存。每日3次，每次2～3食匙，开水冲服。且多饮水，多活动。

［功效］ 化石排石。

［适应证］ 泌尿系结石。

［说明］ 刺猬皮有排除肾结石的作用，临床也有许多关于这方面的报道。此方具有利尿、定痛、排石的功效。

(6) 尿脬三七饮

［用料］ 猪尿脬(膀胱)2只，三七参10 g。

［制作方法］ 将猪尿脬里外洗净，把三七参放入尿脬中，文火炖煮2 h，至猪尿脬熟

透。或单独将猪尿脬煮熟，三七参研粉。煮熟的猪尿脬，去掉三七参，食猪尿脬饮汤，1次1只。或以单煮熟的猪尿脬，切成条状，蘸三七粉食用。

［功效］ 利尿排石。

［适应证］ 泌尿系结石有血尿者。

［说明］ 本品对于泌尿系结石和肾结核的血尿，有较好的止血作用。

（7）黄花菜饮

［用料］ 黄花菜鲜根30 g。

［制作方法］ 将黄花菜根洗净，入锅，加清水适量，用武火烧沸后，转用文火煮20 min，去渣留汁即成。每日1次，1次服完。

［适应证］ 清热利尿。

［功效］ 适用于黄疸、石淋、小便不利等症。

四、注意事项

（1）合理补钙：尤其饮食上补钙肾结石患者往往“谈钙色变”，错误地认为肾结石的元凶是钙，其实不然，肾结石患者也需要补钙。目前医学界从两个不同的角度来解释，肾结石患者为什么要补钙。第一是补充钙能与胃肠道中蔬菜含有的草酸结合成不溶性的草酸钙，随粪便排出体外，减少了部分被肠胃吸收和经肾脏排出体外的草酸，从而减少了形成肾结石的概率。第二是日本学者提出的“酸碱平衡学说”。即血液呈酸性时，结石容易形成。呈碱性时，抑制结石形成。缺钙时血液偏酸性，合理补钙，血液偏碱，这样反而有利于抑制结石形成。

（2）胃药常含有高量的钙，若罹患钙结石，则服用胃药时应选择含钙量较少的品牌。

（3）服用镁及维生素B_6，可减少90％的复发率。

（4）凡含杂质钙盐过多的水，要净化、煮沸后才能饮用。最好饮用磁化水。

（5）若曾为患者，之后又感到任何强烈疼痛或尿液带血，请尽速就医。

（殷晓坷）

第十节　高血压病

高血压是一种临床常见病和多发病，其严重时可引起心脏、肾脏和脑等重要脏器的损害。从我国各个省市自治区的调查结果来看，平均高血压标准化患病为4.67％，包括临界高血压的总患病率为7.73％，因此对于高血压病的预防和治疗也越来越受到广大患者的重视。以下就从几个方面来具体阐述。

一、生活调理

1. 起卧缓　早晨醒来应先在床上仰卧，活动一下四肢和头颈部，然后慢慢坐起，活动几次上肢后再下床活动，这样血压不会有大的波动，尤其对于中老年患者更应该如此，以免造成血压波动较大，严重者甚至极易导致心脑血管意外事件发生。

2. 温水涮　过热、过凉的水都会刺激皮肤，引起周围血管的舒缩，进而影响血压，用30～35℃的温水洗脸、漱口最为适宜。洗澡时水也不要过热，不要浸泡过长时间。上床前用温水洗脚，然后按摩双脚及下肢，以促进血液循环。

3. 晨练慢　晨练不宜剧烈运动，只适宜散步、打太极拳，以增强血管的舒缩能力，缓解全身中小动脉的紧张，有利于降压。

4. 排便缓　排便取坐姿，切勿过于用力。便秘者应多吃蔬菜、水果和含纤维素多的食物，也可用些缓泻药。排便完毕站起时动作要缓慢。

5. 节娱欲　下棋、打麻将要限制时间，要控制情绪，不可过于认真、激动。睡前看电视不要超过2 h，不要看内容刺激的节目。房事宜减，轻度高血压者可行房事，但要防过度兴奋，切忌过频。

6. 饮水勤　晨起漱口后饮白开水一杯，既有冲洗胃肠的作用，又可稀释血液，降低血液黏稠度，通畅血液循环，促进代谢，降低血压。晚餐宜吃易消化的食物，不要怕夜间多尿而不敢饮水或进粥食，进水量不足会使夜间血液黏稠，导致血栓形成。

7. 戒烟酒　香烟中的尼古丁会刺激心脏，使心率加快，促使血管收缩，导致血压升高。尼古丁还能促使胆固醇沉积在血管壁上，增加冠心病和中风的发生机会。过量饮酒会加速动脉硬化，且对降压药有一定的抵消作用。

8. 食清淡　新鲜的蔬菜水果如柑橘、萝卜、芹菜、苦瓜和其他绿叶蔬菜以及果汁对心血管均有保护作用，可经常食用。饮食上要注意控制盐的摄入量，食盐过多会加重病情，一般高血压患者每日摄入的盐量要控制在6 g以下，做菜时习惯用盐量要减少一半，平常生活中，应该少吃含盐的腌制品，如咸菜、咸肉、酱菜等。还要少食油腻食物，尤其是动物脂肪。限制食用各种动物内脏以及肥肉、奶油等食物，可以适量食用花生油、玉米油等植物油。控制辛辣刺激性食物，不过饮浓茶、咖啡等饮料。

二、精神调理

1. 淡泊宁志，七情调和　尽量做到“得意淡然，失意泰然”，保持开朗乐观的心情，避免长时间的精神紧张，使精神情志有张有弛，肝气畅达，欣快神怡；要消除过分的奢望，恬憺虚无，遇事谦让，悲怒不生，自然精神愉快；要减少思虑，松弛紧张的情绪，消除噪声的干扰，保持精神舒畅。俗话说“人逢喜事精神爽”，喜悦能使人心旷神怡，消除精神疲劳，调节脏腑功能，从而减慢心率，降低血压。相反，如果你终日处于兴奋、紧张或忧伤之中，对鸡毛蒜皮的小事耿耿于怀，会导致心跳加快，血压升高，血液黏度增加，使原已升高的血压继续上升，诱发高血压危象，甚至脑血管破裂等严重并发症。

2. *动静结合，调养心神*　对于有高血压的患者来说，合理的休息（包括精神上的休息）是十分重要的，尤其是老年人，身体内各脏器都已处于不同程度的衰老状态，更应当注意多休息，要尽量争取午休，并且做到早睡早起。晨起可以根据自身的条件选择一些适当的运动，比如：散步、慢跑、太极拳、八段锦、保健操、气功等，有疏通气血、平肝潜阳、宁心安神、降低血压的作用。平时也可以做些保健按摩操，例如按摩头部：用两手示指或中指擦抹前额，再用手掌按擦头部两侧太阳穴部位，然后将手指分开，由前额向枕后反复梳理头发，每次 5～10 min，可以使头脑清新，胀痛眩晕消减。擦腰背：用两手握拳，用力上下按摩腰背部位，每次 3～5 min，具有补肾强腰、舒通经脉、降低血压的作用。

三、饮食调理

1. *食养原则*　少量多餐，清淡饮食，多进食高维生素、高纤维素、高钙、低脂肪、低胆固醇、低盐食物。

2. *食疗方法*　平时有针对性地多进食一些有益于降压的食物，大致概括起来，有以下几类。

(1) 叶菜类：芹菜、茼蒿、苋菜、汕菜、韭菜、黄花菜、荠菜、菠菜等。

(2) 根茎类：茭白、芦笋、萝卜、胡萝卜、荸荠、马蹄。

(3) 瓜果、水果类：西瓜、冬瓜、西红柿、山楂、柠檬、香蕉、水果、红枣、桑椹、茄子。

(4) 花、种子、坚果类：菊花、罗布麻、芝麻、豌豆、蚕豆、绿豆、玉米、荞麦、花生、西瓜子、核桃、向日葵子、莲子心。

(5) 水产类：海带、紫菜、海蜇、海参、青菜、海藻、牡蛎、鲍鱼、虾皮、银鱼。

(6) 动物类及其他：牛奶(脱脂)、猪胆、牛黄、蜂蜜、食醋、豆制品、黑木耳、白木耳、香菇。

(7) 另外，可以选用一些药食同源的材料，如：山楂、桃仁、莲子、何首乌等来达到健脾消食、祛痰活络、平衡阴阳，调和气血、降低血压的功效。

3. *食疗名称及具体用药*

(1) 山楂粥

[用料]　山楂 30～40 g，粳米 100 g，砂糖 10 g。

[制作服法]　先将山楂入砂锅煎取浓汁，去渣，然后加入粳米、砂糖煮粥。可在两餐之间当点心服食，不宜空腹食，以 7～10 日为 1 个疗程。

[功效]　健脾胃，消食积，散瘀血。

[适应证]　高血压、冠心病、心绞痛、高脂血症以及食积停滞、腹痛、腹泻、小儿乳食不消等。

(2) 桃仁粥

[用料]　桃仁 10～15 g，粳米 50～100 g。

[制作服法] 先将桃仁捣烂如泥,加水研汁去渣,同粳米煮为稀粥。每日 1 次,5～7 日为 1 个疗程。

[功效] 活血通经,祛痰止痛。

[适应证] 高血压、冠心病、心绞痛等。

[说明] 用量不宜过大;怀孕妇女及平素大便稀薄者不宜服用。

(3) 胡萝卜粥

[用料] 新鲜胡萝卜、粳米各适量。

[制作服法] 将胡萝卜洗净切碎,与粳米同入锅内,加清水适量,煮至米开粥稠即可。早晚餐温热食。本粥味甜易变质,需现煮现吃,不宜多煮久放。

[功效] 健脾和胃,下气化滞,明目,降压利尿。

[适应证] 高血压以及消化不良、久痢、夜盲症、小儿软骨病、营养不良等。

(4) 玉米糕

[用料] 新玉米面 450 g,红糖 200 g,食用碱 4 g,熟猪油 15 g,发酵面 50 g。

[制作服法] 把发酵粉和玉米面掺适量清水合成团后发酵,发酵好之后加上述其他原料揉均匀,然后用湿布盖好,饧 1 h。再反复揉已饧好的面团,整块投入蒸锅铺平,用旺火蒸 25 min 左右。出笼略凉后刀切为块或菱状即可随意食用。

[功效] 调中开胃。

[适应证] 用于高血压、咯血等症。

(5) 西米(猕猴桃)粥

[用料] 西米 100 g,猕猴桃 200 g,白糖 100 g。

[制作服法] 洗净西米浸泡 30 min 沥干,猕猴桃去皮用刀切成豆粒大小的丁块;大火烧开倒入西米,开水后改成中火将其他原料放入锅中,稍煮即成。

[功效] 滋补强身,解热止渴。

[适应证] 高血压、肝炎等病的中老年人。

(6) 藕藏花生

[用料] 大藕 1 kg,花生米 200～300 g,白糖若干。

[制作服法] 在藕节的一端切开灌入花生米,灌满后将切下的藕接在切口处用竹签固定,放入锅内用冷水浸没,中火煮 2 h 至藕酥熟,然后挤汁水 2 碗,食用时用刀切成厚片,每日 2 次为宜,以白糖佐食。

[功效] 补脾润肺,止血化痰。

[适应证] 高血压、心血管疾病的中老年人。

四、注意事项

高血压往往会导致头痛、脑出血、脑血栓、大脑萎缩、眼底出血、血管硬化等,每年大约有 100 万人死于高血压导致的心血管疾病,因此需要高度重视高血压的治疗。

1. 做好自我管理　坚持每日自测血压，按时服用降压药物，不随意减量或者停药，若是血压出现不稳定情况，应及时在医生指导下根据病情调整用药，防止血压出现较大波动；要注意自我的心理调节，培养对自然环境和社会环境的良好的适应能力，遇事尽量往好的方面着想，避免情绪过度激动和紧张、焦虑。

2. 及时就医　若患者血压居高不下或者血压下降太明显，并出现了眼花、头晕、恶心呕吐、视物不清、偏瘫、失语、意识障碍、呼吸困难、肢体乏力等症状，应及时去医院救治，防止心脑血管意外事件发生。

3. 平时要经常到医院进行检查，及时发现其他病变　定期做心电图检查，了解心脏情况，判断心肌是否缺血以及左侧心室是否肥厚；定期拍胸部正位片，观察主动脉有无扩张、延长；定期测定血中的胆固醇及三酰甘油的含量，早期发现冠心病的苗头，早期治疗；定期检查肾功能，及早发现高血压引起的肾脏器质性病变，及早治疗；因为高血压病易合并糖尿病，所以要注意查血糖、尿糖，并做糖耐量试验，早期发现糖尿病；注意血钙与尿酸水平，因为有降压作用的利尿药可引起高钙血症和高尿酸血症。

（赵敏）

第十一节　高 脂 血 症

高脂血症是以血浆中一种或多种脂质（主要指胆固醇和三酰甘油）成分异常增高为特征的疾病，是动脉粥样硬化的首要危险因素，严重危及人类生命和健康。属于中医学“痰湿”“脂浊”“肥人”等范畴。

一、生 活 调 理

1. 多饮水　血液浓缩、血液黏度增高，流速减慢，促使血小板在局部沉积，易形成血栓。多饮水有利于冲淡血液，缓解血液黏稠的程度，保持体内血液循环顺畅。

2. 多吃新鲜蔬菜与水果　蔬菜与水果，除含有大量水分外，还含有丰富的维生素 C 及粗纤维。维生素 C 具有降血脂的作用，粗纤维在肠道可以阻止胆固醇的吸收，有利于降低血液黏稠度。山楂、苹果、梨、猕猴桃、柑橘等均有一定的降脂作用。

3. 多吃大豆食品　大豆含有丰富的卵磷脂，有利于脂类透过血管壁为组织所利用，可使血液中的胆固醇下降，改善血液的黏稠度，避免胆固醇在血管内沉着，有利于防治高黏度血症及高脂血症。

4. 多吃清淡的食物　以素食为主，粗细粮搭配，少吃动物内脏、动物脂肪及甜食，还应合理调剂饮食，如晚餐不宜多食荤腥味厚的食物；少吃甜食，以免血液中的三酰甘油升高，血液黏稠度增加，促使病变加快。

5. 坚持锻炼身体　散步、慢跑、打太极拳、打羽毛球、爬山、游泳等，以促进血液循环，有利于体内脂类的代谢。

6. 勿吸烟，应戒酒 烟草中的尼古丁、一氧化碳引发和加重动脉样硬化的发生和发展，酒对人体少饮有利，多饮有害。酒的热量高，多喝加重肥胖。《本草纲目》谓："少量饮酒则和血行气……痛饮则伤神耗血，损胃亡精，生痰动火。"现代医学研究，经常大量饮酒可使血液中脂肪增多，尤其对心脏不利。

二、精神调理

1. 调畅情志 喜、怒、忧、思、悲、恐、惊是人的正常情感变化，情志和调一般不会致病，但情感过激则会导致脏气失调，诱发疾病。情志失常会干扰气机的正常运动，导致气机的失调而发病。高血脂的发生与情志失度关系密切。因肝喜条达而恶抑郁，肝郁不畅，肝脾不和，脾失健运，痰浊内生。七情五志过极，肝气郁结，疏泄失职，气郁日久，气滞血瘀，阻塞脉络；气郁化火，肝阳泄痰火内生，久病入络，痰滞瘀阻。故调摄精神，和畅情志对于维护健康保养生命是至关重要的。《素问・上古天真论》说："恬憺虚无，真气从之，精神内守，病安从来。"因此，保持思想清静，减少嗜欲，则精、气、神能够守持于内而不散失，抗邪能力增强，因而健康无病。另外，控制好情绪才能调节好食欲，食欲旺盛则精充神旺。常见方法有：幽默，凡懂得幽默的人，必是乐观的人；逗笑，会逗笑的人，自己一定是随时保持愉快感觉的人；赏乐，经常欣赏优美动听的音乐，不仅能陶冶情操，舒心爽志，同时也是一种有效的声浪按摩；观花，与花草为伴、为友，能让人热爱生活，使人的性格变得开朗起来；娱乐，琴棋书画以及各种文体活动，不仅能陶冶情操，而且给人带来愉悦，缓解生活带来的各种压力；旅游，到名胜古迹或大自然中去旅游，可以提高自己的文化修养和文化品位。对于人际关系复杂，竞争激烈，心理压力大者，必要时应进行心理咨询及心理减压，以便更好地工作。

2. 起居有常，勤于锻炼 人的作息规律随阳气从早到晚由盛而衰的规律而变化，如果与之背道而驰，就会影响气在一日中的生长收藏规律，"逆于生乐，起居无节，故半百而衰也"。过逸伤脾，脾不运化，过度安逸则能耗伤脾气，水谷精微不能化生阳气，从而蓄积停滞，转成痰积，痰浊内生加重气滞，进一步产生血瘀，阻塞经脉而致病。中医认为适度的活动有助于机体对水谷精微的转运和输布，可以减轻体重，疏通气血，强壮筋骨，增强体质。顺应四时，起居有常，情志舒畅，适当地进行形体锻炼，可以促进气血运行，环境要清静，减少声、光的刺激，这样会使心情舒畅，应保持情绪轻松、稳定，对能引起不快的人或事可采取回避的应对方法；充分睡眠，大便通畅，肚子八分饱；增强机体的卫外防御功能，有利于防治疾病、维护健康。

三、饮食调理

防治高脂血症，降低心血管病的患病率，首先就需要从膳食调理入手，重视合理饮食，积极改变不良生活方式，其次才是能够降低血脂的有关调脂药物的应用。饮食调理除了涉及饮食规律性和对总热量的控制外，重点仍然是要在膳食营养和膳食调配等两个方面做文章，下功夫。

1. 食养原则

(1) 控制碳水化合物的比例：一般情况下患者对碳水化合物的摄入大约占总热量的50%～60%，不宜比例过高。否则当碳水化合物的摄入大于60%时，就有可能由于“糖变脂”而导致血液三酰甘油和胆固醇水平升高，同时造成对心血管具有保护作用的高密度脂蛋白水平下降。这样不仅加重高脂血症，还会使得原有病情复杂化。因此，高脂血症患者在日常生活中应当注意控制碳水化合物在总热量中的比例。

(2) 限制脂肪食物的过多摄入：高脂肪食物的过多摄入可促使血脂升高，还可导致体重增加，心血管病和恶性肿瘤的危险也往往随之增大。因此，患者要注意控制膳食脂肪的摄入，每日不超过总热量的30%，最好控制在25%左右。由于脂肪包括了饱和脂肪酸、不饱和脂肪酸和胆固醇等多种成分，升高血脂的主要成分是饱和脂肪酸和胆固醇，因此，日常生活中要注意饱和脂肪酸和胆固醇的限制。一般来说，每日摄入饱和脂肪酸不超过总热量的7%，胆固醇不超过200 mg。

(3) 增加膳食纤维的摄入。膳食纤维包括可溶性和不可溶性纤维两大类，水果、蔬菜和谷类中的含量都很丰富。其中可溶性纤维素对心血管壁具有保护作用，不可溶性纤维可以延缓葡萄糖和脂肪的吸收，并且可以促进肠蠕动，防止便秘发生。总之，增加植物纤维的摄入可有效降低血糖和血脂水平，并且植物固醇还能与食物胆固醇形成竞争，妨碍食物胆固醇与肠壁的接触机会与胆固醇的吸收。

碳水化合物主要来自我们的主食，即大米和白面，所以一方面要注意每日主食总的摄入不宜过多，中年男性患者每日为七至九两(350～450 g)，女性患者为五至八两(250～300 g)，老年人则以四至六两(200～300 g)为宜。重体力劳动者可根据实际情况适当提高一些。另一方面要注意选择对控制高脂血症有所帮助的食物如谷类、小米、土豆、大豆和南瓜等，将其作为主食的重要部分，每日早餐或晚餐可以这些食物为主。患者还要注意平日少吃如面包、油条、蛋糕、点心和其他含糖分较高的小食品。

凡是含动物类油脂多食物如猪油、牛羊肉和各种油炸食品、快餐食品都要尽量少吃或不吃。鸡蛋中的蛋黄富含胆固醇，患者不宜多吃，每日1个就够了，且不要每日都吃，隔三岔五地吃1～2个较好一些。不饱和脂肪酸主要存在于植物油、鱼类和一些干果，坚果之中，如豆油、花生油、玉米油、鱼油、青鱼、马哈鱼、沙丁鱼、带鱼、松子、核桃和葵花籽等，多吃一些这类食品可加速体内饱和脂肪酸的分解，减少胆固醇的过多生成和促进胆固醇排泄。所以患者不妨多吃一些鱼和干果等，并且炒菜时以植物油为主。另外，每日喝250～500 ml牛奶也是有益的，长年坚持不懈好处更多。

在日常生活中，患者要注意多吃一些新鲜蔬菜，并在饭前或饭后适当吃些新鲜水果和干果。每日摄入新鲜蔬菜不应少于400 g，最好再吃上1～2个新鲜水果，如梨、苹果、香蕉、菠萝和柑橘等。

2. 食疗方法

(1) 木耳山楂粥

［用料］ 木耳 10 g，山楂 30 g，粳米 100 g。

［制作服法］ 将木耳浸泡发透洗净，与山楂、粳米同放砂锅内，加水适量，煮粥，代早餐空腹服食。

［功效］ 消食化积，泄浊益胃。

［适应证］ 高脂血症，冠心病。

［说明］ 木耳有抗血小板凝聚、降血脂和阻止血胆固醇沉积的作用。山楂有强心、扩张血管、增加冠状动脉血流、改善血循环和促进胆固醇排泄而降低血脂的作用。粳米益胃。故此粥是防治高脂血症的优质药粥。

(2) 香菇首乌粥

［用料］ 香菇 25 g，何首乌 12 g，粳米 100 g。

［制作服法］ 将香菇洗净瓣碎，何首乌研为细末，与粳米入锅，加水适量，文火煮为稀粥，代早食服食。

［功效］ 补肾泄浊。

［适应证］ 高血脂和动脉硬化。

［说明］ 香菇含有核酸类物质，可抑制胆固醇的产生，防止脂质在动脉壁沉积，预防动脉硬化和血管变脆。何首乌含有卵磷脂，卵磷脂进入血液可吸附血管壁上的胆固醇，从而降低血脂和减少动脉粥样硬化，可治疗心血管疾病、高血压、高血脂等。与粳米为粥，降脂效佳，主治高血脂和动脉硬化。

(3) 泽泻荷叶粥

［用料］ 泽泻 20 g，鲜荷叶 1 张，粳米 100 g。

［制作服法］ 先将鲜荷叶洗净，剪去蒂及边缘，泽泻研成细粉，和粳米一同入锅，加水适量，将荷叶盖于水面上，先用旺火烧开，再转用文火熬煮成稀粥，揭去荷叶，放入白糖适量调味，代早餐服食。

［功效］ 清热泄浊。

［适应证］ 高血脂和动脉硬化。

［说明］ 泽泻在降低血清胆固醇的同时，降低三酰甘油，升高高密度脂蛋白。实验证明：泽泻是通过干扰胆固醇的吸收、分解和排泄，即抑制食物中胆固醇和三酰甘油的吸收，影响体内胆固醇的代谢，加速三酰甘油的水解或抑制肝脏对其的合成，发挥降低血清胆固醇、三酰甘油和升高高密度脂蛋白的作用。泽泻还有抗心肌缺血、降压、降血糖等作用。荷叶有清热化浊、减肥消脂之功。常服此粥可有显著降低血脂。

(4) 山楂冬瓜汤

［用料］ 鲜山楂 50 g，冬瓜 150 g。

［制作服法］ 将山楂、冬瓜连皮切片，加水适量煎煮，沸后 15 min，取出汁液，加少量白糖饮服，每日 1 剂。

[功效] 消食化积,清热泄浊。

[适应证] 高血脂和动脉硬化。

[说明] 山楂有扩张冠状动脉和促进胆固醇排泄作用,能降低血压、降低血脂。冬瓜是瓜蔬中唯一不含脂肪的,所含的丙醇二酸可抑制糖类转化为脂肪,有防止体内脂肪堆积、血脂增高作用。常饮此汤有显著降血脂效果。

(5) 首乌黑豆乌鸡汤

[用料] 何首乌 15 g,黑豆 50 g,大枣 10 枚,乌骨鸡 1 只,黄酒、葱姜、食盐、味精各适量。

[制作服法] 乌骨鸡除毛去内脏,将何首乌、黑豆、大枣分别用清水洗净,置鸡腹内。将鸡放入锅内,加适量清水及黄酒、葱段、姜片及食盐,大火烧沸后,改用小火煨至鸡肉熟烂,加入少许葱花,味精调味即可,喝汤吃肉。

[功效] 补肾泄浊。

[适应证] 高血脂和动脉硬化。

[说明] 何首乌能阻止胆固醇在体内沉积、防治动脉硬化症。黑豆可治胆固醇增高症。此方主治高脂血、冠心病等。

(6) 山楂二花茶

[用料] 山楂、金银花、菊花各 25 g。

[制作服法] 山楂、金银花、菊花各 25 g 放茶杯中,冲入开水,加盖焖片刻即成,代茶随饮,或每日 3 次。

[功效] 健脾,清热,降脂。

[适应证] 高血压,高脂血症。

(7) 荷叶茶

[用料] 陈皮 500 g,鲜荷叶 1 张,生薏苡仁、生山楂各 1 000 g。

[制作服法] 将夏日采集的新鲜荷叶洗净、切丝、晾干;将陈皮、山楂、薏苡仁研为细末,与荷叶混匀分成 100 袋,每日 1 袋,开水冲泡代茶饮,连续 100 日。

[功效] 健脾降脂,化痰除湿。

[适应证] 高血压,高脂血症。

(8) 决明子茶

[用料] 决明子、绿茶各 3 g。

[制作服法] 将决明子用小火炒至有香气溢出时取出、候凉,将决明子、绿茶同放杯中,冲入沸水,浸泡 3～5 min 后饮服,随饮随续水,直到味淡时止。

[功效] 清热平肝,降脂降压,润肠通便,明目益睛。

[适应证] 高血压,高脂血症。

四、注意事项

(1) 定期体检:45 岁以上者肥胖者、高脂血症家族史者、经常参加应酬者、精神高度紧张者,都属高发人群,建议每年应检查一次血脂。

(2) 防治结合,非药物与药物应用相结合。

(3) 冠心病患者的合适血脂水平低于正常人。尽早用药,同时控制其他危险因素。

(4) 长效调脂药,宜每晚服用1次。

(5) 用药后,至少每3～6个月复查血脂、肝肾功能等,随时调整用药剂量,监测副作用。

(6) 持续服药,以使血脂水平控制在正常范围内。

(赵敏)

第十二节 前列腺增生

前列腺增生多见于50岁以上的老年男性,早期可表现为尿频,夜尿增多,排尿困难,尿流无力等,晚期可出现严重的尿频、尿急、排尿困难,甚至点滴不通,小腹胀满,并可触及充盈的膀胱。直肠指诊可触及前列腺增大,质地较硬,表面光滑,中央沟消失。而B型超声波检查,可显示增生的前列腺。膀胱镜、排泄性尿路造影等,对诊断本病有帮助。

由于它是男性的常见病,60岁以上的男性约有50%罹患此病,而一些年轻男性也深受其扰,故越来越引起人们的重视。有关于它的预防和自我调理,从以下几个方面作简要阐述。

一、生活调理

1. 避风寒 秋末至初春,天气变化无常,寒冷往往会使病情加重。因此,患者一定注意防寒,预防感冒和上呼吸道感染等。

2. 调饮食 绝对忌酒,饮酒可使前列腺及膀胱颈充血水肿而诱发尿潴留。少食甜、酸、辛辣食品;多食蔬菜、大豆制品及粗粮;适量食用鸡蛋、牛肉、种子类食物如核桃、南瓜子、葵花籽等。

3. 多饮水、忌憋尿 多饮水,勤排尿,可防止泌尿系感染;而一旦有尿意,应该立即小便,憋尿对膀胱和前列腺都不利。

4. 畅情志 生活压力会让前列腺有增生的机会。

5. 适房劳 预防前列腺增生,需要从青壮年起开始注意,关键是性生活要适度,不纵欲也不要禁欲。性生活频繁使前列腺长期处于充血状态,以致引起前列腺增生。当然,过分禁欲会引起胀满不适感,同样对前列腺不利。

6. 避久坐 经常久坐会加重痔疮等病,又易使会阴部充血,引起排尿困难;尤其需注意不要长时间骑自行车或进行单车运动。经常参加文体活动等,有助于减轻症状。

7. *持清洁* 男性会阴部通风差，容易藏污纳垢，局部细菌常会乘虚而入，这样就会导致前列腺炎、前列腺增生、性功能下降等。因此，坚持清洗会阴部是前列腺增生护理的一个重要环节。清洗要习惯用温水洗，经常洗温水澡可以缓解肌肉与前列腺的紧张，对前列腺增生的患者十分有好处。

8. *慎用药* 有些药物可加重排尿困难，剂量大时可引起急性尿潴留，其中主要有阿托品、山莨菪碱、颠茄片及麻黄素片等。近年来又发现钙阻滞剂和维拉帕米，能促进催乳素分泌，并可减弱逼尿肌的收缩力，加重排尿困难，故宜慎用或最好不用某些药物。

二、精神调理

前列腺增生的患者可出现两种典型的不良情绪：在早期，由于症状的不典型，往往存在侥幸或淡漠的心理，不引起足够的重视，须知前列腺增生可能演变为尿路结石、尿失禁、尿潴留，甚则尿毒症等。这是一个需要全社会来关注的男性健康的问题，大力开展健康教育，无病预防，有病促进康复。反之，过于紧张、焦虑，每日每夜不停思索，会不会导致尿毒症等不良预后，在出现临床症状的时候表现尤为明显，甚则有些人在早期就出现这种情绪。此刻表现为或讳疾忌医，或病急乱投医，这些反而不利于疾病的治疗与恢复。建议适当调整心态，并赴正规医院求治，积极配合，以期改善症状，减少并发症的发生。

大致可参考以下几点。

(1) 引起重视，无病预防，有病促进康复。

(2) 减少焦虑情绪，充满战胜疾病的信心。

(3) 不要讳疾忌医，或病急乱投医。

(4) 减缓工作生活的压力，放松情绪。

(5) 转移注意力，适量运动或听音乐。

(6) 夫妻双方要配合，互相理解。

三、饮食调理

1. *食养原则* 对于前列腺增生来说，膏粱厚味、辛辣甘甜，常易引起湿热内生、阻抑气血运行。因此，患前列腺增生的人应注意饮食清淡，多食青菜水果，戒烟少酒，忌食辛辣，并保持大便通畅。而种子类食物对患者很有好处，如南瓜籽、葵花籽等。每日食用，数量不拘。

2. *食疗方法*

(1) 杏梨石韦饮

[用料] 苦杏仁 10 g，石韦 12 克，车前草 15 g，大鸭梨 1 个，冰糖少许。

[制作服法] 将杏仁去皮捣碎，鸭梨去核切块，与石韦、车前草加水同煮，熟后加冰糖。一日内分 2～3 次饮服。

［功效］ 清肺热，利水道。

［适应证］ 前列腺增生。证属肺热壅盛。症见小便不畅，咽干，烦渴欲饮，咳嗽，苔薄黄，脉数等症状。

（2）知地麻鸭

［用料］ 生地 30 g，知母 20 g，牛膝 20 g，麻鸭 1 只（约 1 000 g）。

［制作服法］ 鸭子去毛、内脏、头、足，药物用纱布包好放入鸭腹内，置砂锅内，加水适量，用文火炖熟，调味。吃鸭肉喝汤，一日内分次服。

［功效］ 滋阴清热。

［适应证］ 前列腺增生，证属阴虚湿热。症见小便点滴不通，或短赤带血，头晕耳鸣，神疲，颧红潮热，腰膝酸软，舌红脉细数等症状。

（3）癃闭茶

［用料］ 肉桂 40 g，穿山甲 60 g，蜂蜜适量。

［制作服法］ 将肉桂和穿山甲分别研成细粉和匀，用蜂蜜水冲。每次 3～5 g，每日 2 次，代茶饮。

［功效］ 行瘀散结，通利水道。

［适应证］ 前列腺增生，证属尿道阻塞。症见小便点滴而下，或尿如细线，小腹胀满疼痛，舌紫黯或有瘀点，脉细涩等症状。

（4）参芪冬瓜汤

［用料］ 党参 15 g，黄芪 20 g，冬瓜 50 g，味精、香油、盐适量。

［制作服法］ 将党参、黄芪置于砂锅内加水煎 15 min 去渣留汁，乘热加入冬瓜至熟，再加调料即成。佐餐用。

［功效］ 健脾益气，升阳利尿。

［适应证］ 前列腺增生，证属脾气不升。症见时欲小便而不得出，或量少而不爽利，气短，语声低微，神疲，食欲不振，舌质淡，脉弱等症状。

（5）羊脊骨羹

［用料］ 羊脊骨 1 具，肉苁蓉 50 g，荜茇 10 g。

［制作服法］ 将羊脊骨槌碎，肉苁蓉洗净切片，与荜茇共煮，去渣取汁，加葱、姜、料酒、盐等调味，勾芡成羹。早晚分次食用。

［功效］ 补肾益气。

［适应证］ 前列腺增生，证属肾气虚。症见小便不通或点滴不爽，排出无力，神疲，腰膝酸软，舌质淡，脉弱等症状。

（6）苁蓉羊肉粥

［用料］ 肉苁蓉 10 g，精羊肉 60 g，粳米 60 g，葱白 2 根，生姜 3 片。

［制作服法］ 分别把羊肉、肉苁蓉洗净，切细。先煎肉苁蓉取汁，去渣，再用肉苁蓉汁与羊肉、粳米一同煎煮，粥成时调味即可。空腹服食。

［功效］ 温补肾阳，化气利尿。

［适应证］ 前列腺增生，证属肾阳衰惫。症见小便不通或点滴不爽，排出无力，畏寒怕冷，腰膝冷而酸软无力，舌质淡苔白，脉沉细而弱等症状。

四、注意事项

前列腺增生有三个主要特征：前列腺体积增大；膀胱出口阻塞；有排尿困难、尿频、尿急等下尿路症状。事实上，除了这些主要特征以外，前列腺增生还给人体带来一些影响，引起一系列并发症。

1. *前列腺增生可能导致肾脏损害甚至尿毒症* 这是由于增生的前列腺压迫尿道，膀胱需要用力收缩，才能克服阻力将尿液排出体外。久而久之，膀胱肌肉会变得肥厚。如果膀胱的压力长期不能解除，残余在膀胱内的尿液逐步增加，膀胱肌肉就会缺血缺氧，变得没有张力，膀胱腔扩大。最后膀胱里的尿液会倒灌致输尿管、肾盂引起肾积水，严重时出现尿毒症。

2. *老年人的膀胱结石也与前列腺增生有关* 在尿路通畅的情况下，膀胱里一般不会长出石头。即使有石头从输尿管掉到膀胱里也能随尿液排出。患前列腺增生的老年人就不同了。

3. *前列腺增生可能诱发老年人的腹股沟斜疝(小肠气)等疾病* 有的前列腺增生患者会出现排尿困难等症状，需要用力和憋气才能排尿。由于经常用力，小肠就会从腹部薄弱的地方突出来，形成斜疝。有时患者还会出现痔疮、下肢静脉曲张等。

4. *引起感染* 俗话说“流水不腐”，但前列腺增生患者往往有不同程度的尿潴留情况，膀胱内的残余尿液就好像一潭死水，一旦细菌繁殖就会引起难以控制的感染。

5. *引起尿潴留和尿失禁* 尿潴留可发生在疾病的任何阶段，多由于气候变化、饮酒、劳累使前列腺突然充血、水肿所致。过多的残余尿可使膀胱失去收缩能力，滞留在膀胱内的尿液逐渐增加。当膀胱过度膨胀时，尿液会不自觉地从尿道口溢出，这种尿液失禁的现象称为充盈性尿失禁，这样的患者必须接受紧急治疗。

6. *及时就医* 尽管只有腺体肥大而无膀胱出口梗阻等下尿路症状的前列腺增生患者可以不做治疗，但这种的危害切切不可忽视，应该及时就医，得到指导和治疗，而好的治疗应该能够预防远期并发症的产生。

（赵敏）

常用方剂

（按汉字拼音首字母排序）

1. 安宫牛黄丸(《温病条辨》)：牛黄、犀角、黄连、黄芩、生栀子、朱砂、珍珠、麝香、冰片、明雄黄、郁金。
2. 八正散(《太平惠民和剂局方》)：车前子、瞿麦、萹蓄、滑石、栀子仁、甘草、木通、大黄。
3. 白虎汤(《伤寒论》)：石膏、知母、甘草、粳米。
4. 半夏秫米汤(《灵枢》)：半夏、秫米。
5. 半夏泻心汤(《伤寒论》)：半夏、黄连、黄芩、干姜、甘草、大枣、人参。
6. 保和丸(《丹溪心法》)：山楂(焦)、六神曲(炒)、半夏(制)、茯苓、陈皮、连翘、莱菔子(炒)、麦芽(炒)。
7. 保元排毒丸(张志坚经验方)：冬虫夏草、人参、黄芪、丹参、黄精、陈皮、木灵芝、接骨木、六神曲、六月雪、生大黄。
8. 保元汤(《博爱心鉴》)：人参、黄芪、甘草、肉桂、生姜。
9. 补阳还五汤(《医林改错》)：黄芪、当归尾、赤芍、地龙、川芎、红花、桃仁。
10. 补中益气汤(《内外伤辨惑论》)：黄芪、白术、陈皮、升麻、柴胡、人参、甘草、当归。
11. 苍附导痰汤(《广嗣纪要》)：苍术、香附、陈皮、南星、枳壳、半夏、川芎、滑石、白茯苓、神曲。
12. 柴胡疏肝散(《医学统旨》)：陈皮、柴胡、川芎、香附、枳壳、芍药、甘草。
13. 柴前连梅煎(《医方考》)：柴胡、前胡、乌梅、黄连、薤白、童便、猪胆汁、猪脊髓。
14. 肠泰清(张志坚经验方)：生牡蛎、生大黄、生地榆、六月雪、炒槐花、黄精、生黄芪、丹参、半枝莲、制延胡索。
15. 春泽汤(《世医得效方》)：泽泻、猪苓、茯苓、白术、桂心、人参、柴胡、麦冬。
16. 大半夏汤(《千金翼方》)：半夏、人参、白蜜。
17. 大柴胡汤(《伤寒论》)：柴胡、黄芩、大黄、枳实、半夏、白芍、大枣、生姜。
18. 大活络丹(《兰台轨范》)：白花蛇、乌梢蛇、威灵仙、两头尖、草乌、天麻(煨)、全蝎(去毒)、何首乌(黑豆水浸)、龟甲(炙)、麻黄、贯众、甘草(炙)、羌活、肉桂、藿香、乌药、黄连、熟地、大黄(蒸)、木香、沉香(用心)、细辛、赤芍(去油)、没药(去油)、丁香、乳香(去油)、僵蚕、天南星(姜制)、青皮、骨碎补、白豆蔻、安息香(酒熬)、附子(制)、黄芩(蒸)、茯苓、香附(酒浸焙)、玄参、白术、防风、葛根、虎胫骨(炙)、当归、血竭、地龙(炙)、犀角、麝香、松脂、牛黄、冰片、人参。

19. 丹参饮(《时方歌括》)：丹参、檀香、砂仁。
20. 当归补血汤(《内外伤辨惑论》)：黄芪、当归。
21. 当归养血汤(《万病回春》)：当归、炒白芍、熟地、茯苓、贝母、瓜蒌、枳实、陈皮、厚朴、香附、川芎、炒苏子、沉香、黄连。
22. 荡胸汤(《医学衷中参西录》)：蒌仁、生赭石、苏子、硝芒。
23. 导赤散(《小儿药证直诀》)：木通、生地、生甘草梢、竹叶。
24. 倒换散(《古今医鉴》)：大黄、杏仁。
25. 地黄饮子(《圣济总录》)：熟干地黄、巴戟天、山茱萸、石斛、肉苁蓉、附子、五味子、官桂、白茯苓、麦冬、石菖蒲、远志。
26. 独活寄生汤(《备急千金要方》)：独活、桑寄生、杜仲、牛膝、细辛、秦艽、茯苓、肉桂心、防风、川芎、人参、甘草、当归、芍药、干地黄。
27. 二陈汤(《太平惠民和剂局方》)：半夏、橘红、茯苓、甘草。
28. 二至丸(《中国药典》)：女贞子、墨旱莲。
29. 防己黄芪汤(《金匮要略》)：防己、黄芪、甘草、白术。
30. 扶元益肾清浊汤(张志坚经验方)：党参、黄芪、黄精、枸杞子、山药、淫羊藿、土茯苓、制大黄、红景天、丹参、海藻、白花蛇舌草、六月雪、广郁金。
31. 妇更饮(张志坚经验方)：生地、紫草、淫羊藿、桑寄生、炒当归、钩藤、制香附、生麦芽。
32. 附子理中汤(《三因极一病证方论》)：大附子(炮，去皮脐)、人参、干姜(炮)、甘草(炙)、白术。
33. 甘草麻黄汤(《金匮要略》)：甘草、麻黄。
34. 甘草泻心汤(《伤寒论》)：甘草、黄芩、干姜、半夏、大枣、黄连。
35. 葛花解酲汤(《兰室秘藏》)：葛花、木香、砂仁、茯苓、猪苓、人参、白术、白豆蔻、青皮、陈皮、神曲、干姜、泽泻。
36. 归脾汤(《正体类要》)：白术、人参、黄芪、当归、甘草、茯苓、远志、酸枣仁、木香、龙眼肉、生姜、大枣。
37. 龟鹿二仙胶(《医便》)：鹿角、龟甲、人参、枸杞子。
38. 桂枝加黄芪汤(《金匮》)：桂枝、芍药、黄芪、甘草、生姜、大枣。
39. 海藻玉壶汤(《外科正宗》)：海藻、昆布、贝母、半夏、青皮、陈皮、当归、川芎、连翘、甘草。
40. 猴枣散(《古今名方》)：猴枣、羚羊粉、煅青石、伽南香、硼砂、天竺黄、川贝母、麝香。
41. 后辛汤(《医醇剩义》)：柴胡、陈皮、栀子皮、枳壳、郁金、当归、茯苓、合欢花、蒺藜、佛手。
42. 华盖散(《圣济总录》)：麻黄、苏子、杏仁、橘皮、桑白皮、茯苓、甘草。
43. 黄连温胆汤(《六因条辨》)：川连、竹茹、枳实、半夏、橘红、甘草、生姜、茯苓。
44. 黄芪建中汤(《金匮要略》)：黄芪、桂枝、白芍、生姜、炙甘草、大枣、饴糖。

45. 藿香正气散(《太平惠民和剂局方》)：大腹皮、白芷、紫苏、茯苓、半夏曲、白术、陈皮、厚朴、苦桔梗、藿香、甘草。
46. 鸡金散(《仙拈集》)：鸡肫皮、青盐、细辛、川椒。
47. 济生肾气丸(《张氏医通》)：肉桂、附子(制)、牛膝、熟地、山茱萸(制)、山药、茯苓、泽泻、车前子、牡丹皮。
48. 加味地黄汤(《古今医统》)：熟地、山茱萸、山药、泽泻、牡丹皮、白茯苓、鹿茸、牛膝。
49. 建中汤(《备急千金要方》)：生姜、芍药、干地黄、甘草、川芎、大枣。
50. 交泰丸(《万病回春》)：黄连、枳实、白术、吴茱萸、归尾、大黄。
51. 金匮肾气丸(《金匮要略》)：干地黄、山茱萸、山药、泽泻、茯苓、牡丹皮、桂枝、附子。
52. 金铃子散(《太平圣惠方》)：川楝子、延胡索。
53. 荆防败毒散(《摄生众妙方》)：羌活、独活、柴胡、前胡、枳壳、茯苓、荆芥、防风、桔梗、川芎、甘草。
54. 开郁种玉汤(《傅青主女科》)：白芍、香附、当归、白术、牡丹皮、茯苓、天花粉。
55. 理中汤(《伤寒论》)：人参、干姜、甘草(炙)、白术。
56. 丽泽通气汤(《兰室秘藏》)：黄芪、苍术、羌活、独活、防风、升麻、葛根、炙甘草、川椒、白芷。
57. 连苏饮(《湿热病篇》)：黄连、紫苏。
58. 良附丸(《良方集腋》)：高良姜、香附子。
59. 凉膈散(《太平惠民和剂局方》)：芒硝、大黄、栀子、连翘、黄芩、甘草、薄荷、竹叶。
60. 羚羊钩藤汤(《通俗伤寒论》)：羚羊角、钩藤、霜桑叶、川贝母、鲜竹茹、生地、菊花、白芍、茯神木、生甘草。
61. 六君子汤(《医学正传》)：人参、白术、茯苓、炙甘草、陈皮、半夏。
62. 六味地黄丸(《小儿药证直觉》)：地黄、山茱萸、牡丹皮、山药、茯苓、泽泻。
63. 龙胆泻肝汤(《医方集解》)：龙胆草、栀子、黄芩、木通、泽泻、车前子、柴胡、甘草、当归、生地。
64. 龙凤清合剂(张志坚经验方)：龙葵、凤尾草、萹蓄、土茯苓、炒黄芩、柴胡、白芍、炒枳壳、炙甘草、桔梗。
65. 麻黄附子汤(《潘石言方》)：麻黄、附子、甘草。
66. 麻黄附子细辛汤(《注解伤寒论》)：麻黄、附子、细辛。
67. 麻黄连翘赤小豆汤(《伤寒论》)：麻黄、连翘、杏仁、赤小豆、大枣、桑白皮、生姜、炙甘草。
68. 麻杏石甘汤(《伤寒论》)：麻黄、杏仁、甘草、石膏。
69. 牛黄清心丸(《痘疹心法》)：黄连、黄芩、栀子、郁金、辰砂、牛黄。
70. 排毒止痒泡足剂(张志坚经验方)：生麻黄、桂枝、羌活、独活、红花、苍术、艾叶、川椒、扦扦活、防风、苏木、徐长卿、白鲜皮。
71. 杞菊地黄汤(《医级》)：枸杞子、山茱萸、当归、菊花、牡丹皮、茯苓、泽泻、怀山药、熟地、甘草。

72. 秦艽丸(《奇效良方》)：秦艽、防己、松脂、枳壳、蒺藜、川芎、苦参、白术、防风、附子、蒴翟、干姜。
73. 清胃散(《脾胃论》)：升麻、黄连、当归、生地、牡丹皮。
74. 清营汤(《温病条辨》)：犀角(水牛角代替)、生地、金银花、连翘、玄参、黄连、竹叶心、丹参、麦冬。
75. 人参鹿茸丸(《圣济总录纂要》)：人参、炙黄芪、山茱萸、杜仲、鹿茸、天花粉、桑螵蛸、菟丝子、鸡内金。
76. 人参再造丸(《中国药典》)：人参、蕲蛇(酒炙)、广藿香、檀香、母丁香、玄参、细辛、香附(醋制)、地龙、熟地、三七、乳香(醋制)、青皮、豆蔻、防风、制何首乌、川芎、片姜黄、黄芪、甘草、黄连、茯苓、赤芍、大黄、桑寄生、葛根、麻黄、骨碎补(炒)、全蝎、豹骨(制)、僵蚕(炒)、附子(制)、琥珀、龟甲(醋制)、粉萆薢、白术(麸炒)、沉香、天麻、肉桂、白芷、没药(醋制)、当归、草豆蔻、威灵仙、乌药、羌活、橘红、六神曲(麸炒)、朱砂、血竭、人工麝香、冰片、牛黄、天竺黄、胆南星、水牛角浓缩粉。
77. 三才封髓丹(《卫生宝鉴》)：人参、天冬、熟地、黄柏、砂仁、甘草。
78. 三黄肾乐冲剂(张志坚经验方)：雷公藤、蝉蜕、黄芪、白芍、生地、枸杞子、丹参、炒麦芽、杠板归、白花蛇舌草。
79. 三拗汤(《太平惠民和剂局方》)：麻黄、杏仁、甘草。
80. 三仁汤(《温病条辨》)：杏仁、滑石、白通草、白豆蔻、竹叶、厚朴、生薏苡仁、半夏。
81. 桑菊饮(《温病条辨》)：桑叶、菊花、杏仁、连翘、薄荷、苦桔梗、甘草、苇根。
82. 少腹逐瘀汤(《医林改错》)：小茴香、干姜、延胡索、没药、当归、川芎、官桂、赤芍、蒲黄、五灵脂。
83. 参附龙牡汤(《方剂学》)：人参、附子、生姜、大枣、龙骨、牡蛎。
84. 参苓白术散(《太平惠民和剂局方》)：莲子肉、薏苡仁、砂仁、桔梗、白扁豆、白茯苓、人参、甘草、白术、山药。
85. 参芪地黄汤(《杂病犀烛》)：人参、黄芪、茯苓、熟地、山药、牡丹皮、山茱萸、生姜、大枣。
86. 升降散(《伤寒温疫条辨》)：白僵蚕、蝉蜕、姜黄、大黄。
87. 升陷汤(《医学衷中参西录》)：生黄芪、知母、柴胡、桔梗、升麻。
88. 失笑散(《太平惠民和剂局方》)：五灵脂、蒲黄。
89. 水陆二仙丹(《洪氏经验集》)：芡实末、金樱子。
90. 四金汤(经验方)：金钱草、海金沙、郁金、鸡内金。
91. 四君子汤(《太平惠民和剂局方》)：人参、白术、茯苓、甘草。
92. 四妙勇安汤(《验方新编》)：金银花、玄参、当归、甘草。
93. 四逆散(《伤寒论》)：柴胡、芍药、枳实、甘草。
94. 四神丸(《证治准绳》)：肉豆蔻、补骨脂、五味子、吴茱萸。
95. 苏羌达表汤(《重订通俗伤寒论》)：苏叶、防风、光杏仁、羌活、白芷、广橘红、鲜生姜、茯苓皮。

96. 酸枣仁汤(《金匮要略》):酸枣仁、甘草、知母、茯苓、川芎。
97. 缩泉丸(《妇人良方》):山药、益智仁(盐炒)、乌药。
98. 桃仁四物汤(《万氏女科》):归尾、川芎、赤芍、牡丹皮、香附、延胡索、生地、红花、桃仁。
99. 天萝散(《医学正传》):丝瓜藤(近根)三五寸许(烧存性)。
100. 天麻钩藤饮(《中医内科杂病证治新义》):天麻、钩藤、石决明、栀子、黄芩、川牛膝、杜仲、益母草、桑寄生、夜交藤、朱茯神。
101. 天台乌药散(《医学发明》):天台乌药、木香、炒小茴、青皮、高良姜、川楝子、巴豆、槟榔。
102. 天王补心丹(《校注妇人良方》):人参、茯苓、玄参、丹参、桔梗、远志、当归、五味、麦冬、天冬、柏子仁、酸枣仁、生地。
103. 葶苈大枣泻肺汤(《金匮》):葶苈、大枣。
104. 痛泻要方(《丹溪心法》):陈皮、白术、白芍、防风。
105. 胃安散(常州市中医医院院内制剂):瓦楞子、白及、延胡索、明矾散、甘草。
106. 温脾汤(《千金备急方》):附子、大黄、芒硝、当归、干姜、人参、甘草。
107. 乌鸡白凤丸(《寿世保元》):乌骨鸡、鹿角胶、制鳖甲、煅牡蛎、桑螵蛸、人参、黄芪、当归、白芍、醋制香附、天冬、甘草、生地、熟地、川芎、银柴胡、丹参、山药、炒芡实、鹿角霜。
108. 无比山药丸(《太平惠民和剂局方》):山药、肉苁蓉、干地黄、山茱萸、茯神、菟丝子、五味子、赤石脂、巴戟天、泽泻、杜仲、牛膝。
109. 五虫汤(邓银泉经验方):蝉蜕、僵蚕、广地龙、乌梢蛇、䗪虫、生黄芪、益母草、白茅根、鹿衔草、茯苓、芡实。
110. 五苓散(《伤寒论》):猪苓、茯苓、白术、泽泻、桂枝。
111. 五拗汤(《证治准绳》):麻黄、杏仁、荆芥、桔梗、甘草。
112. 五味消毒饮(《医宗金鉴》):金银花、野菊花、蒲公英、紫花地丁、紫背天葵子。
113. 五子衍宗丸(《证治准绳》):菟丝子、五味子、枸杞子、覆盆子、车前子。
114. 犀角地黄汤(《外台秘要》):犀角、生地、芍药、牡丹皮。
115. 香砂六君丸(《重订通俗伤寒论》):木香、砂仁、党参、白术(炒)、茯苓、炙甘草、陈皮、半夏(制)、生姜、大枣。
116. 消风散(《外科正宗》):当归、生地、防风、蝉蜕、知母、苦参、胡麻、荆芥、苍术、牛蒡子、石膏、甘草、木通。
117. 小柴胡汤(《伤寒论》):柴胡、半夏、人参、甘草、黄芩、生姜、大枣。
118. 小承气汤(《普济方》):大黄、厚朴、枳实。
119. 小蓟饮子(《济生方》):生地、小蓟、滑石、木通、蒲黄、藕节、淡竹叶、当归、栀子、甘草。
120. 宣痹汤(《温病条辨》):防己、杏仁、滑石、连翘、栀子、薏苡仁、半夏、晚蚕沙、赤小豆皮。

121. 宣肺靖水饮（张志坚经验方）：金银花、连翘、荆芥、牛蒡子、僵蚕、净蝉蜕、桔梗、鸡苏散、佛手片、紫背浮萍。
122. 玄麦甘桔汤（《疡医大全》）：玄参、麦冬、甘草、桔梗。
123. 旋覆代赭汤（《伤寒论》）：旋覆花、半夏、甘草、人参、代赭石、生姜、大枣。
124. 阳和汤（《外科证治全生集》）：熟地、肉桂、白芥子、姜炭、生甘草、麻黄、鹿角胶。
125. 一贯煎（《续名医类案》）：北沙参、麦冬、当归、生地、枸杞子、川楝子。
126. 益气聪明汤（《东垣试效方》）：黄芪、甘草、芍药、黄柏、人参、升麻、葛根、蔓荆子。
127. 益肾汤（活血化瘀著名方剂）：当归、赤芍、川芎、桃仁、红花、益母草、板蓝根、金银花、白茅根、紫花地丁等。
128. 薏苡仁汤（《奇效良方》）：薏苡仁、当归、芍药、麻黄、官桂、甘草、苍术。
129. 茵陈藿香汤（张志坚经验方）：茵陈、栀子、大黄、藿香。
130. 金银花解毒汤（《疡科心得集》）：金银花、紫花地丁、犀角、赤茯苓、连翘、牡丹皮、川连、夏枯草。
131. 银翘散（《温病条辨》）：连翘、金银花、苦桔梗、薄荷、竹叶、生甘草、芥穗、淡豆豉、牛蒡子。
132. 右归饮（《景岳全书》）：熟地、山药、山茱萸、枸杞、甘草、杜仲、肉桂、制附子。
133. 玉屏风散（《究原方》）：防风、黄芪、白术。
134. 越婢汤（《金匮要略》）：麻黄、石膏、生姜、甘草、大枣。
135. 增液承气汤（《温病条辨》）：玄参、麦冬、细生地、大黄、芒硝。
136. 真武汤（《伤寒论》）：茯苓、芍药、生姜、附子、白术。
137. 镇肝息风汤（《医学衷中参西录》）：怀牛膝、生赭石、生龙骨、生牡蛎、生龟甲、生杭芍、玄参、天冬、川楝子、生麦芽、茵陈、甘草。
138. 知柏八味丸（《医宗金鉴》）：熟地、山茱萸、山药、泽泻、牡丹皮、白茯苓、知母、黄柏。
139. 知柏地黄汤（《医宗金鉴》）：山药、牡丹皮、白茯苓、山茱萸、泽泻、黄柏、熟地、知母。
140. 指迷茯苓丸（《证治准绳》）：半夏、茯苓、枳壳、风化朴硝。
141. 至宝丹（《太平惠民和剂局方》）：生乌犀（水牛角代）、生玳瑁、琥珀、朱砂、雄黄、牛黄、龙脑、麝香、安息香、金箔、银箔。
142. 竹叶石膏汤（《伤寒论》）：竹叶、石膏、人参、麦冬、半夏、甘草、粳米。
143. 滋肾清利方（徐嵩年经验方）：白花蛇舌草、蝉蜕、重楼、蒲公英、板蓝根、玉米须、薏苡根、田字草、铁扫帚、鲜白茅根。
144. 左归丸（《景岳全书》）：大怀熟、山药、枸杞子、山茱萸、川牛膝、菟丝子、鹿胶、龟胶。
145. 左金丸（《丹溪心法》）：黄连、吴茱萸。